中老年针灸推拿学教程

主　编　陈泽林　李桂兰

主　审　石学敏　李志道

天津出版传媒集团

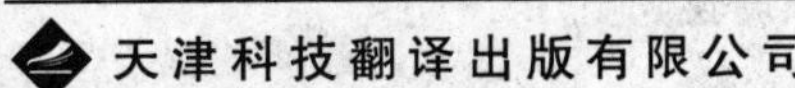

图书在版编目(CIP)数据

中老年针灸推拿学教程/陈泽林,李桂兰主编.—天津:天津科技翻译出版有限公司,2018.1
ISBN 978-7-5433-3708-4

Ⅰ.①中… Ⅱ.①陈… ②李… Ⅲ.①针灸疗法-教材 ②推拿-教材 Ⅳ.①R245 ②R244.1

中国版本图书馆 CIP 数据核字(2017)第 129366 号

出　　版:天津科技翻译出版有限公司
出 版 人:刘 庆
地　　址:天津市南开区白堤路 244 号
邮政编码:300192
电　　话:(022)87894896
传　　真:(022)87895650
网　　址:www.tsttpc.com
印　　刷:唐山鼎瑞印刷有限公司
发　　行:全国新华书店
版本记录:787×1092　16 开本　24 印张　400 千字
2018 年 1 月第 1 版　2018 年 1 月第 1 次印刷
定价:58.00 元

编者名单

主　编

陈泽林　李桂兰

主　审

石学敏　李志道

副主编　（按姓氏汉语拼音排序）

陈　波　刘佩东　卢　轩　潘建明　史丽萍　王　卫　王学岭

徐　立　余楠楠　翟　伟

编　委　（按姓氏汉语拼音排序）

安　琪　陈宇岑　杜　凯　付宏伟　郭　扬　胡书香　孔凡亮

李　博　李　嫚　李梦梦　李明月　李　萍　李　锐　李欣怡

李　燕　李忠正　刘爱峰　刘文淑　吕永恒　马昕婷　任秋兰

王　娟　王君实　王　琦　王婷婷　王振国　胥　莹　徐一兰

于海龙　赵天易　郑嘉泰

前言

《中老年针灸推拿学教程》是一本为快速掌握针灸推拿学理论与应用而编写的教程。该教程以针灸学的理论与应用为核心,同时概述了针灸学必须掌握的中医基础理论、中医诊断学、现代解剖学基础知识。该教程将推拿作为一项安全的治疗技能,将其基本知识融入教程中。由于使用该教程能快速掌握针灸推拿学基本技能与应用,非常适合中老年读者学习,因此取名《中老年针灸推拿学教程》。

本教程的编写充分汲取了高等中医院校及社会各版相关教程的编写经验,结合教学实际,既注重充分反映传统针灸的学术发展成就,又注重强化传统针灸推拿理论与技术对临床应用的指导作用,使读者通过本教程的学习,能快速、系统掌握针灸推拿学的基础理论、基本知识和基本技能,以满足一般家庭进行针灸推拿保健工作对有关知识和能力的基本需求,同时对有一定中医针灸基础知识的读者提高中医针灸推拿水平也有很好的促进作用。在编写过程中,注重结合高等中医院校相关教程的编写经验,对各教程进行充分整合、优化精简,同时力求保持教程的科学性、权威性、时代性、简明性和实用性。

该教程分为上、中、下三篇。上篇分为两部分,第一部分是学习针灸推拿学必须掌握的基本理论、基本知识,第二部分是针灸学基础理论(主要讲经络腧穴理论);中篇讲技法,阐述了刺灸方法、推拿手法;下篇主要讲述针灸推拿的临床应用。

本教程的创新点在于:以针灸学理论与应用为核心,将中医基础理论、中医诊断学、现代解剖学作为针灸学的基础知识,将针灸与推拿两种疗法有机融合,充分体现针灸学与推拿学理论与技法的完整性与互补性。经络腧穴以方便学习、记忆为原则,经络循行着重从传统经典文献记载的原文进行学习,腧穴的学习着重每个穴位原始含义的挖掘,重视定位取穴方法,对重点穴位进行主治与操作的讲解,并以腧穴歌诀的形式记忆每条经脉所属的所有腧穴(本书附有经络腧穴讲授视频光盘)。既体现实用性,又体现经络腧穴理论的系统性。针灸手法与推拿手法简要介绍临床常用技法;治疗部分的病种选择以中老年常见病为主,在概述、临床表现、诊断与鉴别之后，治疗部分以介绍针灸和推拿疗法为主，同时也附带介绍拔罐、耳针、头针等其他疗法，在病症后面的按语部分对注意事项进行讲解。某些病症推拿疗法应用较少，则不编写推拿治疗部分。而附录部分主要包括小儿推拿及常用针灸歌决。

本书编写者为天津中医药大学、天津中医药大学附属医院与教学医院的骨干分子，他们肩负着教学、科研与临床一线的艰苦工作。本书主编均为博士生导师，其中陈泽林教授是天津中医药大学针灸标准化研究所常务副所长，兼任世界中医药学会联合会中医适宜技术评价与推广委员会副会长兼秘书长等职；李桂兰教授是天津中医药大学附属保康医院书记，兼任中国针灸学会耳穴专业委员会副会长。编写者都有丰富的老年大学教学经验，愿意利用业余时间为老年人健康提供自己力所能及的帮助。希望本书的出版能对针灸推拿学的普及应用起到一定的作用，同时能为中国中老年人的健康贡献一份力量。

封面书名是由百岁老红军、中医教育家韩锡瓒老先生亲笔提写，韩老先生希望大家通过本书能学到专业的中医知识，学到真正的针灸推拿方法，我们向老先生表示衷心感谢和崇高敬意！

因编写时间紧迫，故而疏漏难免，希望广大教师、学生及读者多提宝贵意见。

编者

2017.5

目 录

上篇一　针灸推拿学基础篇 …… 1
第一章　针灸推拿学理论基础 …… 2
第一节　中医学理论体系的基本特点 …… 2
第二节　中医学的哲学基础 …… 3
第三节　藏象 …… 13
第四节　精气血津液 …… 19
第五节　病因 …… 21
第六节　病机 …… 25
第七节　养生与防治 …… 30
第二章　针灸推拿学诊断基础 …… 33
第一节　问诊 …… 33
第二节　望诊 …… 35
第三节　舌诊 …… 42
第四节　闻诊 …… 44
第五节　脉诊 …… 46
第六节　按诊 …… 50
第七节　八纲辨证 …… 51
第八节　病性辨证 …… 53
第九节　脏腑辨证 …… 56
第三章　针灸推拿学解剖基础 …… 68
第一节　解剖学姿势和常用解剖学术语 …… 68
第二节　运动系统及主要体表标志 …… 69
第三节　全身主要动脉的体表投影 …… 73
第四节　神经系统及主要分布 …… 76
第五节　常用脏器体表投影 …… 77
上篇二　针灸学理论篇 …… 81
第四章　经络理论总论 …… 82
第一节　经络概述 …… 82

第二节　经络的作用和经络理论的临床应用 …… 87
第五章　腧穴理论总论 …… 89
第一节　腧穴的分类 …… 89
第二节　腧穴的主治特点 …… 89
第三节　特定穴 …… 90
第四节　腧穴的定位方法 …… 92
第六章　经络腧穴各论 …… 94
第一节　手太阴肺经 …… 94
第二节　手阳明大肠经 …… 97
第三节　足阳明胃经 …… 101
第四节　足太阴脾经 …… 109
第五节　手少阴心经 …… 113
第六节　手太阳小肠经 …… 115
第七节　足太阳膀胱经 …… 119
第八节　足少阴肾经 …… 130
第九节　手厥阴心包经 …… 135
第十节　手少阳三焦经 …… 137
第十一节　足少阳胆经 …… 141
第十二节　足厥阴肝经 …… 149
第十三节　督脉 …… 152
第十四节　任脉 …… 157
第十五节　经外奇穴 …… 162
中篇　刺灸与推拿技能篇 …… 169
第七章　刺法灸法 …… 170
第一节　毫针刺法 …… 170
第二节　灸法 …… 182
第三节　拔罐法 …… 189
第四节　头针法 …… 192
第五节　耳针法 …… 196
第六节　其他疗法 …… 204
第八章　推拿手法 …… 209
第一节　推拿手法概论 …… 209

第二节　摆动类手法 …… 211
第三节　摩擦类手法 …… 214
第四节　振动类手法 …… 217
第五节　挤压类手法 …… 218
第六节　叩击类手法 …… 221
第七节　运动关节类手法 …… 223
第八节　其他类手法 …… 227
下篇　临床应用篇 …… 231
第九章　治疗总论 …… 232
第一节　针灸推拿治疗原则 …… 232
第二节　经络证治纲要 …… 233
第三节　针灸推拿处方 …… 240
第四节　临床部分特殊检查方法 …… 243
第十章　治疗各论 …… 246
第一节　内科疾病 …… 246
第二节　妇科、男科疾病 …… 288
第三节　骨伤科疾病 …… 295
第四节　五官皮外科疾病 …… 317
附录一 …… 329
小儿推拿 …… 330
第一节　概述 …… 330
第二节　小儿推拿手法 …… 331
第三节　小儿特定穴位 …… 335
附录二 …… 363
常用针灸歌诀 …… 364
参考文献 …… 370

上篇一

针灸推拿学基础篇

第一章 针灸推拿学理论基础

《中医基础理论》主要阐述中医学理论体系的基本特点、中医学与古代哲学、人体的结构与功能、病因与病机、养生与治则等方面的基本理论、基本知识和基本技能,是学习其他中医基础课程、临床基础课程及临床各科课程的基础。

第一节 中医学理论体系的基本特点

中医学理论体系是以精气、阴阳、五行学说为哲学基础,以整体观念为指导思想,以脏腑经络的生理病理为理论基础,以辨证论治为诊疗特点的医学理论体系。该理论体系主要由中医基础医学、中医临床医学和中医养生康复医学组成。其基本特点是整体观念和辨证论治。

一、整体观念

整体观念,是关于人体自身的完整性及人与自然和社会环境的统一性的认识。中医学认为:人是一个有机的整体,构成人体的各个脏腑形体官窍,在结构上相互沟通,在功能上相互协调,在病理上相互影响;人与自然和社会环境也有密切的关系。这一观念贯穿于中医学对人体结构、生理、病理、诊法、辨证、养生、治疗及康复等各个方面的认识之中。

(一)人是一个有机的整体

人体是一个以心为主宰,五脏为中心,通过经络"内属于脏腑,外络于肢节"联系的有机整体。任何局部都是整体的一个组成部分,与整体密切相连;结构上的整体性,决定了各种不同功能彼此之间相互协调,互相制约,共同完成人体的生理活动。中医学在分析疾病的病因病机时,亦立足于整体。认为任何一个局部的病变,都可以影响整体,如脏与脏、腑与腑、脏与腑、脏腑与形体官窍之间,均可通过经络的感传作用而相互影响,发生疾病的传变。《孟子·告子下》曰:"有诸内必形诸外。"局部病变常与全身脏腑、气血、阴阳的盛衰虚实有关,局部的症状常是整体功能失调在局部的反映。通过观察分析五官、形体、色脉等外在的病理表现,可判断内在脏腑的病理变化。对于局部的病变,不是头痛医头,脚痛医脚,而是通过整体加以治疗,如耳鸣、耳聋,是通过补肾来取效的,因为肾开窍于耳。

综上所述,中医理论在结构、生理、病理、诊断、治疗等方面都体现着整体思想。

(二)人与自然环境的统一性

人是自然的产物,生活在自然环境之中,人与自然环境相联系。在生理上,人体通过内在的调节功能,保持自身与自然界的统一。如夏天气候炎热,人体的气血趋于体表,表现为皮肤松弛，汗孔开而多汗；冬天气候寒冷，人体的气血趋向于里，表现为皮肤致密，汗孔闭而少汗。地理环境的差异，在一定程度上影响着人体的生理功能和心理活动。如易地而居，许多人初期会有不适的感觉，甚或罹病，即所谓"不服水土"。自然环境对疾病的发生和病理变化也有影响，如四季各有其多发病。不同地域也有其多发病与常见病，如克山病、血吸虫病、瘿瘤、疟疾等，均有地域性。因此对疾病的诊治用药，应联系四时气候、地方水土、生活习惯、年龄、性别等，运用望、闻、问、切全面了解病情，才能做出正确的诊断与治疗。

（三）人与社会环境的统一性

每一个人都是社会群体之一，社会环境的不同可造成人们身心的某些差异。如社会的进步，给人们的健康带来很多的益处，人类寿命随之而延长。同时社会的进步也会给人类健康带来一些不利因素，如竞争激烈、过度紧张给人带来更多的精神压力。由此产生的疾病也会随之增加。

二、辨证论治

辨证论治是中医学认识疾病和治疗疾病的基本思路，是中医理论体系的基本特点之一。

"证"，是指机体在疾病发展过程中某一阶段病理本质的概括。包括疾病的原因、病位、性质、邪正关系等多方面的病理特征，反映疾病过程特定阶段的本质。"症"，包括症状和体征，是疾病的临床表现，是患者主观感觉或医生检查所获得的结果。"病"是疾病的简称，是指有特定的病因、发病形式、病变机理、发病规律和转归的一种病理过程。辨证是分析疾病的过程，是将四诊所获得的症状、体征及其他资料，运用中医理论，辨清疾病的原因、性质、部位、邪正关系，概括、判断为某种性质的证候，这一思维过程或方法就是辨证。

论治是治疗疾病的过程，是根据辨证的结果，确定相应的治则、治法及治疗措施的过程。辨证是论治的前提和依据，论治是辨证的目的。通过论治的效果，可以检验辨证是否正确。所以辨证论治的过程，就是认识疾病和治疗疾病的过程，是指导中医临床医学的基本原则。

"同病异治"，是指同一疾病，在疾病发展过程中出现了不同的病机，即所表现的证候不同，因而治疗方法也不相同。

"异病同治"，是指不同类型的疾病，在其发展过程中出现了相同的病机，即所表现的证候相同，因而采用相同的治疗方法。

"同病异治"与"异病同治"其实质就是辨证论治，即"证同治亦同，证异治亦异"。

第二节　中医学的哲学基础

哲学，是关于自然、社会和思维中共同规律的科学。任何一门学科的发展都离不开哲学。中国古代哲学，是古人的世界观和方法论，用以解释宇宙的发生、发展、变化的本源和规律的科学。中医学发祥于中国古代，在其形成和发展过程中借助当时先进的哲学思想，用以解释人体的生理病理变化，总结健康与疾病的某些规律，用以指导临床的诊断和治疗。

一、阴阳学说

阴阳学说是研究阴阳的概念、运动规律,并用以解释宇宙万物发生、发展和变化的哲学理论。阴阳学说渗透到医学领域,影响着中医学理论的形成和发展,成为中医学的思维方法,被用于说明人体的组织结构、生理活动、病理变化,指导疾病的诊断和防治。

(一)阴阳的概念

阴阳学说源于古人对宇宙万物的长期观察。阴阳的最初涵义是非常朴素的,人们将日出后的白昼称为阳,将日落后的黑夜称为阴。春秋战国时期哲学意义上的阴阳就逐渐形成了,哲学家不但认识到事物内部存在着对立的阴阳两个方面,也认识到这两个方面是不断运动和变化的,阴阳的运动是推动宇宙万物产生和变化的根本动力。

所谓阴阳,是对自然界相互关联的某些事物或现象对立双方的属性概括。阴和阳,既可以表现自然界相互关联而又相互对立的事物或现象的属性,也可表现同一事物内部相互对立的两个方面,即所谓"阴阳者,一分为二也"(《类经·阴阳类》)。

(二)阴阳的特性

中医学理论中的阴阳具有相关性、普遍性、相对性以及规定性。以下主要介绍阴阳的相对性及规定性。

阴阳的相对性,是指事物或现象及事物内部对立双方的阴阳属性不是绝对不变的,而是相对的。事物或现象的阴阳属性由于比较对象的不同而随之发生变化;阴阳的属性在一定条件下也可以互相转化,如寒极生热,热极生寒,说明阴阳的属性不是绝对不变的;阴阳之中也可再分阴阳,具有无限可分性,阴中有阳,阳中有阴。由此可见,事物或现象的阴阳属性是相对的。

阴阳的规定性,即在前提不变的情况下,已确定的阴阳属性是不变的,如寒与热,寒被规定为属阴,就不能反称为阳;反之,热被规定为属阳,同样也不能反称为阴。中医学根据自身的需要,将人体内具有温煦、推动、兴奋作用的物质及其功能规定为阳,而将人体内具有滋润、凝聚、抑制作用的物质及其功能规定为阴(表1-1)。

表1-1 事物阴阳属性归类表

属性	空间(方位)	时间(季节)	温度	湿度	重量	性状	亮度	事物运动状态				
阳	上外左南天	昼春夏	温热	干燥	轻	清无形	明亮	化气	上升	动	兴奋	亢进
阴	下内右北地	夜秋冬	寒凉	湿润	重	浊有形	晦暗	成形	下降	静	抑制	衰退

(三)阴阳的基本关系

1. 阴阳的对立制约

阴阳的对立制约是指相互关联的阴阳双方彼此间存在着互相抑制、约束的关系。

阴阳的对立制约是宇宙间普遍存在的规律。阴阳双方始终处于抑制、约束的矛盾运动之中。阴阳之间的对立制约关系,是促进事物运动发展的内在动力。例如,上半年从冬至春及夏,气候由寒转温变热,这是自然界属阳的温热之气制约了属阴的寒凉之气;下半年从夏至秋及冬,气候从热转凉变寒,这是属阴的寒凉之气制约了属阳的温热之气。人体也是如此，清晨随着阳气的上升，逐渐制约了阴，人开始清醒、兴奋；夜晚阴气渐强，阴制约了阳，人从清醒转入睡眠、抑制状态。

阴阳双方的对立制约是有一定限度的。如果一方对另一方的制约太过或者不及，都属异常变化，在人体则会发生疾病。例如，“阳胜则阴病，阴胜则阳病”（《素问·阴阳应象大论》），为一方对另一方的制约太过；“阳不胜其阴”“阴不胜其阳”（《素问·生气通天论》），则为一方对另一方的制约不足。根据阴阳对立制约的规律还可确定治疗方法，如“寒者热之”“热者寒之”“高者抑之”“下者举之”等。

2. 阴阳的互根互用

阴阳的互根互用是指互相对立的阴阳双方相互依存、相互滋生的关系。

阴阳互根是指阴和阳互为根据、互为前提的关系，任何一方都不能脱离另一方而单独存在，任何一方都是以对方的存在为己方存在的前提和条件。如上与下，上为阳，下为阴。没有上就无所谓下；没有下，也就无所谓上。

阴阳互用，是指阴阳双方会出现相互促进、相互为用的关系。如“地气（属阴的水湿）上为云”的过程，是借助阳热之气的蒸化，而“天气（空气中的水气）下为雨”的过程，要有阴寒之气的凝聚。可见云与雨、天气与地气的往复循环过程，就是阴阳相互促进、相互为用的过程。

人体的兴奋（属阳）与抑制（属阴）过程也是如此。正常的兴奋是以充分的抑制作为前提的；反之，只有充分的兴奋才能有效地诱导抑制。

3. 阴阳的消长平衡

阴阳的消长平衡是指阴阳之间在一定时间、一定范围之内，处于彼此不断的相互消长中，保持其动态的平衡。这一过程包括阴阳的相互消长和阴阳的协调平衡。

阴阳双方在运动过程中不是一成不变的，它们之间可出现某一方增长而另一方消减，或一方消减另一方增长的变化。由此可见，阴阳之间的互为消长是不断运动的，是绝对的；而它们之间的平衡是动态的，是相对的。

在阴阳双方互根互用的过程中，阴阳双方又会出现某一方增长或消减，另一方随之增长或消减的情况。这种情况是基于阴阳互根互用，在人体生理活动中，精与血、血与气便可出现这种状况。

阴阳双方在一定的限度内变化消长，反映了事物之间对立制约与互根互用的协调平衡。这是事物正常生理活动的必要条件。如果打破这种动态平衡，在自然界即可表现为异常的气候变化，在人体即可预示着疾病的发生。

4. 阴阳转化

阴阳转化是指阴阳双方在一定条件下彼此可以向其相反的方面转化，即阳转化为阴，阴亦可转化为阳。

阴阳的互相转化，一般都产生于事物发展变化的“物极”阶段，即所谓“物极必反”。因此，阴阳消长是阴阳运动的量变过程，是转化的前提；阴阳转化是在量变基础上发生的质变，是消长的结果。

在疾病发展的过程中，寒证与热证也可以在一定的条件下互相转化。

综上所述，阴阳的对立制约、互根互用、互为消长、相互转化等关系，是从不同角度来说明阴阳之间的相互关系及运动规律的，表达了阴阳之间的对立统一关系。阴阳的交感与互藏是万物化生的基础，通过对立制约、互为消长、互相转化等运动，以及在运动过程中的自我调节，达到协调稳定的动态平衡。

（四）阴阳学说在中医学中的应用

阴阳学说是中医学的指导思想，贯穿于中医学理论体系的各个方面，用以说明人体的组织结构、生理功能、病理变化，并指导养生保健以及疾病的诊断和治疗。

1. 说明人体的组织结构

人是一个有机的整体，组成人体所有脏腑经络形体组织，既是有机联系的，又可以根据其所在部位、生理特性划分为相互对立的阴阳两部分。

脏腑形体分阴阳，按大体部位来讲，体外为阳，体内属阴；上部为阳，下部属阴；背部为阳，腹部属阴；四肢外侧为阳，四肢内侧为阴。按脏腑来说，五脏属里，藏精气而不泻，故属阴；六腑属外，传化物而不藏，故为阳。另外，经络系统也分阴阳。

总之，人体脏腑经络及形体组织结构的上下、内外、表里、前后各部分之间，无不包含着阴阳的对立统一。

2. 概括人体的生理功能

中医学在阐释人体生命活动时，无论整体或部分，都可以用阴阳来概括。阴阳学说分析人体健康和疾病的矛盾，并提出了维持人体阴阳平衡的理论。

人体生理活动的基本规律可概括为阴精（物质）与阳气（功能）之间的不断运动。属阴的物质与属阳的功能之间的关系，就是这种对立统一关系的体现。正是由于物质与功能，阴与阳共处于相互对立、依存、消长和转化的统一体中，才能维持着相对的动态平衡，保证了正常生理活动的正常进行。

此外，阴阳学说还用来说明人体生命活动的基本形式。正是由于阴阳二气的升降出入，彼此协调平衡，才能推动正常生理活动的进行。

3. 解释人体的病理变化

人体的正常生理活动依赖于阴阳二气的协调平衡。这种平衡状态被打破，便会预示疾病的发生，故阴阳失调是疾病发生最基本的病机。阴阳学说阐述人体的病理变化，主要表现为以下两个方面。

（1）分析病因的阴阳属性。病因，泛指各种致病因素，又称邪气。病邪可以分为阴阳两类。一般而言，六淫属阳邪；饮食居处、情志失调等属阴邪。阴阳之中又分阴阳，如六淫中，风、暑、火邪属阳；寒、湿邪属阴。

（2）分析病理变化的基本规律。阴阳失调，即阴阳之间失去平衡的状态。疾病发生发展过程就是正邪斗争的过程，正是由于邪正斗争，导致阴阳失调而出现的阴阳偏胜、偏衰、互损等变化，从而发生疾病。

①阴阳偏盛：指阴或阳的任何一方过于亢盛，对其另一方制约太过所产生的病理状态。

阳偏盛，指机体阳气亢盛的病理状态。阳胜则热，阳胜则阴病，也可谓之“实热证”；阴偏盛，指阴气偏盛的病理状态。阴胜则寒，阴胜则阳病，可称之为"实寒证"。

②阴阳偏衰：指阴阳任何一方低于正常的病理状态。阴阳偏衰所导致的病证是虚证。阳虚则寒，为虚寒证；阴虚则热，为虚热证。

③阴阳互损：阴阳之间存在着互根互用的关系，因此任意一方偏衰到一定程度时，就会伤及对方，出现阴损及阳或阳损及阴的互损情况，从而导致阴阳俱虚。

4. 指导疾病的诊断

中医诊断疾病的过程包括诊断疾病与辨识证候两个方面。由于阴阳失调是人体产生疾病的根本原因，所以各种疾病的临床表现都可以用阴阳学说加以说明，从而把握疾病的主要矛盾。

(1)分析四诊资料。中医对于疾病的诊断，多采用四诊合参的方法收集患者的各种资料，其中包括症状与体征，并以阴阳学说的理论来辨别其属性。例如，通过辨别色泽、气息、脉象等体征的阴阳，来大致判定病证的属性。

(2)概括疾病证候。辨证论治是中医学的最基本的特点，只有确定证候，才能正确地诊断疾病，抓住疾病的本质，做到执简驭繁。又因为阴阳是八纲辨证的总纲，因此运用阴阳学说对于疾病的诊断可以起到指导作用。

5. 指导疾病的防治

调理阴阳，使之保持"阴平阳秘"状态，是养生与防病的基本原则，也是阴阳理论用于疾病防治的基本思路。

(1)指导养生防病。养生的目的在于保养生命，延年益寿，其原则是要依从自然界的阴阳变化规律来调理人体的阴阳，使人体"法于阴阳，和于术数"。例如，冬病夏治之法。

(2)确定治疗原则。阴阳失调是疾病的基本病机，偏盛偏衰、阴阳互损又是其基本表现形式，因此用药物与外治法调整任意一方的盛衰，恢复双方的平衡，才是治疗疾病的基本原则之一。对于阴阳偏盛的情况，总的治疗原则为"实则泻之"；而阴阳偏衰的时候，治疗原则应为"虚则补之"；阴阳互损之时，需阴阳双补，但又要以更为虚损的一方为主，使阴阳双方相互滋生，相互为用。

6. 归纳药物的性能

阴阳学说用于疾病的治疗，不仅可以确定治疗原则，而且可概括药物的性质。药物的性、气、味均可以用阴阳来归纳说明。

药性指药物的寒、热、温、凉四种药性，又称"四气"，其中寒凉属阴，温热属阳。药味一般指药物的酸、苦、甘、辛、咸五味，其中辛、甘、淡味属阳，酸、苦、咸、涩味属阴。药物的升、降、浮、沉是指药物作用于人体的趋势，凡具有升、浮作用的药物属阳，凡具有降、沉作用的药物属阴。

综上所述，阴阳学说在疾病的预防、诊断与治疗方面具有极其重要的作用。养生需要"法于阴阳"；治疗疾病需要"谨察阴阳所在而调之，以平为期"；然后根据药物的升降浮沉与四气五味选择药物，调整阴阳之间的平衡状态，从而达到治愈疾病的目的。

二、五行学说

五行学说是研究木、火、土、金、水五行的概念，特性，生克、制化、乘侮规律，以及这五类事物属性的内涵、特征、归类方法与调节机制，并用以解释自然事物的发生、发展、变化及相互联系的一种古代哲学思想。它属于我国古代的唯物辨证观和方法论，是比较朴素的思想。五行学说认为，宇宙万物均是由木、火、土、金、水五种基本物质所构成的，自然界的万事变化都是这五种物质不断运动和相互作用的结果。

（一）五行的概念

1. 五行的基本概念

五行这一概念涵盖了木、火、土、金、水五类物质及其变化规律。古人在长期生产和生活中，对生活、生产资料经过认真的观察，认识到木、火、土、金、水是日常生产和生活中不可缺少的最基本物质，后来经古代哲学家的进一步引申运用，认为世界一切事物都是由这五种基本物质的运动变化而生成的。

五行学说一方面认为，世界万物是由这五种最基本的物质构成的，这是对世界的物质性的承认；另一方面认为，任何事物之间都不是静止的，而是在不断生长发展的运动变化之中，维持着平衡的状态。

2. 五行的特性

五行的特性，是古人在长期的生活和生产实践中对木、火、土、金、水五种物质的直观观察和朴素认识的基础上，进行抽象而逐渐形成的理性概念，是用以识别各种事物的五行属性的基本依据。

古人根据五行的特性来演绎各种事物的属性，分析各类事物之间的相互联系，并将五行的特性概括为“水曰润下，火曰炎上，木曰曲直，金曰从革，土爰稼穑”。

五行的特性虽然源于人们对木、火、土、金、水五种物质特性的具体观察，但经归纳和抽象以后的五行，已不再是原来所指的五种具体物质本身，而是具有了更广泛、更抽象的涵义。

3. 事物和现象的五行归类

五行归类，是根据五行各自特性，对自然界的各种事物和现象进行归类，从而构建了五行系统。五行学说对事物进行属性归类的方法主要有取象比类法和推演法。

五行学说认为，属于同一五行属性的事物，都存在相关的联系。详见表1－2。

表1－2 五行归类表

自然界							五行	人体							
五音	五味	五色	五化	五气	五方	五季		五脏	五腑	五官	五体	五志	五液	五脉	五华
角	酸	青	生	风	东	春	木	肝	胆	目	筋	怒	泪	弦	爪
徵	苦	赤	长	暑	南	夏	火	心	小肠	舌	脉	喜	汗	洪	面
宫	甘	黄	化	湿	中	长夏	土	脾	胃	口	肉	思	涎	缓	唇
商	辛	白	收	燥	西	秋	金	肺	大肠	鼻	皮	悲	涕	浮	毛
羽	咸	黑	藏	寒	北	冬	水	肾	膀胱	耳	骨	恐	唾	沉	发

(二)五行学说的基本内容

五行学说包括五行相生与相克、制化与胜复、相乘与相侮、母子相及四个方面,正是由于五行之间存在相生、相克与制化胜复的关系,从而维持了五行结构系统的平衡和稳定,促进事物生生不息。

1. 五行的相生与相克(图1-1)

五行相生,是指木、火、土、金、水之间存在着有序的递相滋生、助长及促进的关系。五行相生的次序是木生火,火生土,土生金,金生水,水生木。在五行的相生关系中,任何一行都具有"生我"和"我生"的母子关系即:"生我"者为母,"我生"者为子。因此,五行相生,实为五行中的某一行对其子行的滋生、促进和助长。以火举例,由于木生火,故"生我"者为木,木为火之"母";由于火生土,故"我生"者为土,土为火之"子"。木与火是母子关系,火与土也是母子关系。

五行相克,是指木、火、土、金、水之间存在着有序的递相克制和制约的关系。五行相克的次序是木克土,土克水,水克火,火克金,金克木。在五行的相克关系中,任何一行都具有"克我"和"我克"两方面的关系。"克我"者为"所不胜","我克"者为"所胜"。因此,五行相克,实为五行中的某一行对其所胜行的克制及制约。以木举例,由于木克土,故"克我"者为土,土为木之"所胜";由于金克木,故"克我"者为金,金为木之"所不胜"。

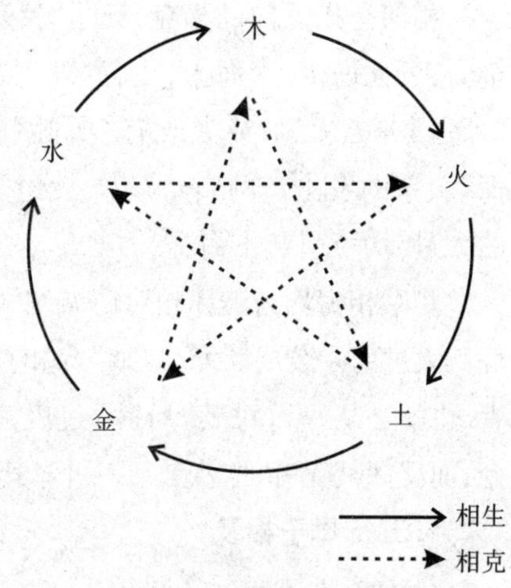

图1-1 五行生克示意图

2. 五行的制化与胜复

制化与胜复,是指五行系统中具有的自我调节机制。

五行制化,是指五行之间既相互生化又相互制约,以维持其协调平衡。五行制化实际是指五行中生克关系的有机结合,即生中有克,克中有生,这是维持五行之间动态平衡不可缺少的两种方式。只有这种生与克相反相成的矛盾运动,才能促进事物稳定有序的变化与发展,才能维持事物的平衡状态,也才能促进事物的发展变化。

五行胜复,是指五行中一行亢盛,引起其所不胜的报复性制约。胜复指胜气和复气的关系。五行学说把由于太过或不及引起的对"己所胜"的过度克制称之为"胜气",而这种"胜气"在五行系统内必然招致一种与之相反的力量(报复之气),以将其压抑下去,这种力量即为"复气"。这是五行结构系统本身作为系统整体对于太过或不及的自行调节机制,旨在使之恢复正常制化调节状态。若木气太过,其作为"胜气"则过度克土,而使土气偏衰,致使土衰不能制水,则水气偏胜而加剧克火,火气受制而使克金之力减弱,于是金气旺盛起来,把太过的木气克伐下去,使其恢复正常。通过胜复调节机制,五行结构系统整体在局部出现不平衡时,使其恢复协调。

3. 五行的相乘与相侮

相乘与相侮是五行之间相克关系异常的变化(图1-2)。

五行相乘,是指五行中的一行对其“我克”一行的过度克制,其顺序和方向与相克一致,木乘土,土乘水,水乘火,火乘金,金乘木。引起相乘的原因有两个方面:其一,五行中任何一行本身不足(衰弱),使原来克它的一行乘虚侵袭(乘),而使它更加不足,即乘其虚而袭之。以木克土为例:木虽处于正常水平,但由于土本身不足(衰弱),因此,两者之间失去了原来的平衡状态,则木乘土之虚而克土,使土更虚。其二,五行中任何一行本身过度亢盛,而原来受它克制的那一行仍处于正常水平,在这种情况下,虽然“被克”一方正常,但由于“克”的一方超过了正常水平,所以也同样会打破两者之间的正常制约关系,出现过度相克的现象。仍以木克土为例:若土本身仍然处于正常水平,但由于木过度亢进,从而使两者之间失去了原来的平衡状态,即出现木亢乘土的现象。

相侮是指反向的相克,又叫“反克”,或者“反侮”,其顺序和方向与相克相反,即木侮金,金侮火,火侮水,水侮土,土侮木。导致五行相侮的原因,或是“所不胜”一方不足,抑或是“所胜”一方太过,或者既有“所胜”一方的太过,又有“所不胜”一方的不足,均可引起“相侮”关系的发生。例如金克木,无论是金的不足,还是木的太过,或者既有金的不足,又有木的太过,均可引起木侮金。

相乘相侮均为破坏相对协调统一的异常表现。乘侮,都凭其太过而乘袭或欺侮。“乘”为相克之有余,而危害于被克者,也就是某一行对其“所胜”过度克制。“侮”为被克者有余,而反侮其克者,也就是某一行对其“所不胜”的反克。

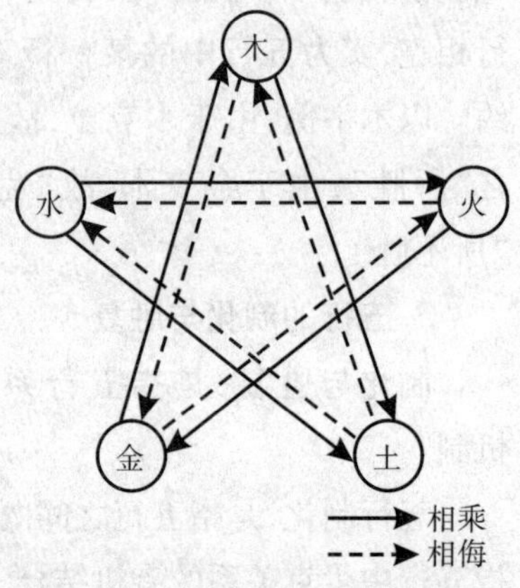

图1-2 五行乘侮规律示意图

4. 五行母子相及

母子相及是五行之间相生关系的异常变化,包括母病及子和子病及母。

母病及子,是指母行异常累及其子行,即母行虚弱引起子行亦不足,以导致母子两行皆不足,其次序与相生次序一致。

子病及母,是指子行异常影响到其母行,终致子母两行皆异常,其次序则与相生的次序相反。子病及母,一般包括三种情况:其一,子令母实,即由子行亢盛而引起的母行亦亢盛,导致子母两行皆亢盛;其二,子累母虚,即子行虚弱,上累母行,引起母行亦不足,导致子母俱不足;其三,子盗母气,即子行亢盛,损伤母行,导致子盛母衰。

以木为例,若影响到火行,叫作母病及子;若影响到水行,则叫作子病及母。

(三)五行学说在中医学中的应用

五行学说在中医学领域中的应用,主要是运用五行的特性来分析和归纳人体的形体结构及其功能,以及外界环境各种要素的五行属性;运用五行的生克、制化规律来阐述人体五脏系统之间的局部与局部、局部与整体,以及人与外界环境的相互关系;运用五行乘侮、胜复规律来说明疾病的发生发展的规律和自然界五运六气的变化规律。五行学说的应用,加强了中医学关于人体以及人与外界环境是一个统一整体的论证,使中医学所采用的整体系统方法更进一步系统化。

1.说明五脏生理功能及相互关系

(1)五脏的生理特点。五行学说,将人体的内脏分别归属于五行,以五行的特性来说明五脏的生理功能。木曰曲直,有生长升发、舒畅条达之性,然肝喜条达而恶抑郁,有疏通气血之功,故肝属木;火曰炎上,有温热之性,然心主血,温煦机体,故心属火;土曰稼穑,生化万物,然脾居中焦,化气生血,故脾属土;金曰从革,收敛肃杀,然肺性喜清肃、下行,故肺属金;水曰润下,下行闭藏,然肾有藏精、主水之功,故肾属水。

(2)构建天人一体的五脏系统。事物属性的五行归类,除了将人体的脏腑组织结构分别归属于五行外,同时也将自然的有关事物和现象进行了归属。例如,人体的五脏、六腑、五体、五官等,与自然界的五方、五季、五味、五色等相应,这样就把人与自然环境统一起来。以肝为例:"东方生风,风生木,木生酸,酸生肝,肝生筋……肝主目"(《素问·阴阳应象大论》),"东方青色,入通于肝,开窍于目,藏精于肝,其病惊骇,其味酸,其类草木……是以知病之在筋也"(《素问·金匮真言论》)。这种归类方法,不仅说明了人体内在脏腑的整体统一,而且也反映出人体与外界的协调统一。

(3)说明五脏之间的生理联系。中医五行学说对五脏五行的分属,不仅阐明了五脏的功能和特性,而且还运用五行生克制化的理论,来说明脏腑生理功能的内在联系。五脏之间既有相互滋生的关系,又有相互制约的关系。

①用五行相生说明脏腑之间的联系:如肝血济养心脉,即木生火;如心阳温煦脾土,即火生土;如脾气散精于肺,即土生金;如肺肃降助肾行水,即金生水;如水肾精涵养肝木,即水生木。

②用五行相克说明五脏间的相互制约关系:如肝气疏泄防脾土壅滞,即木克土;如心火温煦制肺之肃降,即火克金;如脾之运化防肾水泛滥,即土克水;如肺气肃降防肝升太过,即金克木;如肾水上行制心火过亢,即水克火。

2.说明五脏病变的相互影响

由于人体是一个有机整体,内脏之间是相互滋生、相互制约的,因而在病理上必然相互影响。本脏之病可以传至他脏,他脏之病也可以传至本脏,这种病理上的相互影响称之为传变。从五行学说来说明五脏病变的传变,可以分为相生关系传变和相克关系传变。

相生关系传变:包括"母病及子"和"子病及母"两个方面。

母病及子,系病邪从母脏传来,侵入属子之脏,即先有母脏的病变,后有子脏的病变。如肾属水,肝属木,因水能生木,即肾为母,肝为子,若肾阴不足,不能滋养肝阴,则出现肝阳上亢,此被称为"水不涵木"。

子病及母,系病邪从子脏传来,侵入属母之脏,即先有子脏的病变,后有母脏的病变。如肝属木,心属火,肝生心,因木能生火,即肝为母,心为子,若心血不足,则使肝血也亏,出现心肝血虚。

相克关系传变:包括“相乘”和“相侮”两个方面。

相乘,是指疾病从“所不胜”之脏到“所胜”之脏的传变,是相克太过致病。包括两种:其一,系一脏太过则乘其“所胜”,例如,肝属木,脾属土,因木能克土,若木气有余,相克太过,则其病由肝传脾,即肝气犯脾;其二,系一脏不及其“所不胜”乘之,例如,肝属木,脾属土,因木能克土,若土气不足,被克太过,则其病由肝传脾,即脾虚肝乘。

相侮,是指疾病从“所胜”之脏到“所不胜”之脏的传变,是反向克制致病。包括两种:其一,系一脏太过则侮其“所不胜”,例如,肝属木,肺属金,因金能克木,若肝木太过,反侮肺金,则其病由肝传肺,即肝火犯肺;其二,系一脏不及其“所胜”侮之,例如,肾属水,脾属土,因水能克土,若脾土虚弱不能制约肾水,则其病由脾传肾,即脾虚水泛。

3. 指导疾病的诊断

五行学说将人体五脏与自然界的五色、五音、五味等都做了相应联系,构成了天人一体的五脏系统,因而观察分析望、闻、问、切四诊所搜集的外在表现,依据事物属性的五行归类和五行生克乘侮规律,可确定五脏病变的部位,推断病情进展和判断疾病的预后。

(1)确定五脏病变部位。五行学说可以根据病变所表现出来的五色、五味、五脉的五行属性,来判断疾病所属的脏腑。如肝病患者,面色黄,因木来乘土,为肝气犯脾。

(2)推断病情的顺逆。五行学说可以根据五色之间的相互关系推测病情的顺逆,因此诊断疾病时,往往可把色诊和脉诊结合,参照五行生克规律来推断疾病的预后。如肝病色青而见弦脉,此时便可称为色脉相符;如见浮脉,此为其克色之脉,病情为逆,故预后不佳;若为沉脉,则为相生之脉,预后良好。

4. 指导疾病的治疗

五行学说指导治疗,往往是通过药物的色味,按五行的归属用药;同时按五行的生克规律,确定治则及控制传变,指导针灸取穴以及情志疾病的治疗。

(1)指导脏腑用药。药物有五色与五味,它们与五脏的关系是以天然色味为基础,以其不同性能与归经为依据,按照五行归属来确定的,但临床用药还是必须要结合药物的四气与升降浮沉来综合分析,辨证施治。

(2)控制疾病的传变。一脏有病时,根据病变按五行传变的规律,提前治疗,防止传变。如:“见肝之病,知肝传脾,当先实脾。”

(3)确定治则治法。依据五行相生规律确定治则为补母与泻子,即“虚则补其母,实则泻其子”。常用的治法有滋水涵木法、益火补土法、培土生金法和金水相生法。

依据五行相克规律确定治则为抑强扶弱,常用的治法有抑木扶土法、培土制水法、佐金平木法、泻南补北法。

(4)指导针灸取穴。中医将十二经脉近手足末端的井荥输经合五腧穴,分别配属五行,在治疗时,根据不同的病情以五行的生克规律来选穴进行治疗。

(5)指导情志疾病治疗。人的情志活动源于五脏,因此,情志异常时会损伤相应脏器。正因为五脏之间存在着生克关系,故临床上也可运用“以情胜情”的手段来达到治疗疾病的目的。

第三节 藏象

中医学既通过人体解剖来直接观察脏腑的形态和功能，又运用朴素的哲学思维，用整体的方法去理解和认识脏腑的生理运动规律，并以独特的见解来解释人体五脏六腑的生理病理状态。

一、藏象学说概论

（一）藏象的基本概念

藏象，是指藏于体内的内脏及其表现于外的生理病理征象及与自然界相通应的事物和现象。

一般来说，任何外在的表象都有一定的内在形态学基础，自然界的各种变化与内脏的功能活动也有一定的联系。藏象把形与象有机地结合起来，较确切地反映了中医学的思维特点。

（二）藏象学说的特点

1. 以五脏为中心的人体自身的整体性

藏象学说认为，人体是以五脏为中心，通过经络系统“内属于腑脏，外络于肢节”，将六腑、五体、五官、九窍、四肢百骸等全身脏腑形体官窍联结成有机整体，使五脏的功能能够协调共济，相互为用。

另外，藏象学说认为，人的精神活动是由五脏精气化生与充养的，故五脏的生理活动与精神情志密切相关。

2. 五脏与自然环境的统一性

人体不仅自身为一个整体，而且与自然界保持着统一性。正是由于自然环境的滋养，人类才得以生存，因此人的生命规律必然会受到大自然的影响，并随着自然界的变化做出相应的改变。

藏象学说继承并发展了五行学说的观点，将自然界的五时、五方、五气、五化等与人体五脏系统密切联系起来，构成了“天人相应”的统一体。故《灵枢·岁露论》说：“人与天地相参也，与日月相应也。”

（三）五脏、六腑与奇恒之腑的生理特点

1. 五脏、六腑与奇恒之腑的概念

脏腑可分为脏、腑和奇恒之腑三类。中医学以生理功能的特点作为依据，来区分脏与腑。脏有五，分别为心、肝、脾、肺、肾，特点为化生与贮藏精气；腑有六，分别为胆、胃、小肠、大肠、膀胱、三焦，特点为受盛与传化水谷；奇恒之腑亦有六，即脑、髓、骨、脉、胆、女子胞，在形态上空有腔，与六腑相同，功能上贮藏精气与五脏相同。

2. 五脏、六腑与奇恒之腑的区别(表1-3)

表1-3 五脏、六腑与奇恒之腑的区别

脏腑组成	名称	结构特点	生理功能	生理特点	病理特点	治疗特点
五脏	心、肝、脾、肺、肾	多实质性器官	化生、贮藏精气	满而不实,藏精气而不泄	脏病多虚	多补法
六腑	胆、胃、小肠、大肠、膀胱、三焦	多空腔性器官	受盛、传化水谷	实而不满,传化物而不藏	腑病多实	多泻法
奇恒之腑	脑、髓、骨、脉、胆、女子胞	结构似腑	功能似脏	藏而不泻		

二、五脏

五脏,即心、肝、脾、肺、肾的合称。在经络学说中,心包络也作为脏,故又统称为六脏。五脏既能贮藏精气、藏神;同时又各司其职,彼此协调,共同维持生命进程。另外,五脏的生理活动与自然环境的变化及情志因素是密切相关的。

(一)心

心位于胸中两肺之间,膈膜之上,外有心包卫护。其形圆而下尖,如未开的莲花,为“君主之官”。

1. 主要生理功能

(1)主血脉。心主血脉,主要是指主血和主脉两个方面,即推动血液在脉道中运行,输布全身,并起到濡养的作用。

①主血:一是指心气能推动血液的运行,从而使营养输布于全身脏腑及形体官窍;二是指心的生血功能,即“奉心化赤”,意指饮食化为水谷之精后,又可再化为营气和津液入脉,经过心火的作用,化为血液。由此可见,心司一身血液的生成和运行。心气虚衰,则血液化生失常。

②主脉:心气调控心脏的搏动及脉管的舒缩。脉为血之府,是容纳和运输血液的通道。血液能正常运行有赖于心气充沛、血液充盈以及脉道通利这三个方面,心、血、脉三者联系密切,构成了一个血液循环系统,心的正常搏动对于此系统的生理功能起主导作用,故曰“心主身之血脉”。

(2)藏神。此功能又被称为“心主神明”,指心有统帅全身脏腑、经络、形体、官窍的生理活动和主司精神、意识、思维、情志等心理活动的功能。神可分为广义与狭义两种,广义指整个人体生命活动的主宰和总体现;狭义指人的精神、意识、思维、情感活动及性格倾向等。

心一方面可以主宰其他各脏腑之神,即维持各脏腑的正常生理功能;另一方面,心为神明之脏,主宰意识、思维及情志活动。

心的主血脉和主藏神的功能是密不可分的,心血充足则可化神养神;心神清明则可驭气以调心血,所以心被称为“五脏六腑之大主”。

2. 与形、窍、志、液、时的关系

心在体合脉,其华在面,在窍为舌,在志为喜,在液为汗,与夏气相通应。

(二)肺

肺在人体脏腑中位置最高,位于胸腔,左右各一,覆盖于心之上,为“华盖”。肺叶娇嫩,不耐诸邪之侵,有“娇脏”之称。

肺气宣发肃降是肺气的运动形式,肺气宣发,向上向外布散精气与津液;肺气肃降,向下向内输布精气与津液。肺气的宣发肃降起到了维持肺的呼吸与行水的作用,是互相制约、相互为用的两个方面。

1. 主要生理功能

(1)主气司呼吸。《素问·五藏生成篇》说:“诸气者,皆属于肺。”肺主气包括两个方面。

①主呼吸之气:肺主呼吸之气,主要是指肺是气体交换的场所。通过肺的呼吸作用,吸清排浊,吐故纳新,实现机体与外界环境之间的气体交换,维持生命活动。

②主一身之气:肺主一身之气,是指肺有主司一身之气的生成和运行的作用。一身之气包括先天之气和后天之气,其中后天之气又被称为宗气。宗气的形成有赖于肺部吸入的自然界清气与脾胃运化的水谷之精,在肺中生成,并形成气海。因此,肺的呼吸均匀和缓,与肺主一身之气的功能密不可分。

(2)主行水。肺主行水,是指肺气的宣发肃降作用推动和调节全身水液的输布和排泄。内含主要包括两个方面:一是通过宣发,向上向外布散精微物质中的轻清物质,并在卫气的推动作用下化为汗液,有节制地排出体外;二是通过肃降运动把较稠厚的精微物质,向内向下输送至脏腑以濡润,并把代谢后的浊液输至膀胱,生成尿液。

(3)朝百脉,主治节。肺朝百脉指全身血液都通过百脉流经于肺,经由呼吸,进行体内外清浊之气的交换,然后再通过肺气宣发肃降作用,将富有清气的血输布全身。

肺主治节,指肺气可以调理肺的呼吸及全身的气、血、水,这也是对肺生理功能的高度概括。

2. 与形、窍、志、液、时的关系

在体合皮,其华在毛,在窍为鼻,喉为肺之门户,在志为悲忧,在液为涕,与秋气相通应。

(三)脾

脾位于中焦,在膈之下,胃的左方。脾的生理特性为主升清,将运化的水谷精微上输于心、肺;主要生理功能为主运化,统摄血液。脾、胃同属中焦,为主要的消化器官。足太阴脾经与足阳明胃经相互属络于脾与胃,相为表里。脾在五行属土,为阴中之至阴,为太阴湿土,喜燥恶湿。

1. 主要生理功能

(1)主运化。脾主运化,是指脾可以把饮食水谷转化为水谷精微和津液,输布至全身其他脏器,使人体的生命活动得以维持。通常分为运化食物和运化水液两个生理过程来阐述。

①运化食物:指脾气促进食物的消化和吸收并转输其精微(谷精)。饮食物经过脾气的消化后分为清浊两部分,其中清的部分为水谷精微,再由脾气输送至其他脏腑,并化为精气

血津液濡养全身。

②运化水液:指脾气吸收并输布精微物质,调节全身水液代谢。一是指将胃与小肠消化吸收的水精,大肠与肾吸收的水液,经脾气上输于肺,再经由肺气的宣降将精微物质输布全身;二是在水液代谢过程中起枢纽作用,维持水液代谢的平衡。

脾为后天之本,不但为化生精气血津液提供充足的原料,更能维持人体生命活动,对养生防病起到重要的作用。脾气健运,则正气充足,不受外邪侵害;脾气不充,则气血亏虚,易感疾病。

(2)主统血。脾主统血是指脾气可以控制血液在脉管中正常运行而不逸出脉外。这其实与气的固摄作用有关,脾气健运则一身之气充足,充足则固摄能力正常;若脾失健运,一身之气难以充养,则会发生出血性疾病。

2. 与形、窍、志、液、时的关系

脾在体合肉,主四肢,在窍为口,其华在唇,在志为思,在液为涎,与长夏之气相通应。

(四)肝

肝位于腹腔,横膈之下,右胁之中。主疏泄与藏血,体阴而用阳。肝主升主动,喜条达,被称为"刚脏""将军之官"。

1. 主要生理功能

(1)肝主疏泄。肝主疏泄是指肝气可以调节并畅达全身的气机,只有肝气得以正常疏泄,一身精血津液的输布运行、脾胃之气的升降调和以及胆汁的分泌排泄才可保持平和顺畅。肝的疏泄功能主要体现在调畅气机、维持血运行、促进脾胃消化吸收与胆汁的分泌排泄、调畅情志、协助水液代谢及调节生殖功能。

(2)肝主藏血。肝主藏血是指肝具有贮藏血液、调节血流量及防止出血的功能。这一功能体现在贮藏血液、调节血量和防止出血三个方面。

2. 与形、窍、志、液、时的关系

肝在体合筋,其华在爪,开窍于目,在液为泪,在志为怒,与春气相通应。

(五)肾

肾位居腰脊两旁,左右各一,"腰者,肾之府",为"先天之本"。

1. 肾的主要生理

(1)主藏精。肾主藏精是指肾具有封藏精气的功能。肾精包括"先天之精"和"后天之精"。

肾对精的闭藏,主要依赖于肾气。肾对先后天之精的闭藏使精藏之于肾,为精在体内充分发挥生理效应创造了必要的条件。肾中所藏之精的生理效应:一具有主管生长发育与生殖的功能,机体生、长、壮、老、已的自然规律与肾中精气的盛衰密切相关;二推动和调节脏腑气化,肾精、肾气及其分化的肾阴、肾阳在脏腑气化过程中发挥着重要的推动和调控作用。肾阴为全身诸阴之本,肾阳为全身诸阳之根,五脏六腑之阴精,非肾阴而不能滋生;五脏六腑之阳气,非肾阳而不能温养,故肾阴、肾阳为五脏六腑阴阳之根本。肾阴、肾阳在各脏腑形体官窍功能的正常发挥,以及精气血津液各自的新陈代谢及其能量的相互转化过程中发挥着重要的推动和调节作用。

(2)主水。肾主水是指肾中阳气具有主持和调节人体水液代谢平衡的功能。人体的水液代谢,包括水液的生成、输布和排泄,是由多个脏腑参与的复杂过程,其中肾阳的功能最为重要,在此过程之中肾阳的作用表现为:一能温煦和推动参与水液代谢的肺、脾、三焦、膀胱等内脏,使其发挥各自的生理功能;二能将被脏腑组织利用后归于肾的水液,经肾阳的蒸腾气化作用再升清降浊,将大量的浊中之清者,吸收输布周身重新被利用,少量的浊中之浊者经肾阳气化为尿液下输膀胱;三控制膀胱的开合,排出尿液,维持机体水液代谢的平衡。

(3)主纳气。肾主纳气是指肾具有摄纳肺所吸入的清气以防止呼吸表浅,协助肺完成呼吸的功能。正如《类证治裁·喘证论治》所说:“肺为气之主,肾为气之根,肺主出气,肾主纳气,阴阳相交,呼吸乃和。”肾纳气的功能,实质上是肾主藏精作用在呼吸运动中的体现。

2. 与形、窍、志、液、时的关系

肾在体合骨,齿为骨之余,其华在发,发为血之余,开窍于耳及二阴,在液为唾,在志为恐,与冬季相通应。

三、六腑

六腑是胆、胃、小肠、大肠、膀胱、三焦的合称。它们具有受盛和腐熟水谷及传化和排泄糟粕的功能,即所谓“传化物”。其共同生理特点是“泻而不藏”“实而不能满”,共同的生理特性为“六腑以降为顺”“以通为用”。

(一)胆

胆附于肝之短叶间,位居右胁。胆为“中精之府”“中清之府”“清净之府”。胆的主要功能是贮藏和排泄胆汁,参与精神情志活动。

(二)胃

胃居膈下,与脾以膜相连,同在中焦,为“太仓”“水谷之海”,与脾共为“仓廪之官”。胃为燥土属阳,脾为湿土属阴。胃的主要功能为主受纳腐熟水谷。生理特点是主通降,以降为顺,“喜润而恶燥”。

(三)小肠

小肠位于腹中,“受盛之官”,其主要功能为受盛化物和泌别清浊。小肠在吸收的精微物质时,也吸收了大量的水液,故有“小肠主液”之说。

(四)大肠

大肠位居腹中,其上口在阑门处与小肠相接,其下端为肛门。《素问·灵兰秘典论》说:“大肠者,传道之官,变化出焉。”大肠有吸收食物残渣中部分水分的功能,故有“大肠主津”之说。大肠排泄糟粕的功能还与肺气肃降、胃气降浊、脾主运化、肾的封藏等功能均有关。

（五）膀胱

膀胱，又称净腑，位居小腹，为“州都之官”。膀胱的主要功能是贮尿和排尿。

（六）三焦

三焦是上焦、中焦、下焦的合称。历代医家对三焦的形态和实质的认识不一，主要有二：有人认为三焦为六腑之一，和其他脏腑一样，是一个具有综合功能的器官，为分布于胸腹腔的一个大腑，有“孤府”之称；也有人认为三焦是对部位的划分，即膈以上为上焦，膈至脐为中焦，脐以下为下焦。

三焦的主要功能是通行元气和运行水液，《素问·灵兰秘典论》说：“三焦者，决渎之官，水道出焉。”

上、中、下三焦的部位划分及功能特点：上焦是指头面至横膈之间，主要包括心肺。“上焦如雾”是其功能特点。中焦是指横膈至脐之间，主要包括脾胃。“中焦如沤”是对其功能特点的概括。下焦是指脐以下至耻骨之间，主要包括小肠、大肠、肾和膀胱等。“下焦如渎”是其功能特点。

四、奇恒之腑

奇恒之腑是脑、髓、骨、脉、胆、女子胞的合称。胆既是六腑，又属奇恒之腑，有关胆的内容见六腑。

（一）脑

脑居颅内，与脊髓相通，由髓汇集而成，故有“脑为髓之海”之说。脑具有主宰生命活动、主管精神思维和主持感觉运动的功能。脑的生理、病理总统于心而分属于五脏，其中与心、肝、肾三脏关系尤为密切。

（二）髓

髓藏于骨骼内者为骨髓，藏于脊柱内者为脊髓，藏于颅内者为脑髓。髓为肾精所化，其主要功能为充养脑髓、滋养骨骼、化生血液。

（三）骨

骨，即骨骼。骨中有腔隙，内藏骨髓，靠骨髓来营养。骨骼具有贮藏骨髓、支撑形体和主司运动的功能。

（四）脉

脉，又称脉道、血脉、血府，为气血运行的通路。血脉由心所主，直接通于心肺，形成一个密闭的循环系统。其主要功能是运行气血。

（五）女子胞

女子胞，又称子宫、子脏、胞宫、胞脏，位居小腹部，在膀胱后，直肠之前，下口与阴道相连，是女性的生殖器官。女子胞具有主持月经和孕育胎儿的功能，其功能是一个由多因素参与的复杂生理过程，主要与肾中精气、心肝脾三脏的功能及冲、任二脉的作用有关。

第四节　精气血津液

精、气、血、津液是构成人体和维持人体生命活动的基本物质，其生成及在体内的代谢有赖于脏腑、经络等组织器官的生理活动，脏腑、经络等组织器官功能的正常行使，也离不开精、气、血、津液的营养。

一、精

（一）精的基本概念

广义的"精"，指一切精微物质；狭义的"精"，指肾中所藏的具有生殖功能的精微物质，即肾精，又称为生殖之精。

（二）精的生成

精的生成禀受于父母，充实于水谷。先天之精一方面禀受于父母的生殖之精，另一方面来源于水谷精气；后天之精来源于水谷，又称"水谷之精"。先后天之精藏于肾中，称为肾精。

（三）精的主要功能

人体的精具有多种功能，归纳起来主要有生殖繁衍、促进生长发育、生髓充脑、养骨、化血、滋养濡润、防御卫外等作用。

二、气

（一）气的基本概念

气是构成人体和维持人体生命活动、具有很强活力的精微物质。

（二）气的生成

人体的气，来源于禀受父母的先天之精、饮食物中水谷之精气和自然界的清气，通过肺、脾胃和肾等脏腑的综合作用，将三者结合而成。

人体气生成的基本条件：一是物质来源充足，即先天精气、水谷精气和自然界清气供应充足；二是肺、脾、胃、肾等脏腑的生理功能正常。

（三）气的主要功能

1. 推动作用

气能促进人体的生长、发育，激发和推动各脏腑、经络等组织器官的生理活动；推动血液的生成、运行，以及津液的生成、输布和排泄等。

2. 温煦作用

气是人体热量的来源，人体的体温依靠气的温煦来维持；各脏腑、经络等组织器官，也要在气的温煦下才能进行正常的生理活动；血和津液等液态物质，需要在正常的体温下，才能正常地运行。

3. 防御作用

气的防御作用是指气有护卫肌肤、抗御邪气的功能。气不仅可以抵御外邪的入侵，还可驱邪外出。因此，气的防御功能正常，邪气不易侵入，或虽有邪气侵入，也不易发病，即使发病,也易治愈。气的防御作用还可体现在病后脏腑组织的自我修复上。

4. 固摄作用

气的固摄作用主要是指气对液态物质有固护统摄、防止其无故流失的功能。具体表现在:固摄血液,防止其逸出脉外;控制汗液、尿液、唾液、胃液、肠液,防止其无故流失;固摄精液,防止精液妄泄;固摄冲任防止小产、滑胎四个方面。

5. 气化作用

气化是指通过气的运动而产生的各种变化,具体而言指气具有促进精、气、血、津液各自的新陈代谢及其相互转化的功能。

6. 营养作用

人体之气分布于全身各脏腑组织中,为各脏腑器官提供必需的营养成分。

(四)气的运动

人体的气是不断运动的,从而产生和维持各种生命活动。气的运动一旦停止,生命活动也随之终止。

气机,是指气的运动。升、降、出、入是气运动的基本形式。气的运行畅通协调,称为“气机调畅”。气的运行受阻,或升、降、出、入紊乱,称为“气机失调”。其中,气的运行不畅,或在局部发生阻滞不通,称为气滞;气的上升太过,或者下行不及,称为气逆;气的上升不及或下行太过,称为气陷;气不能内守而突然大量外逸,称为气脱;气不能外达而郁闭于内,称为气闭。

(五)气的分类

人体的气由于其生成来源、分布部位和功能特点不同,而有许多不同的名称,主要有元气、宗气、营气和卫气四种。

1. 元气

元气,又名“原气”“真气”,是人体生命活动的原动力。

元气是由肾所藏的先天精气化生,依赖脾胃运化水谷精气的充养。元气通过三焦而布散全身。元气的功能主要是促进人体的生长发育和生殖,激发和推动脏腑、经络等组织器官的生理功能活动。

2. 宗气

宗气是积于胸中之气。宗气是肺吸入的自然界清气和饮食物中的水谷精气在肺的气化作用下生成的。宗气积聚于胸中,贯注于心肺。其向上出于肺,循喉咙而走息道;向下注于丹田(下气海),并注入足阳明之气街而下行于足。其贯入心者,经心脏入脉,在脉中推动血气的运行。宗气主要功能:一是走息道以行呼吸;二是贯心脉以行气血;三是与人的视、听、言、动等有关。

3. 营气

营气是行于脉中的气,又称“荣气”“营血”“营阴”。

营气主要来自脾胃运化的水谷精气,与血相伴运行全身。其生理功能:一是营养全身;二是化生血液。

4. 卫气

卫气是运行于脉外之气,又称为“卫阳”。卫气来源于脾胃化生的水谷精气,卫气行于脉外,其循行有三种方式:一是在脉外与营气同步运行;二是白昼布散于阳分、肌表,夜间入于内脏、阴分；三是根据机体生理需要而散行全身。卫气的生理功能：一是护卫肌表，防御外邪；二是温养脏腑、肌肉、皮毛等；三是开合汗孔，调节体温；四是影响睡眠。

三、血

（一）血的基本概念

血是运行于脉中、循环流注全身的富有营养和滋润作用的红色液体，是构成人体和维持人体生命活动的基本物质之一。脉为血府。

（二）血的生成

营气和津液是生成血的最基本物质。营气和津液来源于饮食水谷，肾中所藏之精也是生血的物质基础。血液的生成与脾、胃、心、肺、肝、肾等脏腑的功能活动密切相关。

（三）血的主要功能

血对人体有濡养、运载的作用，是精神活动的主要物质基础。

（四）血的运行

血液的正常运行受多种因素的影响，是多个脏腑功能共同作用的结果。气的推动和固摄作用的协调平衡，是维持血液正常循行的基本条件。

气对血的推动、固摄作用是通过各脏腑的生理活动实现的，与心、肺、脾、肝的功能密切相关。此外脉道是否通利完好，血的或寒或热等因素，亦直接地影响着血液的运行。

四、津液

（一）津液的基本概念

津液是机体一切正常水液的总称，是组成人体、维持人体生命活动的基本物质。

（二）津液的代谢

津液的代谢是指津液的生成、输布和排泄过程。津液来源于水谷，通过脾胃及大小肠等脏腑功能而生成；借脾、肺、肾、肝和三焦的作用，完成在体内的输布；通过汗液、尿液及粪便的形式排出体外。其中肺、脾、肾三脏的生理功能起着主要的作用。

（三）津液的主要功能

津液主要有滋润营养、化生血液及运载的功能。

五、精气血津液之间的关系

精能化气，气能生精；精能化血，血能生精，即“精血同源”；气能生血、行血、摄血，血能化气、载气，即“气为血之帅，血为气之母”；气能生津、行津、摄津、津液载气、化气；“津血同源”“津血互化”。

第五节　病因

凡能导致疾病发生的原因，即是病因，又称致病因素。

病因学说，是研究各种致病因素的概念、形成、性质、致病特点及其所致病证临床表现的理论,是中医学理论体系的重要组成部分。

病因是导致疾病发生的因素,泛指能打破人体阴阳平衡状态而致病的原因。中医探求病因的方法:一是询问病因;二是审症求因。

一、外感病因

外感病因是指从外界,经由皮毛肌腠或口鼻等体表部位侵入人体,引起外感病的致病因素,也常称作“外邪”。外感病特点是发病急,初起多为表证。外感病因包括六淫和疫气。

(一)六淫

六淫,即风、寒、暑、湿、燥、火六种外感病邪的统称。六淫的共同致病特点为外感性、季节性、地域性、相兼性及转化性。

1. 风邪

风为春季的主气,风邪为病春季多见,四季皆有。风邪侵入多从皮毛而入,引起外风病证。

风邪的性质和致病特点:风为阳邪,轻扬开泄,易袭阳位;风性善行而数变;风性主动;风为百病之长。

2. 寒邪

寒为冬之主气,寒邪致病多见于冬季,也可见于其他季节,贪凉露宿、气温骤降、涉水淋雨、汗出当风或空调过凉易感受寒邪。

外寒致病可根据侵犯部位分为伤寒、中寒。寒伤肌表,郁遏卫阳,称为“伤寒”;直中于里,伤及脏腑,称为“中寒”。

寒邪的性质和致病特点:寒为阴邪,易伤阳气;寒性凝滞;寒性收引。

3. 湿邪

湿为长夏的主气,在长夏季节及气候潮湿、涉水淋雨、居处潮湿、水中作业等情况下,易感受湿邪,发为外湿病证。

湿邪的性质和致病特点:湿为阴邪,易损伤阳气,阻遏气机;湿性重浊;湿性黏滞;湿性趋下,易伤阴位。

4. 暑邪

凡立夏之后,小暑之前,致病具有炎热、升散特性的外邪,称为暑邪。

暑邪的性质和致病特点:暑为阳邪,其性炎热;暑性升散,扰神伤津耗气;暑多挟湿。

5. 燥邪

燥为秋季主气,秋季气候干燥,燥邪虽四季均有,但多见于秋季。燥邪为病,有温燥、凉燥之分。初秋燥与热相结合而侵犯人体,发为温燥。深秋燥与寒相结合而侵犯人体,发为凉燥。燥邪伤人多从口鼻而入,从而产生外燥病证。

燥邪的性质和致病特点:燥性干涩,易伤津液;燥易伤肺。

6. 火邪

火热旺于夏季,火热伤人致病,一年四季均可发生。

火邪的性质和致病特点:火为阳邪,其性趋上;火热易扰心神;火热易伤津耗气;火热易生风动血;火邪易致疮痈。

(二)疫气

疫气泛指一类具有强烈传染性和致病性的外感病邪。疫气通过空气和接触传染,多从口鼻、皮肤侵入人体,也可随饮食、蚊叮虫咬、血液或性传播等途径侵入人体致病。疫气引起的疾病称为“疫病”“瘟病”“瘟疫病”。

疫气的性质及致病特点:传染性强,易于流行;一气一病,症状相似;发病急骤,病情危笃。

疫气发生和疫病流行的原因:气候反常、环境污染和饮食不洁,预防隔离工作不严格,疫病的流行也与社会因素有一定关系。

二、内伤病因

内伤病因是指人体的情志、饮食、劳逸等不循常度,导致气血津液失调、脏腑组织异常的致病因素。

(一)七情内伤

1. 七情内伤的基本概念

七情,即喜、怒、忧、思、悲、恐、惊七种正常的情志活动。七情分属于五脏称为“五志”。

七情内伤是由于突然、强烈或长期持久的情志刺激,超过了人体的生理调节范围,使气机紊乱、脏腑损伤、阴阳失调而导致疾病的发生。

2. 七情内伤的致病特点

(1)直接伤及内脏。如怒伤肝,喜伤心,思伤脾,悲、忧伤肺,惊、恐伤肾。

(2)影响脏腑气机。七情内伤致病,常导致脏腑气机失调,即“怒则气上,喜则气缓,悲则气消,恐则气下,惊则气乱,思则气结……”(《素问·举痛论》)。

(3)情志波动,影响病情。良性的情志活动,有利于疾病的好转或恢复;不良的情志变化,则能加重病情。

(二)饮食失宜

饮食失宜即不合理的膳食,包括饮食不节、饮食不洁、饮食偏嗜等。饮食失宜,主要损伤脾胃,影响脾胃的运化功能,导致脾胃纳运失调,升降失常,燥湿失和,并可郁而化热,聚湿生痰,导致多种疾病。

(三)劳逸过度

劳逸过度,指劳逸失当致病,包括过劳和过逸。

过劳,包括劳力过度、劳神过度和房劳过度。劳力过度主要伤气,亦可损伤筋骨肌肉,即所谓“久立伤骨,久行伤筋,久坐伤肉”,甚或伤及脏腑。劳神过度主要损伤心脾,房劳过度则耗伤肾中精气。

过逸指因病或生活过于安闲,很少从事各种劳动和运动锻炼。过逸则气血运行不畅,筋骨软弱,继则脏腑功能减退而产生多种病证。

三、病理产物性致病因素

病理产物性致病因素是继发于其他病理过程而产生的致病因素,故又称为继发性病因,包括痰饮、瘀血、结石等。

(一)痰饮

痰饮是机体水液代谢障碍所形成的病理产物。稠浊者为痰,清稀者为饮,痰又有“有形之痰”“无形之痰”之别。有形之痰,系指视之可见、闻之有声、触之可及有形质的痰液而言。无形之痰,系指虽然无形质可见,但却有征可察,临床上主要通过其所表现的症状和体征来分析,从而确定其因痰所致,采用祛痰的方法治疗能够取得较好效果。饮的性质较清稀,流动性较大,多停留在人体的脏腑组织的间隙或疏松部位,有痰饮、悬饮、溢饮、支饮之分。

痰饮的形成:外感六淫或疫疠之气,内伤七情,饮食、劳逸,瘀血、结石等致病因素是形成痰饮的初始病因。肺主通调水道,脾主运化水液,肾主水三焦水道,其功能失常,形成痰饮的中心环节。

痰饮的致病特点:易阻气机,壅塞经络气血;易扰心神;症状复杂,变化多端;病势缠绵,病程较长。

(二)瘀血

瘀血是血液运行障碍、血液停滞所形成的病理产物。

瘀血的形成:外伤、六淫之邪、疫疠之气、内伤七情、饮食、劳逸、痰饮、结石等致病因素是形成瘀血的初始病因。心主血脉,肺朝百脉,肝主疏泄,脾统血,肝藏血,其功能失常是形成瘀血的中心环节。气血运行失调是形成瘀血的病理基础,如气虚致瘀、气滞致瘀、血寒致瘀、血热致瘀和津亏致瘀等。此外疾病失治、治疗不当或久病入络,亦可形成瘀血。

瘀血的致病特点:阻滞气机,瘀塞经脉,伤及脏腑。

瘀血致病的症状特征:疼痛,肿块,出血,发绀,舌质紫暗,或有瘀点、瘀斑,或舌下静脉曲张等,脉细涩、沉弦或结代。此外,也可兼见面色黧黑、肌肤甲错、善忘等症状。

四、其他病因

外伤、寄生虫、药邪、医源性因素、先天因素等致病因素非外感病因、内伤病因和病理产物性致病因素,故笼统归属为“其他病因”。

(一)外伤

外伤主要指因机械暴力导致的损伤,如跌打损伤、持重努伤、枪弹伤、利器损伤、意外事故,以及化学伤、电击伤、烧烫伤、冻伤、虫兽咬伤等。主要伤及皮肤、肌肉、筋骨等部位,重者可伤及脏腑或导致出血过多。

(二)寄生虫

寄生虫是动物性寄生物的统称,其寄居于人体的肠道、肝脏、血液等处发育繁殖,损害人体,导致疾病。引起原虫病的寄生虫,有阿米巴、疟原虫、弓形虫等;引起蠕虫病的寄生虫,有血吸虫、绦虫、囊虫、蛔虫、钩虫、蛲虫、丝虫等。

寄生虫感染的途径,主要是进食被虫卵污染的水、食物,或皮肤接触寄生虫。中医有“湿热生虫”之说。所谓“湿热生虫”,是指脾胃湿热是引起肠寄生虫病的内在因素之一,而某些肠寄生虫病亦往往以“脾胃湿热”的症状为主要临床表现。寄生虫寄居于人体,消耗气血津液等营养物质,损伤脏腑的生理功能,危害人体健康。

(三)药邪

药邪是指因用药不当而导致疾病发生的一类致病因素。

药邪的形成:用药过量、炮制不当、配伍不当、用法不当及滥用补药都会伤及人体而导致疾病的发生。

药邪的致病特点:药物中毒、药物过敏、病情轻重不一、加重病情,导致新病。

(四)医源性因素

医源性因素是指由于医生的过失而导致贻误病情或致生他疾的一类致病因素,又称"医过"。

(五)先天因素

先天因素是指人未出生前因父母体质或胎儿发育过程中已经潜伏着的可以致病的因素,包括遗传因素、胎传因素。

第六节　病机

病机,是指疾病发生、发展及其变化的机理。

一、发病机理

发病机理,是指人体疾病发生的机制和原理,它是研究人体疾病发生的一般规律的学说。

(一)发病的基本原理

正气不足是疾病发生的内在根据,邪气是疾病发生的重要条件,正邪斗争的胜负决定发病与否。

(二)影响发病的因素

疾病的发生与内外环境都有着十分密切的关系。外环境主要包括气候变化、地域特点等;内环境主要是指人体内部的情况,即体质特点、精神状态等。这些因素都是影响发病的因素。

(三)发病形式

由于邪气的种类、性质和致病途径及其作用不同,个体的体质及正气强弱不一,所以其发病类型也有区别。发病类型大致有卒发、伏发、徐发、继发、合病与并病、复发等。

二、基本病机

基本病机,是指在疾病发展过程中病理变化的一般规律及基本原理。一般包括邪正盛衰、阴阳失调、气血失常、气机紊乱等病机变化的规律。

(一)邪正盛衰

邪正盛衰,是指在疾病过程中,机体的抗病能力与致病邪气之间相互斗争中所发生的盛衰变化。

1. 虚实的基本原理

(1)实:是指邪气盛而正气未虚,以邪气盛为主要矛盾的病理变化。

(2)虚:是指正气不足,抗病能力减弱,以正气不足为主要矛盾的病理变化。

2. 虚实错杂

(1)虚中夹实:是指以虚为主,又兼夹实候的病理变化。

(2)实中夹虚:是以实为主,兼见虚候的一种病理变化。

3. 虚实转化

(1)由实转虚:疾病在发展过程中,邪气盛,正气不衰,由于误治、失治,病情迁延,虽然邪气渐去,但是人体的正气、脏腑的生理功能已受到损伤,因而疾病的病理变化由实转虚。

(2)因虚致实:由于正气本虚,脏腑生理功能低下,导致气、血、水等不能正常运行,产生了气滞、瘀血、痰饮、水湿等实邪停留体内的病理变化。

4. 虚实真假

(1)真虚假实(至虚有盛候):虚指病理变化的本质,而实则是表面现象,是假象。

(2)真实假虚(大实有羸状):病机本质为实,而虚则是表面现象,是假象。

(二)阴阳失调

阴阳失调即阴阳消长失去平衡协调的病理状态。

1. 阴阳偏胜

阴阳偏胜是指阴邪或阳邪过于亢盛的病理状态,属于“邪气盛则实”的实性病理。

(1)阳偏胜:是指机体在疾病发展过程中,所出现的阳气偏亢、脏腑经络功能亢进、邪热过盛的病理变化。阳盛则热是由于感受温热阳邪,或感受阴邪而从阳化热,或七情内伤,五志过极而化火,或因气滞、血瘀、痰浊、食积等郁而化热化火所致。

阳盛则热的病机特点,多表现为阳盛而阴未虚的实热证。

(2)阴偏胜:是指机体在疾病过程中所出现的一种阴气偏盛,功能障碍或减退,阴寒过盛以及病理性代谢产物积聚的病理变化。阴盛则寒,多由感受寒湿阴邪,或过食生冷,寒湿中阻,阳不制阴而致阴寒内盛之故。

阴盛则寒的病机特点,多表现为阴盛而阳未虚的实寒证。

2. 阴阳偏衰

阴阳偏衰,是人体阴精或阳气亏虚所引起的病理变化。阳气亏虚,阳不制阴,使阴相对偏亢,形成“阳虚则寒”的虚寒证。反之,阴精亏损,阴不制阳,使阳相对偏亢,从而形成“阴虚则热”的虚热证。

(1)阳虚则寒:是指机体阳气虚损、失于温煦、功能减退或衰弱的病理变化。形成阳偏衰的主要原因,多由于先天禀赋不足,或后天饮食失养,或劳倦内伤,或久病损伤阳气所致。其病机特点多表现为机体阳气不足、阳不制阴、阴相对亢盛的虚寒证。阳气不足,一般以脾肾之阳虚为主,其中尤以肾阳不足为最。

(2)阴虚则热:是指机体精、血、津液等物质亏耗及阴不制阳,导致阳相对亢盛,功能虚性亢奋的病理变化。形成阴偏衰的主要原因,多由于阳邪伤阴,或因五志过极,化火伤阴,或因久病耗伤阴液所致。一般地说,其病机特点多表现为阴液不足及滋养、宁静功能减退,以及阳气相对偏盛的虚热证。

阴虚之证,五脏俱有,但一般以肝肾为主。

3. 阴阳互损

阴阳互损,是指在阴或阳任何一方虚损的前提下,病变发展影响到相对的一方,形成阴阳两虚的病理变化。

(1)阴损及阳:指由于阴液亏损,累及阳气,使阳气生化不足或无所依附而耗散,从而在阴虚的基础上又导致了阳虚,形成了以阴虚为主的阴阳两虚的病理变化。

(2)阳损及阴:指由于阳气虚损,无阳则阴无以生,累及阴液的生化不足,从而在阳虚的基础上又导致了阴虚,形成了以阳虚为主的阴阳两虚的病理变化。

由于肾阴为全身阴液之本,肾阳为全身阳气之根,故阳损及阴、阴损及阳,最终又总是以肾阳、肾阴亏虚为主要病变。

4. 阴阳格拒

阴阳格拒,是阴盛至极或阳盛至极而壅遏于内,使阴气与阳气或阳气与阴气相互阻隔不通的病理变化。

(1)阴盛格阳(真寒假热):指阴寒过盛,阳气被格拒于外,出现内真寒外假热的一种病理变化。

(2)阳盛格阴(真热假寒):指阳盛已极,阻拒阴气于外,出现内真热外假寒的一种病理变化。阳盛格阴是由于热极邪气深伏于里,阳气被遏,闭郁于内,不能透达于外所致。其病机的本质属热,而临床症状有某些假寒之象,故又称真热假寒。

5. 阴阳亡失

阴阳亡失,是指机体的阴液或阳气突然大量的亡失,导致生命垂危的一种病理变化。

(1)亡阳:是指机体的阳气发生突然脱失,而致全身功能突然严重衰竭的一种病理变化。

(2)亡阴:是指由于机体阴液发生突然性的大量消耗或丢失,而致全身功能严重衰竭的一种病理变化。

亡阴和亡阳,在病机和临床征象等方面,虽然有所不同,但由于机体的阴和阳存在着互根互用的关系。阴亡,则阳无所依附而浮越;阳亡,则阴无以化生而耗竭。故亡阴可以迅速导致亡阳,亡阳也可继而出现亡阴,最终导致"阴阳离决,精气乃绝",生命活动终止而死亡。

(三)精气血津液失常

精、气、血、津液的失常是指在疾病过程中,由于邪正斗争的盛衰,或脏腑功能失调,导致精、气、血、津液的不足、运行失常,以及关系失调的病理变化。

1. 精的失常

(1)精亏:若先天禀赋不足,或后天脾胃虚弱,水谷不充,或房劳过度,耗损肾精;或久病虚弱,脏气不足,累及于肾,均可致肾精不足,失于充养,而出现精亏病变。

(2)精瘀:精瘀是指男子精滞精道,排精障碍而言。如果房室不节,或忍精不泄,或年少手淫,或旷久不交,或惊恐伤肾,或忧郁气滞,或瘀血、败精阻滞,或外伤等均可致肾气亏损,鼓动无力;或肝气不畅,疏泄不利;或邪阻精道,排泄不畅等致精泄不畅而瘀滞。

2. 气的失常

(1)气不足:又称气虚,是指在疾病过程中,气的生化不足或耗散太过而致气的亏损,从而使脏腑组织功能活动减退,呈现抗病能力下降的病理状态。

(2)气机失调:气机失调是指在疾病过程中,由于致病邪气的干扰,或脏腑功能失调,导致气的升降出入运动失常所引起的病理变化。

①气滞:气滞是指气运行不畅而郁滞的病理状态。主要是由于情志郁结不舒,或痰湿、食积、瘀血等有形实邪阻滞,或因外邪困阻气机,或因脏腑功能障碍,影响气的正常流通,引起局部或全身的气机不畅或阻滞所致。

②气逆:气逆是指气的升降运动失常,当降者降之不及,当升者升之太过,以致气逆于上的病理状态。气逆于上多以邪实为主,也有因虚而致气机上逆者。

③气陷:气陷是在气虚的基础上表现以气的升举无力为主要特征的病理状态。其病理改变主要有“上气不足”和“中气下陷”两个方面。

④气闭:指气机郁闭,气不外达,出现突然闭厥的病理状态。

⑤气脱:是正不敌邪,或正气持续衰弱,气虚至极,气不内守而外脱,出现全身性功能衰竭的病理状态。气脱是各种虚脱性病变的主要病机。多因疾病过程中邪气过盛,正不敌邪;或慢性疾病,长期消耗,气虚至极;或大汗出、大出血、频繁吐泻,气随津血脱失所致。

3. 血的失常

(1)血不足:又称血虚,是指血液不足,血的濡养功能减退的病理变化。血不足的病变以心、肝两脏最为多见。形成血不足病变的原因常见的有:一是大出血等导致失血过多,新血未能及时生成补充;二是化源不足,如脾胃虚弱、运化无力、血液生化减少,或肾精亏损、精髓不充、精不化血等;三是久病不愈,日渐消耗营血等。

(2)血液运行失常:指在疾病过程中,由于某些致病邪气的影响,或脏腑功能失调,导致血液运行瘀滞不畅,或血液运行加速,甚至血液妄行,逸出脉外而出血的病理变化。

①血瘀:血瘀是指血液运行迟缓或瘀滞不畅的病理状态。导致血瘀的因素常见的有气滞而血行受阻;气虚而推动无力,血行迟缓;寒邪入血,血寒而凝滞不通;邪热入血,煎熬津血,血液黏稠而不行;痰浊等阻闭脉络,气血瘀阻不通,以及“久病入络”等,影响血液正常运行而瘀滞。

②血行迫疾:指在某些致病因素的作用下,血液被迫运行加速的病理变化。血行迫疾的形成多是外感阳热邪气,或情志郁结化火,或痰湿等阴邪郁久化热,热入血分所致;也可因脏腑阳气亢旺,如肝阳上亢、血气躁动等所致。

③出血:指血液运行不循常道,溢出脉外的病理变化。导致出血的原因颇多,常见的有外感阳热邪气入血,迫使血液妄行和损伤脉络;气虚固摄无力,血液不循常道而外溢;各种外伤,破损脉络;脏腑阳气亢旺,气血冲逆;或瘀血阻滞,以致脉络破损等。

4. 津液代谢失常

(1)津液不足:指津液的亏少,导致脏腑、组织官窍失于濡润滋养而干燥枯涩的病理状态。多由外感阳热病邪,或五志化火,消灼津液;或多汗、剧烈吐泻、多尿、失血,或过用辛燥之物等引起津液耗伤所致。

(2)津液输布、排泄障碍:津液的输布和排泄是津液代谢过程中的两个不同的环节,其功能障碍虽各有不同,但其结果都能导致津液在体内停留,成为内生水湿痰饮的根本原因。

津液的输布和排泄障碍,主要与脾、肺、肾、膀胱、三焦的功能失常有关,并受肝失疏泄病变的影响。汗和尿是体内津液代谢后排泄的重要途径,所以汗、尿的排泄障碍,虽是内脏功能失调的表现,但也是最易导致津液停蓄而内生水湿的环节。津液的输布和排泄障碍是相互影响和互为因果的,最终都是导致津液在体内的停滞。一旦体内津液停留,内生痰饮水湿,不但加重肺、脾、肾等脏腑的功能失调,还可以进一步影响气血的运行,从而形成综合性的病理改变。

5. 精气血津液关系失常

精、气、血、津液之间有着密切的联系。其中的任何一方失常,都可能对其他三者产生影响,导致其关系失调,临床常见精气亏损、精血两虚、气滞血瘀、气血两虚、气不摄血、气随血脱、血随气逆、津停气阻、气随津脱、津血两伤、津亏血瘀、血瘀水停等病理变化。

(四)"内生五邪"病机

"内生五邪"是指在疾病的发展过程中,由于脏腑阴阳失调,气、血、津液代谢异常所产生的类似风、寒、湿、燥、火五种外邪致病特征的病理变化。

1. 风气内动

风气内动,即"内风",是指因体内阳气亢逆变动或筋脉失养而形成的具有眩晕、麻木、抽搐、震颤等"动摇"特征的一类病理状态。风气内动与肝、心、脾等脏阴阳气血失调有关,其中关系最密切的是肝。所以风气内动,又称"肝风内动"或"肝风"。

(1)肝阳化风:多是情志所伤,操劳太过等耗伤肝肾之阴,筋脉失养,阴虚阳亢,水不涵木所形成的病理状态。

(2)热极生风:多见于热性病的热盛阶段,因邪热炽盛,煎灼津液,伤及营血,燔灼肝经,使筋脉失养,阳热亢盛而化风的病理状态。

(3)阴虚风动:指机体阴液枯竭,无以濡养筋脉,筋脉失养而变生内风的病理状态,多由热性病后期,阴津亏损,或慢性久病阴液耗伤所致。由于其病变本质属虚,所以其动风之状多较轻、较缓。

(4)血虚生风:指血液亏虚,筋脉失养,或血不荣络而变生内风的病理状态。多是由于失血过多,或血液生化减少,或久病耗伤阴血,或年老精血亏少,以致肝血不足所引起。病变本质属虚,其动风之状亦较轻、较缓。

2. 寒从中生

寒从中生,即是"内寒",是指机体阳气虚衰,温煦气化功能减退,阳不制阴,虚寒内生的病理状态。内寒病理的形成多与脾肾等脏腑阳气虚衰有关,尤其是肾阳不足是内寒病理形成的关键。

内寒与外寒所引起的病理变化之间既有区别,又有联系。"内寒"主要是体内阳虚阴盛而寒,以虚为主,属虚寒;"外寒"主要是外感寒邪为病,虽然也有寒邪伤阳的病理改变,但以寒为主,属实寒。两者之间的主要联系是寒邪侵犯人体,必然会损伤机体的阳气,病变发展可以导致阳虚;而阳气亏虚之体,因抗御外邪能力低下,又易感寒邪而致病。

3. 湿浊内生

湿浊内生,即是"内湿",是指因体内津液输布、排泄障碍,导致水湿痰饮内生并蓄积停滞的病理状态。

内湿病理的形成多与脾脏有关。此外湿浊内生与肺、肾也有关系。湿浊虽可阻滞于机体上、中、下三焦的任何部位,但以湿阻中焦,脾虚湿困最为常见。

外湿与内湿,既有区别,又有联系。"外湿"是从外感受湿邪为病,以湿邪伤于肌表、筋骨关节为主;"内湿"是由脾、肺、肾等脏腑的功能失调,尤其是脾失健运,水津不布,留而生湿所致。两者之间的联系是,湿邪外袭易伤脾,若湿邪困脾伤阳,则易致脾失健运而滋生内湿;脾虚失运,内湿素盛者,又易招致外湿入侵而致病。

4. 津伤化燥

津伤化燥,即是"内燥",是指体内津液不足,导致人体各组织器官失于濡润而出现一系列干燥枯涩症状的病理状态。

内燥病变的形成多由久病耗伤阴津,或大汗、大吐、大下,或亡血、失精等导致阴液亏少,或某些热性病过程中热盛伤津等所致。由于津液亏少,内不足以灌溉脏腑,外不足以润泽肌肤孔窍,则出现一系列干燥失润的症状。

内燥病变可发生于各脏腑组织,但以肺、胃、大肠最为多见。

5. 火热内生

火热内生,即"内热""内火",指由于阳盛有余,或阴虚阳亢,或五志化火等而致的火自内扰,功能亢奋的病理状态。火热内生有虚实之别,其病机主要有:

阳气过盛化火:指脏腑阳气病理性亢盛的病理状态。

邪郁化火,包括两个方面,一是六淫邪气郁久化火;二是体内的病理性产物郁久而化火。

五志过极化火:指由于情志太过,从阳化火所形成的病理状态。

阴虚火旺:指阴液大伤,阴不制阳,阴虚阳亢,虚热内生的病理状态。多见于慢性久病之人。

第七节 养生与防治

一、养生

养生是指根据生命发展的规律,采取保养身体、减少疾病、增进健康、延年益寿等措施而进行的一种健身益寿活动。

顺应自然、形神共养、保精护肾、调养脾胃是养生的基本原则。

《内经》指出:"圣人不治已病治未病,不治已乱治未乱。"(《素问·四气调神大论》)所谓治未病包括未病先防和既病防变两个方面的内容。

（一）未病先防

未病先防是指在人体未发生疾病之前，采取各种措施，做好预防工作，以防止疾病的发生。

未病先防的方法：一是内养正气，包括调摄精神、锻炼身体、生活起居应有规律等具体措施；二是外慎邪风，即防止病邪的侵袭。

（二）既病防变

所谓既病防变是指在疾病发生以后，应早期诊断、早期治疗，以防止疾病的发展与传变。

既病防变的方法：一是要早期诊断；二是防止传变；三是先安未受邪之地。

二、治则

（一）治则的概念

治则是治疗疾病时所必须遵循的原则。治则是用以指导治疗方法的总则，而治法是在治则指导下制订的治疗疾病的具体方法，它从属于一定的治疗原则。

治病求本，是中医治疗中最基本的原则，就是在治疗疾病时，必须寻找出疾病的根本原因，抓住疾病的本质，并针对疾病的根本原因进行治疗。

阴阳失调是人体失去生理状态而发生病理变化的根本原因，治疗疾病就是要解决阴阳失调的矛盾，使之重归于新的动态平衡。

中医治疗疾病的总则，概而言之，就是治病求本，以平为期，知常达变，因势利导。

（二）基本治则

1. 扶正祛邪

(1)扶正祛邪的概念：①扶正：即扶助正气，就是使用各种方法，以增强体质，提高机体的抗病能力，从而驱逐邪气，战胜疾病的治疗原则。②祛邪：祛邪是消除病邪以愈病的治疗原则。

(2)扶正祛邪的应用：扶正和祛邪是相互联系的两个方面，扶正是为了祛邪，祛邪是为了扶正。

2. 标本先后

一般而言，患者为本，医生为标，即病为本，人为标；从现象和本质来说，本质为本，现象为标。针对临床病证中标本主次的不同，采取“急则治标，缓则治本”的法则，以达到治病求本的目的，此即所谓标本先后的治则。

缓则治本，适用于慢性疾病，或当病势向愈，正气已虚，邪尚未尽之际；急则治标，适用于猝病且病情非常严重，或疾病在发展过程中，出现危及生命的某些证候时；标本同治，适用于标病和本病俱急之时。

3. 正治与反治

(1)正治：就是逆其证候性质而治的一种治疗法则，故又称“逆治”。适用于疾病的本质和现象相一致的病证。包括寒者热之、热者寒之、虚者补之、实者泻之四种治法。

(2)反治:是顺从疾病假象而治的一种治疗法则。即采用方药或措施的性质顺从疾病的假象,与疾病的假象相一致,故又称“从治”。适用于疾病的征象与本质不完全一致的病证。包括热因热用、寒因寒用、塞因塞用和通因通用四种治法。

4. 调整阴阳

调整阴阳,是针对机体阴阳偏盛偏衰的变化,采取损其有余,补其不足的原则,使阴阳恢复于相对的平衡状态。

损其有余:指阴或阳的一方偏盛有余的病证,应当用“实则泻之”的方法来治疗。

补其不足:是指对于阴阳偏衰的病证,采用“虚则补之”的方法予以治疗的原则。

5. 调和气血

调和气血,是根据气和血的不足及其各自功能的异常,以及气血互用的功能失常等病理变化,采取“有余泻之,不足补之”的原则,使气顺血和,气血协调。

6. 调整脏腑

调整脏腑就是在治疗脏腑病变时,既要考虑一脏一腑之阴阳气血失调,更要注意调整各脏腑之间的关系,使之重新恢复平衡状态。

主要包括调整脏腑的阴阳气血、顺应脏腑的生理特性、协调脏腑之间的关系三个方面。

7. 三因制宜

疾病的发生、发展与转归,受多方面因素的影响。因此治疗疾病时,根据具体情况具体分析,采取适宜的治疗方法,即因时制宜、因地制宜和因人制宜。

第二章　针灸推拿学诊断基础

中医诊断学的主要内容包括诊法、诊病、辨证、病案。其中诊法，即中医诊察收集病情资料的基本方法。主要包括望、闻、问、切“四诊”。诊病，亦称辨病，是对疾病的病种做出判断，得出病名诊断的思维过程。病名，是具体疾病的代名词，是对该疾病全过程的特点与规律所做的概括与抽象。辨证，是在中医学理论的指导下，对患者的各种临床资料进行分析、综合，从而对疾病当前的病位与病性等本质做出判断，并概括为完整证名的诊断思维过程。

第一节　问诊

(一)问诊的内容

问诊的内容主要包括一般情况、主诉、现病史、既往史、个人生活史、家族史等。

主诉是患者就诊时最感痛苦的症状、体征及其持续时间，如“发热咳嗽3天，加重1天”。

(二)问现在症

《十问歌》:“一问寒热二问汗，三问头身四问便，五问饮食六胸腹，七聋八渴俱当辨，九问旧病十问因，再兼服药参机变，妇女尤必问经期，迟速闭崩皆可见，再添片语告儿科，天花麻疹全占验。”

1. 问寒热

(1)恶寒发热

是表证的特征性症状，但某些里热证亦可表现为寒热并见。

①恶寒重发热轻:风寒表证。

②发热轻而恶风:伤风表证。

③发热重恶寒轻:风热表证。

感邪轻，则寒热俱轻;感邪重，寒热俱重;邪正俱盛，则寒热俱重;邪盛正衰，则恶寒重发热轻。

(2)但寒不热

①新病恶寒:里实寒证;外感病的初期。

②久病畏寒:里虚寒证(阳虚)。

(3)但热不寒

①壮热:指高热(体温在39℃以上)持续不退，不恶寒只恶热的症状。里实热证(阳明经证或气分证)。

②潮热:指按时发热，或按时热势加重，如潮汐之有定时的症状。

下午3~5时(即申时)热势较高者,称为日晡潮热,常见于阳明腑实证;午后和夜间有低热者,多属阴虚火旺;发热夜间尤甚者,常是温病热入营分。

③微热:指发热不高,体温一般在38℃以下,或仅自觉发热的症状,包括气虚发热、阴虚发热、气郁发热和气阴两虚发热等类型。

(4)寒热往来

①寒热往来无定时,多见于少阳病,为半表半里证。

②寒热往来有定时,常见于疟疾。

2.问汗

(1)有汗无汗

①无汗:风寒表证,津血亏虚,阳虚。

②有汗:风邪袭表,风热表证,里热证,里虚。

(2)特殊汗出

①自汗:指醒时经常汗出,活动尤甚的症状,多见于气虚证和阳虚证。

②盗汗:指睡则汗出,醒则汗止的症状,多见于阴虚证。

③绝汗:指在病情危重的情况下,出现大汗不止的症状。若病势危重,冷汗淋漓如水,面色苍白,肢冷脉微者,属亡阳之汗;若病势危重,汗热而黏如油,躁扰烦渴,脉细数疾者,属亡阴之汗。

④战汗:指患者先恶寒战栗而后汗出的症状,常见于温病或伤寒邪正剧争的阶段,是病变发展的转折点。

(3)局部汗出

①头汗:上焦热盛;中焦湿热蕴结;元气将脱,虚阳上越。进食辛辣、热汤、饮酒等。

②半身汗:痿病、中风及截瘫患者,多因风痰、痰瘀、风湿等阻滞经络。

③手足心汗:阴经郁热熏蒸;阳明燥热内结;脾虚。

3.问疼痛

问疼痛应注意询问疼痛的部位、性质、程度、时间及喜恶等。

(1)问疼痛的性质(表2-1)

表2-1 问疼痛的性质

性质	特点	临床意义
胀痛	疼痛兼有胀感	气滞
刺痛	疼痛如针刺	瘀血
冷痛	疼痛有冷感喜暖	寒凝或阳虚
灼痛	疼痛有灼热感而喜凉	多属于热证,火邪窜络阴虚火旺
重痛	疼痛兼有沉重感	湿盛(湿邪阻滞经脉,气机不畅)
酸痛	疼痛兼有酸软感	湿邪侵袭肌肉关节,气血运行不畅
绞痛	痛势剧烈,如刀绞割	有形实邪阻闭或寒邪凝滞气机
空痛	疼痛兼有空虚感	气血精髓亏虚
隐痛	疼痛可忍,但绵绵不休	虚证
走窜痛	疼痛部位游走不定	气滞或风湿痹痛

待续

续表

性质	特点	临床意义
固定痛	疼痛部位固定不移	寒湿、湿热阻滞，或热壅血瘀
掣痛	抽掣牵引作痛	筋脉失养或阻滞不通

(2)问疼痛的部位(表2-2)

表2-2　问疼痛的部位

头痛	太阳经	后头连项痛
	阳明经	前额连眉棱骨痛
	少阳经	头两侧痛
	厥阴经	巅顶痛

第二节　望诊

一、整体望诊

(一)望神(表2-3)

表2-3　望神

	得神	少神	失神	假神
目光	灵活、明亮、有神	晦暗、呆滞	晦暗，无光彩	浮光暴露
面色	荣润	少华，暗淡	无华，晦暗，暴露	泛如红妆
神情	自然、神志清晰	精神不振，迟钝	萎靡，意识模糊	神志似清，但烦躁不安
体态	肌肉不削，反应灵敏	肌肉松软，动作迟缓	形体羸瘦，反应迟钝	欲活动，但不能自转

假神与病情好转的区别：一般假神见于垂危患者，患者局部症状的突然“好转”，与整体病情的恶化不相符合，且为时短暂，病情很快恶化。重病好转时，其精神好转是逐渐的，并与整体状况好转相一致，如饮食渐增、面色渐润、身体功能渐复等。若危重患者，本来毫无食欲，突然索食，食量大增，称为“除中”，是假神的表现之一，因胃气败绝所致。

神乱：表现为焦虑恐惧、狂躁不安、淡漠痴呆和猝然昏倒等，多见于癫、狂、痴、痫、躁等患者。

(二)望色

1.常色和病色

(1)常色：是健康人面部皮肤的色泽，特点是明润、含蓄。

(2)病色：人体在疾病状态时面部显示的色泽，称为病色。病色的特点是晦暗、暴露。

2.五色主病

(1)赤色：主热证(实热、虚热)，亦可见于戴阳证。

(2)白色：主虚证(包括血虚、气虚、阳虚)、寒证、失血证。

(3)黄色：主脾虚、湿证。

(4)青色：主寒证、气滞、血瘀、疼痛、惊风。

(5)黑色：主肾虚、寒证、水饮、血瘀、剧痛。

(三)望形态

1. 望动静姿态的要点

动者、强者、仰者、伸者,多属阳证、热证、实证;

静者、弱者、俯者、屈者,多属阴证、寒证、虚证。

2. 异常动作

颤动——动风。

颈项强直,角弓反张,四肢抽搐,两目上视——小儿惊风、破伤风、痫病、中毒等。

猝然昏倒,不省人事,口眼㖞斜,半身不遂——中风。

恶寒战栗——正邪剧烈交争(疟疾、伤寒、温病)。

肢体软弱,行动不便——痿证。

关节拘挛,屈伸不利——痹证。

二、局部望诊

(一)望头面

1. 望头部

望头部的情况,主要可以诊察肾、脑的病变和脏腑精气的盛衰。望诊时应注意观察头颅、囟门、头发的异常。

(1)囟门(表2-4)

表2-4 囟门

囟门异常	临床意义
囟填(囟门突起)	温病火邪上攻;脑髓有病;颅内水液停聚
囟陷(囟门凹陷)	吐泻伤津,气血不足;或先天精气亏虚,脑髓失充
解颅(囟门迟闭)	肾气不足,发育不良,常兼有“五软”(头软、项软、手足软、肌肉软、口软)和“五迟”(立迟、行迟、发迟、齿迟、语迟)

2. 望面部

(1)面肿(表2-5)

表2-5 面肿

分类	表现	临床意义
阳水	眼睑颜面先肿,发病较速	外感风邪,肺失宣降
阴水	兼面色白,多从下肢先肿,发病缓慢	脾肾阳衰,水湿泛滥
	面唇青紫,心悸气促,不能平卧	心肾阳衰,血行瘀阻,水气凌心

(2)腮肿(表2-6)

表2-6 腮肿

分类	表现	临床意义
痄腮	一侧或两侧腮部以耳垂为中心肿起,边缘不清,按之有柔韧感或压痛	外感温毒
发颐	颧下颌上耳前发红肿起,伴有寒热疼痛	阳明热毒上攻

(二)望五官

1.望目

(1)目色(表2-7)

表2-7　目色

色泽	临床意义		
目赤肿痛	实热	白睛反红	肺火或外感风热
		两眦赤痛	心火
		睑缘赤烂	脾有湿热
		全目赤肿	肝经风热上攻
白睛发黄	黄疸		湿热或寒湿内蕴,肝胆疏泄失常,胆汁外溢
目眦发白	血虚、失血		血少不能上荣于目
目胞色黑晦暗	肾虚		肾精亏耗,或命门火衰,水寒内盛

(2)目形(表2-8)

表2-8　目形

分类		临床意义
目胞水肿		水肿
眼窝凹陷		吐泻伤津或气血虚衰
眼球突出	兼喘咳气短	肺胀,痰浊阻肺,肺气不宣,呼吸不利
	兼颈前肿块,急躁易怒	瘿气,肝郁化火,痰气壅结
胞睑红肿	睑缘肿起结节如麦粒,红肿不甚,为针眼	胞睑漫肿,红肿较重,为眼丹
	风热邪毒或脾胃蕴热上攻于目	

2.望口与唇

(1)望口

①形色(表2-9)

表2-9　口形色

分类	临床意义
口角流涎	小儿多属脾虚湿盛,成人多为中风
肌膜糜烂	湿热内蕴
口腔、舌上出现片状白屑,状如鹅口	感受邪毒,心脾积热

②动态

《望诊遵经》将口唇的异常动态归纳为“口形六态”(表2-10)。

表2-10　口形六态

分类	表现	临床意义
口张	口开而不闭	虚证(肺气将绝)
口噤	口闭而难开,牙关紧急	实证(中风、痫病、惊风、破伤风、马钱子中毒)
口撮	上下口唇紧聚	邪正交争(新生儿脐风、破伤风)
口㖞	口角向一侧㖞斜	口僻,或中风
口振	战栗鼓颌,口唇振摇	阳衰寒盛或邪正剧争
口动	口频繁开合,不能自禁	胃气虚弱
	口角掣动不止	热极生风或脾虚生风

3. 望齿与龈

(1)察牙齿

①牙齿色泽(表2-11)

表2-11 牙齿色泽

分类	临床意义
干燥	胃阴已伤
光燥如石	阳明热甚,津液大伤
燥如枯骨	肾阴枯竭,精不上荣
枯黄脱落	见于久病,多为骨绝
齿焦有垢	胃肾热盛,气液未竭
齿焦无垢	胃肾热甚,气液已竭

②牙齿动态(表2-12)

表2-12 牙齿动态

分类	临床意义
牙关紧急	风痰阻络或热极动风
咬牙骱齿	热盛动风;睡中骱齿见于胃热或虫积,或常人

(2)望牙龈(表2-13)

表2-13 望牙龈

分类	临床意义
牙缝出血(齿衄)	胃热,肝经火盛及阴虚火旺,或脾气虚弱,或外伤
龈肉萎缩,牙根暴露,牙齿松动(牙宣)	肾虚或胃阴不足,虚火燔灼
牙龈溃烂,流腐臭血水,甚则唇腐齿落(牙疳)	外感疫疠之邪,积毒上攻

4. 望咽喉

(1)咽喉色泽(表2-14)

表2-14 咽喉色泽

分类	临床意义
咽部深红,肿痛明显	实热证,肺胃热毒壅盛
咽部嫩红,肿痛不显	阴虚证,为肾阴亏虚,虚火上炎
咽部淡红漫肿	痰湿凝聚

(2)咽喉形态(表2-15)

表2-15 咽喉形态

形态	表现	临床意义
红肿	一侧或两侧喉核肿大,或有脓点(乳蛾)	肺胃热盛,或虚火上炎,气血瘀滞
	咽部红肿高突,疼痛剧烈,吞咽困难(喉痈)	脏腑蕴热,复感外邪
成脓	肿势高突,色深红,发热	脓已成
	肿势散漫,疼痛不甚	脓未成
溃烂	表浅	肺胃热轻或虚火上炎
	成片或洼陷	肺胃热毒壅盛
	溃腐日久,色淡	虚证
伪膜	可拭去	肺胃热浊上壅
	不可拭去	白喉

(三)望躯体

1.望颈项

(1)外形

①瘿瘤:喉结处有肿块突起,或单侧或双侧,可随吞咽上下移动。肝郁气结痰凝所致,或因水土失调,痰气搏结。

②瘰疬:颈侧颌下有肿块如豆,累累如串珠。由肺肾阴虚,虚火内灼,炼液为痰;或外感风火时毒,夹痰结于颈部。

(2)动态

①项强:风寒侵袭太阳经脉,经气不利(感冒);温病火邪上攻,或脑髓有病(脑病);睡姿不当,项部经络气滞(落枕)。

②项软:先天不足或重病脏气衰竭。

(四)望四肢

1.望肢体

(1)外形

①角弓反张:指患者病中脊背后弯,反折如弓。常兼颈项强直,四肢抽搐。可见于热极生风之惊风、破伤风、马钱子中毒等患者。

②腰部拘急:指腰部疼痛,活动受限。多因寒湿内侵,腰部脉络拘急,或跌仆闪挫,局部气滞血瘀所致。

(2)动态(表2-16)

表2-16　肢体动态

表现	临床意义
肢体痿废	精津亏虚或湿热浸淫,筋脉失养;或外伤、瘀血阻络
四肢抽搐	肝风内动
手足拘急	寒邪凝滞或气血亏虚,筋脉失养
手足颤动	血虚筋脉失养或饮酒过度所致,亦可为动风之兆
手足蠕动	脾胃气虚,筋脉失养,或阴虚动风
扬手掷足	内热亢盛,热扰心神
循衣模床,撮空理线	病重失神

2.望指趾(表2-17)

表2-17　望指趾

表现	临床意义
手指挛急	血液亏虚,血不养筋,复感寒邪
梭状指	风湿久蕴,痰瘀结聚
杵状指	心肺气虚,血瘀痰阻
趾节溃脱	正虚阴火燔灼,外感寒湿之邪,阻滞脉络,气血痹阻
指头螺瘪	吐泻太过,津液暴脱

(五)望皮肤

1.色泽异常(表2－18)

表2－18 皮肤色泽异常

表现		临床意义
皮肤发赤		风热,湿热,外伤染毒
皮肤发黄	阳黄	黄色鲜明如橘皮色,湿热蕴蒸
	阴黄	黄色晦暗如烟熏色,寒湿阻遏
皮肤紫黑		劳损伤肾,肾阳虚衰
皮肤白斑		风湿侵袭,气血失和

2.形态异常(表2－19)

表2－19 皮肤形态异常

表现	临床意义
皮肤干燥	津伤、营血亏虚,肌肤失养;或外邪侵袭、气血滞涩
肌肤甲错	血瘀日久,肌肤失养
皮肤硬化	外邪侵袭,禀赋不足,阳虚血亏,情志内伤,饮食不节,瘀血阻滞

3.皮肤病证

(1)斑疹

斑疹均为全身性疾病表现为皮肤的症状。

①斑:指皮肤黏膜出现深红色或青紫色片状斑块,平铺于皮肤,抚之不碍手,压之不退色的症状。

②疹:指皮肤出现红色或紫红色、粟粒状疹点,高出皮肤,抚之碍手,压之退色的症状。

(2)水疱(表2－20)

表2－20 水疱

病证	表现	临床意义
白痘	皮肤白色小疱疹	外感湿热
水痘	皮肤粉红色斑丘疹,很快变成椭圆形的小水疱	外感时邪,内蕴湿热
湿疹	皮肤出现红斑,迅速形成丘疹、水疱,破后渗液,出现红色湿润之糜烂面	湿热蕴结,复感风邪

(3)疮疡(表2－21)

表2－21 疮疡

病证	表现	临床意义
痈	患部红肿高大,根盘紧束,焮热疼痛,能形成脓疡,具有未脓易消、已脓易溃、疮口易敛的特点	湿热火毒蕴结,气血壅滞
疽	患部漫肿无头,皮色不变,具有难消、难溃、难敛,溃后易伤筋骨的特点	气血亏虚,阴寒凝滞
疔	患部形小如粟,根深如钉,漫肿灼热,麻木疼痛	火毒
疖	患部形小而圆,红肿热痛不甚,根浅,脓出即愈	外感火毒或湿热蕴结

三、望排出物

望排出物变化总的规律是:凡色白、质稀者,多属虚证、寒证;凡色黄、质稠者,多属实证、热证。

(一)望痰

痰白清稀者,属寒痰。

痰黄稠有块者,属热痰。

痰少而黏,难以咯出者,属燥痰。

痰白滑量多,易以咯出者,属湿痰。

痰中带血,色鲜红者,为咯血。

咯吐脓血痰,气腥臭者,为肺痈。

(二)望涕

新病鼻塞流清涕,外感风寒;鼻流浊涕,外感风热。

阵发性清涕量多如注,伴喷嚏频作者,风寒束肺。

久流浊涕,质稠、量多、气腥臭者,为鼻渊,湿热蕴阻。

(三)望呕吐物

呕吐物清稀无酸臭味,胃阳不足,或寒邪犯胃。

呕吐物秽浊有酸臭味,邪热犯胃。

吐不消化、味酸腐的食物,属伤食,呕吐黄绿苦水,属肝胆郁热或湿热。

吐血色暗红或紫暗有块,夹有食物残渣者,属胃有积热,或肝火犯胃,或胃腑血瘀。

(四)望二便

1. 望大便

大便清稀水样,外感寒湿,或饮食生冷,脾失健运。

大便黄褐如糜而臭,为胃肠湿热。

大便夹有黏冻、脓血,为湿热邪毒蕴结大肠。

大便灰白色,多见于黄疸。

大便燥结,干如羊屎,排出困难,因热盛伤津、阴血亏虚。

2. 望小便

小便清长,虚寒证。

小便短黄,实热证。

尿中带血,结石损伤血络,或膀胱湿热,或阴虚火旺,疫毒或药毒伤肾,或脾肾不固。

小便混浊如米泔水,或如脂膏,称为尿浊。脾肾亏虚,清浊不分,或湿热下注。

尿中有砂石,见于石淋,为下焦湿热。

四、望小儿指纹

应注意其纹位、纹态、纹色、纹形四方面的变化,其要点可概括为:

三关测轻重,浮沉分表里,红紫辨寒热,淡滞定虚实。

第三节 舌诊

一、舌诊概说

舌尖候心肺，舌中候脾胃，舌两侧候肝胆，舌根候肾。

(一)舌诊的方法

1. 望舌的体位和伸舌姿势

望舌时，医者可略高于患者。患者可以采用坐位或仰卧位，面向自然光线，头略扬起，自然地将舌伸出口外，舌体放松，舌面平展，舌尖略向下，尽量张口使舌体充分暴露。

2. 诊舌的方法

望舌的顺序是先看舌尖，再看舌中、舌边，最后看舌根部。先看舌质，再看舌苔。再根据舌质、舌苔的基本特征，分项察看。望舌质，主要观察舌质的颜色、形状、动态及舌下络脉；察舌苔，观察舌苔的苔质和苔色等。既要迅速敏捷，又要全面准确。用刮舌和揩舌的方法鉴别舌苔的有根无根及染苔的情况。

3. 诊舌的注意事项

望舌时注意光线的影响，饮食或药品的影响，口腔对舌象的影响。

(二)正常舌象

主要特征：舌体柔软灵活，舌色淡红明润，舌苔薄白均匀，苔质干湿适中，简称“淡红舌，薄白苔”。正常舌象说明胃气旺盛，气血津液充盈，脏腑功能正常。

舌象的生理变异：年龄、性别因素，体质、禀赋因素，气候、环境因素。

二、望舌质

(一)舌色

舌色分为淡红、淡白、红、绛、青紫五种。

1. 淡红舌

为气血调和的征象，常见于正常人。病中见之多属病轻。

2. 淡白舌

主气血两虚、阳虚。枯白舌主脱血夺气。

3. 红舌

主实热、阴虚。

4. 绛舌

主里热亢盛、阴虚火旺。

5. 紫舌

主血气瘀滞。

(二)舌形

1. 老、嫩舌

老舌多见于实证；嫩舌多见于虚证。

2. 胖、瘦舌

胖大舌多主水湿内停、痰湿热毒上泛。肿胀舌主心脾热盛。瘦薄舌多主气血两虚、阴虚火旺。

3. 点、刺舌

提示脏腑热极，或为血分热盛。

4. 裂纹舌

邪热炽盛、阴液亏虚、血虚不润。

5. 齿痕舌

脾虚、水湿内盛。

(三)舌态

1. 痿软舌

伤阴或气血俱虚。

2. 强硬舌

热入心包，或为高热伤津，或为风痰阻络。

3. 歪斜舌

中风、喑痱，或中风先兆。

4. 颤动舌

肝风内动的征象。热盛、阳亢、阴亏、血虚。

5. 吐弄舌

热毒闭神动风，或神识痴呆。

6. 短缩舌

病情危重的征象。

三、望舌苔

正常舌苔，薄白均匀，干湿适中，舌面中部和根部稍厚。

(一)苔质

1. 薄、厚苔

反映邪正的盛衰和邪气之深浅。薄苔为正常舌苔或病情轻浅；厚苔主痰湿、食积、里热等证。

2. 润、燥苔

反映体内津液的盈亏和输布情况。润苔提示津液未伤；滑苔主痰饮水湿；燥苔为津液不足或津液输布障碍；糙苔而干者主热盛伤津重证，粗糙不干者多为秽浊之邪盘踞中焦。

3. 腻、腐苔

测知阳气与湿浊的消长。皆主痰浊、食积；脓腐苔主内痈。

4. 剥(落)苔

主胃气不足，胃阴枯竭或气血两虚，亦是全身虚弱的一种征象。

5. 偏、全苔

病中见全苔，常主邪气散漫，多为湿痰阻滞之征。舌苔偏于某处，常提示舌所分候的脏腑有邪气停聚。

6. 真、假苔

疾病初、中期见真苔，为胃气壅实，久病见真苔，说明胃气尚存；假苔为胃气匮乏，病情危重。

(二)苔色

1. 白苔

为正常舌苔，多主表证、寒证、湿证，亦可见于热证。积粉苔见于瘟疫或内痈。

2. 黄苔

主热证、里证。

3. 灰黑苔

主阴寒内盛，或里热炽盛。苔质的润燥是辨别灰黑苔寒热属性的重要指征。

第四节 闻诊

一、听声音

(一)发声异常(表2-22)

表2-22 发声异常

表现		临床意义
音哑与失音	新病	外感风寒或风热袭肺，或痰浊壅肺，肺失清肃
	久病	精气内伤，肺肾阴虚，虚火灼金
鼻鼾		见于正常人。若鼾声不绝，昏睡不醒，多见于高热神昏或中风入脏之危证
呻吟、惊呼		剧痛或惊恐。小儿阵发惊呼，声尖惊恐，多是肝风内动，扰乱心神之惊风证
叹息		肝郁气结
喷嚏		外感风寒。久病阳虚之人，突然出现喷嚏，多为阳气回复
呵欠		体虚阴盛阳衰

(二)语言异常(表2-23)

表2-23 语言异常

类型	表现	临床意义
谵语	神志不清，语无伦次，声高有力	实证，热扰神明
郑声	神志不清，语言重复，时断时续，语声低弱模糊	虚证，脏气衰竭，心神散乱
夺气	语言低微，气短不续，欲言不能复言	宗气大虚
独语	自言自语，喃喃不休，见人语止，首尾不续	心气虚弱，神气不足，或气郁痰阻蒙蔽心神(癫病，郁病)
错语	患者神志清楚而语言时有错乱，语后自知言错的症状	气滞、瘀血、痰浊，心气虚弱
狂言	精神错乱，语无伦次，狂叫骂詈	气郁化火，痰火扰神
言謇	神志清楚、思维正常而吐字困难，或吐字不清	风痰阻络(中风)

(三)呼吸异常(表2-24)

表2-24 呼吸异常

类型	表现	临床意义
哮	呼吸急促似喘,喉间伴有哮鸣音	痰饮内伏,复感外邪
喘	呼吸短促急迫,鼻翼翕动,张口抬肩,不能平卧	虚证:肺肾气虚,心阳虚
		实证:风寒袭肺,痰热壅肺,水凌心肺
短气	短气不足以息,数而不能接续	虚证:元气虚
		实证:痰饮、气滞、血瘀、积滞
少气	呼吸微弱,虚怯声低	诸虚劳损,肺肾气虚
咳嗽	咳声重浊紧闷	寒湿痰停聚
	咳声清脆	燥热
	咳声轻清低微	肺气亏虚
	咳声不扬	热邪犯肺,肺津被灼
	咳有痰声	痰湿阻肺
	咳嗽阵作,咳后作鸡啼	“顿咳”“百日咳”(风痰热搏结)
	咳声如犬吠,伴声哑、吸气难	白喉(肺肾阴亏,火毒攻喉)

二、嗅气味

酸腐臭秽,多属实证、热证;气味不明显,微有腥臭,多属虚证、寒证。

(一)病体气味(表2-25)

表2-25 病体气味

表现		临床意义
口气臭秽		口腔不洁、龋齿、牙疳、胃热、溃腐脓疡、消化不良
狐臭		湿热内蕴
痰、涕之气	腥臭脓血痰	肺痈
	痰白清稀无异味	寒证
	鼻长期流浊涕,腥秽如鱼脑	鼻渊
	鼻流清涕无异味	外感风寒
二便之气	大便臭如败卵	食积
	小便臊	膀胱湿热
	小便烂苹果味	消渴病
经、带、恶露之气	带下臭秽黄稠	湿热
	腥臭稀白	寒湿
	奇臭伴有颜色异常	癌病
呕吐物之气	腥臭清稀	胃寒
	酸臭秽浊	胃热
	酸腐夹不消化食物	食积
	脓血腥臭	内有溃疡

(二)病室气味

臭气触人——瘟疫。

血腥味——失血证。

腐臭味——溃腐疮疡。

尸臭味——脏腑衰败。

尿臊味——水肿晚期(尿毒症)。

烂苹果味——消渴病晚期。

第五节 脉诊

一、诊脉概述

(一)诊脉部位

三部九候法,人迎寸口法,仲景三部诊法(寸口,趺阳,太溪),寸口诊法。

独取寸口的道理:①寸口部为"脉之大会";②寸口部脉气最明显;③可反映宗气的盛衰;④寸口处为桡动脉。

寸口分候脏腑(表2-26)。

表2-26 寸体分候脏腑

寸口	寸	关	尺
左	心、膻中	肝、胆、膈	肾、膀胱、小肠
右	肺、胸中	脾、胃	肾、大肠

(二)诊脉方法

1. 时间

以清晨(平旦)未起床、未进食时为最佳。

2. 体位

正坐或仰卧,坐位时前臂自然向前平展,与心脏置于同一水平,手腕伸直,掌心向上,手指微微弯曲,在腕关节下面垫一松软的脉枕。

3. 指法

(1)选指:诊脉时应选用左手或右手的示指、中指和无名指三指的指目,手指指端平齐,手指略呈弓形倾斜,与受诊者体表约呈45°用为宜。

(2)布指:先以中指按在掌后高骨内侧动脉处,然后用示指按在关前(腕侧)定寸,用无名指按在关后(肘侧)定尺。布指的疏密要得当。

(3)运指

①举法:指医生的手指较轻地按在寸口脉搏跳动部位以体察脉象。用举的指法取脉又称为"浮取"。

②按法:指医生手指用力较重,甚至按到筋骨以体察脉象。用按的指法取脉又称为"沉取"。

③寻法:指医生手指用力不轻不重,按至肌肉,并调节适当指力,或左右推寻,以仔细体察脉象。用力不轻不重,按至肌肉而取脉,称为"中取"。

④总按:三指同时用大小相等的指力诊脉的方法。

⑤单诊:用一根手指诊察一部脉象的方法。主要用于分别了解寸、关、尺各部脉象的位、次、形、势等变化特征。

4. 平息

指医生在诊脉时要保持呼吸调匀,清心宁神,以自己的呼吸计算患者的脉搏次数。

平息的意义:①以医生的一次正常呼吸为时间单位,来检测患者的脉搏搏动次数;②有利于医生思想集中,专注指下,以仔细地辨别脉象。

5. 五十动

指医生对患者诊脉的时间一般不应少于 50 次脉搏搏动的时间。每次诊脉每只手应不少于 1 分钟,两手以 3 分钟左右为宜。

(三)脉象要素

(1)脉位:指脉搏跳动显现的部位和长度。

(2)脉数:指脉搏跳动的至数和节律。

(3)脉形:指脉搏跳动的宽度等形态。

(4)脉势:指脉搏应指的强弱、流畅等趋势。

二、正常脉象

(一)正常脉搏的形象特征

寸关尺三部皆有脉,不浮不沉,不快不慢,一息四五至,不大不小,从容和缓,节律一致,尺脉沉取有一定的力量,并随生理活动、气候、季节和环境等不同而有相应变化。古人概括为"有胃""有神""有根"。

有胃:从容、和缓、软滑。

有神:脉律整齐,柔和有力。

有根:尺脉有力,沉取不绝。

(二)脉象的生理变异

(1)个体因素的影响:性别、年龄、体质、脉位变异。

(2)外部因素的影响:情志、劳逸、饮食、季节、昼夜、地理环境。

三、病理脉象

1. 浮脉

【脉象特征】轻取即得,重按稍减而不空,举之有余,按之不足。

【临床意义】一般见于表证。

【相 类 脉】

(1)散脉

【脉象特征】浮取散漫,中候似无,沉候不应,并常伴有脉动不规则,时快时慢而不匀(但无明显歇止),或脉力往来不一致。

【临床意义】多见于元气离散,脏腑精气衰败,尤其是心、肾之气将绝的危重病证。

(2)芤脉

【脉象特征】浮大中空,如按葱管。

【临床意义】常见于大量失血、伤阴之际。

(3)革脉

【脉象特征】浮而搏指,中空外坚,如按鼓皮。

【临床意义】多见于亡血、失精、半产、漏下等病证。

2. 沉脉

【脉象特征】轻取不应,重按始得,举之不足,按之有余。

【临床意义】多见于里证。有力为里实;无力为里虚。亦可见于正常人。

【相 类 脉】

(1)伏脉

【脉象特征】重按推筋着骨始得,甚则暂伏而不显。

【临床意义】常见于邪闭、厥病和痛极的患者。

(2)牢脉

【脉象特征】沉取实大弦长,坚牢不移。

【临床意义】多见于阴寒内盛,疝气癥积之实证。

3. 迟脉

【脉象特征】脉来迟慢,一息不足四至。

【临床意义】多见于寒证,迟而有力为实寒;迟而无力为虚寒。亦见于邪热结聚之实热证。

【相 类 脉】

缓脉

【脉象特征】一是脉来和缓,一息四至,应指均匀,是脉有胃气的一种表现,称为平缓,多见于正常人;二是脉来怠缓无力,弛纵不鼓的病脉。

【临床意义】多见于湿病,脾胃虚弱,亦可见于正常人。

4. 数脉

【脉象特征】脉来急促,一息五至以上而不满七至。

【临床意义】多见于热证,亦见于里虚证。

【相 类 脉】

疾脉

【脉象特征】脉来急疾,一息七八至。

【临床意义】多见于阳极阴竭,元气欲脱之证。

5. 虚脉

【脉象特征】三部脉举之无力,按之空豁,应指松软。亦是无力脉象的总称。

【临床意义】见于虚证。

【相 类 脉】

短脉

【脉象特征】首尾俱短,常只显于关部,而在寸尺两部多不显。

【临床意义】多见于气虚或气郁。

6. 实脉

【脉象特征】三部脉充实有力，其势来去皆盛。亦为有力脉象的总称。

【临床意义】见于实证。亦见于正常人。

【相 类 脉】

长脉

【脉象特征】首尾端直，超过本位。

【临床意义】常见于阳证、热证、实证，亦可见于正常人。

7. 洪脉

【脉象特征】脉体宽大，充实有力，来盛去衰，状若波涛汹涌。

【临床意义】多见于阳明气分热盛。

【相 类 脉】

大脉

【脉象特征】脉体宽大，但无脉来汹涌之势。

【临床意义】多见于健康人，或为病进。

8. 细脉

【脉象特征】脉细如线，但应指明显。

【临床意义】气血两虚、湿邪。

【相 类 脉】

(1)濡脉

【脉象特征】浮细无力而软。

【临床意义】虚证、湿困。

(2)弱脉

【脉象特征】沉细无力而软。

【临床意义】阳气虚衰、气血俱虚。

(3)微脉

【脉象特征】极细极软，按之欲绝，若有若无。

【临床意义】气血大虚，阳气衰微。

9. 滑脉

【脉象特征】往来流利，应指圆滑，如盘走珠。

【临床意义】多见于痰湿、食积和实热等病证。亦是青壮年的常脉、妇女的孕脉。

【相 类 脉】

动脉

【脉象特征】见于关部，滑数有力。

【临床意义】惊恐、疼痛。

10. 涩脉

【脉象特征】形细而行迟，往来艰涩不畅，脉势不匀。

【临床意义】多见于气滞、血瘀、痰食内停和精伤、血少。

11. 弦脉

【脉象特征】端直以长,如按琴弦。

【临床意义】多见于肝胆病、疼痛、痰饮等,或为胃气衰败者。亦见于老年健康者。

【相 类 脉】

紧脉

【脉象特征】绷急弹指,状如牵绳转索。

【临床意义】实寒证、疼痛、食积。

12. 结脉

【脉象特征】脉来缓慢,时有中止,止无定数。

【临床意义】阴盛气结、寒痰血瘀、气血虚衰。正常人因情绪激动、过劳、酗酒、饮用浓茶等而偶见。

【相 类 脉】

(1)代脉

【脉象特征】脉来一止,止有定数,良久方还。

【临床意义】脏气衰微、疼痛、惊恐、跌仆损伤。

(2)促脉

【脉象特征】脉来数而时有一止,止无定数。

【临床意义】阳盛实热、气血痰食停滞、脏气衰败。正常人因情绪激动、过劳、酗酒、饮用浓茶等而偶见。

第六节　按诊

一、按诊的体位

坐位、仰卧位、侧卧位、肘膝位、半卧位。

二、按诊的手法

触、摸、按、叩。

触、摸、按三法的区别表现在指力轻重不同,所达部位浅深有别。触则用手轻诊皮肤,摸则稍用力达于肌层,按则重指力诊筋骨或腹腔深部。

三、按诊的内容

按胸胁、按脘腹、按肌肤、按手足、按腧穴。

(一)虚里按诊

虚里即心尖搏动处,位于左乳下第四、五肋间,乳头下稍内侧,当心脏收缩时,心尖向胸壁冲击而引起的局部胸壁的向外搏动。

按诊内容:有无搏动、搏动部位及范围、搏动强度和节律、频率、聚散等。

目的:了解宗气之强弱、疾病之虚实、预后之吉凶。

(二)腹部按诊

腹部有肿块,按诊时要注意肿块的部位、形态、大小、硬度、有无压痛和能否移动等情况。凡肿块推之不移,肿块痛有定处者,为癥积,病属血分;肿块推之可移,或痛无定处,聚散不定者,为瘕聚,病属气分。

(三)肌肤按诊

包括诊寒热,诊润燥滑涩,诊疼痛,诊肿胀,诊疮疡,诊尺肤。

(1)肌肤初扪之不觉很热,但扪之稍久即感灼手者,称身热不扬。主湿热蕴结证。

(2)一般肌肤濡软,按之痛减者,为虚证;硬痛拒按者,为实证;轻按即痛者,病在表浅;重按方痛者,病在深部。

(3)肌肤肿胀,按之凹陷,举手不能即起者,为水肿;按之凹陷,举手即起者,为气肿。

第七节　八纲辨证

一、八纲基本证候

(一)表里辨证

1.表证

【临床表现】新起恶风寒,或恶寒发热,头身疼痛,喷嚏,鼻塞,流涕,咽喉痒痛,微有咳嗽、气喘,舌淡红,苔薄,脉浮。

2.里证

【临床表现】无新起恶寒发热并见,以脏腑症状为主要表现。

形成里证的原因:一是外邪袭表,表证不解,病邪传里;二是外邪直中脏腑;三是情志内伤,饮食劳倦等,直接损伤脏腑气血,或脏腑气血功能紊乱出现各种证候。

3.半表半里证

【临床表现】寒热往来,胸胁苦满,心烦喜呕,默默不欲饮食,口苦,咽干,目眩,脉弦。

4.表里证鉴别要点

(1)外感病证:发热恶寒同时并见者属表证;但热不寒或但寒不热者属里证;寒热往来者属半表半里证。

(2)表证以头身疼痛,鼻塞或喷嚏等为常见症状,内脏证候不明显;里证以内脏证候,如咳喘、心悸、腹痛、呕泻之类表现为主症,鼻塞、头身痛等非其常见症状;半表半里证则有胸胁苦满等特有表现。

(3)表证及半表半里证舌苔变化不明显,里证舌苔多有变化;表证多见浮脉,里证多见沉脉或其他多种脉象。

此外,辨表里证尚应参考起病的缓急、病情的轻重、病程的长短等。

(二)寒热辨证(表2-27)

1.寒证

【临床表现】常见恶寒,畏寒,冷痛,喜暖,口淡不渴,肢冷蜷卧,痰、涎、涕清稀,小便清长,大便稀溏，面色白，舌淡，苔白而润，脉紧或迟等。

2. 热证

【临床表现】常见发热，恶热喜冷，口渴欲饮，面赤，烦躁不宁，痰、涕黄稠，小便短黄，大便干结，舌红，苔黄燥少津，脉数等。

表2－27 寒热辨证

	寒证	热证
寒热喜恶	恶寒喜温	恶热喜凉
口渴	不渴	渴喜冷饮
面色	白	红
四肢	冷	热
大便	稀溏	秘结
小便	清长	短赤
舌象	舌淡苔白润	舌红苔黄
脉象	迟或紧	数

（三）虚实辨证（表2－28）

1. 实证

【临床表现】一般是新起、暴病多实证，病情急剧者多实证，体质壮实者多实证。

2. 虚证

【临床表现】一般以久病、势缓者多虚证，耗损过多者多虚证，体质素弱者多虚证。

表2－28 虚实辨证

	虚证	实证
病程	长	短
体质	虚弱	壮实
声息	声息低微	声高息粗
精神	萎靡	兴奋
胸腹胀满	胀满时减	胀满不减
疼痛	喜按	拒按
恶寒	畏寒	恶寒
发热	五心烦热，午后低热	壮热
舌象	舌嫩苔少或无	舌老苔厚
脉象	无力	有力

（四）阴阳辨证

1. 阴证

【临床表现】面色苍白或暗淡，精神萎靡，身重蜷卧，畏冷肢凉，倦怠无力，语声低怯，纳差，口淡不渴，小便清长或短少，大便溏泄气腥，舌淡胖嫩，脉沉迟、微弱、细。

2. 阳证

【临床表现】面赤，恶寒发热，肌肤灼热，烦躁不安，语声高亢，呼吸气粗，喘促痰鸣，口干渴饮，小便短赤涩痛，大便秘结奇臭，舌红绛，苔黄黑生芒刺，脉浮数、洪大、滑实。

二、八纲证候间的关系

证候相兼:表实寒证,表实热证,里实寒证,里实热证,里虚寒证,里虚热证。

证候错杂:表里同病,虚实夹杂,寒热错杂。

证候真假:真热假寒,真寒假热,真实假虚,真虚假实。

证候转化:由表入里,由里出表,寒证化热,热证转寒,实证转虚,虚证转实。

第八节　病性辨证

一、辨阴阳虚损证候

(一)阳虚证

【临床表现】畏冷,肢凉,口淡不渴,或喜热饮,或自汗,小便清长或尿少不利,大便稀薄,面色白,舌淡胖,苔白滑,脉沉迟或为细数无力。可兼有神疲、乏力、气短等气虚的表现。

(二)阴虚证

【临床表现】形体消瘦,口燥咽干,两颧潮红,五心烦热,潮热,盗汗,小便短黄,大便干结,舌红少津或少苔,脉细数等。

(三)亡阳证

【临床表现】冷汗淋漓、汗质稀淡,神情淡漠,肌肤不温,手足厥冷,呼吸气弱,面色苍白,舌淡而润,脉微欲绝等(表2-29)。

(四)亡阴证

【临床表现】汗热味咸而黏、如珠如油,身灼肢温,虚烦躁扰,恶热,口渴饮冷,皮肤皱瘪,小便极少,面赤颧红,呼吸急促,唇舌干燥,脉细数疾等(表2-29)。

表2-29　亡阴亡阳辨证

证候	汗液	寒热	四肢	面色	气息	口渴	唇舌	脉象
亡阳	稀冷如水味淡	身冷畏寒	厥冷	苍白	微弱	不渴或欲饮热	唇舌淡白苔白润	脉微欲绝
亡阴	黏热如油味咸	身热恶热	温热	面赤颧红	息粗	口渴饮冷	唇舌干红	细数疾无力

二、辨气血证候

(一)气虚类证

1.气虚证

【临床表现】气短声低,少气懒言,精神疲惫,体倦乏力,脉虚,舌质淡嫩,或有头晕目眩,自汗,动则诸症加重。

2. 气陷证

【临床表现】头晕眼花，气短疲乏，脘腹坠胀感，大便稀溏，形体消瘦，或见内脏下垂、脱肛、阴挺等。

3. 气不固证

【临床表现】气短，疲乏，面白，舌淡，脉虚无力；或见自汗不止；或为流涎不止；或见遗尿，余溺不尽，小便失禁；或为大便滑脱失禁；或妇女出现崩漏，或为滑胎、小产；或见男子遗精、滑精、早泄等。

4. 气脱证

【临床表现】呼吸微弱而不规则，汗出不止，口开目合，全身瘫软，神识朦胧，二便失禁，面色苍白，口唇青紫，脉微，舌淡，舌苔白润。

(二)血虚类证

1. 血虚证

【临床表现】面色淡白或萎黄，眼睑、口唇、舌质、爪甲的颜色淡白，头晕，或见眼花、双目干涩，心悸，多梦，健忘，神疲，手足发麻，或妇女月经量少、色淡、延期甚或经闭，脉细无力等。

2. 血脱证

【临床表现】面色苍白，头晕，眼花，心悸，气短，四肢逆冷，舌色枯白，脉微或芤等。

(三)气滞类证

1. 气滞证

【临床表现】胸胁、脘腹等处或损伤部位的胀闷或疼痛，疼痛性质可为胀痛、窜痛、攻痛，症状时轻时重，部位不固定，按之一般无形，痛胀常随嗳气、肠鸣、矢气等而减轻，或症状随情绪变化而增减，脉象多弦，舌象可无明显变化。

2. 气逆证

【临床表现】咳嗽频作，呼吸喘促；呃逆、嗳气不止，或呕吐、呕血；头痛、眩晕，甚至昏厥、咯血等。

3. 气闭证

【临床表现】突然发生势急、症重之昏厥，或内脏绞痛，或二便闭塞，呼吸气粗，声高，脉沉弦有力等。

(四)血瘀证

【临床表现】有疼痛、肿块、出血、瘀血色脉征等方面的证候。其疼痛特点为刺痛、痛处拒按、固定不移、常在夜间痛甚；肿块的性状是在体表者包块色青紫，腹内者触及质硬而推之不移；出血的特征是出血反复不止，色紫暗或夹血块，或大便色黑如柏油状，或妇女血崩、漏血；瘀血色脉征主要有面色黧黑，或唇甲青紫，或皮下紫斑，或肌肤甲错，或腹露青筋，或皮肤出现丝状红缕，或舌有紫色斑点、舌下络脉曲张，脉多细涩或结、代、无脉等。

（五）血热证

【临床表现】身热夜甚，或潮热，口渴，面赤，心烦，失眠，躁扰不宁，甚或狂乱、神昏谵语，或见各种出血，色深红，或斑疹显露，或为疮痈，舌绛，脉数疾等。

（六）血寒证

【临床表现】畏寒，手足或少腹等患处冷痛拘急、得温痛减，肤色紫暗发凉，或为痛经、月经延期、经色紫暗、夹有血块，唇舌青紫，苔白滑，脉沉迟弦涩等。

（七）气血同病证类

常见的气血同病证候：气滞血瘀证、气虚血瘀证、气血两虚证、气不摄血证和气随血脱证。

三、辨津液证候

（一）痰证

【临床表现】常见咳嗽痰多，痰质黏稠，胸脘痞闷，呕恶，纳呆，或头晕目眩，或形体肥胖，或神昏而喉中痰鸣，或神志错乱而为癫、狂、痴、痫，或某些部位出现圆滑柔韧的包块等，舌苔腻，脉滑。

（二）饮证

【临床表现】脘腹痞胀，泛吐清水，脘腹部水声辘辘；肋间饱满，咳唾引痛；胸闷，心悸，息促不得卧；身体、肢节疼重；咳吐清稀痰涎，或喉间哮鸣有声；头目眩晕，舌苔白滑，脉弦或滑等。

饮停胃肠：泛吐清水，脘腹痞胀，腹部水声辘辘，为狭义的“痰饮”。

饮停胸胁：肋间饱满，咳唾引痛，胸闷息促等证，为悬饮。

饮停心包：胸闷心悸，气短不得卧等证，为支饮。

饮停四肢：当汗出而不汗出，身体、肢节疼重，为溢饮。

饮邪犯肺：胸部紧闷，咳吐清稀痰涎，或喉间哮鸣有声。

饮阻清阳：头目眩晕。

（三）水停证

【临床表现】头面、肢体甚或全身水肿，按之凹陷不易起，或为腹水而见腹部膨隆、叩之音浊，小便短少不利，身体困重，舌淡胖，苔白滑，脉濡缓等。

（四）津液亏虚证

【临床表现】口、鼻、唇、舌、咽喉、皮肤、大便等干燥，皮肤枯瘪而缺乏弹性，眼球深陷，口渴欲饮水，小便短少而黄，舌红，脉细数无力等。

第九节 脏腑辨证

一、辨心病证候

临床以心悸、怔忡、心痛、心烦、失眠、多梦、健忘、神昏、神志错乱、脉结或代或促等为心病的常见症。此外，某些舌体病变，如舌痛、舌疮等，亦常责之于心。

心病的证候有虚实之分：

虚证有心血虚、心阴虚、心气虚、心阳虚、心阳虚脱等证；

实证有心火亢盛、心脉痹阻、痰蒙心神、痰火扰神及瘀阻脑络等证。

（一）心血虚证

【临床表现】心悸，头晕眼花，失眠，多梦，健忘，面色淡白或萎黄，唇、舌色淡，脉细无力。

本证以心悸、失眠、多梦与血虚症状共见为辨证的主要依据。

（二）心阴虚证

【临床表现】心烦，心悸，失眠，多梦，口燥咽干，形体消瘦，或见手足心热，潮热盗汗，两颧潮红，舌红少苔乏津，脉细数。

本证以心烦、心悸、失眠与阴虚症状共见为辨证的主要依据。

（三）心气虚证

【临床表现】心悸，胸闷，气短，精神疲倦，或有自汗，活动后诸症加重，面色淡白，舌质淡，脉虚。

本证以心悸、神疲与气虚症状共见为辨证的主要依据。

（四）心阳虚证

【临床表现】心悸怔忡，心胸憋闷或痛，气短，自汗，畏冷肢凉，神疲乏力，面色白，或面唇青紫，舌质淡胖或紫暗，苔白滑，脉弱或结或代。

本证以心悸怔忡、心胸憋闷与阳虚症状共见为辨证的主要依据。

（五）心阳虚脱证

【临床表现】在心阳虚证的基础上，突然冷汗淋漓，四肢厥冷，面色苍白，呼吸微弱，或心悸，心胸剧痛，神志模糊或昏迷，唇舌青紫，脉微欲绝。

本证以心悸胸痛、冷汗、肢厥、脉微等表现为辨证依据。

（六）心火亢盛证

【临床表现】发热，口渴，心烦，失眠，便秘，尿黄，面红，舌尖红绛，苔黄，脉数有力。甚或口舌生疮、溃烂疼痛；或见小便短赤、灼热涩痛；或见吐血、衄血；或见狂躁谵语、神志不清。

扰乱神明：心烦失眠，狂乱，神昏谵语。

心火上炎：口舌赤烂肿痛，吐血、衄血。

心火下移小肠：小便短赤灼痛，大便秘结。

本证以发热、心烦、吐衄、舌赤生疮、尿赤涩灼痛等实火表现为辨证的主要依据。

（七）心脉痹阻证

【临床表现】心悸怔忡，心胸憋闷疼痛，痛引肩背内臂，时作时止。或以刺痛为主，舌质晦暗或有青紫斑点，脉细、涩、结、代；或以心胸憋闷为主，体胖痰多，身重困倦，舌苔白腻，脉沉滑或沉涩；或以遇寒痛剧为主，得温痛减，畏寒肢冷，舌淡苔白，脉沉迟或沉紧；或以胀痛为主，与情志变化有关，喜太息，舌淡红，脉弦。

瘀阻心脉：以刺痛为特点，伴见舌暗，或有青紫色斑点，脉细涩或结或代等瘀血内阻的症状。

痰阻心脉：以闷痛为特点，多伴体胖痰多，身重困倦，苔白腻，脉沉滑或沉涩等痰浊内盛的症状。

寒凝心脉：以痛势剧烈，突然发作，遇寒加剧，得温痛减为特点，伴见畏寒肢冷，舌淡苔白，脉沉迟或沉紧等寒邪内盛的症状。

气滞心脉：以胀痛为特点，其发作往往与精神因素有关，常伴见胁胀，善太息，脉弦等气机瘀滞的症状。

本证以心悸怔忡，心胸憋闷疼痛与瘀血症状共见为辨证的主要依据。由于致痛之因有别，故应分辨疼痛特点及兼症以审证求因。

（八）痰蒙心神证

【临床表现】神情痴呆，意识模糊，甚则昏不知人，或神情抑郁，表情淡漠，喃喃独语，举止失常，或突然昏仆，不省人事，口吐涎沫，喉有痰声，并见面色晦暗，胸闷，呕恶，舌苔白腻，脉滑等症。

本证以神志抑郁、错乱、痴呆、昏迷与痰浊症状共见为辨证的主要依据。

（九）痰火扰神证

【临床表现】发热，口渴，胸闷，气粗，咯吐黄痰，喉间痰鸣，心烦，失眠，甚则神昏谵语，或狂躁妄动，打人毁物，不避亲疏，胡言乱语，哭笑无常，面赤，舌质红，苔黄腻，脉滑数。

本证以神志狂躁、神昏谵语与痰热症状共见为辨证的主要依据。若但见火热而无痰的证候者，则为热闭心神证。

痰蒙心神证、热闭心神证与痰火扰神证的比较（表2－30）。

表2－30 痰蒙心神证、热闭心神证与痰火扰神证的比较

	相同	不同
痰蒙心神	神志异常	痰浊为病，以抑郁、痴呆、错乱为主，无热证表现
热闭心神		火热为病，以狂躁、谵语、神昏为主，一派火热证候
痰火扰神		痰、火为病，其症为上二者相兼

(十)瘀阻脑络证

【临床表现】头晕、头痛经久不愈,痛如锥刺、痛处固定,或健忘,失眠,心悸,或头部外伤后昏不知人,面色晦暗,舌质紫暗或有斑点,脉细涩。

本证以头痛、头晕与瘀血症状共见为辨证的主要依据。

二、辨肺病证候

临床以咳嗽,气喘,咯痰,胸痛,咽喉痒痛,声音变异,鼻塞流涕,或水肿等为肺病的常见症状。

肺病的证候有虚、实两类:

虚证有肺气虚和肺阴虚证。

实证有风寒犯肺、风热犯肺、燥邪犯肺、肺热炽盛、痰热壅肺、寒痰阻肺、饮停胸胁、风水相搏等证。

(一)肺气虚证

【临床表现】咳嗽无力,气短而喘,动则尤甚,咯痰清稀,声低懒言,或有自汗、畏风,易于感冒,神疲体倦,面色淡白,舌淡苔白,脉弱。

本证多有久病咳喘、体弱等病史,以咳嗽无力、气短而喘、自汗与气虚症状共见为辨证的主要依据。

(二)肺阴虚证

【临床表现】干咳无痰,或痰少而黏,不易咯出,或痰中带血,声音嘶哑,口燥咽干,形体消瘦,五心烦热,潮热盗汗,两颧潮红,舌红少苔乏津,脉细数。

本证以干咳、痰少难咯、潮热、盗汗等为辨证的主要依据。若潮热盗汗等虚热内扰之症状不明显,则可称阴虚肺燥证。

(三)风寒犯肺证

【临床表现】咳嗽,咯少量稀白痰,气喘,微有恶寒发热,鼻塞,流清涕,喉痒,或见身痛无汗,舌苔薄白,脉浮紧。

本证以咳嗽、咯稀白痰与风寒表证共见为辨证的主要依据。

本证以咳嗽及咯稀白痰为主,表证证候较轻;风寒束表证则以表证证候为主,咳嗽较轻,不咯痰。

(四)风热犯肺证

【临床表现】咳嗽,痰少而黄,气喘,鼻塞,流浊涕,咽喉肿痛,发热,微恶风寒,口微渴,舌尖红,苔薄黄,脉浮数。

本证以咳嗽、痰少色黄与风热表证共见为辨证的主要依据。

(五)燥邪犯肺证

【临床表现】干咳无痰,或痰少而黏、不易咯出,甚则胸痛,痰中带血,或见鼻出血,口、唇、鼻、咽、皮肤干燥，尿少，大便干结，舌苔薄而干燥少津。或微有发热恶风寒，无汗或少汗，脉浮数或浮紧。

本证与气候干燥有关，以干咳痰少、鼻咽口舌干燥等为辨证的主要依据。

燥邪犯肺证与肺阴虚证的比较(表2－31)。

表2－31 燥邪犯肺证与肺阴虚证的比较

	相同	不同		
		病程	有无表证	虚热
燥邪犯肺	干咳、痰少难咯	属外感新病	常兼表证	干燥症状突出，虚热之象不明显
肺阴虚		属内伤久病	无表证	虚热内扰的症状明显

(六)肺热炽盛证

【临床表现】发热，口渴，咳嗽，气粗而喘，甚则鼻翼翕动，鼻息灼热，胸痛，或有咽喉红肿疼痛，小便短黄，大便秘结，舌红苦黄，脉洪数。

本证以咳喘气粗、鼻翼翕动与实热症状共见为辨证的主要依据。

(七)痰热壅肺证

【临床表现】咳嗽，咯痰黄稠而量多，胸闷，气喘息粗，甚则鼻翼翕动，喉中痰鸣，或咳吐脓血腥臭痰，胸痛，发热口渴，烦躁不安，小便短黄，大便秘结，舌红苔黄腻，脉滑数。

本证以发热、咳喘、痰多黄稠等为辨证的主要依据。

痰热壅肺证与肺热炽盛证的鉴别，前者为痰热俱盛，咯多量黄稠痰；后者为但热无(或少)痰。

(八)寒痰阻肺证

【临床表现】咳嗽，痰多、色白、质稠或清稀、易咯，胸闷，气喘，或喉间有哮鸣声，恶寒，肢冷，舌质淡，苔白腻或白滑，脉弦或滑。

本证以咳喘、痰白量多与寒象共见为辨证的主要依据。

痰稀者为寒饮停肺证，痰稠者为寒痰阻肺证。

(九)饮停胸胁证

【临床表现】胸廓饱满，胸胁部胀闷或痛，咳嗽，气喘，呼吸、咳嗽或身体转侧时牵引胁痛，或有头目晕眩，舌苔白滑，脉沉弦。

本证以胸廓饱满、胸胁胀闷或痛等为辨证的主要依据。

(十)风水相搏证

【临床表现】眼睑头面先水肿，继而遍及全身，上半身肿甚，来势迅速，皮肤薄而发亮，小便短少。或见恶寒重发热轻，无汗，舌苔薄白，脉浮紧；或见发热重恶寒轻，咽喉肿痛，舌苔薄黄，脉浮数。

本证以突起头面水肿与卫表症状共见为辨证的主要依据。

三、辨脾病证候

临床以腹胀、腹痛、不欲食而纳少、便溏、水肿、困重、内脏下垂、慢性出血等为脾病的常见症状。

脾病的证候有虚、实之分：

虚证有脾气虚、脾气下陷、脾阳虚、脾不统血等证。

实证有寒湿困脾、湿热蕴脾等证。

（一）脾气虚证

【临床表现】不欲食，纳少，脘腹胀满，食后胀甚，或饥时饱胀，大便溏稀，肢体倦怠，神疲乏力，少气懒言，形体消瘦，或肥胖、水肿，面色淡黄或萎黄，舌淡苔白，脉缓或弱。

本证以食少、腹胀、便溏与气虚症状共见为辨证的主要依据。

（二）脾虚气陷证

【临床表现】脘腹重坠作胀，食后益甚，或便意频数，肛门重坠，或久泄不止，甚或脱肛，或小便浑浊如米泔，或内脏、子宫下垂，气短懒言，神疲乏力，头晕目眩，面白无华，食少，便溏，舌淡苔白，脉缓或弱。

本证以脘腹重坠、内脏下垂与气虚症状共见为辨证的主要依据。

（三）脾阳虚证

【临床表现】食少，腹胀，腹痛绵绵，喜温喜按，畏寒怕冷，四肢不温，面白少华或虚浮，口淡不渴，大便稀溏，甚至完谷不化，或肢体水肿，小便短少，或白带清稀量多，舌质淡胖或有齿痕，舌苔白滑，脉沉迟无力。

本证以食少、腹胀、腹痛、便溏与虚寒症状共见为辨证的主要依据。

本证有畏冷肢凉、脘腹隐痛喜温等寒象，可与脾气虚证相鉴别。

（四）脾不统血证

【临床表现】各种慢性出血，如便血、尿血、吐血、鼻出血、紫斑，妇女月经过多、崩漏，食少，便溏，神疲乏力，气短懒言，面色萎黄，舌淡，脉细无力。

本证以各种慢性出血与气血两虚证共见为辨证的主要依据。

（五）寒湿困脾证

【临床表现】脘腹胀闷，口腻纳呆，泛恶欲呕，口淡不渴，腹痛便溏，头身困重，或小便短少，肢体肿胀，或身目发黄，面色晦暗不泽，或妇女白带量多，舌体淡胖，舌苔白滑或白腻，脉濡缓或沉细。

本证以纳呆、腹胀、便溏、身重与寒湿症状共见为辨证的主要依据。

脾阳虚证与寒湿困脾证的比较（表2-32）。

表 2－32　脾阳虚证与寒湿脾证的比较

	相同	不同
脾阳虚	纳呆、食少、腹胀、便溏	阳虚运化失职，寒湿内阻，以虚为主
寒湿困脾		寒湿内盛，阻遏脾阳，以实为主

（六）湿热蕴脾证

【临床表现】脘腹胀闷，纳呆，恶心欲呕，口中黏腻，渴不多饮，便溏不爽，小便短黄，肢体困重，或身热不扬，汗出热不解，或见面目发黄色鲜明，或皮肤发痒，舌质红，苔黄腻，脉濡数或滑数。

本证以腹胀、纳呆、发热、身重、便溏不爽、苔黄腻等为辨证的主要依据。

寒湿困脾证其湿属寒，湿热蕴脾证其湿属热，舌脉症的表现各有不同。

四、辨肝病证候

常见症状有精神抑郁，烦躁，胸胁、少腹胀痛，头晕目眩，巅顶痛，肢体震颤，手足抽搐，还可伴有目疾，月经不调，睾丸疼痛等。

肝病的常见证型可概括为虚、实两类。

虚证有肝血虚证、肝阴虚证等。

实证有肝郁气滞证、肝火炽盛证、肝阳上亢证、肝风内动证、肝经湿热证、寒滞肝脉证等。

（一）肝血虚证

【临床表现】头晕眼花，视力减退或夜盲，或见肢体麻木，关节拘急，手足震颤，肌肉瞤动，或为妇女月经量少、色淡，甚则闭经，爪甲不荣，面白无华，舌淡，脉细。

本证多有体弱、失血等病史，以眩晕、视力减退、经少、肢麻手颤等与血虚症状共见为辨证的主要依据。

（二）肝阴虚证

【临床表现】头晕眼花，双目干涩，视力减遏，或胁肋隐隐灼痛，面部烘热或两颧潮红，或手足蠕动，口咽干燥，五心烦热，潮热盗汗，舌红少苔乏津，脉弦细数。

本证以头晕、目涩、胁痛等与虚热症状共见为辨证的主要依据。

（三）肝郁气滞证

【临床表现】情志抑郁，善太息，胸胁、少腹胀满疼痛，走窜不定，或咽部异物感，或颈部瘿瘤，或胁下肿块，妇女可见乳房胀痛，月经不调，痛经，舌苔薄白，脉弦。病情轻重与情绪变化的关系密切。

本证多与情志因素有关，以情志抑郁、胸胁或少腹胀痛等为辨证的主要依据。

（四）肝火炽盛证

【临床表现】头晕胀痛，痛势剧烈，面红目赤，口苦口干，急躁易怒，耳鸣如潮，甚或突发耳聋，失眠多梦，或胁肋灼痛，吐血、衄血，小便短黄，大便秘结，舌红苔黄，脉弦数。

本证以头痛、烦躁、耳鸣、胁痛等与火热症状共见为辨证的主要依据。

(五)肝阳上亢证

【临床表现】眩晕耳鸣,头目胀痛,面红目赤,急躁易怒,失眠多梦,头重脚轻,腰膝酸软,舌红少津,脉弦有力或弦细数。

本证以眩晕耳鸣、头目胀痛、面红、烦躁、腰膝酸软等为辨证的主要依据。

肝火炽盛证与肝阳上亢证的鉴别(表2-33)。

表2-33 肝火炽盛证与肝阳上亢证的鉴别

	虚实	病机	症状
肝火炽盛	实证	多因火热之邪侵扰,或气郁化火所致	发热口渴、便干尿黄、舌红脉数等热证
肝阳上亢	虚实夹杂	用阳太过,阳亢耗阴,上盛下虚	眩晕、面赤、烦躁、头重脚轻、腰膝酸软等

(六)肝风内动证

1.肝阳化风证

【临床表现】眩晕欲仆,步履不稳,头胀头痛,急躁易怒,头摇,肢体震颤,手足麻木,语言謇涩,面赤,舌红,或有苔腻,脉弦细有力。甚至突然昏仆,口眼㖞斜,半身不遂,舌强语謇。

本证以眩晕、肢麻震颤、头胀痛、面赤,甚至突然昏仆、口眼㖞斜、半身不遂等为辨证的主要依据。

2.热极生风证

【临床表现】高热口渴,烦躁谵语或神昏,颈项强直,两目上视,手足抽搐,角弓反张,牙关紧闭,舌质红绛,苔黄燥,脉弦数。

本证以高热、神昏、抽搐为辨证的主要依据。

3.阴虚动风证

【临床表现】手足震颤、蠕动,或肢体抽搐,眩晕耳鸣,口燥咽干,形体消瘦,五心烦热,潮热颧红,舌红少津,脉弦细数。

本证以眩晕,手足震颤、蠕动与阴虚内热症状共见为辨证的主要依据。

4.血虚生风证

【临床表现】眩晕,肢体震颤、麻木,手足拘急,肌肉瞤动,皮肤瘙痒,爪甲不荣,面白无华,舌质淡白,脉细或弱。

本证以眩晕、肢麻、震颤、拘急、瞤动、瘙痒等与血虚症状共见为辨证的主要依据。

(七)寒滞肝脉证

【临床表现】少腹冷痛,阴部坠胀作痛,或阴器收缩引痛,或巅顶冷痛,得温则减,遇寒痛增,恶寒肢冷,舌淡,苔白润,脉沉紧或弦紧。

本证以少腹、前阴、巅顶冷痛与实寒症状共见为辨证的主要依据。

五、辨肾病证候

临床以腰膝酸软或疼痛,耳鸣耳聋,齿摇发脱,阳痿遗精,精少不育,经闭不孕,水肿,呼吸气短而喘，二便异常等为肾病的常见症状。

肾病常见肾阳虚，肾虚水泛，肾阴虚，肾精不足，肾气不固等证。

（一）肾阳虚证

【临床表现】头目眩晕，面色白或黧黑，腰膝酸冷疼痛，畏冷肢凉，下肢尤甚，精神萎靡，性欲减退，男子阳痿早泄、滑精精冷，女子宫寒不孕，或久泄不止，完谷不化，五更泄泻，或小便频数清长，夜尿频多，舌淡，苔白，脉沉细无力，尺脉尤甚。

本证以腰膝酸冷、性欲减退、夜尿多与虚寒症状共见为辨证的主要依据。

（二）肾虚水泛证

【临床表现】腰膝酸软，耳鸣，身体水肿，腰以下尤甚，按之没指，小便短少，畏冷肢凉，腹部胀满，或见心悸，气短，咳喘痰鸣，舌质淡胖，苔白滑，脉沉迟无力。

本证以水肿下肢为甚、尿少、畏冷肢凉等为辨证的主要依据。

（三）肾阴虚证

【临床表现】腰膝酸软而痛，头晕，耳鸣，齿松，发脱，男子阳强易举、遗精、早泄，女子经少或经闭、崩漏，失眠，健忘，口咽干燥，形体消瘦，五心烦热，潮热盗汗，骨蒸发热，午后颧红，小便短黄，舌红少津、少苔或无苔，脉细数。

本证以腰酸而痛、遗精、经少、头晕耳鸣等与虚热症状共见为辨证的主要依据。

（四）肾精不足证

【临床表现】小儿生长发育迟缓，身体矮小，囟门迟闭，智力低下，骨骼痿软；男子精少不育，女子经闭不孕，性欲减退；成人早衰，腰膝酸软，耳鸣耳聋，发脱齿松，健忘恍惚，神情呆钝，双足痿软，动作迟缓，舌淡，脉弱。

本证以生长发育迟缓、早衰、生育机能低下等为辨证的主要依据。

（五）肾气不固证

【临床表现】腰膝酸软，神疲乏力，耳鸣失聪；小便频数而清，或尿后余沥不尽，或遗尿，或夜尿频多，或小便失禁；男子滑精、早泄；女子月经淋漓不尽，或带下清稀量多，或胎动易滑，舌淡，苔白，脉弱。

本证以腰膝酸软，小便、精液、经带、胎气不固与气虚症状共见为辨证的主要依据。

六、辨腑病证候

胃病常见食纳异常，胃脘痞胀疼痛，恶心呕吐，嗳气，呃逆等症状。常见胃气虚、胃阳虚、胃阴虚、胃热炽盛、寒饮停胃、寒滞胃脘、食滞胃脘、胃脘气滞等证。

小肠病变常见腹胀，肠鸣，腹痛，腹泻等症状。常见寒滞肠道、肠道气滞、饮留肠道、虫积肠道等证。

大肠病变常见便秘、腹泻、便下脓血以及腹痛、腹胀等症状。常见肠道腑实、肠燥津亏、肠道湿热等证。

胆的病变常见口苦、黄疸、胆怯、易惊等症状。常见肝胆湿热、胆郁痰扰等证。

膀胱病变常见尿频、尿急、尿痛、尿闭等症状。其常见证为膀胱湿热证。

(一)胃气虚证

【临床表现】胃脘隐痛或痞胀、按之觉舒,食欲缺乏,或得食痛缓,食后胀甚,嗳气,口淡不渴,面色萎黄,气短懒言,神疲倦怠,舌质淡,苔薄白,脉弱。

本证以胃脘痞满、隐痛喜按、食少与气虚症状共见为辨证的主要依据。

(二)胃阳虚证

【临床表现】胃脘冷痛,绵绵不已,时发时止,喜温喜按,食后缓解,泛吐清水或夹有不消化食物,食少脘痞,口淡不渴,倦怠乏力,畏寒肢冷,舌淡胖嫩,脉沉迟无力。

本证以胃脘冷痛、喜温喜按,畏冷肢凉为辨证的主要依据。

(三)胃阴虚证

【临床表现】胃脘嘈杂,饥不欲食,或痞胀不舒,隐隐灼痛,干呕,呃逆,口燥咽干,大便干结,小便短少,舌红少苔乏津,脉细数。

本证以胃脘嘈杂、灼痛,饥不欲食,脘腹痞胀为辨证的主要依据。

(四)胃热炽盛证

【临床表现】胃脘灼痛、拒按,渴喜冷饮,或消谷善饥,或口臭,牙龈肿痛溃烂,齿衄,小便短黄,大便秘结,舌红苔黄,脉滑数。

本证以胃脘灼痛、消谷善饥等与实火症状共见为辨证的主要依据。

(五)寒饮停胃证

【临床表现】脘腹痞胀,胃中有振水声,呕吐清水痰涎,口淡不渴,眩晕,舌苔白滑,脉沉弦。

本证以脘腹痞胀、胃中有振水声、呕吐清水等为辨证的主要依据。

(六)寒滞胃肠证

【临床表现】胃脘、腹部冷痛,痛势暴急,遇寒加剧,得温则减,恶心呕吐,吐后痛缓,口淡不渴,或口泛清水,腹泻清稀,或腹胀便秘,面白或青,恶寒肢冷,舌苔白润,脉弦紧或沉紧。

本证多有寒冷刺激的诱因,以胃脘、腹部冷痛,痛势急剧等为辨证的主要依据。

(七)食滞胃肠证

【临床表现】脘腹胀满疼痛、拒按,厌食,嗳腐吞酸,呕吐酸馊食物,吐后胀痛得减,或腹痛,肠鸣,矢气臭如败卵,泻下不爽,大便酸腐臭秽,舌苔厚腻,脉滑或沉实。

本证多有伤食病史,以脘腹痞胀疼痛、呕泻酸馊腐臭等为辨证的主要依据。

(八)胃肠气滞证

【临床表现】胃脘、腹部胀满疼痛,走窜不定,痛而欲吐或欲泻,泻而不爽,嗳气,肠鸣,矢气，得嗳气、矢气后痛胀可缓解，或无肠鸣、矢气则胀痛加剧，或大便秘结，苔厚，脉弦。

本证以脘腹胀痛走窜、嗳气、肠鸣、矢气等为辨证的主要依据。

（九）虫积肠道证

【临床表现】胃脘嘈杂，时作腹痛，或嗜食异物，大便排虫，或突发腹痛，按之有条索状物、甚至剧痛，呕吐蛔虫，面黄体瘦，鼻痒，或面部出现白色斑，唇内有粟粒样白点，白睛见蓝斑。

本证以腹痛、面黄体瘦、大便排虫等为辨证的主要依据。

（十）肠热腑实证

【临床表现】高热，或日晡潮热，汗多，口渴，脐腹胀满硬痛、拒按，大便秘结，或热结旁流，大便恶臭，小便短黄，甚则神昏谵语、狂乱，舌质红，苔黄厚而燥，或焦黑起刺，脉沉数（或迟）有力。

本证以发热、大便秘结、腹满硬痛为辨证的主要依据。

（十一）肠燥津亏证

【临床表现】大便干燥如羊屎，艰涩难下，数日一行，腹胀作痛，左少腹或可触及包块，口干，或口臭，或头晕，舌红少津，苔黄燥，脉细涩。

本证多属病久而势缓，以大便燥结、排便困难与津亏症状共见为辨证的主要依据。

（十二）肠道湿热证

【临床表现】身热口渴，腹痛腹胀，下痢脓血，里急后重，或暴泻如水，或腹泻不爽，粪质黄稠秽臭，肛门灼热，小便短黄，舌质红，苔黄腻，脉滑数。

本证以腹痛、暴泻如水、下痢脓血、大便黄稠秽臭等与湿热症状共见为辨证的主要依据。

（十三）膀胱湿热证

【临床表现】胆怯易惊，惊悸不宁，失眠多梦，烦躁不安，胸胁闷胀，善太息，头晕目眩，口苦，呕恶，吐痰涎，舌淡红或红，苔白腻或黄滑，脉弦缓或弦数。

本证以胆怯、惊悸、烦躁、失眠、眩晕、呕恶等为辨证的主要依据。

（十四）胆郁痰扰证

【临床表现】小便频数、急迫、短黄，排尿灼热、涩痛，或小便浑浊、尿血，或腰部、小腹胀痛，发热，口渴，舌红，苔黄腻，脉滑数或濡数。

本证属新病势急，以小便频急、灼涩疼痛等与湿热症状共见为辨证的主要依据。

七、辨脏腑兼病证候

（一）心肾不交证

【临床表现】心烦失眠，惊悸健忘，头晕，耳鸣，腰膝酸软，梦遗，口咽干燥，五心烦热，潮热盗汗，便结尿黄，舌红少苔，脉细数。

本证以心烦、失眠、腰痛、耳鸣、梦遗与虚热症状共见为辨证的主要依据。

（二）心肾阳虚证

【临床表现】畏寒肢冷，心悸怔忡，胸闷气喘，肢体水肿，小便不利，神疲乏力，腰膝酸冷，唇甲青紫，舌淡紫，苔白滑，脉弱。

本证以心悸、水肿与虚寒症状共见为辨证的主要依据。

（三）心肺气虚证

【临床表现】胸闷，咳嗽，气短而喘，心悸，动则尤甚，吐痰清稀，神疲乏力，声低懒言，自汗，面色淡白，舌淡苔白，或唇舌淡紫，脉弱或结或代。

本证以咳喘、心悸、胸闷与气虚症状共见为辨证的主要依据。

（四）心脾气血虚证

【临床表现】心悸怔忡，头晕，多梦，健忘，食欲缺乏，腹胀，便溏，神疲乏力，或见皮下紫斑，女子月经量少色淡、淋漓不尽，面色萎黄，舌淡嫩，脉弱。

本证以心悸、神疲、头晕、食少、腹胀、便溏等为辨证的主要依据。

（五）心肝血虚证

【临床表现】心悸，多梦健忘，头晕目眩，视物模糊，肢体麻木、震颤，女子月经量少色淡，甚则经闭，面白无华，爪甲不荣，舌质淡白，脉细。

本证以心悸、多梦、眩晕、肢麻等与血虚症状共见为辨证的主要依据。

（六）脾肺气虚证

【临床表现】食欲缺乏，食少，腹胀，便溏，久咳不止，气短而喘，咯痰清稀，面部虚浮，下肢微肿，声低懒言，神疲乏力，面白无华，舌淡，苔白滑，脉弱。

本证以咳嗽、气喘、咯痰，食少、腹胀、便溏与气虚症状共见为辨证的主要依据。

（七）肺肾气虚证

【临床表现】咳嗽无力，呼多吸少，气短而喘，动则尤甚，吐痰清稀，声低，乏力，自汗，耳鸣，腰膝酸软，或尿随咳出，舌淡紫，脉弱。

本证以久病咳喘、呼多吸少、动则尤甚与气虚症状共见为辨证的主要依据。

（八）肺肾阴虚证

【临床表现】咳嗽痰少，或痰中带血，或声音嘶哑，腰膝酸软，形体消瘦，口燥咽干，骨蒸潮热，盗汗，颧红，男子遗精，女子经少，舌红，少苔，脉细数。

本证以干咳、少痰、腰酸、遗精等与虚热症状共见为辨证的主要依据。

（九）肝火犯肺证

【临床表现】胸胁灼痛，急躁易怒，头胀头晕，面红目赤，口苦口干，咳嗽阵作，痰黄稠黏，甚则咯血，舌红，苔薄黄，脉弦数。

本证以胸胁灼痛、急躁、咳嗽痰黄或咯血等与实热症状共见为辨证的主要依据。

(十)肝胆湿热证

【临床表现】身目发黄,胁肋胀痛,或胁下有痞块,纳呆,厌油腻,泛恶欲呕,腹胀,大便不调,小便短赤,发热或寒热往来,口苦口干,舌红,苔黄腻,脉弦滑数,或为阴部潮湿、瘙痒、湿疹,阴器肿痛,带下黄稠臭秽等。

本证以胁肋胀痛、身目发黄,或阴部瘙痒、带下黄臭等与湿热症状共见为辨证的主要依据。

(十一)肝胃不和证

【临床表现】胃脘、胁肋胀满疼痛,走窜不定,嗳气,吞酸嘈杂,呃逆,不思饮食,情绪抑郁,善太息,或烦躁易怒,舌淡红,苔薄黄,脉弦。

本证以脘胁胀痛、嗳气、吞酸、情绪抑郁等为辨证的主要依据。

(十二)肝郁脾虚证

【临床表现】胸胁胀满窜痛,善太息,情志抑郁,或急躁易怒,食少,腹胀,肠鸣矢气,便溏不爽,或腹痛欲便、泻后痛减,或大便溏结不调,舌苔白,脉弦或缓。

本证以胁胀作痛、情志抑郁、腹胀、便溏等为辨证的主要依据。

(十三)肝肾阴虚证

【临床表现】头晕,目眩,耳鸣,健忘,胁痛,腰膝酸软,口燥咽干,失眠多梦,低热或五心烦热,颧红,男子遗精,女子月经量少,舌红,少苔,脉细数。

本证以腰酸胁痛、眩晕、耳鸣、遗精等与虚热症状共见为辨证的主要依据。

(十四)脾肾阳虚证

【临床表现】腰膝、下腹冷痛,畏冷肢凉,久泄久痢,或五更泄泻,完谷不化,便质清冷,或全身水肿,小便不利,面色白,舌淡胖,苔白滑,脉沉迟无力。

本证以久泻久痢、水肿、腰腹冷痛等与虚寒症状共见为辨证的主要依据。

第三章 针灸推拿学解剖基础

针刺手法技巧的运用是针刺治疗取得效果的关键,而穴位则是针刺施术的基础;不同的穴位具有不同的解剖结构和生理特点;对于不同的疾病,针刺同一穴位,由于针刺手法技巧的不同,所涉及的解剖结构也有差异。学习解剖结构可以为临床针刺治病奠定基础,使施术者心中有数,从而更好地提高针刺治病的疗效,避免医疗事故的发生。

第一节 解剖学姿势和常用解剖学术语

为便于叙述人体各器官结构的位置关系,人体解剖学规定统一的解剖学标准姿势和解剖学方位术语。

一、人体解剖学姿势

身体直立,双眼向前平视,双下肢靠拢,足尖朝前,双上肢自然下垂于躯干两侧,手掌朝前。在观察和说明人体各部的位置及其相互关系时,都应按照统一的人体解剖学姿势。

二、解剖学方位术语

以统一的人体解剖学姿势为准,规定了下面一些解剖学方位术语,描述各结构的相互关系。

(1)上和下:描述器官或结构距头或足的相对远近关系。近头者为上,近足者为下。

(2)前和后:描述器官或结构距身体前面或后面相对远近关系。近腹者为前,也称腹侧;近背者为后,也称背侧。

(3)内侧和外侧:描述器官或结构距正中矢状面相对远近关系。近正中矢状切面者为内侧;远离正中矢状切面者为外侧。

(4)内和外:描述空腔器官相互位置关系。近内腔者为内;远离内腔者为外。

(5)浅和深:描述与皮肤表面相对距离关系。近皮肤者为浅,远离皮肤者为深。

(6)近侧和远侧:描述四肢各结构在空间的方位时,以接近躯干的一端为近侧;远离躯干的一端为远侧。前臂的外侧又称桡侧,其内侧又称尺侧。小腿的外侧又称腓侧,其内侧又称胫侧。

三、人体切面术语

(1)矢状面:从前后方向,将人体纵切为左、右两部分。若将人体纵切为左、右完全等分的两半,则称正中矢状切面。

(2)水平面:也称横切面,即与人体的长轴成直角的切面,将人体分为上、下两部分。某一器官或结构的横切面,则指与其长轴成直角的切面。

(3)冠状面:也称额状面,即与矢状面垂直,从左、右方向,将人纵切为前、后两部分的切面。

四、轴

按解剖学姿势(图3-1),人体有三种互相垂直的轴。轴在描述人体某些器官的形态,特别是叙述关节运动时非常重要。每一关节的运动都可假设围绕着一定的轴来进行。

(1)垂直轴:与身体长轴平行,垂直于地面。

(2)矢状轴:呈前后方向,与身体的长轴和冠状轴垂直相交。

(3)冠状轴:也称额状轴,呈左右方向,与身体的长轴和矢状轴垂直相交。

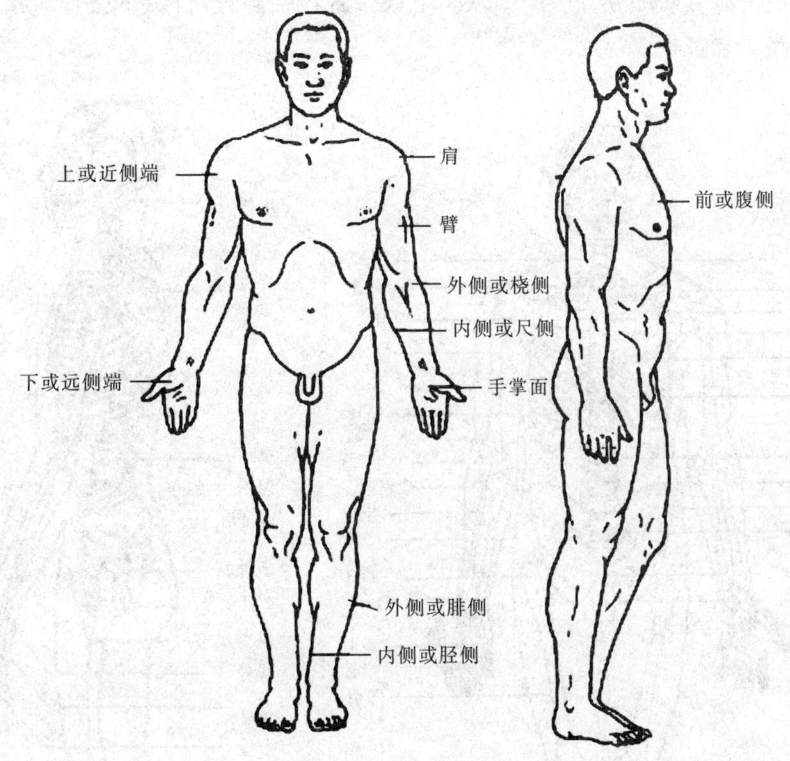

图3-1　解剖学姿势

第二节　运动系统及主要体表标志

一、运动系统

人体结构的基本单位是细胞。细胞之间存在着非细胞结构的物质,称为细胞间质。许多形态和功能相似的细胞与细胞间质共同构成组织。人体组织分为上皮组织、结缔组织、肌肉组织和神经组织。它们是构成人体各器官和系统的基础,故称为基本组织。由几种组织互相结合,成为具有一定形态和功能的结构,称为器官,如心、肝、脾、肺、肾等。在结构和功能上密切相关的一系列器官联合起来,共同执行某种生理活动,便构成一个系统。人体可分为运动、消化、呼吸、泌尿、生殖、循环、内分泌、感觉及神经九个系统。

运动系统由骨、骨连结和骨骼肌三种器官组成。根据人体解剖学(图 3－2 和图 3－3),骨以不同形式连结在一起,构成骨骼,形成了人体的基本形态,并为肌肉提供附着,在神经支配下,肌肉收缩、牵拉其所附着的骨,以可动的骨连结为枢纽,产生杠杆运动。

成人骨共 206 块,依其存在部位可分为颅骨、躯干骨和四肢骨。骨按其形态可分为长骨、短骨、扁骨、不规则骨。上肢骨分为上肢带骨和自由上肢骨两部分,共计 64 块。上肢带骨包括锁骨和肩胛骨,自由上肢骨包括肱骨、桡骨、尺骨、腕骨、掌骨和指骨。下肢骨分为下肢带骨和自由下肢骨两部分,共计 62 块。下肢带骨包括髋骨,自由下肢骨包括股骨、胫骨、腓骨、跗骨、跖骨和趾骨。

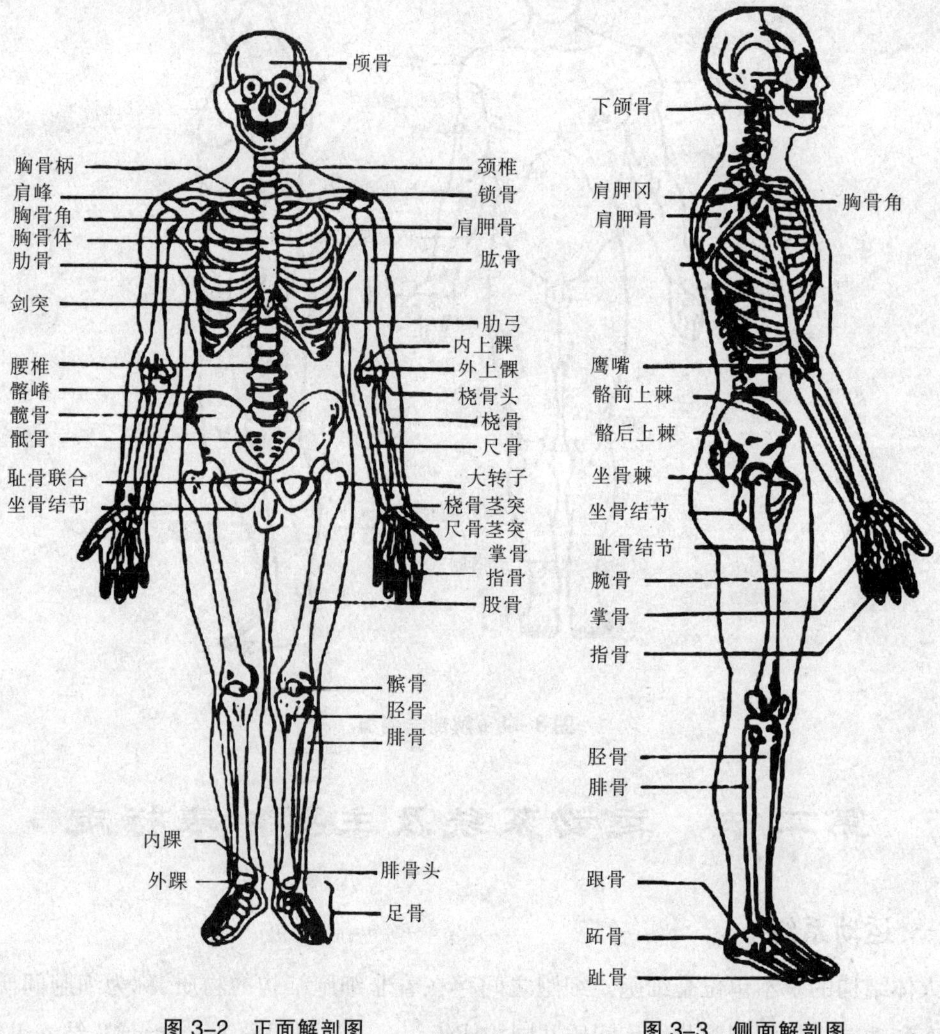

图 3-2 正面解剖图　　图 3-3 侧面解剖图

骨连结分为直接连结和间接连结两种形式。直接连结包括纤维连结、软骨连结、骨性结合三种方式。纤维连结如椎骨间的椎间盘,软骨连结如幼儿期髂骨、耻骨、坐骨间的连结,骨性结合如成年期髂骨、耻骨、坐骨间的连结。间接连结又称为关节。构成关节的主要结构有关节面、关节腔和关节囊;辅助结构为韧带、关节盘、关节内软骨。

人体肌肉众多,但基本结构相似。一块典型的肌肉,可分为中间部的肌腹和两端的肌腱。

人体肌肉中,除部分止于皮肤的皮肌和止于关节囊的关节肌外,绝大部分肌肉均起于一骨,止于另一骨,中间跨过一个或几个关节。

二、主要体表标志

在活体体表可以观察,触摸到的骨性突起和凹陷、肌的轮廓以及皮肤皱纹等,均称为体表标志。应用这些体表标志,可以确定体内血管和神经的走行,内部器官的位置、形态和大小,也可作为临床检查、治疗和针灸腧穴定位的标志,故有实用意义。

现按身体各部分述如下:

(一)背部的骨性和肌性标志

(1)背纵沟:为背部正中纵行的浅沟,在沟底可触及各椎骨的棘突。头俯下时,平肩处可摸到显著突起的第7颈椎棘突。脊柱下端可摸到尾骨尖和骶角。

(2)竖脊肌:在背纵沟的两侧,呈纵行隆起。

(3)肩胛骨:位于皮下,可以摸到肩峰、肩胛冈和下角。肩胛冈的内侧端平第3胸椎棘突。下角对第7肋或平第7肋间隙。

(4)髂嵴:位于皮下,其最高点约平第4腰椎棘突。

(5)髂后上棘:在皮下脂肪较多的人身上,为一皮肤凹陷,瘦的人则为一骨性突起,此棘平对第2骶椎棘突。

(6)斜方肌:此肌自项部正中线及胸椎棘突向肩峰伸展作三角形的轮廓。一般不明显,动作时略可辨认。

(7)背阔肌:为覆盖腰部及胸部下份的阔肌,运动时可辨认其轮廓。

(二)胸腹部的骨性和肌性标志

(1)锁骨:全长都可摸到,锁骨的内侧端膨大,突出于胸骨颈静脉切迹的两侧,其内侧部分向前凸,外侧部分向前凹。

(2)喙突:位于锁骨外、中1/3交界处的下方一横指处,在此向后深按即能触及。

(3)颈静脉切迹:为胸骨柄上缘,其平齐第2胸椎体下缘。

(4)胸骨角:为胸骨柄与体交界处,略为隆起,其两侧接第2肋软骨,可依次查找其他肋和肋间隙。胸骨角相当于第4胸椎体下缘水平。

(5)剑突:在胸骨体的下方两肋弓的夹角处,有一三角形的凹陷,于此处可摸到剑突。

(6)肋弓:由剑突向外下方可摸到。

(7)胸大肌:为胸前上部的肌性隆起。

(8)腹直肌:此肌外缘呈半月形的弧线,自第9肋软骨开始,下延至耻骨,称为半月线。此线与右侧肋弓相交处,相当于胆囊底的体表投影点,临床上常以此部位作为胆囊压痛点。腹直肌收缩时,可在脐以上见到3条横沟,相当于腹直肌的腱划。

(9)髂前上棘:是髂嵴的前端。

(10)耻骨联合上缘:在两侧腹股沟内侧端之间可摸到的骨性横嵴,其下有外生殖器。

(11)耻骨结节:为耻骨联合外上方的骨性突起。

(12)腹股沟:为腹部与股前部分界的沟。

(13)腹外斜肌:在腹外侧,其轮廓较为清楚。腹外斜肌以肌齿起于下数肋。

(三)上肢的骨性和肌性标志

(1)肱骨大结节:在肩峰的下方,为三角肌所覆盖。

(2)肱骨小结节:在肩胛骨喙突的稍外方。

(3)三角肌:从前、外、后侧三方面包绕肱骨的上端,使肩部构成圆隆状的外形。

(4)肱骨内、外上髁:在肘关节两侧的稍上方,内上髁突出较明显。

(5)尺骨鹰嘴:在肘后方容易摸到。

(6)桡骨头:在肱骨外上髁的下方,伸肘时在肘的后方容易摸到。

(7)桡骨茎突:为桡骨下端的骨性隆起。

(8)尺骨茎突:前臂旋前时,可在尺骨头下方摸到。正常情况下,尺骨茎突比桡骨茎突高。

(9)豌豆骨:位于腕前尺侧的皮下。

(10)肱二头肌:在上臂的前面,在此肌的内、外侧各有一纵行的浅沟,内侧沟较明显。肱二头肌下部肌腱可于肘窝处摸到。

(11)腕掌侧的肌腱:握拳屈腕时,在掌侧可以见到位于中间的掌长肌腱,其桡侧为桡侧腕屈肌腱,靠近尺侧缘为尺侧腕屈肌腱。

(12)腕背侧的肌腱:拇指伸直、外展时,自桡侧向尺侧可看到拇长展肌、拇短伸肌和拇长伸肌的腱。拇长伸肌腱的尺侧为指伸肌腱。

(13)皮肤标志:肘窝横纹,屈肘时,在肘窝处出现肘窝横纹;腕掌侧横纹,屈腕时,在腕掌侧出现2~3条横行的皮肤皱纹,分别称为近侧横纹、中间横纹(不恒定)和远侧横纹。

(四)下肢的骨性和肌性标志

(1)髋骨:位于腰腹部侧面,其髂嵴全长易在皮下触及,髂嵴上缘最向外突出的点为髂嵴点。髂骨前端突起为髂前上棘,后端突起为髂后上棘。坐骨结节位于臀部后下方。

(2)股骨:位于髋部最外侧,其大转子易在皮下触及。内、外侧髁位于大腿下端两侧皮下。

(3)髌骨:前面可在膝关节前面皮下触及。

(4)胫骨:胫骨粗隆在膝关节前面下方皮下易触及,屈膝时更明显。内、外侧髁位于上端两侧皮下,坐位时,将右腿的踝关节架在自己的左膝关节上,而右腿膝关节自然下垂,此时可明显摸到胫骨内侧髁的内侧缘。在小腿前内侧皮下可触摸胫骨前缘的全长。在胫骨下端内侧皮下的隆凸处可触摸到内踝。

(5)腓骨头:在胫骨外侧髁下方皮下可触摸到腓骨头,屈膝时较明显。腓骨外踝可在下端外侧皮下隆凸触及,外踝比内踝略低。

(6)跟骨:跟骨跟结节在足后部皮下能触及,为直立时足跟最向后突出的一点。

(7)内外侧跖骨点:外侧跖骨点,第五跖骨小头向外侧最突出的点;内侧跖骨点,第一跖骨小头最向内侧突出的点。

(8)臀股沟:为一横行的沟,界于臀部和大腿后面之间。

(9)腘窝横纹:在腘窝呈横行的皱纹。

(10)臀大肌:使臀部形成圆隆的外形。

(11)股四头肌:位于大腿前面。在大腿屈和内收时,可见股直肌在缝匠肌和阔筋膜张肌所组成的夹角。股内侧肌和股外侧肌在大腿前面的下部,分别位于股直肌的内、外侧。

(12)半腱肌腱、半膜肌腱:附于胫骨上端的内侧,构成腘窝的上内界,并在此可摸到其肌腱。

(13)股二头肌腱:为一粗索附于腓骨头,构成腘窝的上外界,在此处可摸到其肌腱。

(14)小腿三头肌:在小腿后面,可明显见到该肌膨隆的肌腹及跟腱。腓肠肌二个头则构成腘窝的下界。

(15)跟腱:在踝关节后方呈粗索状,向下止于跟骨后端。

(16)胫骨前肌肌腱:在用力勾脚尖时,在小腿下端前面、胫骨外侧,明显可见此肌腱。

第三节　全身主要动脉的体表投影

动脉是运送血液离开心的血管,从心室发出后,反复分支,越分越细,最后移行于毛细血管。本节主要是将全身主要动脉(图3-5)的体表投影进行总结。

(1)颈总动脉和颈外动脉(图3-4)体表投影:取下颌角与乳突尖连线的中点,由此点至胸锁关节引一连线,为这两条动脉的投影线。又以甲状软骨上缘为界,下方为颈总动脉,上方为颈外动脉的投影线。

(2)面动脉体表投影:咬肌下端前缘至眼内眦的连线。

(3)颞浅动脉体表投影:摸脉点在外耳道前方,颧弓后端可摸到搏动。

(4)锁骨下动脉体表投影:自胸锁关节到锁骨中点引一条凸向上的弧线,最高点在锁骨上1.2cm。

(5)腋动脉和肱动脉体表投影:上肢外展90°,手掌向上,由锁骨中点至肱骨内、外上髁中点稍下方引一线,为这两条动脉的投影线。背阔肌下缘以上为腋动脉,以下为肱动脉。

(6)桡动脉体表投影:自肱骨内、外上髁中点稍下方至桡骨茎突的连线。

(7)尺动脉体表投影:自肱骨内上髁至豌豆骨桡侧缘连一线,该线的下 2/3 段为尺动脉的下段。自肱骨内、外上髁中点稍下方,向内下方引一条线至上述连线的上、中 1/3 交接点,为尺动脉上段的投影。

(8)指掌侧固有动脉止血部位:在手指根部两侧压向指骨,可使手指止血。

(9)股动脉体表投影:大腿外展外旋,自腹股沟中点至股骨内侧髁上方连一线,该线的上 2/3 为股动脉的投影。

(10)腘动脉体表投影:在腘窝中点处。

(11)胫前动脉和足背动脉体表投影:自胫骨粗隆与腓骨头连线中点起,经足背内、外踝中点,至第 1 跖骨间隙近侧部连一线,此线在踝关节以上为胫前动脉,踝关节以下为足背动脉的投影。

(12)胫后动脉体表投影:自腘窝稍下方至内踝和跟结节中点的连线。

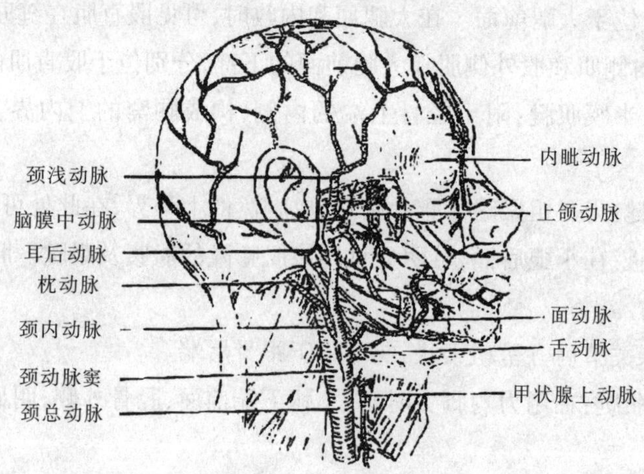

图 3-4 头颈部动脉

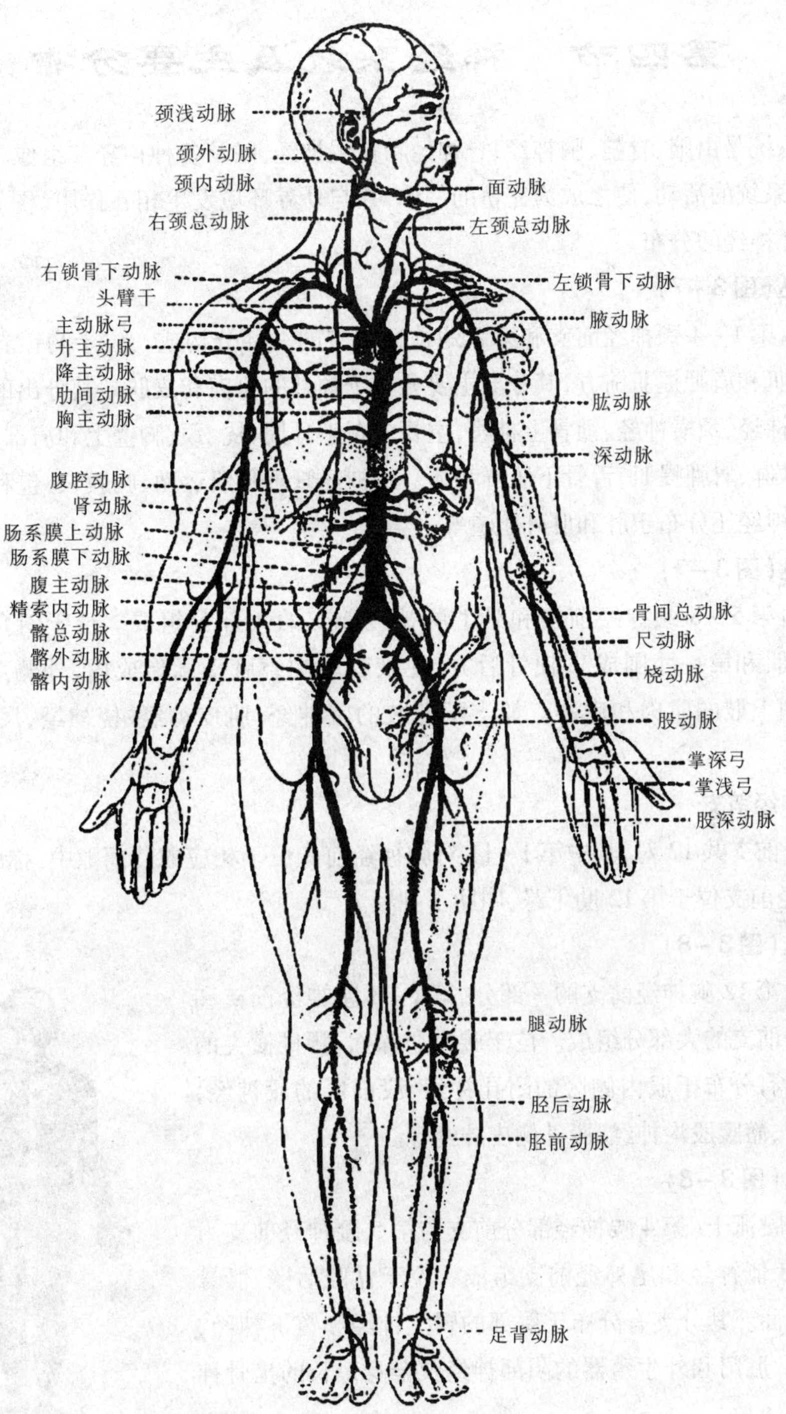
颈浅动脉
颈外动脉
颈内动脉
右颈总动脉
面动脉
左颈总动脉
右锁骨下动脉
头臂干
主动脉弓
升主动脉
降主动脉
肋间动脉
胸主动脉
左锁骨下动脉
腋动脉
肱动脉
深动脉
腹腔动脉
肾动脉
肠系膜上动脉
肠系膜下动脉
腹主动脉
精索内动脉
髂总动脉
髂外动脉
髂内动脉
骨间总动脉
尺动脉
桡动脉
股动脉
掌深弓
掌浅弓
股深动脉
腘动脉
胫后动脉
胫前动脉
足背动脉

图 3–5　全身动脉

第四节 神经系统及主要分布

神经系统是由脑、脊髓、脑神经、脊神经和自主神经，以及各种神经节组成。能协调体内各器官、各系统的活动，使之成为完整的一体，并与外界环境发生相互作用(图 3 - 6)。这里主要了解脊神经的分布。

1. 颈丛(图 3 - 7)

颈丛由第 1 ~ 4 颈神经前支和第 5 颈神经前支的一部分构成。位于胸锁乳突肌上部深面、中斜角肌和肩胛提肌前方，其分支主要分布于颈部的肌肉和皮肤。其分出的皮支有耳大神经、枕小神经、颈横神经、锁骨上神经，主要分布于耳周、枕、颈、胸壁上和肩部的皮肤，肌支支配颈深肌群、肩胛提肌、舌骨下肌群和膈。膈神经管理膈肌运动、胸膜、心包和膈下腹膜的感觉，右膈神经还分布于肝和肝外胆道等。

2. 臂丛(图 3 - 7)

臂丛由第 5 ~ 8 颈神经前支和第 1 胸神经前支的大部分组成。位于斜角肌间隙(由前、中斜角肌和第一肋围成)、锁骨后方，在腋腔内围绕腋动脉形成内、外侧束和后束，由束发分支到上肢的肌肉和皮肤。如支配上肢的腋神经、肌皮神经、桡神经、尺神经和正中神经等。

3. 胸神经前支

胸神经前支共 12 对，其中第 1 ~ 11 对胸神经前支位于相应的肋间隙中，称肋间神经；第 12 对胸神经前支位于第 12 肋下缘，叫肋下神经。

4. 腰丛(图 3 - 8)

腰丛由第 12 胸神经前支的一部分、第 1 ~ 3 腰神经前支和第 4 腰神经前支的大部分组成。位于腰大肌深面、腰椎横突的前方。主要有分布于股内侧区的闭孔神经、股前区的股神经，以及髂腹下、髂腹股沟神经、股外侧皮神经等。

5. 骶丛(图 3 - 8)

骶丛由腰骶干(第 4 腰神经部分前支与第 5 腰神经前支组成)、第 1 ~ 5 骶神经和尾神经前支组成。位于盆腔后壁、骶骨和梨状肌前面。其分支有分布于臀部的臀上神经和臀下神经，分布于会阴、肛门和外生殖器的阴部神经及全身最长的坐骨神经等。

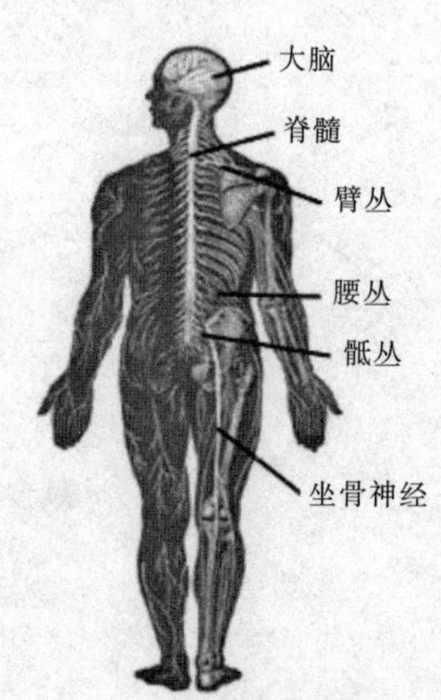

图 3-6 神经系统

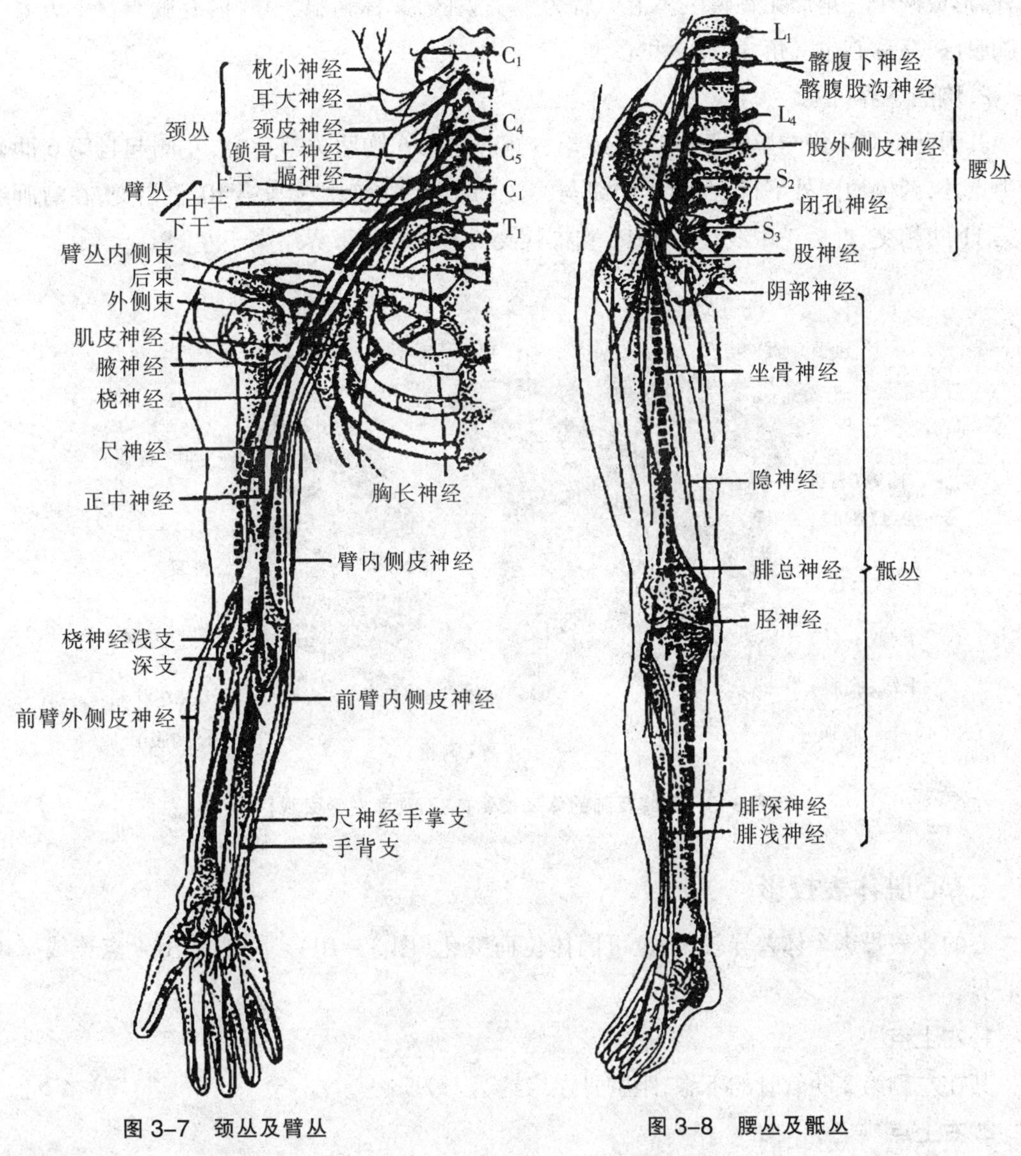

图 3-7　颈丛及臂丛　　　　图 3-8　腰丛及骶丛

第五节　常用脏器体表投影

一、胸膜边界

1. 胸膜前界

其为肋胸膜前缘与纵隔胸膜前缘的反折线。两侧起自锁骨内侧 1/3 上方 2～3cm 处，向内下方经胸锁关节后面至第 2 胸肋关节高度两侧靠拢，在中线偏左垂直向下，右侧直达第 6 胸肋关节移行为下界，左侧至第 4 胸肋关节高度略转向外部，在胸骨侧缘外侧 2～2.5cm 下行，达第 6 肋软骨中点处移行为下界。两侧胸膜前界在第 2～4 胸肋关节高度靠拢，向上、下分开,形成两个三角形无胸膜区。上方者为上胸膜区,又称胸腺三角,内有胸腺。下方者为下胸膜区,又称心包三角,内有心和心包。

2. 胸膜下界(图 3-9)

其为肋胸膜下缘与膈胸膜的反折线。右侧起自第 6 胸肋关节后方,左侧起自第 6 肋软骨中点处,两侧均向外下行,在锁骨中线与第 8 肋相交,在腋中线与第 10 肋相交,在肩胛线与第 11 肋相交,近后正中线处平第 12 胸椎棘突。右侧胸膜下界略高于左侧。

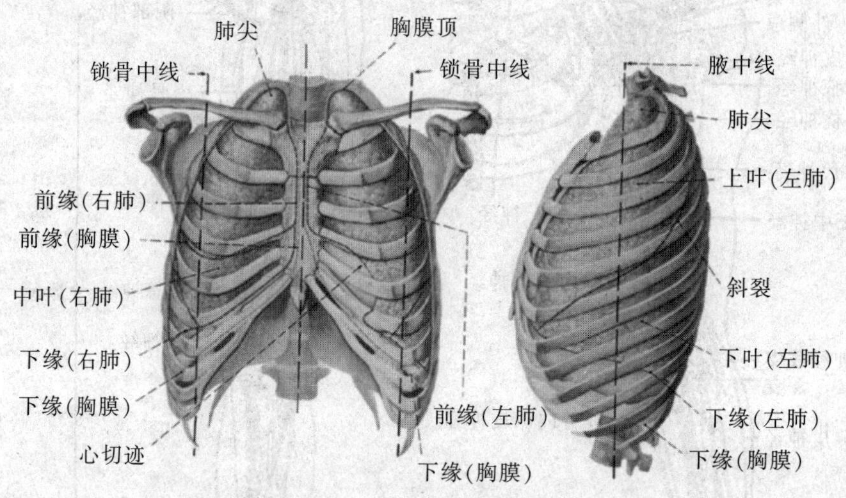

图 3-9 胸膜及肺的体表投影(前面观和左侧面观)

二、心脏体表投影

心的体表投影个体差异较大,也可因体位而变化(图 3-10)。一般采用 4 点连线来确定心界。

1. 左上点

其在左侧第 2 肋软骨的下缘,距胸骨左缘约为 1.2cm。

2. 右上点

其在右侧第 3 肋软骨的上缘,距胸骨右缘 1cm。

3. 左下点

即心尖的位置(心尖位于左侧第 5 肋间隙、锁骨中线内侧的 1~2cm 处)。

4. 右下点

其在右侧第 6 胸肋关节处。

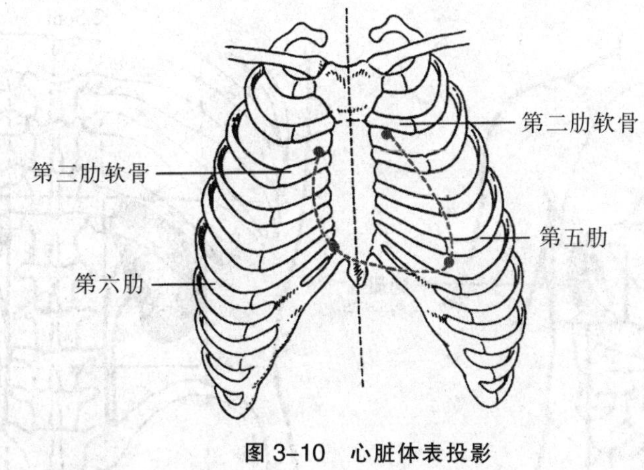

图 3-10　心脏体表投影

三、肝脏体表投影

肝上界在右锁骨中线第 5 肋骨，右腋中线平第 6 肋骨处；肝下界与肝前缘一致，起自肋弓最低点，沿右肋弓下缘左上行，至第 8、9 肋软骨结合处离开肋弓，斜向左上方，至前正中线，到左侧至肋弓与第 7、8 软骨之结合处（图 3－11）。

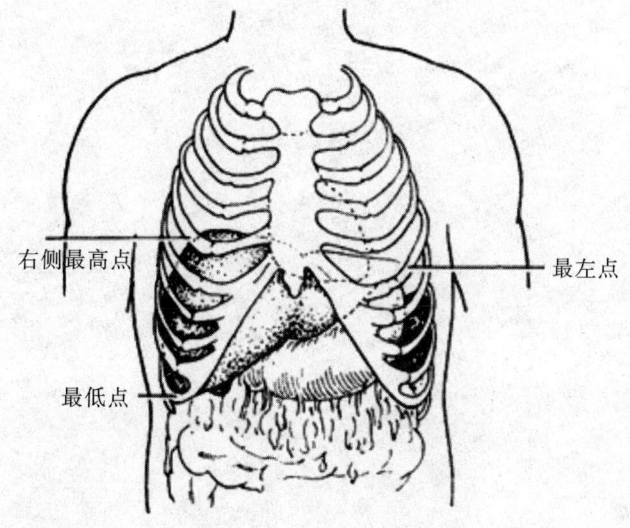

图 3-11　肝脏体表投影

四、脾的体表投影

左侧腋中线第 9 肋与第 11 肋间，长轴与第 10 肋平行（图 3－12）。

五、肾的体表投影

肾位于脊柱两侧，紧贴腹后壁，居腹膜后方。左肾上端平第 11 胸椎下缘，下端平第 2 腰椎下缘。右肾比左肾低半个椎体。左侧第 12 肋斜过左肾后面的中部，右侧第 12 肋斜过右肾后面的上部（图 3－13）。

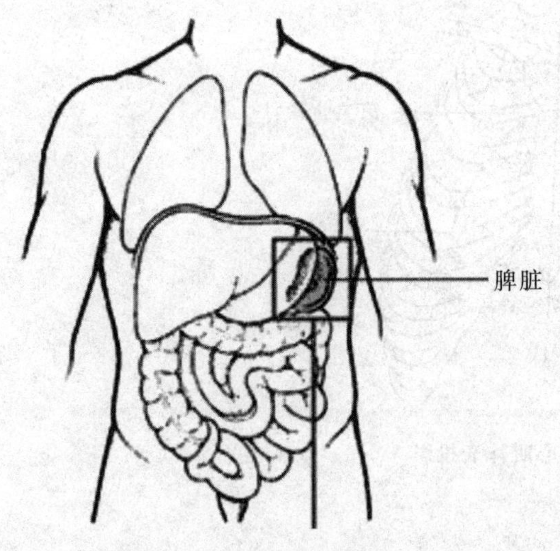

图 3-12　脾的体表投影

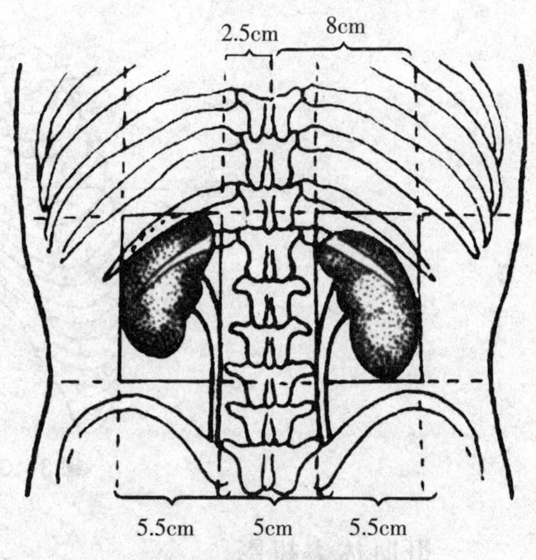

图 3-13　肾的体表投影

上篇二

针灸学理论篇

第四章 经络理论总论

第一节 经络概述

一、经络和经络理论的概念

经络是人体内运行气血的通道。经络概指经脉和络脉。“经”，有路径的含义，为直行的主干；“络”，有网络的含义，为侧行的分支。经脉以上下纵行为主，系经络的主体部分；络脉从经脉中分出侧行，系经络的细小部分。《灵枢·脉度》指出：“经脉为里，支而横者为络，络之别者为孙”。经络纵横交错，遍布全身，是人体重要组成部分。

经络系统由经脉与络脉相互联系、彼此衔接而构成。经络系统中有经气的活动。所谓经气，即经络之气，概指经络运行之气及其功能活动。经气活动的主要特点是循环流注、如环无端、昼夜不休。人体通过经气的运行，以调节全身各部的机能活动，从而使整个机体保持了协调和相对平衡。

经络学说是阐述人体经络系统的循行分布、生理功能、病理变化及其与脏腑相互关系的理论体系，对针灸临床实践具有重要的指导作用。

二、经络系统的组成

经络系统由经脉和络脉组成，其中经脉包括十二经脉、奇经八脉，以及附属于十二经脉的十二经别、十二经筋、十二皮部；络脉包括十五络脉和难以数计的浮络、孙络等。经络系统的组成见图4-1。

三、十二经脉

（一）十二经脉的名称与分布规律

十二经脉系指十二脏腑所属的经脉，是经络系统的主体，故又称为“正经”。

十二经脉的名称由手足、阴阳、脏腑三部分组成。首先用手、足将十二经脉分成手六经和足六经；凡属六脏及循于肢体内侧的经脉为阴经，属六腑及循于肢体外侧的经脉为阳经。根据阴阳消长变化的规律，阴阳又划分为三阴三阳，三阴为太阴、少阴、厥阴；三阳为阳明、太阳、少阳。按照上述命名规律，十二经脉的名称分别为手太阴肺经、手阳明大肠经、足阳明胃经、足太阴脾经、手少阴心经、手太阳小肠经、足太阳膀胱经、足少阴肾经、手厥阴心包经、手少阳三焦经、足少阳胆经、足厥阴肝经。

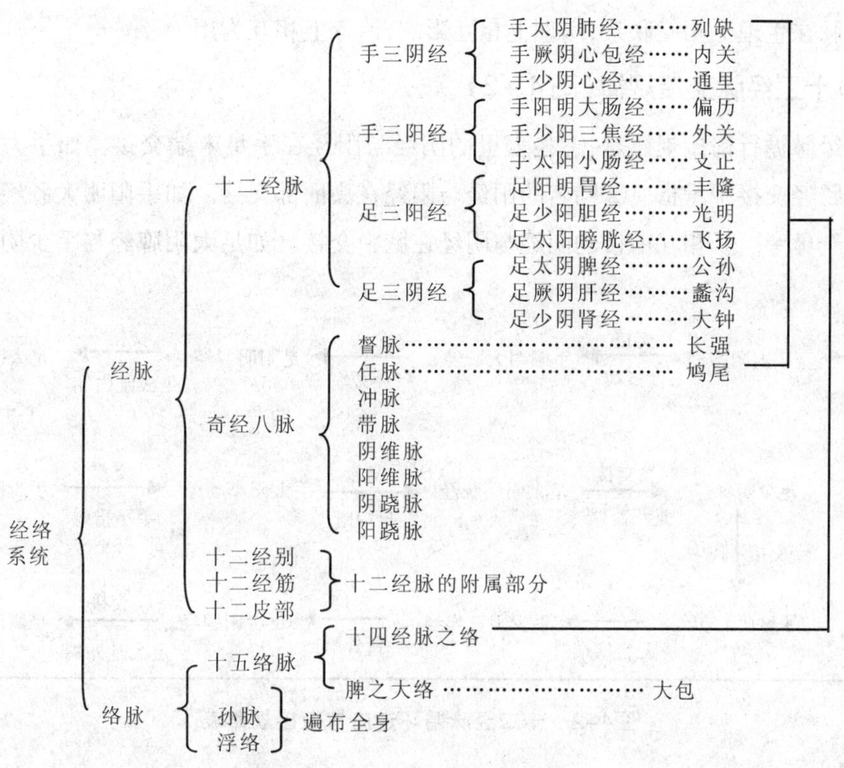

图4-1　经络系统组成（含络穴）

十二经脉左右对称地分布于头面、躯干和四肢，纵贯全身。与六脏相配属的六条阴经（六阴经），分布于四肢内侧和胸腹，上肢内侧为手三阴经，下肢内侧为足三阴经；与六腑相配属的六条阳经（六阳经），分布于四肢外侧和头面、躯干。上肢外侧为手三阳经，下肢外侧为足三阳经。十二经脉在四肢的分布呈现一定规律，具体表述如下：

按正立姿势，两臂下垂拇指向前的体位，将上下肢的内外侧分别分成前、中、后三个区线。手足阳经为阳明在前、少阳在中、太阳在后；手足阴经为太阴在前、厥阴在中、少阴在后。其中足三阴经在足内踝上 8 寸以下为厥阴在前、太阴在中、少阴在后，至内踝上 8 寸以上，太阴交出于厥阴之前。

（二）十二经脉体表循行走向规律

十二经脉的循行走向总的规律是：手三阴经从胸走手，手三阳经从手走头，足三阳经从头走足，足三阴经从足走腹胸。

（三）十二经脉表里络属关系

十二经脉在体内与脏腑相连属，并具有明确的属络表里关系。阴经属脏络腑；阳经属腑络脏；脏为阴主里，腑为阳主表，脏腑相表里。一经配一脏（腑），一脏配一腑，阴阳配对，这样就形成了脏腑阴阳经脉的属络表里关系。如手太阴肺经属肺络大肠，与手阳明大肠经相表里；手阳明大肠经属大肠络肺，与手太阴肺经相表里。具有属络关系的脏腑与经脉以及互为表里的经脉在生理上相互联系，病理上相互影响，治疗上相互为用。

（四）十二经脉交接规律（图4－2）

十二经脉循行衔接规律是：①相表里的阴经与阳经在手足末端交接。如手太阴肺经与手阳明大肠经交接于示指。②同名的阳经与阳经在头面部交接。如手阳明大肠经与足阳明胃经交接于鼻旁。③相互衔接的阴经与阴经在胸中交接。如足太阴脾经与手少阴心经交接于心中。

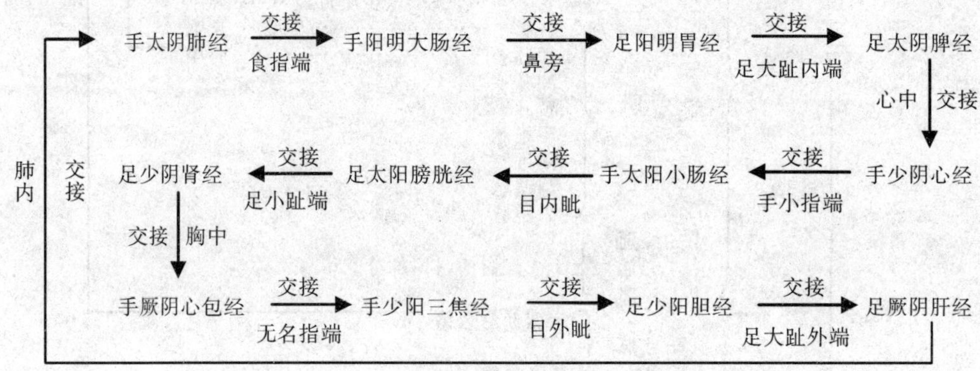

图4-2 十二经脉循环走向与衔接规律表

（五）十二经脉气血循环流注规律

十二经脉的气血流注从肺经开始逐经相传，至肝经而终，再由肝经复传于肺经，流注不已，从而构成了周而复始、如环无端的循环流注系统。十二经脉将气血周流全身，使人体不断地得到营养物质而维持各脏腑组织器官的功能活动。十二经脉的循环流注顺序见图4－3。

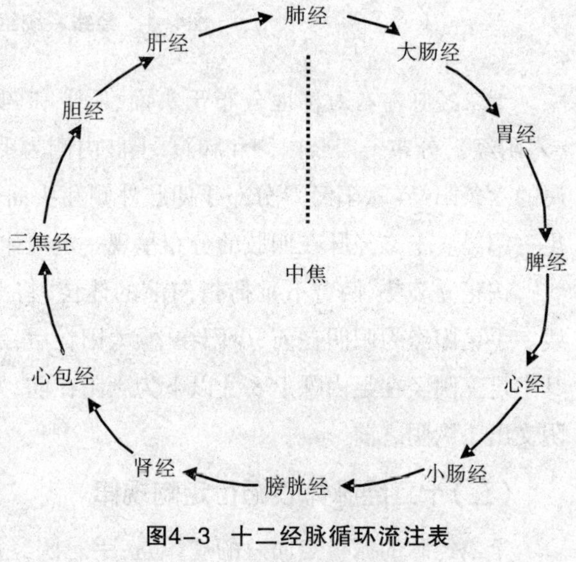

图4-3 十二经脉循环流注表

四、十五络脉

十二经脉和任、督二脉各自别出一络，加上脾之大络，总计15条，称为十五络脉。十二经脉的别络均从本经四肢肘膝关节以下的络穴分出，走向其相表里的经脉，即阴经别络于阳经，阳经别络于阴经。手太阴别络从列缺分出，别走手阳明；手少阴别络从通里分出，别走手太阳；手厥阴别络从内关分出，别走手少阳；手阳明别络从偏历分出，别走手太阴；手太阳别络从支正分出，别走手少阴；手少阳别络从外关分出，别走手厥阴；足阳明别络从丰隆分出，别走足太阴；足太阳别络从飞扬分出，别走足少阴；足少阳别络从光明分出，别走足厥阴；足太阴别络从公孙分出，别走足阳明；足少阴别络从大钟分出，别走足太阳；足厥阴别络从蠡沟分出，别走足少阳。任脉、督脉的别络以及脾之大络主要分布在头身部。任脉的别脉从鸠尾分出后散布于腹部；督脉的别络从长强分出后散布于头，左右别走足太阳经；脾之大络从大包分出后散布于胸胁。《灵枢·经脉》曰："凡此十五络者，实则必见，虚则必下，视之不见，求之上下，人经不同，络脉异所别也。"此外，还有从络脉分出的浮行于浅表部位的浮络和细小的孙络，分布极广，遍布全身。

四肢部的十二经别络，加强了十二经中表里两经的联系，沟通了表里两经的经气，补充了十二经脉循行的不足。躯干部的任脉别络、督脉别络和脾之大络，分别沟通了腹、背和全身经气，输布气血以濡养全身组织。

五、十二经别

十二经别是十二正经离、入、出、合的别行部分，是正经别行深入体腔的支脉。十二经别多从四肢肘膝关节以上的正经别出（离），经过躯干深入体腔与相关的脏腑联系（入），再浅出于体表上行头项部（出），在头项部，阳经经别合于本经的经脉，阴经经别合于其相表里的阳经经脉（合）。十二经别按阴阳表里关系汇合成六组，在头项部合于六阳经脉，故有"六合"之称。足太阳、足少阴经别从腘部分出，入走肾与膀胱，上出于项，合于足太阳膀胱经；足少阳、足厥阴经别从下肢分出，行至毛际，入走肝胆，上系于目，合于足少阳胆经；足阳明、足太阴经别从髀部分出，入走脾胃，上出鼻安 ，合于足阳明胃经；手太阳、手少阴经别从腋部分出，入走心与小肠，上出目内眦，合于手太阳小肠经；手少阳、手厥阴经别分别从所属正经分出，进入胸中，入走三焦，上出耳后，合于手少阳三焦经；手阳明、手太阴经别从所属正经分出，入走肺与大肠，上出缺盆，合于手阳明大肠经。

由于十二经别有离、入、出、合于表里之间的特点，不仅加强了十二经脉的内外联系，更加强了经脉所属络的脏腑在体腔深部的联系，补充了十二经脉在体内外循行的不足。由于十二经别通过表里相合的"六合"作用，使得十二经脉中的阴经与头部发生了联系，从而扩大了手足三阴经穴位的主治范围。如手足三阴经穴位之所以能主治头面和五官疾病，与阴经经别合于阳经而上头面的循行是分不开的。此外，由于十二经别加强了十二经脉与头面部的联系，故而突出了头面部经脉和穴位的重要性及其主治作用。

六、十二经筋

十二经筋是十二经脉之气输布于筋肉骨节的体系，是附属于十二经脉的筋肉系统。其循行分布均起始于四肢末端，结聚于关节骨骼部，走向躯干头面。十二经筋行于体表，不入内脏，有刚筋、柔筋之分。刚（阳）筋分布于项背和四肢外侧，以手足阳经经筋为主；柔（阴）经分布于胸腹和四肢内侧，以手足阴经经筋为主。足三阳经筋起于足趾，循股外上行结于页（面）；足三阴经筋起于足趾，循股内上行结于阴器（腹）；手三阳经筋起于手指，循臑外上行结于角（头）；手三阴经筋起于手指，循臑内上行结于贲（胸）。

经筋具有约束骨骼，屈伸关节，维持人体正常运动功能的作用。经筋为病，多为转筋、筋痛、痹证等,针灸治疗多局部取穴而泻之,如《灵枢·经筋》载:"治在燔针劫刺,以知为数,以痛为输"。

七、十二皮部

十二皮部是十二经脉功能活动反映于体表的部位,也是络脉之气散布之所在。十二皮部的分布区域是以十二经脉在体表的分布范围,即十二经脉在皮肤上的分属部分为依据而划分的,故《素问·皮部论篇》指出:"欲知皮部,以经脉为纪者,诸经皆然。"

由于十二皮部居于人体最外层,又与经络气血相通,故是机体的卫外屏障,起着保卫机体、抗御外邪和反映病证的作用。近现代临床常用的皮肤针、穴位敷贴法等,均以皮部理论为指导。

八、奇经八脉

奇经八脉,指别道奇行的经脉,有督脉、任脉、冲脉、带脉、阴维脉、阳维脉、阴跷脉、阳跷脉共八条,故称奇经八脉。

"奇"有"异"的意思,即奇特、奇异。奇经八脉与十二正经不同,不直接隶属于十二脏腑,也无表里配合关系,但与奇恒之腑(脑、髓、骨、脉、胆、女子胞)联系密切,故称"奇经",也称"别道奇行"的经脉。奇经八脉中的督脉、任脉、冲脉皆起于胞中,同出于会阴,称为"一源三歧"。督脉可调节全身阳经脉气,故称"阳脉之海";任脉可调节全身阴经脉气,故称"阴脉之海";冲脉可涵蓄调节十二经气血,故称"十二经之海",又称"血海"。

奇经八脉除带脉横向循行外,均为纵向循行,纵横交错地循行分布于十二经脉之间。奇经八脉的主要作用体现在两方面:其一,沟通了十二经脉之间的联系,将部位相近、功能相似的经脉联系起来,起到统摄有关经脉气血、协调阴阳的作用;其二,对十二经脉气血有着蓄积和渗灌的调节作用。若喻十二经脉如江河,奇经八脉则犹如湖泊。奇经八脉具体的循行分布和功能见表4-1。

表4-1 奇经八脉循行分布和功能

脉名	循行分布概况	功能
任脉	腹、胸、颏下正中,总任六阴经	调节全身阴经经气,故称"阴脉之海"
督脉	腰、背、头面正中,总督六阳经	调节全身阳经经气,故称"阳脉之海"
带脉	起于胁下,环腰一周,状如束带	约束纵行躯干的诸条经脉
冲脉	与足少阴经相并上行,环绕口唇,且与任、督、足阳明等有联系	涵蓄十二经气血,故称"十二经之海"或"血海"
阴维脉	小腿内侧,并足太阴、厥阴上行至咽喉合于任脉	调节六阴经经气
阳维脉	足跗外侧,并足少阳经上行,至项后会合于督脉	调节六阳经经气
阴跷脉	足跟内侧,伴足少阴等经上行,至目内眦与阳跷脉会合	调节肢体运动,司眼睑开合
阳跷脉	足跟外侧,伴足太阳等经上行,至目内眦与阴跷脉会合	

奇经八脉中的任脉和督脉,各有其所属的腧穴,故与十二经相提并论合称"十四经"。十

四经均具有一定的循行路线、病候和所属腧穴，是经络系统中的主要部分。

第二节　经络的作用和经络理论的临床应用

一、经络的作用

（一）联系脏腑、沟通内外

《灵枢·海论》指出："夫十二经脉者，内属于府藏，外络于肢节。"人体的五脏六腑、四肢百骸、五官九窍、皮肉筋骨等组织器官，之所以能保持相对的协调与统一，完成正常的生理活动，是依靠经络系统的联络沟通而实现的。经络中的经脉、经别与奇经八脉、十五络脉，纵横交错、入里出表、通上达下，联系人体各脏腑组织；经筋、皮部联系肢体筋肉皮肤；浮络和孙络联系人体各细微部分。这样，经络将人体形成了一个统一的有机整体。

经络的联络沟通作用，反映出经络具有传导功能。体表感受病邪和各种刺激，可传导于脏腑；脏腑的生理功能失常，亦可传导于体表。这些都是经络作用所为。

（二）运行气血、营养全身

《灵枢·本藏》指出："经脉者，所以行血气而营阴阳，濡筋骨，利关节者也。"气血是人体生命活动的物质基础，全身各组织器官只有得到气血的营养才能完成正常的生理功能。经络是人体气血运行的通道，能将营养物质输送到全身各组织脏器，使脏腑组织得以营养，筋骨得以濡润，关节得以通利。

（三）抗御病邪、保卫机体

营气行于脉中，卫气行于脉外。经络"行血气"而使营卫之气密布周身，在内和调于五脏、洒陈于六腑；在外抗御病邪，防止内侵。外邪侵犯人体由表及里，先从皮毛开始。卫气充实于络脉，络脉散布于全身、密布于皮部，当外邪侵犯机体时，卫气首当其冲发挥其抗御外邪、保卫机体的屏障作用。如《素问·缪刺论篇》所说："夫邪客于形也，必先舍于皮毛，留而不去，入舍于孙脉，留而不去，入舍于络脉，留而不去，入舍于经脉，内连五脏，散于肠胃。"

（四）传导感应，调整虚实

经络有感应刺激、传导信息的作用。当人体的某一部位受到刺激时，这个刺激就可沿着经脉传入人体内有关脏腑，使其发生相应的生理或病理变化。而这些变化，又可通过经络反应于体表。针刺中的"得气"就是经络感应、传导功能的具体体现。在皮部的腧穴或经脉线上施以针灸、推拿、激光、电脉冲等皆可通过经络内外联系，调整内在脏腑经络的虚实，达到通经活络、扶正祛邪的作用。

二、经络理论的临床应用

（一）说明病理变化

经络是人体通内达外的一个联络系统，在生理功能失调时，又是病邪传注的途径，具有反映病候的特点。如在某些疾病的病理过程中,常可在经络循行通路上出现明显的压痛,或结节、条索状等反应物,以及相应的部位皮肤色泽、形态、温度等变化。通过望色、循经触摸反应物和按压等,可推断疾病的病理状况。

(二)指导辨证归经

辨证归经,是指通过辨析患者的症状、体征以及相关部位发生的病理变化,以确定疾病所在的经脉。辨证归经在经络学说指导下进行。如头痛一证,痛在前额者多与阳明经有关,痛在两侧者多与少阳经有关,痛在后项者多与太阳经有关,痛在巅顶者多与督脉、足厥阴经有关。这是根据头部经脉分布特点辨证归经。临床上还可根据所出现的证候,结合其所联系的脏腑,进行辨证归经。如咳嗽、鼻流清涕、胸闷、或胸外上方、上肢内侧前缘疼痛等,与手太阴肺经有关;脘腹胀满、胁肋疼痛、食欲缺乏、嗳气吞酸等,与足阳明胃经和足厥阴肝经有关。

(三)指导针灸治疗

针灸治病是通过针刺和艾灸等刺激体表经络腧穴,以疏通经气,调节人体脏腑气血功能,从而达到治疗疾病的目的。腧穴的选取、针灸方法的选用是针灸治疗的两大关键,均依靠经络学说的指导。针灸临床通常根据经脉循行和主治特点进行循经取穴,如《四总穴歌》所载:“肚腹三里留,腰背委中求,头项寻列缺,面口合谷收”。就是循经取穴的具体体现。由于经络、脏腑与皮部有密切联系,故经络、脏腑的疾患可以用皮肤针叩刺皮部或皮内埋针进行治疗,如胃脘痛可用皮肤针叩刺中脘、胃俞穴,也可在该穴皮内埋针;经络瘀滞、气血痹阻,可以刺其络脉出血进行治疗,如目赤肿痛刺太阳穴出血,软组织挫伤在其损伤局部刺络拔罐等;经筋疾患,多因疾病在筋膜肌肉,表现为拘挛、强直、弛缓,可以“以痛为输”取其局部痛点或穴位进行针灸治疗。

第五章　腧穴理论总论

第一节　腧穴的分类

人体的腧穴大体上可归纳为十四经穴、奇穴、阿是穴三类。

(一)十四经穴

十四经穴是指具有固定的名称和位置,且归属于十二经和任脉、督脉的腧穴。这类腧穴具有主治本经和所属脏腑病证的共同作用,因此,归纳于十四经脉系统中,简称“经穴”。十四经穴共有361个,是腧穴的主要部分。

(二)奇穴

奇穴是指既有一定的名称,又有明确的位置,但尚未归入或不便归入十四经系统的腧穴。这类腧穴的主治范围比较单纯,多数对某些病证有特殊疗效,因而未归入十四经系统,故又称“经外奇穴”。历代对奇穴记载不一。目前,国家技术监督局批准发布的《经穴部位》,对48个奇穴的部位确定了统一的定位标准。

(三)阿是穴

阿是穴是指既无固定名称,亦无固定位置,而是以压痛点或其他反应点作为针灸施术部位的一类腧穴,又称“天应穴”“不定穴”“压痛点”等。唐代孙思邈《备急千金要方》载:“有阿是之法,言人有病痛,即令捏其上,若里当其处,不问孔穴,即得便快成痛处,即云阿是,灸刺皆验,故曰阿是穴也”。阿是穴无一定数目。

第二节　腧穴的主治特点

腧穴的主治特点主要表现在三个方面,即近治作用、远治作用和特殊作用。

(一)近治作用

近治作用,是指腧穴均具有治疗其所在部位局部及邻近组织、器官病证的作用。这是一切腧穴主治作用所具有的共同特点。如眼区及其周围的睛明、承泣、攒竹、瞳子髎等经穴均能治疗眼疾;胃脘部及其周围的中脘、建里、梁门等经穴均能治疗胃痛;膝关节及其周围的鹤顶、膝眼等奇穴均能治疗膝关节疼痛;阿是穴均可治疗所在部位局部的病痛等。

(二)远治作用

远治作用,是指腧穴具有治疗其远隔部位的脏腑、组织器官病证的作用。腧穴不仅能治疗局部病证,而且还有远治作用。十四经穴,尤其是十二经脉中位于四肢肘膝关节以下的经穴,远治作用尤为突出,如合谷穴不仅能治疗手部的局部病证,还能治疗本经脉所过处的颈部和头面部病证。奇穴也具有一定的远治作用,如二白治疗痔疾,胆囊穴治疗胆疾等。

(三)特殊作用

特殊作用,是指某些腧穴具有双向的良性调整作用和相对的特异治疗作用。所谓双向良性调整作用,是指同一腧穴对机体不同的病理状态,可以起到两种相反而有效的治疗作用。如腹泻时针天枢穴可止泻,便秘时针天枢穴可以通便;内关可治心动过缓,又可治疗心动过速;又如实验证明,针刺足三里穴既可使原来处于弛缓状态或处于较低兴奋状态的胃运动加强,又可使原来处于紧张或收缩亢进的胃运动减弱。此外,腧穴的治疗作用还具有相对的特异性,如大椎穴退热,至阴穴矫正胎位,阑尾穴治疗阑尾炎等。

第三节 特定穴

十四经穴中,有一部分腧穴被称之为“特定穴”,它们除具有经穴的共同主治特点外,还有其特殊的性能和治疗作用。特定穴是针灸临床最常用的经穴,掌握特定穴的有关知识,对针灸临床选穴具有重要的指导意义。

一、特定穴的意义

十四经中具有特殊性能和治疗作用,并有特定称号的经穴,称为特定穴。根据其不同的分布特点、含义和治疗作用,将特定穴分为“五输穴”“原穴”“络穴”“郄穴”“下合穴”“背俞穴”“募穴”“八会穴”“八脉交会穴”和“交会穴”等十类。

二、特定穴的分类和特点

(一)五输穴

十二经脉中的每一经脉分布在肘、膝关节以下的五个特定腧穴,即“井、荥、输、经、合”穴,称“五输穴”,简称“五输”。古人把十二经脉气血在经脉中的运行比作自然界之水流,认为具有由小到大、由浅入深的特点,并将“井、荥、输、经、合”五个名称分别冠之于五个特定穴,即组成了五输穴。五输穴从四肢末端向肘膝方向依次排列。“井”,意为谷井,喻山谷之泉,是水之源头;井穴分布在指或趾末端,其经气初出。“荥”,意为小水,喻刚出的泉水微流;荥穴分布于掌指或跖趾关节之前,为经气开始流动。“输”,有输注之意,喻水流由小到大,由浅渐深;输穴分布于掌指或跖趾关节之后,其经气渐盛。“经”,意为水流宽大通畅;经穴多位于腕、踝关节以上之前臂、胫部,其经气盛大流行。“合”,有汇合之意,喻江河之水汇合入海;合穴位于肘膝关节附近,其经气充盛且入合于脏腑。《灵枢·九针十二原》指出:“所出为井，所溜为荥，所注为输，所行为经，所入为合"，是对五输穴经气流注特点的概括。五输穴与五行相配，故又有"五行输"之称。

（二）原穴、络穴

十二脏腑原气输注、经过和留止于十二经脉的部位，称为原穴，又称"十二原"。"原"含本原、原气之意，是人体生命活动的原动力，为十二经之根本。十二原穴多分布于腕踝关节附近。阴经之原穴与五输穴中的输穴同穴名，同部位，实为一穴，即所谓"阴经以输为原""阴经之输并于原"。阳经之原穴位于五输穴中的输穴之后，即另置一原。

十五络脉从经脉分出处各有一腧穴，称之为络穴，又称"十五络穴"。"络"，有联络、散布之意。十二经脉各有一络脉分出，故各有一络穴。十二经脉的络穴位于四肢肘膝关节以下；任脉络穴鸠尾位于上腹部；督脉络穴长强位于尾骶部；脾之大络大包穴位于胸胁部。

（三）郄穴

十二经脉和奇经八脉中的阴跷、阳跷、阴维、阳维脉之经气深聚的部位，称为"郄穴"。"郄"有空隙之意。郄穴共有十六个，除胃经的梁丘之外，都分布于四肢肘膝关节以下。

（四）背俞穴、募穴

脏腑之气输注于背腰部的腧穴，称为"背俞穴"，又称为"俞穴"。"俞"，有转输、输注之意。六脏六腑各有一背俞穴，共十二个。俞穴均位于背腰部足太阳膀胱经第一侧线上，大体依脏腑位置的高低而上下排列，并分别冠以脏腑之名。

脏腑之气汇聚于胸腹部的腧穴，称为"募穴"，又称为"腹募穴"。"募"，有聚集、汇合之意。六脏六腑各有一募穴，共十二个。募穴均位于胸腹部有关经脉上，其位置与其相关脏腑所处部位相近。

（五）下合穴

六腑之气下合于足三阳经的腧穴，称为"下合穴"，又称"六腑下合穴"。下合穴共有六个，其中胃、胆、膀胱的下合穴位于本经，大肠、小肠的下合穴同位于胃经，三焦的下合穴位于膀胱经。

（六）八会穴

指脏、腑、气、血、筋、脉、骨、髓等精气聚会的八个腧穴，称为八会穴。八会穴分散在躯干部和四肢部，其中脏、腑、气、血、骨之会穴位于躯干部；筋、脉、髓之会穴位于四肢部。

（七）八脉交会穴

十二经脉与奇经八脉相通的八个腧穴，称为"八脉交会穴"，又称"交经八穴"。八脉交会穴均位于腕踝部的上下。

（八）交会穴

两经或数经相交会的腧穴，称为"交会穴"。交会穴多分布于头面、躯干部。

第四节 腧穴的定位方法

取穴是否准确,直接影响针灸的疗效。因此,针灸治疗强调准确取穴。《灵枢·邪气脏腑病形》指出:“刺此者,必中气穴,无中肉节。”《备急千金要方》亦载:“灸时孔穴不正,无益于事,徒破好肉耳”。为了准确取穴,必须掌握好腧穴的定位方法。常用的腧穴定位方法有以下四种:

一、骨度分寸定位法

骨度分寸定位法,是指主要以骨节为标志,将两骨节之间的长度折量为一定的分寸,用以确定腧穴位置的方法。不论男女、老少、高矮、胖瘦,均可按一定的骨度分寸在其自身测量。现时采用的骨度分寸是以《灵枢·骨度》所规定的人体各部的分寸为基础,结合历代医家创用的折量分寸而确定的。常用骨度折量寸表见表5-1。

表5-1 常用骨度折量寸表

部位	起止点	折量寸	度量法	说明
头面部	前发际正中至后发际正中	12	直寸	用于确定头部经穴的纵向距离
	眉间(印堂)至前发际正中	3	直寸	
	第7颈椎棘突下(大椎)至后发际正中	3	直寸	用于确定前或后发际及其头部经穴的纵向距离
	眉间(印堂)至第7颈椎棘突下(大椎)	18	直寸	
	前两额发角(头维)之间	9	横寸	用于确定头前部经穴的横向距离
	耳后两乳突(完骨)之间	9	横寸	用于确定头后部经穴的横向距离
胸腹肋部	胸骨上窝(天突)至胸剑联合中点(歧骨)	9	直寸	用于确定胸部任脉经穴的纵向距离
	胸剑联合中点(歧骨)至脐中	8	直寸	用于确定上腹部经穴的纵向距离
	脐中至耻骨联合上缘(曲骨)	5	直寸	用于确定下腹部经穴的纵向距离
	两乳头之间	8	横寸	用于确定胸腹部经穴的横向距离
	腋窝顶点至第11肋游离端(章门)	12	直寸	用于确定胁肋部经穴的纵向距离
背腰部	肩胛骨内缘(近脊柱侧点)至后正中线	3	横寸	用于确定背腰部经穴的横向距离
	肩峰缘至后正中线	8	横寸	用于确定肩背部经穴的横向距离
上肢部	腋前、后纹头至肘横纹(平肘尖)	9	直寸	用于确定上臂部经穴的纵向距离
	肘横纹(平肘尖)至腕掌(背)侧横纹	12	直寸	用于确定前臂部经穴的纵向距离
下肢部	耻骨联合上缘至股骨内上髁上缘	18	直寸	用于确定下肢内侧足三阴经穴的纵向距离
	胫骨内侧髁下方至内踝尖	13	直寸	
	股骨大转子至腘横纹	19	直寸	用于确定下肢外后侧足三阳经穴的纵向距离(臀沟至腘横纹相当14寸)
	腘横纹至外踝尖	16	直寸	用于确定下肢外后侧足三阳经穴的纵向距离

二、体表解剖标志定位法

体表解剖标志定位法，是以人体解剖学的各种体表标志为依据来确定腧穴位置的方法，俗称自然标志定位法。可分为固定的标志和活动的标志两种。

1. 固定的标志

其是指各部位由骨节和肌肉所形成的突起、凹陷、五官轮廓、发际、指（趾）甲、乳头、肚脐等，是在自然姿势下可见的标志。可以借助这些标志确定腧穴的位置。如腓骨小头前下方1寸定阳陵泉；足内踝尖上3寸，胫骨内侧缘后方定三阴交；眉头定攒竹；脐中旁开2寸定天枢等。

2. 活动的标志

其是指各部的关节、肌肉、肌腱、皮肤随着活动而出现的空隙、凹陷、皱纹、尖端等，是在活动姿势下才会出现的标志。据此亦可确定腧穴的位置。如在耳屏与下颌关节之间微张口呈凹陷处取听宫；下颌角前上方约一横指当咀嚼时咬肌隆起，按之凹陷处取颊车等。

三、手指同身寸定位法

手指同身寸定位法，是指依据患者本人手指所规定的分寸来量取腧穴的定位方法，又称“指寸法”。常用的手指同身寸有以下3种：

1. 中指同身寸

是以患者中指中节桡侧两端纹头（拇、中指屈曲成环形）之间的距离作为1寸。

2. 拇指同身寸

是以患者拇指的指间关节的宽度作为1寸。

3. 横指同身寸

是令患者将食指、中指、无名指和小指并拢，以中指中节横纹为标准，其四指的宽度作为3寸。四指相并名曰“一夫”；用横指同身寸量取腧穴，又名“一夫法”。

四、简便定位法

简便定位法是临床中一种简便易行的腧穴定位方法。如立正姿势，手臂自然下垂，其中指端在下肢所触及处为风市；两手虎口自然平直交叉，一手食指压在另一手腕后，高骨的上方，其食指尽端到达处取列缺等。此法是一种辅助取穴方法。

第六章 经络腧穴各论

十二经脉和奇经八脉中的任脉、督脉都有一定的循行路线，均有其所属腧穴，简称“十四经”。经脉的循行分布与该经病候和腧穴的主治有内在的联系。熟悉经脉的体表循行路线及其在体内与脏器组织的联系，有助于理解、掌握各经病候和所属腧穴的主治范围及特点。

腧穴是针灸治疗疾病的特殊部位。在362个经穴中，约1/3的穴位是临床常用穴（在每一条经脉的腧穴总图上以“·”标出），不但需要掌握其定位和主治，同时应熟悉其操作方法。根据国家标准《腧穴名称与定位》，结合针灸临床实际，本书选编了40个经外奇穴。

第一节 手太阴肺经

一、经脉循行

【原文】

《灵枢·经脉》：肺手太阴之脉，起于中焦，下络大肠，还循胃口①，上膈属肺。从肺系②，横出腋下，下循臑③内，行少阴④、心主⑤之前，下肘中，循臂内上骨⑥下廉，入寸口，上鱼，循鱼际，出大指之端。

其支者：从腕后，直出次指内廉，出其端。

词解：①胃口：指胃之上口，贲门部。②肺系：喉咙，兼指气管。③臑：臑音闹，指上臂。④少阴：此处指手少阴心经。⑤心主：指手厥阴心包经。⑥上骨：指桡骨。

手太阴肺经主要联系肺、胃、大肠、气管、喉咙、鼻、皮毛等组织器官。手太阴肺经循环示意图见表6-1。

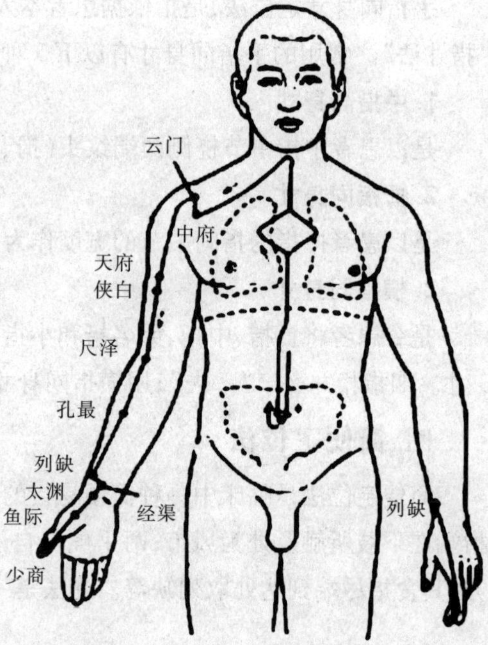

图6-1 手太阴肺经脉循行示意图

（一）经脉病候

【原文】

《灵枢·经脉》：是动则病①，肺胀满，膨膨而喘咳，缺盆中痛②，甚则交两手而瞀③，此为臂厥④。是主肺所生病者⑤：咳，上气，喘喝⑥，烦心，胸满，臑臂内前廉痛厥，掌中热。气盛⑦有余，则肩背痛，风寒汗出中风，小便数而欠⑧；气虚⑨则肩背痛、寒，少气不足以息，溺色变⑩。

词解：[①]是动则病：张景岳《类经》注："动言变也，变则变常而为病也。"指这一经脉发生异常变化就可能出现有关病症。[②]缺盆：指锁骨上窝部。缺盆中，包括喉咙部分。[③]瞀：音茂。指心胸闷乱，视力模糊而言。[④]臂厥：指前臂经脉所过发生气血阻逆的病证。[⑤]是主肺所生病者：指这一经脉（腧穴）能主治有关肺方面所发生的病症。[⑥]喘喝：气喘声粗。"喝"或误作"渴"。[⑦]气盛：指实证、阳证，与气虚相对而言。[⑧]欠：指呵气。《太素》杨上善注："阴阳之气，上下相引，故多欠也。"有作小便量少解，不确切。此处属实证，当是指张口出气。[⑨]气虚：指虚证、阴证，与气盛相对而言。[⑩]溺色变：溺，读作尿。小便颜色异常。

（二）腧穴歌诀

手太阴肺十一穴，中府云门天府诀。

侠白尺泽孔最存，列缺经渠太渊涉。

鱼际少商如韭叶，左右二十二孔穴。

（三）本经腧穴（11 穴）

1. 中府＊（Zhōngfǔ，LU 1）肺之募穴

【穴名释解】中，指中气，即天地之气；又指中焦、胸中与中间。府，指府库。中府，意为天地之气在胸中储积之处。对人身上中下三部之气血，俱有调摄之功。

【定位】在胸外上方，前正中线旁开 6 寸，平第一肋间隙处。

【主治】临床常用于治疗：①咳嗽，气喘，胸满痛；②肩背痛。

【操作】向外斜刺或平刺 0.5～0.8 寸，不可向内深刺，以免伤及肺脏，引起气胸。

2. 云门（Yúnmén，LU 2）

【穴名释解】云，指天地合气，又象征肺中的脉络。门，出入通达之处。云门，指此处为天地之气升降之门户，而肺脉之蔓延罗络，又有云气之象也。

【定位】在胸外侧部，肩胛骨喙突上方，前正中线旁开 6 寸，锁骨下窝凹陷处。

3. 天府（Tianfǔ，LU 3）

【穴名释解】天，指天气与人体的上部。天府，地理名，星座名，两乳名，又为高深之意。喻为有收藏天气的职责和为高深富庶之处，且与其取穴法有关，穴与男子乳头高下相当。

【定位】肱二头肌桡侧缘，腋前纹头下 3 寸处。

4. 侠白（Xiábái，LU 4）

【穴名释解】侠，通挟，通夹。白，指肺及白色。谓其挟于肺之两侧上臂之白肉际也。

【定位】肱二头肌桡侧缘，腋前纹头下 4 寸，或肘横纹上 5 寸处。

5. 尺泽＊（Chizé，LU 5）合穴

【穴名释解】尺，指长度。泽，沼泽，又宫名。言其居于尺部形如沼泽之处也。

【定位】在肘横纹中，肱二头肌腱桡侧凹陷处。

【主治】临床常用于治疗：①咳嗽，气喘，咯血，咽喉肿痛；②上肢痛。

【操作】直刺 0.8～1.2 寸，或点刺出血，尤其用于治疗急性咽喉肿痛及急性吐泻、中暑、小儿惊风等。

6. 孔最＊（Kǒngzuì, LU 6）郄穴

【穴名释解】孔，指孔穴，孔窍。最，为最要，最甚。意为此乃本经中最重要之穴，乃本经中经气最旺之处。

【定位】尺泽穴与太渊穴连线上，腕横纹上 7 寸处。

【主治】临床常用于治疗：①发热无汗；②咯血，咳嗽，气喘，咽喉肿痛。

【操作】直刺 0.5 ~1 寸。

7. 列缺＊（Lìeqūe, LU 7）络穴；八脉交会穴（通于任脉）

【穴名释解】列，指陈列，裂开。缺，指缺口，空隙。古称闪电为列缺。穴在腕上之裂隙与衣袖之边缘处，针下之气常如闪电也。天气之列缺，可与足阳明经地气之丰隆相呼应。

【定位】桡骨茎突上方，腕横纹上 1.5 寸，当肱桡肌与拇长展肌腱之间。简便取穴法：两手虎口自然平直交叉，一手食指按在另一手桡骨茎突上，指尖下凹陷中是穴。

【主治】临床常用于治疗：①咳嗽，气喘；②头痛，齿痛，项强，口眼歪斜等头项疾患。

【操作】向上斜刺 0.5 ~0.8 寸。

8. 经渠＊（Jīngqú, LU 8）

【穴名释解】经，指经脉、经气与经过。渠，是水沟和水所流通之处。指该穴为经脉与经气交会流通之渠道。

【定位】桡骨茎突与桡动脉之间凹陷处，腕横纹上 1 寸。

9. 太渊＊（Tàiyuān, LU 9）输穴；原穴；八会穴之脉会

【穴名释解】太，高大与尊贵之意。渊，深水，深潭。又鼓声名渊，弓之弯曲处亦名渊。太渊，口中津液名。言经气深如潭水；泽润周身，效同桴鼓，而居于弯曲如弓之处也，为诸脉之会。经气犹如潭水之深不可测也。

【定位】在掌后腕横纹桡侧，桡动脉的桡侧凹陷中。

【主治】临床常用于治疗：①咳嗽，气喘，咯血；②咽喉肿痛；③手腕痛或无力。

【操作】避开桡动脉，直刺 0.3 ~0.5 寸。

10. 鱼际＊（Yújì, LU 10）荥穴

【穴名释解】鱼，指拇掌肌肉的形状。际，边际。谓穴在鱼形肌肉之边际也，以邻近而得名。

【定位】第 1 掌骨中点，赤白肉际处。

【主治】临床常用于治疗：①咳嗽，咯血；②咽干，咽喉肿痛；③乳痈。

【操作】直刺 0.5 ~0.8 寸。治小儿疳积可用割治法。

11. 少商＊（Shàoshāng, LU 11）井穴

【穴名释解】少，幼小，微小之意。商，五音，属金，属肺。少商，是商的高音。言为金气所止或为金气初生之处也。

【定位】拇指桡侧指甲角旁 0.1 寸。

【主治】临床常用于治疗：①咽喉肿痛，咳嗽，气喘；鼻出血；②高热神昏，小儿惊风，癫狂。

【操作】浅刺 0.1 寸，或点刺出血。

第二节 手阳明大肠经

一、经脉循行

【原文】

《灵枢·经脉》:大肠手阳明之脉,起于大指次指之端,循指上廉,出合谷两骨[①]之间,上入两筋[②]之中,循臂上廉,入肘外廉,上臑外前廉,上肩,出髃骨[③]之前廉,上出于柱骨之会上[④],下入缺盆,络肺,下膈,属大肠。

其支者:从缺盆上颈,贯颊,入下齿中;还出挟口,交人中——左之右、右之左,上挟鼻孔。

词解:[①]合谷两骨:指第一、第二掌骨。[②]两筋:指拇长伸肌腱、拇短伸肌腱的过腕关节处。[③]髃骨:髃读作隅,角的意思,此指肩峰部。[④]柱骨之会上:"柱骨"意指颈椎;"会上"指大椎。

手阳明大肠经属大肠,络肺,并与鼻、下齿有联系。手阳明大肠经脉循环示意图见图6-2。

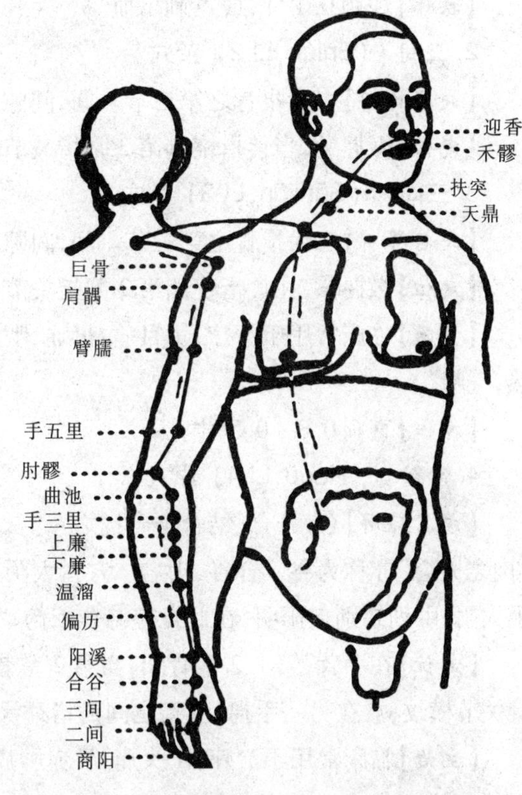

图6-2 手阳明大肠经脉循行示意图

二、经脉病候

【原文】

《灵枢·经脉》:是动则病:齿痛,颈肿。是主津[①]所生病者:目黄,口干,鼽衄[②],喉痹[③],肩前髃痛,大指次指痛不用。气有余,则当脉所过者[④]热肿;虚,则寒栗不复[⑤]。

词解:[①]津:此后原有"液"字,《太素》《脉经》等无。即手阳明大肠经"主"津,手太阳小肠经主"液"。[②]鼽衄:鼽,音求,"为鼻流清涕"。衄,指鼻出血。[③]喉痹:指咽喉肿痛,壅闭不通的病证。面赤,腮肿,甚则颈外漫肿,汤水难咽,语言不出。[④]脉所过者:指本经脉所过之处。[⑤]寒栗不复:发寒抖战,难以回温。

三、腧穴歌诀

手阳明穴起商阳,二间三间合谷藏。阳溪偏历温溜长,上廉下廉手三里。

曲池肘髎五里近,臂臑肩髃巨骨当。天鼎扶突禾髎接,鼻旁五分号迎香。

四、本经腧穴(20穴)

1. 商阳*(Shángyáng,LI 1)井穴

【穴名释解】商同上,阳,指阳金。意为此乃阳金脉气所生之处。肺为阴金,大肠为阳金,

肺经由列缺分出一支走向食指端，阴金至此已转化为阳金矣。

【定位】食指桡侧指甲角旁0.1寸。

【主治】临床常用于治疗：①咽喉肿痛，齿痛，耳鸣，耳聋；②发热无汗，神昏。

【操作】浅刺0.1寸，或点刺出血。

2. 二间＊（Erjián，LI 2）荥穴

【穴名释解】二为指骨之第二节。间，间隙，孔窍。二间为次指第二指骨后方之间隙。

【定位】微握拳，当食指桡侧第2掌指关节前凹陷中。

3. 三间＊（Sānjiān，LI 3）输穴

【穴名释解】三为指骨之第三节。间，间隙，孔窍。三间为次指第三指骨后方之间隙。

【定位】微握拳，在食指桡侧第2掌指关节后凹陷处。

【主治】临床常用于治疗：①目痛，齿痛，咽喉肿痛；②肩痛，手背及手指肿痛；③胸满，发热，气喘。

【操作】直刺0.3～0.5寸。

4. 合谷＊（Hégǔ，LI 4）原穴

【穴名释解】合，开合、结合与合拢之意。谷，山洼无水之地，又肌肉之结合处即古之所谓"肉之大会"亦称为谷。合谷，山名。穴在太阴与阳明结合处。开则如谷，合则如山也。更兼手太阴，由列缺别走阳明，在此自应结合依傍。

【定位】在手背，第1、2掌骨间，当第2掌骨桡侧的中点处。简便取穴：以一手的拇指指骨关节横纹，放在另一手拇、食指之间的指蹼缘上，当拇指尖下是穴。又名虎口。

【主治】临床常用于治疗：①头痛，目赤肿痛，鼻出血，齿痛，口眼歪斜，耳聋等头面五官诸疾；②中风失语，上肢不遂；③恶寒发热，无汗，多汗；④痛经，闭经，难产。

【操作】直刺0.5～1寸，针刺时手呈半握拳状。孕妇不宜针。

5. 阳溪＊（Yángxī，LI 5）经穴

【穴名释解】阳，指阳经与手背部。溪，是山洼流水之沟；又筋膜之连接处，即古之所谓"肉之小会"。泛指阳经阳部之凹陷处也。

【定位】腕背横纹桡侧，当拇短伸肌腱与拇长伸肌腱之间的凹陷中。

6. 偏历＊（Piānlì，LI 6）络穴

【穴名释解】偏，指侧旁与倾斜。历，指行走与经过。言经穴皆位于前臂之偏旁，并从此分出旁支、斜络于太阴也。杨上善曰："手阳明经上偏出此络，经历手臂，别走太阴，故曰偏历也。"

【定位】屈肘，在阳溪穴与曲池穴连线上，腕横纹上3寸处。

【主治】临床常用于治疗：①耳鸣，鼻出血等五官疾患；②疔疮；③水肿。

【操作】直刺或斜刺0.5～0.8寸。

7. 温溜（Wēnliū，LI 7）郄穴

【穴名释解】温，温暖。溜，通流，通留。功能温经发汗，又为袖手取暖留止之处。此穴具

有温经发汗、疏风散寒之功。袖手取暖在此亦常留而不去也。

【定位】屈肘，在阳溪穴与曲池穴连线上，腕横纹上5寸处。

8. 下廉（Xiàlián，LI 8）

【穴名释解】上、下，指高低，前后。廉，指边缘，棱隅，偪仄。穴在前臂边缘有棱隅之偪仄处也。廉者，前臂上段偪仄，隆起之象也。

【定位】在阳溪穴与曲池穴连线上，肘横纹下4寸处。

9. 上廉（Shànglián，LI 9）

【穴名释解】上、下，指高低，前后。廉，指边缘，棱隅，偪仄。穴在前臂边缘有棱隅之偪仄处也。廉者，前臂上段偪仄，隆起之象也。

【定位】在阳溪穴与曲池穴连线上，肘横纹下3寸处

10. 手三里 *（Shǒusānlǐ，LI 10）

【穴名释解】手，指上肢。三里，指长度及人身上中下三部之里，以其与肘部距离长度及通乎三焦之里而言。穴约在肘下三寸，与足阳明之三里上下相应，对三焦在里诸病无所不包。

【定位】在阳溪穴与曲池穴连线上，肘横纹下2寸处。

【主治】临床常用于治疗：①肘臂痛或不遂，肩背痛；③齿痛。

【操作】直刺0.8～1.2寸。

11. 曲池 *（Qūchí，LI 11）合穴

【穴名释解】曲，弯曲。池，水之停聚处。曲池，地名。穴在肘臂屈曲时肘横纹端凹陷如池之处也。必须屈肘取穴，凹陷方显。经气至此，有如水之入池。

【定位】屈肘成直角，在肘横纹外侧端与肱骨外上髁连线中点。

【主治】临床常用于治疗：①手臂痛，上肢不遂；②热病，狂，痫；③咽喉肿痛，齿痛，目疾；④瘾疹，湿疹，瘰疬。

【操作】直刺0.5～1寸。

12. 肘髎（Zhǒuliáo，LI 12）

【穴名释解】肘，肱与前臂之间的关节部分。髎，亦作窌，窟也，深空之貌，是邻近骨部的缝隙。泛指穴为肘部之深孔。

【定位】屈肘，曲池穴外上方1寸，当肱骨边缘处。

13. 手五里（Shōuwǔlǐ，LI 13）

【穴名释解】手，指上肢。五里，指长度及人身五脏之里。以其与肘部的距离长度较远，及通乎五脏之里而言。与手三里同义。五里与五脏有关。

【定位】在曲池穴与肩髃穴连线上，曲池穴上3寸处。

14. 臂臑（Bìnào，LI 14）

【穴名释解】臂，上肢之统称。臑，肩下方之肌肉。指穴在臂之臑部而言。穴当三角肌隆起处之端，故直接以臂臑名之。

【定位】在曲池穴与肩髃穴连线上,曲池穴上7寸,三角肌止点处。

15. 肩髃＊ (Jiānyú, LI 15)

【穴名释解】肩,项下的部位。髃,同隅,角也。指穴当肩头三隅角也。

【定位】肩峰端下缘,当肩峰与肱骨大结节之间,三角肌上部中央。臂外展或平举时,肩部出现两个凹陷,当肩峰前下方凹陷处。

【主治】临床常用于治疗:①肩臂痛,上肢不遂;②风疹。

【操作】直刺或向下斜刺0.8~1.5寸。肩周炎宜向肩关节直刺,上肢不遂宜向三角肌方向斜刺。

16. 巨骨 (Jùgǔ, LI 16)

【穴名释解】巨,大也。巨骨,即大骨之意。巨骨,古解剖名,穴在肩部之大骨相邻。穴在锁骨与肩胛之间。既属骨穴同名,亦为泛指肩部之大骨而言。

【定位】在锁骨肩峰端与肩胛冈之间凹陷处。

17. 天鼎 (Tiāndǐng, LI 17)

【穴名释解】天,见天府条。鼎,三足两耳。象人之头颈,并喻为吸入天气的贵重门户。穴当侧颈,自为吸入天气之重要门户。

【定位】在胸锁乳突肌后缘,扶突穴直下1寸。

18. 扶突 (Fútū, LI 18)

【穴名释解】扶,辅佐,扶持。突,凸出,突起。指穴处为人体头这一最大突出之扶持。头为人体之最大突出者,穴下之胸锁乳突肌也突出明显,更为扶持头部所必须,故名。

【定位】在结喉旁约3寸,当胸锁乳突肌的胸骨头与锁骨头之间。

19. 口禾髎 (Kǒuhéliáo, LI 19)

【穴名释解】禾,曲头木。髎,近骨的孔隙。指穴在形如曲头木的鼻唇沟之下方而言。

【定位】在上唇部,水沟穴旁0.5寸,当鼻孔外缘直下。

20. 迎香＊ (Yíngxiāng, LI 20)

【穴名释解】迎,迎接。香,芳香。谓其功能为通鼻塞,知香臭。

【定位】在鼻翼外缘中点旁开约0.5寸,当鼻唇沟中。

【主治】临床常用于治疗:①鼻出血,鼻渊;②口歪;③面痒,面肿。

【操作】略向内上方斜刺或平刺0.3~0.5寸。

第三节 足阳明胃经

一、经脉循行

【原文】

《灵枢·经脉》：胃足阳明之脉：起于鼻，交頞中①，旁约太阳之脉②，下循鼻外，入上齿中，还出挟口，环唇，下交承浆③，却循颐④后下廉，出大迎⑤，循颊车⑥，上耳前，过客主人⑦，循发际，至额颅。

其支者：从大迎前，下人迎⑧，循喉咙，入缺盆，下膈，属胃，络脾。

其直者：从缺盆下乳内廉，下挟脐，入气街⑨中。

其支者：起于胃口⑩，下循腹里，下至气街中而合。以下髀关⑪，抵伏兔⑫，下膝膑中，下循胫外廉，下足跗，入中指内间⑬。

其支者，下膝三寸而别，下入中指外间。

其支者：别跗上，入大指间，出其端。

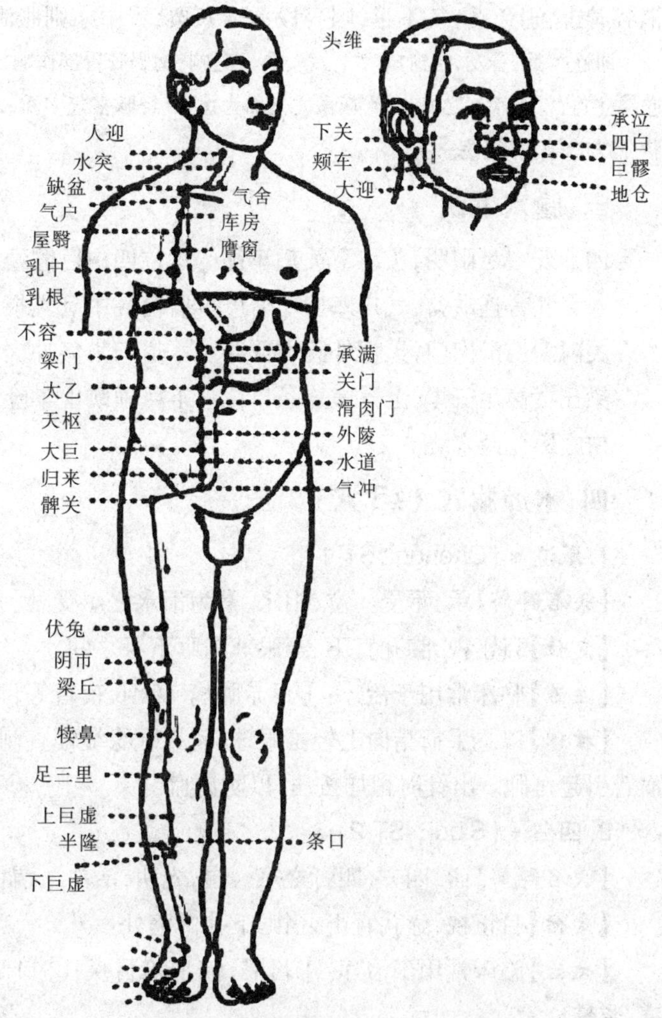

图6-3 足阳明胃经脉循行示意图

词解：①頞：音遏。鼻茎，指鼻根。②太阳之脉：指足太阳膀胱经。③承浆：穴在颏唇沟中央。④颐：音夷。口角后，下颔部。⑤大迎：穴在下颔角前1.3寸骨陷中。⑥颊车：穴在下颔角前，咬肌中。⑦客主人：即上关穴，当耳前颧弓上缘。⑧人迎：穴在结喉两侧，颈动脉搏动处。⑨气街：此处指气冲部，当股动脉搏动处。⑩胃口：指胃之下口，即幽门部。⑪髀关：股外为髀。穴在髂前上棘直下，缝匠肌外侧，约平会阴。⑫伏兔：大腿前正中部，股四头肌隆起如伏兔。⑬中指内间："指"通作"趾"。内间指它的内侧趾缝，实则止于第二趾外侧端。

足阳明胃经主要联系的脏腑有胃、脾，联系的组织器官有鼻、目、上齿、口唇、喉咙和乳房。足阳明胃经脉循环示意图见图6-3。

二、经脉病候

【原文】

《灵枢·经脉》：是动则病：洒洒振寒，善伸，数欠，颜黑，病至则恶人与火，闻木声则惕然而惊，心欲动，独闭户塞牖①而处：甚则欲上高而歌②，弃衣而走：贲响腹胀③，是为骭厥④。是主血所生病者⑤：狂，疟，温淫⑥，汗出，鼽衄，口喎，唇胗⑦，颈肿，喉痹，大腹水肿，膝髌肿痛；循膺、乳、气街、股、伏兔、骭外廉、足跗上皆痛，中指不用。气盛，则身以前皆热，其有余于胃，则消谷善饥，溺色黄；气不足，则身以前皆寒栗，胃中寒则胀满。

词解：①牖：音友，指窗口。②上：登，乘。③贲响：胸膈肠胃部作响，肠鸣之症均属此。④骭厥：足胫部气血阻逆。⑤主血：胃为水谷之海，化生精微之气而为血，其经脉多气多血，故主血所生病。⑥温淫：指热性病证。⑦唇胗：胗与疹通，指唇疡。

三、腧穴歌诀

四十五穴足阳明，头维下关颊车停。承泣四白巨髎经，地仓大迎对人迎。

水突气舍连缺盆，气户库房屋翳屯。膺窗乳中延乳根，不容承满梁门起。

关门太乙滑肉门，天枢外陵大巨存。水道归来气冲次，髀关伏兔走阴市。

梁丘犊鼻足三里，上巨虚连条口位。下巨虚跳上丰隆，解溪冲阳陷谷中。

内庭历兑经穴终。

四、本经腧穴（45 穴）

1. 承泣 *（Chéngqì，ST 1）

【穴名释解】承，承受。泣，泪水，常为泪水之承受处。穴当眼眶下缘正中，与承浆同义。

【定位】目正视，瞳孔直下，当眼球与眶下缘之间。

【主治】临床常用于治疗：①目赤肿痛，流泪，夜盲等目疾；②口眼歪斜，眼睑瞤动。

【操作】以左手拇指向上轻推眼球，紧靠眶缘缓慢直刺 0.5～1.5 寸，不宜提插，以防刺破血管引起血肿。出针时稍加按压，以防出血。

2. 四白 *（Sìbái，ST 2）

【穴名释解】四，四方，四野之意。白，光明，洁白。谓目病取此则四顾皆光明洁白也。

【定位】目正视，瞳孔直下，当眶下孔凹陷处。

【主治】临床常用于治疗：①目翳，流泪等目疾；②口眼歪斜，眼睑瞤动，面肌抽搐；③头痛，眩晕。

【操作】直刺或微向上斜刺 0.3～0.5 寸，不可深刺，以免伤及眼球，不可过度提插捻转。

3. 巨髎 *（Jùliáo，ST 3）

【穴名释解】巨，大也。髎：近骨的孔隙。穴在上颚骨与颧骨交接之巨大空隙中，泛指为面部髎孔之巨大者。

【定位】目正视，瞳孔直下，平鼻翼下缘处，当鼻唇沟外侧。

4. 地仓 *（Dìcāng，ST 4）

【穴名释解】地，指土地所产之谷物。仓，仓禀，仓库。意为口腔犹如谷物仓库的组成部分。地仓者，合五谷之味与脏腑之官而言也。

【定位】口角旁约 0.4 寸，上直对瞳孔。

【主治】临床常用于治疗口眼歪斜，口角流涎，语言蹇涩。

【操作】斜刺或平刺 0.5 ~0.8 寸。可向颊车穴透刺。

5. 大迎（Dàyíng, ST 5）

【穴名释解】大,指大气,大有。迎,迎接。大迎,古骨名。指其可以迎受先后天之气与居于大迎骨之处也。穴居头面为足阳明之脉,可以迎受先后天盛大丰有之气以养人也。下颔骨古称大迎骨,穴处之动脉也称为大迎脉。此处之穴也称为大迎穴。

【定位】在下颌角前下方约 1.3 寸,咬肌附着部前缘。当闭口鼓气时,下颌角前下方出现一沟形的凹陷中取穴。

6. 颊车 *（Jiáchē, ST 6）

【穴名释解】颊,面颊,此处指上颔骨。车,车轮,指下颔骨。颊车,即下颔关节可以转动之处。颊和辅是单指上颔骨,车是单指下颔骨。而颊车穴则是以下颔骨可以转动处而命名。

【定位】在下颌角前上方约 1 横指,按之凹陷处,当咀嚼时咬肌隆起最高点处。

【主治】临床常用于治疗:①齿痛,牙关不利,颊肿;②口角歪斜。

【操作】直刺 0.3 ~0.5 寸,或平刺 0.5 ~1 寸。可向地仓穴透刺。

7. 下关 *（Xiàguān, ST 7）

【穴名释解】下,上之对。关,机关,关节。穴在下颔关节颧弓下方,与上关互相对峙。

【定位】在耳屏前,下颌骨髁状突前方,颧弓与下颌切迹所形成的凹陷中。合口有孔,张口即闭,宜闭口取穴。

【主治】临床常用于治疗:①下颌关节脱位,面肿,齿痛;②口眼歪斜;③耳聋,耳鸣。

【操作】直刺 0.5 ~1 寸。留针时不可作张口动作,以免折针。

8. 头维 *（Tóuwéi, ST 8）

【穴名释解】头,头部。维(四角为维),隅(方也,角也)角,维系,维护。谓穴居头之隅角,是维系头冠之处,并可维护头部及四肢之阳气也。头维为头角,是维系头冠之处。头维可以维护诸阳。头维为足阳明脉气之所发,又为足阳明、少阳、阳维之会。四肢阳气不足诸病,取之自有维护之效矣。

【定位】当额角发际上 0.5 寸,头正中线旁 4.5 寸。

【主治】临床常用于治疗头痛,目痛,流泪,视物不清,眼睑瞤动。

【操作】平刺 0.5 ~1 寸。

9. 人迎（Rényíng, ST 9）

【穴名释解】人,指人体与生命。迎,迎接。又为接受之意。谓喉结两旁之动脉,可以迎受天地五脏之气以养人也。人迎、寸口、趺阳三大动脉,在中医脉诊居于重要地位。人迎者,胃脉也。

【定位】喉结旁 1.5 寸,在胸锁乳突肌的前缘,颈总动脉之后。

10. 水突（Shǔitū, ST 10）

【穴名释解】水,指水谷之气。突,指穿凿成的洞穴。意为穴乃阳明水谷之气穿突而出之处也。穴为通达地气的水突,与吞吐天气的天突可以互观。

【定位】在颈部，当人迎穴与气舍穴连线的中点，胸锁乳突肌的前缘。

11. 气舍（Qìshě，ST 11）

【穴名释解】气，指呼吸之气。舍，可以居住安息之处。意为呼吸出入之气在此可以停留也。穴在喉咙之旁，犹如气之舍室也。

【定位】人迎穴直下，在锁骨内侧端的上缘，胸锁乳突肌的胸骨头与锁骨头之间。

12. 缺盆（Quēpén，ST 12）

【穴名释解】缺，空缺。盆，阔口盛器。缺盆，古解剖名。指其位于缺盆处也。缺乃空缺与空虚之处，与列缺之意有别。缺盆可理解为有如无盖之盆。锁骨上窝正如盆之无盖，空虚如缺。

【定位】在锁骨上窝中央，前正中线旁开 4 寸。

13. 气户（Qìhù，ST 13）

【穴名释解】气，指呼吸之气。户，出入居住与谨护闭塞之处。呼吸之气经此可以出入停留，居住藏护也。穴名与穴用，均与气舍相同。

【定位】在锁骨下缘，前正中线旁开 4 寸。

14. 库房（Kùfáng，ST 14）

【穴名释解】库，仓库。房，房室。指穴在胸旁，有如肺气之仓库。穴在玉堂、紫宫之外旁，正当肺气储积之处也。

【定位】在第 1 肋间隙，前正中线旁开 4 寸。

15. 屋翳（Wūyì，ST 15）

【穴名释解】屋，覆盖。翳，掩蔽。指穴当覆蔽胸部之处也。穴当防胸之要地，故名。

【定位】在第 2 肋间隙，前正中线旁开 4 寸。

16. 膺窗（Yìngchuāng，ST 16）

【穴名释解】膺，前胸。当胸之衣称为膺服，又是壅塞之意。窗，屋上通风采光的洞口。谓穴能开通胸膺的壅塞与位于膺服之边缘也。锁下乳上曰膺。胸膺壅窒不舒诸病，取之则气可通畅也。

【定位】在第 3 肋间隙，前正中线旁开 4 寸。

17. 乳中（Rǔzhōng，ST 17）

【穴名释解】乳，指乳头。中，指中央。穴当乳头之正中，故名。

【定位】在第 4 肋间隙，乳头中央。本穴不针不灸，只作胸腹部腧穴的定位标志。

18. 乳根（Rǔgēn，ST 18）

【穴名释解】乳，指乳房。根，指根底。穴当乳房之根底部，故名。

【定位】在第 5 肋间隙，当乳头直下，前正中线旁开 4 寸。

19. 不容（Bùróng，ST 19）

【穴名释解】不，不能，不可。容，容纳，包容。谓其可治胃不能容诸病也。用于呕吐反胃、腹满痃癖诸病，则不容者又将能容矣。

【定位】脐中上 6 寸，前正中线旁开 2 寸。

20. 承满（Chéngmǎn，ST 20）

【穴名释解】承，承担，承受。满，饱满，充满。承满者，上腹可以承受饱满之处，且可用以消除胀满也。上腹本可承受饱满，但过满又将不能承担，且有承担消除胀满之责也。与不容上下连属，可以互参。

【定位】脐中上 5 寸，前正中线旁开 2 寸。

21. 梁门 *（Liángmén，ST 21）

【穴名释解】梁，屋顶之横木也。门，出入通达之处。梁门，战国古地名。借喻为五谷入胃所由之路，且可治伏梁病也。穴在承满之下方，正为粮谷下行之门户。又伏梁，病名。深藏为伏，梁为梁木（屋梁）。谓心下脐上藏有形如梁木之硬块。此为治心下痞满积聚之伏梁病的常用穴，既为五谷入胃之通路，又可消胀化食也。

【定位】脐中上 4 寸，前正中线旁开 2 寸。

【主治】临床常用于治疗腹胀，腹痛，泄泻，不思饮食。

【操作】直刺 0.8～1.2 寸。过饱者禁针，肝肿大者慎针或禁针，不宜作大幅度提插。

22. 关门（Guānmén，ST 22）

【穴名释解】关，指关藏，关闭。门，出入通达之处。指其为纳谷与收藏水谷之门户。穴居胃底，为胃之关。又可治完谷不化、大肠滑泄诸病。关门之名具双重意义。

【定位】脐中上 3 寸，前正中线旁开 2 寸。

23. 太乙（Tàiyǐ，ST 23）

【穴名释解】太乙，象天地混沌之气；又神名，星名，地名。此处以穴位之所在，及其功能与大肠之形象而言。穴居天枢之上方，天地之气至此尚未分明，胃肠之清浊在此亦未分清，有太乙之象也。自有安神定惊、主癫疾狂走诸疾矣。象大肠之盘曲。太，大也。乙，盘曲之象也。与其能治大肠诸病有关。

【定位】脐中上 2 寸，前正中线旁开 2 寸。

24. 滑肉门（Huáròumén，ST 24）

【穴名释解】滑，光滑，滑利，滑动。肉，肌肉。门，通往与指向之意。意为此乃通向腹腔滑肉之处。肠居腹内，最为光滑，滑利和易于滑动，故可以滑肉目之，且穴对肠病为有效也。又可治舌病，舌亦滑肉之类也。

【定位】脐中上 1 寸，前正中线旁开 2 寸。

25. 天枢 *（Tiānshū，ST 25）大肠募穴

【穴名释解】天，天地，此指人之上下半身而言。枢，枢机，枢纽。喻穴居人身上下枢要之处也。天枢，本为北斗第一星，此借喻为天地之枢机。与其外侧之大横，可以互观。

【定位】脐中旁开 2 寸。

【主治】临床常用于治疗：①腹痛，腹胀，便秘，腹泻等胃肠病；②月经不调，痛经。

【操作】直刺 1～1.5 寸。孕妇不可灸。

26. 外陵(Wàilíng, ST 26)

【穴名释解】外,指身体的表面。陵,隆起的丘陵。外陵,为腹壁内虚外实的象。外陵者,腹壁丰满隆起,有如地面之丘陵,相对于腹中之空匮而言也。

【定位】脐中下1寸,前正中线旁开2寸。

27. 大巨(Dàjù, ST 27)

【穴名释解】大,饱满充实之意。巨,同钜,富也。大巨者,象腹壁之丰满光泽,而内容又复钜富也。穴在腹壁最高最大充实而有光辉之处,其所包裹者至为丰富珍贵,有如巨大之仓库。下腹实为巨大之粮仓,大巨之名也可与此有关。

【定位】脐中下2寸,前正中线旁开2寸。

28. 水道(Shuǐdào, ST 28)

【穴名释解】水,水液,水津。道,大道,道理,道路,通道。指水德乃长养万物之大道,与穴能行水利尿而言。水道既为水之大道与道理,亦为水之道路和通路,下焦为水道之所出,穴下为输尿管之所过,可治三焦热结、小便不利。水道之名,义更浅显。

【定位】脐中下3寸,前正中线旁开2寸。

29. 归来*(Guīlái, ST 29)

【穴名释解】归来,是返回的意思。对卵缩和阴下脱诸病,有促使恢复的作用。穴主少腹奔豚,卵上入腹引茎中痛、七疝、阴挺诸病。归来者,能使不归之气,移位之丸,返回本位之意也。

【定位】脐中下4寸,前正中线旁开2寸。

【主治】临床常用于治疗:①少腹痛;②月经不调,妇人阴冷。

【操作】直刺1~1.5寸。

30. 气冲(Qìchōng, ST 30)

【穴名释解】气,指下腹阻胀之气。冲,指冲动,上冲,能主腹有逆气上冲及妊娠子气上攻诸病。

【定位】在腹股沟稍上方,脐中下5寸,前正中线旁开2寸。

31. 髀关(Bìguān, ST 31)

【穴名释解】髀,指股部及下肢。关,机关。指穴处乃下肢运动之机关也。穴对下肢拘挛疼痛诸病均可有效。

【定位】在髂前上棘与髌骨外上缘连线上,屈髋时平会阴,居缝匠肌外侧凹陷处。

32. 伏兔(Fútù, ST 32)

【穴名释解】伏,俯伏。兔,兽名。指穴处状如俯伏之兔。股前方肌肉丰厚,形如兔伏。

【定位】在髂前上棘与髌骨外上缘连线上,髌骨外上缘上6寸。

33. 阴市(Yīnshì, ST 33)

【穴名释解】阴,指人体的前阴部。市,遮蔽阴部的短裳。穴约当市的下缘。上古遮蔽阴部的短裳谓之市。今皆以阴市为"阴市(shi)",传抄讹误,由来已久矣。

【定位】在髂前上棘与髌骨外上缘连线上，髌骨外上缘上 3 寸。

34. 梁丘＊（Liángqiū，ST 34）郄穴

【穴名释解】梁，指梁食，参梁门条。丘，丘陵。梁丘，春秋古地名。胃为仓廪之官，此为胃之郄穴，譬如梁谷积聚之丘陵也。

【定位】屈膝，在髂前上棘与髌骨外上缘连线上，髌骨外上缘上 3 寸。

【主治】临床常用于治疗：①膝肿痛，下肢不遂；②胃脘痛，乳痈，乳痛。

【操作】直刺 1～1.2 寸。

35. 犊鼻＊（Dúbí，ST 35）

【穴名释解】犊，小牛。鼻，口鼻。膝盖形如牛鼻，穴在膝眼中。

【定位】屈膝，在髌韧带外侧凹陷中，又名外膝眼。

【主治】临床常用于治疗膝痛，屈伸不利。

【操作】向后内斜刺 0.5～1 寸。

36. 足三里＊（Zúsānlǐ，ST 36）合穴；胃之下合穴

【穴名释解】足，指下肢，相对于手而言。三里，指长度及人身上中下三部之里。以其与外膝眼的距离及通乎三焦之里而言。三里，主要是指三寸。又与手阳明之三里上下相应，对三焦在里诸病无所不包，可以互观。

【定位】犊鼻穴下 3 寸，胫骨前嵴外一横指处。

【主治】临床常用于治疗：①胃痛，呕吐，噎膈，腹胀，腹泻，痢疾，便秘等胃肠诸疾；②发热，癫狂；③脚膝肿痛；④乳痈；⑤强壮保健要穴，常用于保健灸。

【操作】直刺 1～2 寸。强壮保健用，常用温灸法。

37. 上巨虚＊（Shàngjùxū，ST 37）大肠下合穴

【穴名释解】上，相对于下而言。巨，巨大。虚，空虚。巨虚，马名，指穴在胫骨外缘之巨大空软处，并象腿之善走。取之巨虚者举足。

【定位】在犊鼻穴下 6 寸，足三里穴下 3 寸。

【主治】临床常用于治疗：①肠鸣，腹痛，腹泻，便秘，肠痈等肠胃疾患；②下肢痿痹；③气喘。

【操作】直刺 1～2 寸。

38. 条口＊（Tiáokǒu，ST 38）

【穴名释解】条，指条风，即东北风。口，同孔，空也。条口，乃治疗下肢风病之孔穴也。条口者，乃治风之孔穴也。谓小腿前缘狭长如条，形如刀口。穴在其处，因而得名。

【定位】上巨虚穴下 2 寸。

【主治】临床常用于治疗下肢痿痹。

【操作】直刺 1～1.5 寸。

39. 下巨虚（Xiàjùxū，ST 39）小肠下合穴

【穴名释解】下，相对于上而言。巨，巨大。虚，空虚。巨虚，马名，指穴在胫骨外缘之巨

大空软处，并象腿之善走。取之巨虚者举足。

【定位】上巨虚穴下 3 寸。

40. 丰隆＊（Fēnglóng, ST 40）络穴

【穴名释解】丰隆，丰盛之意，又雷神名，又云师名。象地气升发，万物丰隆及小腿前方之肌肉高大丰满也。丰隆是雷和云的意思。此为足太阴、阳明之络穴，正有地气丰隆、云雷所生之义。丰隆是肌肉丰满的意思。穴在小腿前方肌肉丰满高大处，正丰隆之象也。

【定位】外踝尖上 8 寸，条口穴外 1 寸，胫骨前嵴外二横指处。

【主治】临床常用于治疗：①头痛，眩晕，癫狂；②咳嗽痰多；③下肢痿痹。

【操作】直刺 1 ~ 1.5 寸。

41. 解溪＊（Jiěxī, ST 41）经穴

【穴名释解】解，指分解，缓解。溪，是山洼流水之沟；又筋膜之连接处，即古之所谓"肉之小会"。泛指阳经阳部之凹陷处也。穴在骨解之中，能治足踝骨节缓解诸病。关节间隙在《内经》中常称为"骨解"或"节解"。穴当踝关节大节解之中，因其所在及功用而得名。

【定位】足背踝关节横纹中央凹陷处，当拇长伸肌腱与趾长伸肌腱之间。

【主治】临床常用于治疗：①下肢痿痹；②头痛，眩晕，癫狂；③腹胀，便秘。

【操作】直刺 0.5 ~ 1 寸。

42. 冲阳（Chōngyáng, ST 42）原穴

【穴名释解】冲，冲要，冲动。阳，指足背，在上。穴当定背最高处，且位于太冲之上方。太冲莫误作冲阳，动脉还居后上方。

【定位】在足背最高处，当拇长伸肌腱和趾长伸肌腱之间，足背动脉搏动处。

43. 陷谷（Xiàngǔ, ST 43）输穴

【穴名释解】陷，陷阱，自高而下亦谓之陷。谷，山洼无水之地，又肌肉之结合处即古之所谓"肉之大会"亦称为谷。指经气自高而下如入于谷，及能治水病也。经气自高处之冲阳而走向第二、三跖趾关节如阱如谷之处，陷谷之名至为恰当。穴对水病有效，亦可参证。

【定位】足背第 2、3 跖骨结合部前，第 2、3 跖趾关节后凹陷处。

44. 内庭＊（Nèitíng, ST 44）荥穴

【穴名释解】内，内里，内方；又同枘，同纳。枘是卯眼，凿是榫头，卯眼与榫头的关系称为凿枘。庭，庭堂，亦处所之意。指穴在跖趾关节形如凿枘之隐蔽处。跖趾关节凹陷如枘，趾骨如凿，穴在形如凿枘于枘之处也。

【定位】足背第 2、3 趾间缝纹端。

【主治】临床常用于治疗：①齿痛，咽喉肿痛，鼻出血；②发热；③腹痛，腹胀，不思饮食；④足背肿痛。

【操作】直刺或斜刺 0.5 ~ 0.8 寸。

45. 厉兑＊（Lìduì, ST 45）井穴

【穴名释解】厉，疾速状；古称衣带之下垂者亦名厉；又风名；又为安息之意。兑，即孔穴。

指穴当奔走跳跃不可缺少之处，且与衣带垂着处相当，有治风及安神之功。厉为踊起与疾飞之意。足部若缺少次趾，则疾走驰骋均将有碍矣。厉为衣带垂着之处。古之衣带垂及足尖，穴当其处，故亦为解。厉为神志安宁之意。厉兑为安神治魇之名穴，亦能治中恶尸厥，于义亦通。

【定位】第2趾外侧趾甲角旁约0.1寸。

【主治】临床常用于治疗：①鼻出血，齿痛，咽喉肿痛；②热病神昏，多梦，癫狂。

【操作】浅刺0.1寸。

第四节　足太阴脾经

一、经脉循行

【原文】

《灵枢·经脉》：脾足太阴之脉，起于大指之端，循指内侧白肉际，过核骨后①，上内踝前廉，上踹②内，循胫骨后，交出厥阴③之前，上膝股内前廉，入腹，属脾，络胃，上膈，挟咽④，连舌本，散舌下。

其支者：复从胃，别上膈，注心中（脾之大络，名曰大包，出渊腋下三寸，布胸胁）⑤。

词解：①核骨：即指第1跖趾关节内侧圆形突起。②腨：音篆。小腿肚，即腓肠肌部。③厥阴：指足厥阴肝经。④咽：此兼指食管而言。⑤足太阴经脉尚有胸腹部外行线一条，循行分布于腹部前正中线旁开4寸和胸部前正中线旁开6寸，至锁骨下周荣穴，而后折向腋下，络于大包穴。

足太阴脾经属脾，络胃，并与咽、舌、心联系。足太阴脾经脉循环示意图见图6－4。

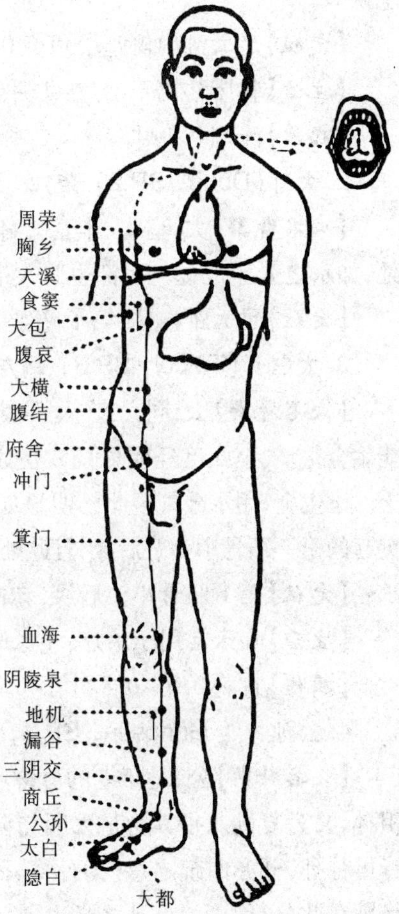

图6－4　足太阴脾经脉循行示意图

二、经脉病候

【原文】

《灵枢·经脉》：是动则病，舌本强，食则呕，胃脘①痛，腹胀善噫，得后与气②，则快然如衰③，身体皆重。是主脾所生病者：舌本痛，体重不能动摇，食不下，烦心，心下急痛，溏瘕泄④，水闭⑤，黄疸，不能卧，强立⑥（欠）股膝内肿、厥，足大指不用。

脾之大络……实则身尽痛，虚则百节皆纵。

词解：①胃脘：《说文》："脘，胃府也。"②得后与气："后"，指大便；"气"，指矢气。③快然如衰：感到病情松解。④溏瘕泄：溏，指大便溏薄；瘕，指腹部忽聚忽散的痞块；泄，指水泻。⑤水闭：指小便不通等症。⑥强立：《太素》作"强欠"。可作勉强起立解。

三、腧穴歌诀

隐白大都太公孙，商丘三阴漏谷囤。

地机阴陵入血海，府舍腹结箕冲门。

大横腹哀因食窦，溪乡周荣大包吞。

四、本经腧穴（21 穴）

1. 隐白 *（Yǐnbái，SP 1）井穴

【穴名释解】隐，指隐藏与微小。白，指金气的颜色。为土能生金，金气隐伏之意。隐，藏也。白为金色，为土所生。此为足太阴脾土之井穴，言土气在此已经发生，而金气亦已开始隐伏。

【定位】足大趾内侧趾甲角旁 0.1 寸。

【主治】临床常用于治疗：①月经过多；②便血，尿血；③神昏；④腹胀，泄泻，呕吐。

【操作】浅刺 0.1 寸。

2. 大都（Dàdū，SP 2）荥穴

【穴名释解】大，盛大，丰富。都，都会，储积，又是池的意思。指穴为土气丰富与储积之处，如水之入于池也。大都也为大池之意，谓经气在此停聚也。

【定位】足大趾内侧，第 1 跖趾关节前下方，赤白肉际处。

3. 太白 *（Tàibái，SP 3）输穴；原穴

【穴名释解】太，同大，广大、高大之意。白，指金气的颜色。太白，为天象及地理名。指土能生金，金气至此已经明显及穴位之形象而言。太白，金星名，又神名。此为脾经之腧穴，属土。土生金，用示金气至此已明显如星矣。可与隐白互参。太白，山名，即终南山。穴在高大突起的第一跖骨小头之后缘，且此处皮色亦较白，骨高肉白，故象形比拟而以太白山名之。

【定位】第 1 跖骨小头后缘，赤白肉际凹陷处。

【主治】临床常用于治疗：①肠鸣，腹胀，腹泻，胃痛，便秘；②身重，关节疼痛。

【操作】直刺 0.5～0.8 寸。

4. 公孙 *（Gōngsūn，SP 4）络穴；八脉交会穴（通于冲脉）

【穴名释解】公，是年老的尊称和正直的意思。孙，是幼小的卑称和支派的意思。公孙即祖孙，又为复姓。指其为足太阴与阳明之络穴而言。祖与父皆可称公，公亦正直之意；旁系皆可称孙，孙亦曲细之意（为孙络、孙脉）。足太阴之正经如公，别走阳明之别络如孙，正经与络脉在此分行，正为公孙之义也。

【定位】第一跖骨基底部的前下方，赤白肉际处。

【主治】临床常用于治疗胃痛，呕吐，腹痛，腹泻，痢疾。

【操作】直刺 0.6～1.2 寸。

5. 商丘（Shāngqiū，SP 5）经穴

【穴名释解】商，五音，属金，属肺。丘，丘陵。商丘，地名，又为复姓。为土能生金、金气已聚之意。商于五行属金。商丘的五腧属性亦属金。言经气至此已积聚如丘陵也。

【定位】内踝前下方凹陷中,当舟骨结节与内踝尖连线的中点处。

6. 三阴交＊（Sānyīnjiāo, SP 6）

【穴名释解】三阴,指足之三阴经而言。交,指交会与交接。为足太阴、少阴、厥阴三条阴经之交会处。

【定位】内踝尖上3寸,胫骨内侧面后缘。

【主治】临床常用于治疗:①肠鸣腹胀,泄泻;②月经不调,带下,阴挺,不孕,滞产,遗精,阳痿,遗尿等生殖泌尿系统疾患;③下肢痿痹。

【操作】直刺1~1.5寸。孕妇禁针。

7. 漏谷（Lòugǔ, SP 7）

【穴名释解】漏,是渗泄和穴洞的意思。谷,山洼无水之地,又肌肉之结合处即古之所谓“肉之大会”亦称为谷。水湿与水谷漏出不止诸病,用之为有效也。小便淋漓不止,可取之漏谷;大便滑泄不禁,又象如漏谷。功能渗湿止淋、固肠止利,因其功用而得名。

【定位】在内踝尖与阴陵泉的连线上,内踝尖上6寸。

8. 地机＊（Dìjī, SP 8）郄穴

【穴名释解】地,指脾土、下部与下肢。机,指机关,机要,又疾病亦喻为机。穴为地气之枢机,又为治疗腹部与下肢病枢要之处。地机,别名脾舍,自为脾土之枢机。对腹部与下肢病可以取用。

【定位】在内踝尖与阴陵泉穴的连线上,阴陵泉穴下3寸。

【主治】临床常用于治疗:①腹痛,腹泻;②月经不调;③疝气。

【操作】直刺1~1.5寸。

9. 阴陵泉＊（Yīnlíngquán, SP 9）合穴

【穴名释解】阴陵,是人体内侧高起之处。泉,水从窟穴而出。穴在膝部内侧高大隆起处之下方,经气如泉水之外流。与阳陵泉互相对待。

【定位】胫骨内侧髁下方凹陷处。

【主治】临床常用于治疗:①腹胀,腹泻,水肿,黄疸,小便不利;②腰痛,膝肿。

【操作】直刺1~2寸。

10. 血海＊（Xuèhǎi, SP 10）

【穴名释解】血,指气血。海,百川皆归之处。血海者,方其可以统血摄血也。太阴为多血少气之脏,又与多气多血之阳明为表里,故可以治血证见长。

【定位】屈膝,在髌骨内上缘上2寸,当股四头肌内侧头的隆起处。简便取穴法:患者屈膝,医生以左手掌心按于患者右膝髌骨上缘,二至五指向上伸直,拇指约呈45°斜置,拇指尖下是穴。对侧取法仿此。

【主治】临床常用于治疗:①崩漏,经闭;②风疹,湿疹。

【操作】直刺1~1.5寸。

11. 箕门 (Jìmén,SP 11)

【穴名释解】箕,簸箕,又星座名,风名。门,出入通达之处。以其必须箕踞取穴,可治下肢之风病也。簸箕是扫除的用具,其形前大后小。张腿而坐称为箕踞,是不端之状。穴在股内侧上方,必须张腿取穴,是因取穴的体位而得名。穴能治疗下肢的风病。

【定位】在血海穴与冲门穴的连线上,血海穴直上 6 寸。

12. 冲门 (Chōngmén,SP 12)

【穴名释解】冲,指冲动,上冲,能主腹有逆气上冲及妊娠子气上攻诸病。门,出入通达之处。下腹逆气上冲诸病常从此起,可与气冲互观。

【定位】在腹股沟外侧,距耻骨联合上缘中点 3.5 寸,当髂外动脉搏动处的外侧。

13. 府舍(Fùshě,SP 13)

【穴名释解】府,指脏腑。舍,可以居住安息之处。意为穴下乃脏腑所居之处,亦属泛指腹腔而言。

【定位】冲门穴上方 0.7 寸,前正中线旁开 4 寸。

14. 腹结 (Fùjié,SP 14)

【穴名释解】腹,指腹腔。结,指结聚,结束,收敛,弯曲。以其可治腹中痛结及滑泄诸病。结,曲也。亦象肠之盘曲。故肠之痛结者可舒,而滑泄者亦可敛也。且位于约当腹部结束衣带之处,亦可作为腹结之一说。

【定位】 府舍穴上 3 寸,大横穴下 1.3 寸。

15. 大横(Dàhéng,SP 15)

【穴名释解】大,长大,又指人。横,纵横,又指脐。言其横居长大人身之中,脐旁之大横纹中也。

【定位】脐中旁开 4 寸。

16. 腹哀(Fùāi,SP 16)

【穴名释解】腹,腹腔,也是重复和富有之意。哀,哀痛,也是爱护之意。指腹裹肠胃,为土气之所在,须加爱护以免腹中哀痛,而腹中哀痛用之亦有效也。

【定位】脐中上 3 寸,前正中线旁开 4 寸。

17. 食窦(Shídòu,SP 17)

【穴名释解】食,指食物与饲养。窦,指洞穴与水道。意为穴乃婴儿食物之所出与乳汁之水道也。

【定位】在第 5 肋间隙,前正中线旁开 6 寸。

18. 天溪(Tiānxī,SP 18)

【穴名释解】天,指天气与人身之上部。溪,是山洼流水之沟;又筋膜之连接处,即古之所谓“肉之小会”。天气通于肺,泛指为肺气流通之处。

【定位】在第 4 肋间隙,前正中线旁开 6 寸。

19. 胸乡(Xiōngxiāng,SP 19)

【穴名释解】胸,指胸部。乡,指两肋之间或广大的胸廓。以穴居肋间与胸廓而言。两阶之间谓之乡。乡又是指面积广阔的地区。穴居两肋之间,正有两阶之象。亦可泛指广阔的胸廓为胸乡。

【定位】在第3肋间隙,前正中线旁开6寸。

20. 周荣(Zhōuróng,SP 20)

【穴名释解】周,周身,周遍。荣,荣茂,荣养。周荣者,言先后天之气可以荣敷周身也。无处不至谓之周,旺盛华茂谓之荣。密雨之云谓之周云。水谷之气谓之荣气。经穴属脾,穴下为肺,先后天之气交会于此。

【定位】在第2肋间隙,前正中线旁开6寸。

21. 大包*(Dàbāo,SP 21)脾之大络

【穴名释解】大,广大。包,包容,包罗。指广大之人体,为先后天之气所包罗。

【定位】在侧胸部腋中线上,当第6肋间隙处。

【主治】临床常用于治疗:①气喘;②胸胁痛;③全身疼痛,急性扭伤,四肢无力。

【操作】斜刺或向后平刺0.5~0.8寸。

第五节　手少阴心经

一、经脉循行

【原文】

《灵枢·经脉》:心手少阴之脉,起于心中,出属心系①,下膈,络小肠。

其支者:从心系,上挟咽,系目系②。

其直者:复从心系,却上肺,下出腋下,下循臑内后廉,行太阴、心主之后,下肘内,循臂内后廉,抵掌后锐骨③之端,入掌内后廉,循小指之内,出其端。

词解:①心系:是指心与各脏相连的组织。②目系:指眼后与脑相连的组织。③掌后锐骨:指腕后之豌豆骨部。

手少阴心经起于心中,上连肺,下连肝、脾、肾,与小肠相表里,向上与面、舌、目系相联系。手少阴心经脉循环示意图见图6-5。

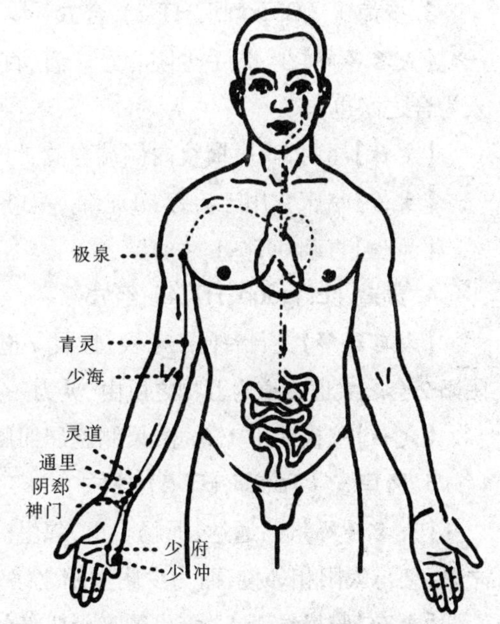

图6-5　手少阴心经脉循行示意图

二、经脉病候

【原文】

《灵枢·经脉》:是动则病:嗌干①,心痛,渴而欲饮,是为臂厥②。是主心所生病者:目黄,

胁痛，臑臂内后廉痛、厥，掌中热。

词解：①嗌：音益。《说文》："咽也"。按：经文"嗌"多指咽头部，而"咽"则统指食管。②臂厥：同见于肺经。指本经脉所过部分气血阻逆。

三、腧穴歌诀

极泉青灵开心窍，少海灵道通里肠。阴郄神门郄原穴，少府少冲解毒殇。

四、本经腧穴（9穴）

1. 极泉＊（Jíquán，HT 1）

【穴名释解】极，至高之意。泉，水从窟穴而出，又水源也。象经气有如泉水自高而下也。手少阴之经气自此从高下流，正有极泉之象。

【定位】腋窝正中，腋动脉搏动处。

【主治】临床常用于治疗：①心痛，干呕，咽干；②肩臂疼痛，胁痛；③瘰疬。

【操作】避开腋动脉，直刺或斜刺 0.3～0.5 寸。

2. 青灵（Qīnglíng，HT 2）

【穴名释解】青，指神仙，又通清。灵，指神灵，心灵，性灵。青灵者，象心神之清净神妙也。心藏神为阳，又主血为阴。青灵者，阳神阴灵清净神妙之气所聚合也。

【定位】臂内侧，在极泉穴与少海穴的连线上，肘横纹上 3 寸，肱二头肌的尺侧缘。

3. 少海＊（Shàohǎi，HT 3）合穴

【穴名释解】少，指手少阴心经。海，百川皆归之处。少海，古地名。喻为手少阴心经所入为合之海也。

【定位】屈肘，当肘横纹内侧端与肱骨内上髁连线的中点处。

【主治】临床常用于治疗：①心痛，呕吐；②胁痛，腋痛，上肢痛；③瘰疬。

【操作】直刺 0.5～1 寸。

4. 灵道（Língdào，HT 4）经穴

【穴名释解】灵，指神灵，心灵，性灵。道，大道，道理，道路，通道。指手少阴之心灵，乃人身阴阳交会之大道。道为万物之所由，灵为一身之主宰，神灵有道，则形有所禀，气有所归矣。

【定位】腕横纹上 1.5 寸，尺侧腕屈肌腱的桡侧缘。

5. 通里＊（Tōnglǐ，HT 5）络穴

【穴名释解】通，通达，通畅。里，邻里。以其能通达手少阴太阳之里也。穴能通达少阴之里，又与太阳相邻接，而为少阴太阳之络穴，能深入腹里而下达小肠也。

【定位】腕横纹上 1 寸，尺侧腕屈肌腱的桡侧缘。

【主治】临床常用于治疗：①心悸，心痛，面赤无汗；②咽喉肿痛，失音；③肘臂痛。

【操作】直刺 0.3～0.5 寸。不宜深刺，以免伤及血管和神经。留针时，不可作屈腕动作。

6. 阴郄＊（Yīnxì，HT 6）郄穴

【穴名释解】阴，指手少阴经。郄，孔穴的通称，又指郄穴。为手少阴郄之简称。阴郄为手少阴之郄穴，故别名手少阴郄。

【定位】腕横纹上0.5寸,尺侧腕屈肌腱的桡侧缘。

【主治】临床常用于治疗:①心痛,惊悸;②骨蒸盗汗;③鼻出血。

【操作】直刺0.3~0.5寸。不宜深刺,以免伤及血管和神经。留针时,不可作屈腕动作。

7. 神门*（Shénmén,HT 7）输穴;原穴

【穴名释解】神,指心神及人身之阳气。门,出入通达之处。道家称目为神门,意为穴乃心神出入通达之处。心为阳中之太阳,心阳为人生的本原。穴为手少阴心经之腧原,自可为心阳出入通达之处。

【定位】腕横纹尺侧端,尺侧腕屈肌腱的桡侧凹陷处。

【主治】临床常用于治疗心痛,心烦,惊悸,健忘,失眠,痴呆,癫,狂,痫。

【操作】直刺0.3~0.5寸。

8. 少府（Shàofǔ,HT 8）荥穴

【穴名释解】少,指手少阴心经。府,指府库。少府,古代主收藏的官职名。言穴用可以收摄心神也。

【定位】在手掌面,第4、5掌骨之间,握拳时当小指与无名指指端之间。

9. 少冲*（Shàochōng,HT 9）井穴

【穴名释解】少,既指手少阴心经,又指经气幼小及小指而言。冲,要冲。为手少阴经经气初出之井穴,又居小指末节之冲要处也。少,小也,幼也。冲,通达也。穴居小指尖端冲要之地,又为少阴之经气初生而未盛之处,少冲之名义可知矣。

【定位】小指桡侧指甲角旁0.1寸。

【主治】临床常用于治疗:①心悸,心痛,心烦;②高热神昏;③胁痛。

【操作】浅刺0.1寸,或点刺出血。

第六节　手太阳小肠经

一、经脉循行

【原文】

《灵枢·经脉》:小肠手太阳之脉,起于小指之端,循手外侧上腕,出踝中①,直上循臂骨②下廉,出肘内侧两骨③之间,上循臑外后廉,出肩解④,绕肩胛,交肩上,入缺盆,络心,循咽下膈,抵胃,属小肠。

其支者:从缺盆循颈,上颊,至目锐眦⑤,却入耳中。

其支者:别颊上䪼⑥,抵鼻,至目内眦(斜络于颧)。

词解:①踝:此指手腕后方小指侧的高骨。②臂骨:指尺骨。③两骨:指尺骨鹰嘴和肱骨内上髁。④肩解:"肩后骨缝曰肩解"(张介宾注)。⑤目锐眦:指目外眦。⑥出页:音拙。眼眶的下方,包括颧骨内连及上牙床的部位。

手太阳小肠经联系的脏腑有心、小肠和胃,联系器官有咽、目、耳、鼻。手太阳小肠经脉循

行示意图见图6-6。

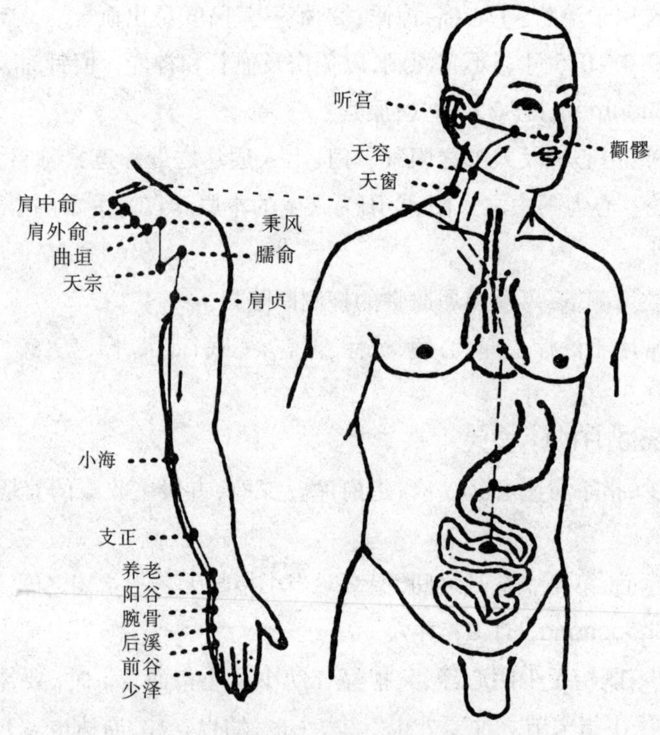

图6-6 手太阳小肠经脉循行示意图

二、经脉病候

【原文】

《灵枢·经发》:是动则病:嗌痛,颔[①]肿,不可以顾,肩似拔,臑似折。是主"液"[②]所生病者:耳聋,目黄,颊肿,颈、颔、肩、臑、肘臂外后廉痛。

词解:[①]颔:音汗。指颏下结喉上两侧肉之软处。[②]液:与手阳明经主"津"相对。

三、腧穴歌诀

少泽前谷后溪腕,阳谷养老支正忙。

小海肩贞臑俞陷,天宗秉风曲垣墙。

肩外中俞天窗耳,天容颧髎听宫房。

四、本经腧穴(19穴)

1. 少泽* (Shàozé,SI 1)井穴

【穴名释解】少,指小指及幼小。泽,指光泽,滑润。泽门,古代城门名。少泽,为小指末节经气门户之光泽处。广阔低洼有水之处曰泽,凡物之有光润者亦曰泽。甲根多光润润泽,穴在小指甲角之光泽处也。少泽者,亦指小指末节经气门户之意也。

【定位】小指尺侧指甲角旁0.1寸。

【主治】临床常用于治疗:①乳痈,产后缺乳;②高热神昏;③头痛,目翳,咽喉肿痛。

【操作】浅刺 0.1 寸或点刺出血。孕妇慎用。

2. 前谷（Qiángǔ,SI 2）荥穴

【穴名释解】前与后,是互相对待之意。谷,山注无水之地,又肌肉之结合处即古之所谓"肉之大会"亦称为谷。小指本节前方第二节之后方凹陷处为前谷。

【定位】微握拳,第 5 指掌关节前尺侧,掌指横纹头赤白肉际。

3. 后溪＊（Hòuxī,SI 3）输穴;八脉交会穴（通于督脉）

【穴名释解】后与前,是互相对待之意。溪,是山洼流水之沟;又筋膜之连接处,即古之所谓"肉之小会"。小指本节后方第五掌骨之前方为后溪。

【定位】微握拳,第 5 指掌关节后尺侧的远侧掌横纹头赤白肉际。

【主治】临床常用于治疗:①头项强痛,腰痛,肘臂痛;②耳聋,目赤;③癫狂痫;④疟疾。

【操作】直刺 0.5～1 寸。治手指挛痛可透刺合谷穴。

4. 腕骨＊（Wàngǔ,SI 4）原穴

【穴名释解】古解剖名,手外侧腕前起骨名腕骨,骨穴同名。古之腕骨,即今之豌豆骨,穴在其前方陷中。

【定位】第 5 掌骨基底与三角骨之间的凹陷处,赤白肉际。

【主治】临床常用于治疗:①肩臂腕痛,头项强痛;②目翳,黄疸;③发热,惊风,抽搐,疟疾。

【操作】直刺 0.3～0.5 寸。

5. 阳谷（Yánggǔ,SI 5）经穴

【穴名释解】阳,指手太阳经,手腕之阳与阳气。谷,山洼无水之地,又肌肉之结合处即古之所谓"肉之大会"亦称为谷。以其属于阳经阳穴,且有兴阳之效也。穴为手太阳经之原穴,居于尺骨小头高起处之凹陷中,对阳痿病有效。

【定位】腕背横纹尺侧端,当尺骨茎突与三角骨之间的凹陷处。

6. 养老＊（Yǎnglǎo,SI 6）郄穴

【穴名释解】养,奉养。老,年老,老迈。以其功能明目舒筋,治老年阳气不足诸病也。

【定位】以手掌面向胸,当尺骨茎突桡侧骨缝凹缘中。

【主治】临床常用于治疗:①视物不清;②肩臂痛,活动受限。

【操作】直刺或斜刺 0.5～0.8 寸。强身保健可用温和灸。

7. 支正＊（Zhīzhèng,SI 7）络穴

【穴名释解】支,分支,支持。正,正直,正行。指其为手太阳正经之分支,走向少阴之络穴,且取穴时必须支肘正臂也。

【定位】阳谷穴与小海穴的连线上,腕背横纹上 5 寸。

【主治】临床常用于治疗:①头痛,颈项强痛;②发热,癫狂;③疣目。

【操作】直刺或斜刺 0.5～0.8 寸。

8. 小海（Xiǎohǎi，SI 8）合穴

【穴名释解】小，指手太阳小肠经。海，百川皆归之处。为手太阳经所入为合之海也，与少海可以互参。

【定位】屈肘，当尺骨鹰嘴与肱骨内上髁之间凹陷处。

9. 肩贞（Jiānzhēn，SI 9）

【穴名释解】肩，肩部。贞，指正气，精气。穴为肩部正气所居之处，不容外邪干犯也。

【定位】臂内收，腋后纹头上 1 寸。

10. 臑俞（Nàoshū，SI 10）

【穴名释解】臑，肩下方之肌肉。指穴在臂之臑部而言。俞，同腧，同输，又通枢。指其为臂部臑肉之枢纽与臂臑经气之所注输也。

【定位】臂内收，腋后纹头直上，肩胛冈下缘凹陷中。

11. 天宗*（Tiānzōng，SI 11）

【穴名释解】天，天空，此指人身之上部。宗，宗仰之意。天宗，星名；又统指天象、天神，或如帝王之宗室，乃众所瞻仰之处也。穴当肩胛骨中部，与曲垣、秉风诸穴彼此相望，有天宗之象。

【定位】肩胛骨冈下窝中央凹陷处，约肩胛冈下缘与肩胛下角之间的上 1/3 折点处取穴。

【主治】临床常用于治疗肩痛，活动受限。

【操作】直刺或斜刺 0.5～1 寸。遇到阻力不可强行进针。

12. 秉风（Bǐngfēng，SI 12）

【穴名释解】秉，同柄，即权柄。风，风邪。指穴为治疗背风邪之权柄所在。权柄在握，随我操持，则风病无忧矣。

【定位】肩胛骨冈上窝中央，天宗穴直上，举臂有凹陷处。

13. 曲垣（Qūyuán，SI 13）

【穴名释解】曲，弯曲。垣，短墙，又是天体划分的范围。指穴在肩胛骨弯曲高起处之内方也。穴在肩胛冈上窝内侧端，如被短墙所围绕。古人把天上的恒星分为三垣二十八宿，也与天宗相呼应。

【定位】肩胛骨冈上窝内侧端，在臑俞穴与第 2 胸椎棘突连线的中点处。

14. 肩外俞（Jiānwàishū，SI 14）

【穴名释解】肩，指肩背。中与外，是互相比较之意。俞，俞穴。穴居肩背、距脊柱稍远者称为肩外俞。以其与脊柱的距离远近而比较命名。

【定位】第 1 胸椎棘突下旁开 3 寸。

15. 肩中俞（Jiānzhōngshū，SI 15）

【穴名释解】肩，指肩背。中与外，是互相比较之意。俞，俞穴。穴居肩背、距脊柱较近者称为肩中俞。以其与脊柱的距离远近而比较命名。

【定位】第 7 颈椎棘突下旁开 2 寸。

16. 天窗（Tiānchuāng，SI 16）

【穴名释解】天，天空，此指人身之上部。窗，屋上通风采光的洞口。指其功能开通头面孔窍诸病，犹如人身上部之窗户也。喉舌为声音之门户，呼吸之孔道。穴当其间，且能治耳目诸病。穴在侧颈部。

【定位】扶突穴后，在胸锁乳突肌的后缘，约喉结旁开3.5寸。

17. 天容（Tiānróng，SI 17）

【穴名释解】天，天空，此指人身之上部。容，容貌，容体，防身之具亦名容。穴当扶持头容正直与防护头颈之处也。穴当侧颈，正为头容之扶持，与扶突可以互观。

【定位】在下颌角的后方，胸锁乳突肌的前缘凹陷中。

18. 颧髎＊（Quánliáo，SI 18）

【穴名释解】颧，颧骨。髎，亦作窌，窟也，深空之貌，是邻近骨部的缝隙。指其为颧部之深孔也。

【定位】目外眦直下，颧骨下缘凹陷处。

【主治】临床常用于治疗口眼歪斜，眼睑瞤动，齿痛，目赤，目黄。

【操作】直刺0.3～0.5寸，斜刺或平刺0.5～1寸。

19. 听宫＊（Tīnggōng，SI 19）

【穴名释解】听，指耳的功能。宫，王者之所居。穴在耳前，意为此乃管理听力的高贵之处。

【定位】耳屏前，下颌骨髁状突的后方，张口时呈凹陷处。

【主治】临床常用于治疗：①耳鸣，耳聋，聤耳等诸耳疾；②癫，狂，痫。

【操作】张口，直刺1～1.5寸。留针时应保持一定的张口姿势。

第七节　足太阳膀胱经

一、经脉循行

【原文】

《灵枢·经脉》：膀胱足太阳之脉，起于目内眦，上额，交巅[①]。

其支者：从巅至耳上角。

其直者：从巅入络脑，还出别下项[②]，循肩髆内[③]，挟脊抵腰中，入循膂[④]，络肾，属膀胱。

其支者：从腰中，下挟脊，贯臀，入腘中。

其支者：从髆内左右别下贯胛，挟脊内，过髀枢[⑤]，循髀外后廉下合腘中——以下贯腨内，出外踝之后，循京骨[⑥]至小指外侧。

词解：[①]交巅：当百会穴处与督脉相交会。[②]还出别下项：原文指经脉从脑后浅出，并从天柱穴分别而下。目前认为足太阳经脉在头顶至后枕部有一外行线。[③]肩髆：指肩胛区。[④]膂：挟脊两旁的肌肉。[⑤]髀枢：当股骨大转子部，环跳穴所在。[⑥]京骨：即第五跖骨粗隆。又为穴名。

足太阳膀胱经属膀胱，络肾，与心、脑有联系。足太阳膀胱经脉循行示意图见图6－7。

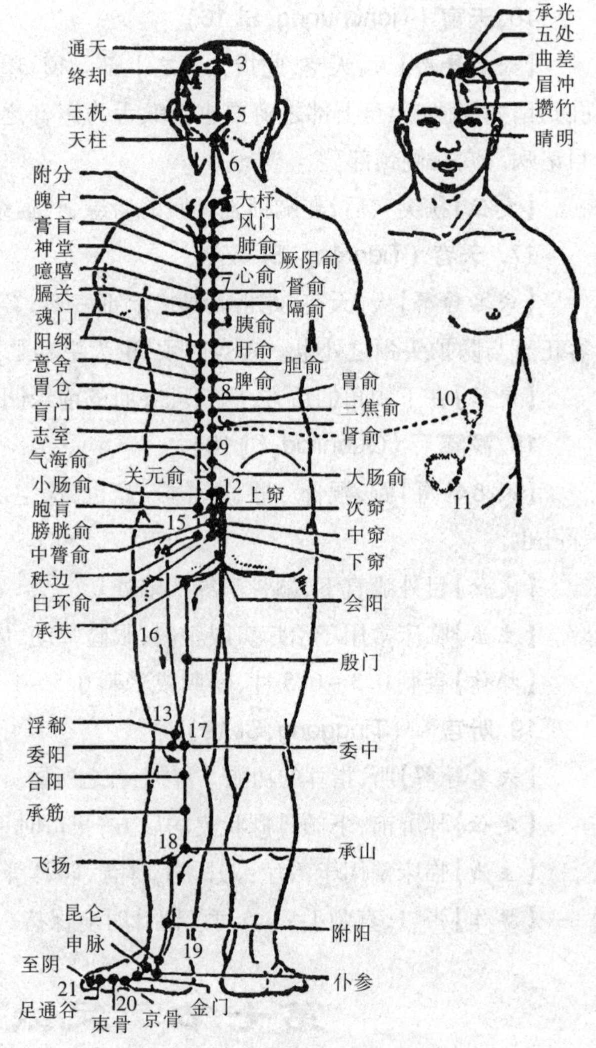

图6-7 足太阳膀胱经脉循行示意图

二、经脉病候

【原文】

《灵枢·经脉》：是动则病：冲头痛，目似脱，项如拔，脊痛，腰似折，髀不可以曲，腘如结，腨如裂，是为踝厥①。

是主筋所生病②者：痔，疟、狂、癫疾③，头囟④项痛，目黄，泪出，鼽衄，项、背、腰、尻⑤、腘、腨、脚皆痛，小指不用。

词解：①踝厥：指本经经脉循行小腿部气血厥逆的见症。②主筋所生病：《素问·生气通天论》："阳气者，精则养神，柔则养精"，说明阳气化生精微，内可以养神，外可以柔筋，太阳为巨，所以主筋所发生的病证。③癫疾：癫痫等病证。④囟：音信。即囟门部。⑤尻：音考，平声。骶尾骨部的通称。

三、腧穴歌诀

睛明攒竹眉冲曲，五处承光通天图。络却玉枕依天柱，大杼风门肺厥俞。

心督膈肝胆脾胃，三肾气海大肠濡。关元小肠膀胱膂，白环四髎会阳扶。

殷门浮郄委中返，附分魄户膏肓突。神堂譩譆膈关渡，魂门阳纲意舍孤。

胃仓肓门志室近，胞肓秩边合阳呼。承筋承山飞扬跗，昆仑仆参申脉殊。

金门京骨连束骨，足通至阴救妇孺。

四、本经腧穴(67穴)

1. 睛明＊(Jīngmíng, BL 1)

【穴名释解】睛，目睛。明，光明。为治目病之要穴，能使目睛光亮明白也。

【定位】目内眦角稍上方凹陷处。

【主治】临床常用于治疗目赤肿痛，流泪，目翳视物不明，夜盲。

【操作】嘱患者闭目，医生左手轻推眼球向外侧固定，左手缓慢进针，紧靠眶缘直刺0.5～1寸。遇到阻力时，不宜强行进针，应改变进针方向或退针。不捻转，不提插(或只轻微地捻转和提插)。出针后按压针孔片刻，以防出血。针具宜细，消毒宜严。禁灸。

2. 攒竹 * （Cuánzhú、Zánzhú，BL 2）

【穴名释解】攒，攒聚。竹，竹叶。眉形有如竹叶，穴在眉毛与眉头攒聚处。

【定位】眉头凹陷中，约在目内眦直上。

【主治】临床常用于治疗：①头痛，眉头痛；②眼睑瞤动，眼睑下垂，口眼歪斜；③视物不清，流泪，目赤肿痛。

【操作】可向眉中或向眼眶内缘平刺或斜刺0.5～0.8寸。禁灸。

3. 眉冲（Méichōng，BL 3）

【穴名释解】眉，眉头。冲，冲要与向上之意。穴眉头直上，正当前额冲要之处。

【定位】攒竹穴直上，入发际0.5寸。

4. 曲差（Qǔchā，BL 4）

【穴名释解】曲，弯曲。差（cha），差错，不齐。指穴当经脉曲折不齐之处。足太阳经自睛明直行向上，行至眉冲处即横行向外，曲而不齐也。

【定位】前发际正中直上0.5寸（神庭穴），旁开1.5寸，即神庭与头维连线的内1/3与中1/3交点。

5. 五处（Wǔchù，BL 5）

【穴名释解】五，数名，意为第五；五星。处，居处，所在。穴居前额，犹如诸星所居之处也。前头部在道经中称为天庭（两眉之间也称天庭），穴居其间，正有天上诸星（五星）罗列之象，且在本经序次亦为第五，或系因此而得名。

【定位】发际正中直上1寸，旁开1.5寸，即曲差穴上0.5寸。

6. 承光（Chéngguāng，BL 6）

【穴名释解】承，承受，奉承，承担。光，光明，光亮。承光，台名。目病昏暗者，能使之承受与承奉光明也。承光，汉代台名。借喻为明目去障，此穴可以担承也。

【定位】前发际正中直上2.5寸，旁开1.5寸，即五处穴后1.5寸。

7. 通天（Tōngtiān，BL 7）

【穴名释解】通，通达，通畅。天，指天气。通天，冠名。又指为脑部元神之所在及能开通肺气也。穴约当古代冠所系戴处，可与下条络却互观。与脑神之所在有关。功能开通肺窍，通乎天气，用治鼻病有效。

【定位】前发际正中直上4寸，旁开1.5寸，即承光穴后1.5寸。

8. 络却（Luòquè，BL 8）

【穴名释解】络，联络，缠绕。却，退却，脱落。穴当古人系冠之处，联络缠绕不使所戴之冠退却脱落也。

【定位】前发际正中直上5.5寸，旁开1.5寸，即通天穴后1.5寸。

9. 玉枕（Yùzhěn，BL 9）

【穴名释解】玉，贵重之意。枕，指枕骨。穴与枕骨为邻。脑后隆起骨，古今皆称枕骨，古亦称为横骨。相士则称为玉枕骨。

【定位】后发际正中直上2.5寸，旁开1.3寸，约平枕外粗隆上缘的凹陷处。

10. 天柱＊（Tiānzhù，BL 10）

【穴名释解】天，指头部。柱，支柱，梁柱。天柱，山名，又星名。意为穴处乃头部之支柱。

【定位】后发际正中直上0.5寸（哑门穴），旁开1.3寸，当斜方肌外缘凹陷中。

【主治】临床常用于治疗：①头痛，颈项强痛，眩晕，目痛，肩背痛；②癫，狂，痫；③发热。

【操作】直刺或斜刺0.5～0.8寸，不可向内上方深刺，以免伤及延髓。

11. 大杼（Dàzhù，BL 11）八会穴之骨会

【穴名释解】大，长大。杼，织布之机杼，又水槽亦名杼。以穴在杼形肌肉之起端而言。脊旁肌肉长大，经气自此下行，具有机杼与水槽之状。

【定位】第1胸椎棘突下，旁开1.5寸。

12. 风门＊（Fēngmén，BL 12）

【穴名释解】风，指气，又指风邪。门，出入通达之处。风门者，既为肺气出入与风邪犯人之门户，也为治风治气之所宜取。穴在肺俞之上方，为肺气出入之所必由。用治风邪外感、上气咳逆诸病，有双重意义。

【定位】第2胸椎棘突下，旁开1.5寸。

【主治】临床常用于治疗：①咳嗽，发热，头痛，鼻塞，鼻流清涕；②颈项强痛，胸背痛。

【操作】斜刺0.5～0.8寸。

13. 肺俞＊（Fèishū，BL 13）肺之背俞穴

【穴名释解】肺，指肺本脏，又为火气勃郁之意。俞，同腧，同输，又通枢。内通肺脏，可治肺病火病气诸病。凡肺气勃郁、火气太过、咳喘、骨蒸诸病，自可取用。

【定位】第3胸椎棘突下，旁开1.5寸。

【主治】临床常用于治疗咳嗽，气喘，咯血潮热，盗汗。

【操作】斜刺0.5～0.8寸。

14. 厥阴俞＊（Juéyīnshū，BL 14）心包背俞穴

【穴名释解】厥阴，指心包络，又为阴气至极与厥逆之意。俞，同腧，同输，又通枢。内通心包络，并可降逆回阳。厥，逆也，冷也，又极与尽也。厥阴，阴之尽也，手厥阴出自胸中，足厥阴下起大敦上至巅顶。阴极阳生，如心阳不振、四肢厥逆及逆气上冲者，皆可选用。

【定位】第4胸椎棘突下，旁开1.5寸。

【主治】临床常用于治疗心痛，呕吐，胸闷，咳嗽。

【操作】斜刺0.5～0.8寸。

15. 心俞＊（Xīnshū，BL 15）心之背俞穴

【穴名释解】心，指心本脏，又是“任”与“容”的意思。俞，同腧，同输，又通枢。内通心脏，可以益气行血，安神定惊。心不任物，则神不出，气无君，血无帅，形无主，智无舍，而气血失调、惊狂错乱诸症作矣。责之心俞自有助益。

【定位】第5胸椎棘突下，旁开1.5寸。

【主治】临床常用于治疗：①心痛；②咳嗽，咯血，盗汗；③惊悸，失眠，健忘，癫痫。

【操作】斜刺 0.5 ~0.8 寸。

16. 督俞（Dūshū，BL 16）

【穴名释解】督，督正，督率，居中；指督脉及脊柱。居人身之中，通乎脊柱，可以总督诸阳，为背部诸俞之统帅。督脉贯脊而行，为脏腑诸俞之所依附，故能督正诸俞，贯通腰脊。既为督脉之俞，又为诸阳之督也。

【定位】第 6 胸椎棘突下，旁开 1.5 寸。

17. 膈俞＊（Géshū，BL 17）八会穴之血会

【穴名释解】膈，指胸膈，关格。俞，同腧，同输，又通枢。内通胸膈，可以开通关格。膈俞指膈膜中的气血物质由本穴外输膀胱经。本穴物质来自心之下、脾之上的膈膜之中，故名膈俞。

【定位】第 7 胸椎棘突下，旁开 1.5 寸。

【主治】临床常用于治疗呕吐，呃逆，气喘，吐血。

【操作】斜刺 0.5 ~0.8 寸。

18. 肝俞＊（Gānshū，BL 18）肝之背俞穴

【穴名释解】肝，指肝本脏，又木也，干也。俞，同腧，同输，又通枢。内通肝脏，可达木气之郁滞。木喜畅顺，此可顺其气而达之也。

【定位】第 9 胸椎棘突下，旁开 1.5 寸。

【主治】临床常用于治疗：①胁痛，黄疸；②目赤，视物不清，夜盲，流泪；③癫狂痫；④吐血。

【操作】斜刺 0.5 ~0.8 寸。

19. 胆俞＊（Dǎnshū，BL 19）胆之背俞穴

【穴名释解】胆，指胆本腑，为连肝之府。俞，同腧，同输，又通枢。内通胆腑，利胆疏风。故胆与肝连，同司风本。胆汁郁则身黄，泄则口苦；胆气旺则火升，逆则胁满。取之于此，每可收效。

【定位】第 10 胸椎棘突下，旁开 1.5 寸。

【主治】临床常用于治疗呕吐，口苦，胁痛，黄疸。

【操作】斜刺 0.5 ~0.8 寸。

20. 脾俞＊（Pǐshū，BL 20）脾之背俞穴

【穴名释解】脾，指脾本脏；又裨也，并也。俞，同腧，同输，又通枢。内通脾脏，可以积精禀气、助胃化食也。用于水谷不化、精气失荣，是其本职。

【定位】第 11 胸椎棘突下，旁开 1.5 寸。

【主治】临床常用于治疗：①腹胀，呕吐，泄泻，水肿，黄疸；②多食善饥，身体消瘦。

【操作】斜刺 0.5 ~0.8 寸。

21. 胃俞＊（Wèishū，BL 21）胃之背俞穴

【穴名释解】胃，指胃本腑；又围也，委也。俞，同腧，同输，又通枢。内通胃腑，调胃化气。胃俞者，为平人常气之所注输，胃府之外候也。

【定位】第12胸椎棘突下，旁开1.5寸。

【主治】临床常用于治疗：①胃脘痛，腹胀，呕吐，肠鸣；②多食善饥，身体消瘦。

【操作】斜刺0.5~0.8寸。

22. 三焦俞(Sānjiāoshū, BL 22)三焦背俞穴

【穴名释解】三焦，指胸腹腔上中下三停之空松处。俞，同腧，同输，又通枢。内应全身，升阳决渎。三焦俞乃升阳益气、决渎行水、内应全身之俞也。

【定位】第1腰椎棘突下，旁开1.5寸。

23. 肾俞*(Shènshū, BL 23)肾之背俞穴

【穴名释解】肾，指肾本脏，又藏也，泻也。俞，同腧，同输，又通枢。内通肾脏，引水藏精。肾俞者，藏精之关，引水之宅也。

【定位】第2腰椎棘突下，旁开1.5寸。

【主治】临床常用于治疗：①腰痛，足寒，遗尿，遗精，阳痿，早泄；②月经不调，带下，不孕；③耳鸣，耳聋。

【操作】直刺0.5~1寸。

24. 气海俞(Qìhǎishū, BL 24)

【穴名释解】气，指下焦之原气。海，是富饶藏聚之意。俞，同腧，同输，又通枢。内应脐下之肓原，吞吐下焦之原气。因上焦主吞，下焦主吐，故脐下肓原(参肓俞条)之脖胦，为人身生气之海。气海俞，即脐下肓原之俞也。

【定位】第3腰椎棘突下，旁开1.5寸。

25. 大肠俞*(Dàchángshū, BL 25)大肠背俞穴

【穴名释解】大肠，指大肠本腑，又畅也。俞，同腧，同输，又通枢。内通大肠，畅胃去滓。大肠司传导，主变化，体之俞，腑之应也。

【定位】第4腰椎棘突下，旁开1.5寸。

【主治】临床常用于治疗：①腰痛；②腹胀，肠鸣，泄泻，便秘。

【操作】直刺0.8~1.2寸。

26. 关元俞(Guānyuánshū, BL 26)

【穴名释解】关元，脐下关元穴也，指气血来源于与关元穴对应的小腹内部。俞，输也。关元俞名意指小腹内部的湿热水气由此外输膀胱经。

【定位】第5腰椎棘突下，旁开1.5寸。

27. 小肠俞(Xiǎochángshū, BL 27)小肠背俞穴

【穴名释解】小肠，指小肠本腑。俞，同腧，同输，又通枢。内通小肠，功在化物。小肠司受盛，主化物。受盛失职，化物无能，自可于此处求之。

【定位】第1骶椎棘突下，旁开1.5寸，约平第1骶后孔。

28. 膀胱俞*(Pángguāngshū, BL 28)膀胱背俞穴

【穴名释解】膀胱，指膀胱本腑。俞，同腧，同输，又通枢。内通膀胱，藏津决水。膀胱津

之府，水之门，外俞内府，彼此互通。

【定位】第2骶椎棘突下，旁开1.5寸，约平第2骶后孔。

【主治】临床常用于治疗：①小便不利，遗尿；②腰骶痛；③腹泻，便秘。

【操作】直刺或斜刺0.8～1.2寸。

29. 中膂俞(Zhōnglǚshū，BL 29)

【穴名释解】中，指人身的中部。膂，背脊。俞，同腧，同输，又通枢。穴在骶部，约居人身之中，为腰膂之气所注输。膂，又作吕。中膂，人身中部之脊骨也。

【定位】第3骶椎棘突下，旁开1.5寸，约平第3骶后孔。

30. 白环俞(Báihuánshū，BL 30)

【穴名释解】白，白色，金气。环，圆环。俞，同腧，同输，又通枢。白环，可能是指肛门或臀部。故白环俞者可以意为肛门或臀部之俞也。

【定位】第4骶椎棘突下，旁开1.5寸，约平第4骶后孔。

31. 上髎(Shàngliáo，BL 31)

【穴名释解】以穴位之排列序言。髎，亦作窌，窟也，深空之貌，是邻近骨部的缝隙。穴在骶孔中，居上者为上髎。

【定位】第1骶后孔中，约当髂后上棘与后正中线之间。

32. 次髎＊ (Cìliáo，BL 32)

【穴名释解】以穴位之排列序言。髎，亦作窌，窟也，深空之貌，是邻近骨部的缝隙。穴在骶孔中，居次者为次髎。

【定位】第2骶后孔中，约当髂后上棘下与后正中线之间。

【主治】临床常用于治疗：①月经不调，痛经，带下；②小便不利，遗精；③腰骶痛，下肢痿痹。

【操作】直刺1～1.5寸。

33. 中髎(Zhōngliáo，BL 33)

【穴名释解】以穴位之排列序言。髎，亦作窌，窟也，深空之貌，是邻近骨部的缝隙。穴在骶孔中，居中者为中髎。

【定位】第3骶后孔中，次髎穴下内方，约当中膂俞与后正中线之间。

34. 下髎(Xiàliáo，BL 34)

【穴名释解】以穴位之排列序言。髎，亦作窌，窟也，深空之貌，是邻近骨部的缝隙。穴在骶孔中，最下者为下髎。

【定位】第4骶后孔中，中髎穴下内方，约当白环俞与后正中线之间。

35. 会阳 (Huìyáng，BL 35)

【穴名释解】会，会合，交会。阳，指阳经，阳气。为下焦阴阳之气交会之处。下焦既为阴气之所聚，亦为阳气之所生。穴与会阴相邻，自有交通结合与互相对待之义。

【定位】尾骨端旁开0.5寸。

36. 承扶（Chéngfú，BL 36）

【穴名释解】承，承受，奉承，承担。扶，扶持，扶助，又风名。谓其对扶持人体与治疗下肢风病，俱可承担也。对人身坐立具有扶持之功。承，佐助担当也。扶，木名。扶木，扶桑也。对肢体风病具有拦截之效。在下肢风病及风病之自下而上者，皆可取之。

【定位】臀横纹的中点。

37. 殷门（Yīnmén，BL 37）

【穴名释解】殷，是富足与中间之意。门，出入通达之处。指穴在大腿肌肉丰满处之正中也。

【定位】承扶穴与委中穴的连线上，承扶穴下 6 寸。

38. 浮郄（Fúxì，BL 38）

【穴名释解】浮，指浮竹。郄，孔隙。谓穴位所在有浮竹之象。穴在膝关节内方外侧，下肢骨自膝关节又生一辅助骨曰腓，故取浮竹之象比譬之，穴即以浮名。

【定位】在腘横纹外侧端，委阳穴上 1 寸，股二头肌腱的内侧。

39. 委阳 *（Wěiyáng，BL 39）三焦下合穴

【穴名释解】委，委曲顺从貌，亦卧倒之意。阳，指外侧。穴在腘窝正中委中穴之外方。

【定位】腘横纹外侧端，当股二头肌腱的内侧。

【主治】临床常用于治疗：①腹满，小便不利；②腰背痛，下肢挛痛。

【操作】直刺 1 ~ 1.5 寸。

40. 委中 *（Wěizhōng，BL 40）合穴；膀胱下合穴

【穴名释解】委，委曲顺从貌，亦卧倒之意。中，指中间。即俯身卧倒屈曲膝关节而在腘窝之正中取之。此穴必须俯伏舒身放松肢节，方可在委曲膝关节之腘窝正中取之。

【定位】腘横纹中点，当股二头肌腱与半腱肌肌腱的中间。

【主治】临床常用于治疗：①腰背痛，下肢痿痹；②小腹痛；③小便不利，遗尿。

【操作】直刺 1 ~ 1.5 寸，或用三棱针点刺腘静脉出血。针刺不宜过快、过强、过深，以免损伤血管和神经。

41. 附分（Fùfēn，BL 41）

【穴名释解】附，依附，附属。分，分别，分行。指足太阳互相依附之内外两行，在此分行而下也。足太阳在背部左右侧之内外两行，属互相依属；而第二行各穴又实为第一行之附属，故第二行之第一穴即名附分。

【定位】第 2 胸椎棘突下，旁开 3 寸。

42. 魄户（Pòhù，BL 42）

【穴名释解】魄，是随伴精气往来的阴神。户，出入居住与谨护闭塞之处。指其为护卫肺中精微之气的门户。穴在肺俞之外方，既为肺俞之附属，亦为肺精之卫护。

【定位】第 3 胸椎棘突下，旁开 3 寸。

43. 膏肓 *（Gāohuāng，BL 43）

【穴名释解】膏肓，指心下膈上之脂膜。

【定位】第 4 胸椎棘突下，旁开 3 寸。

【主治】临床常用于治疗咳嗽，气喘，盗汗，遗精。

【操作】斜刺 0.5 ~0.8 寸。

44. 神堂(Shéntáng，BL 44)

【穴名释解】神，是象征君主的阳气。堂，是高大明敞的居室。指其犹如心君用事的明堂。神堂内平心俞，自应如天子布政之堂矣。

【定位】第 5 胸椎棘突下，旁开 3 寸。

45. 噫嘻(Yìxǐ，BL 45)

【穴名释解】噫嘻，哀痛声。按压取穴时，患者常有畏痛之噫嘻声，因而得名。

【定位】第 6 胸椎棘突下，旁开 3 寸。

46. 膈关 (Géguān，BL 46)

【穴名释解】膈，指胸膈，关格。关，关口，关格。指穴如胸膈之关口，且可开通关格也。横居膈俞之外，实为膈俞之附属，而与膈俞之功用亦密切有关矣。

【定位】第 7 胸椎棘突下，旁开 3 寸。

47. 魂门(Húnmén，BL 47)

【穴名释解】魂，为人身阳气之精。门，出入通达之处，又为守护之意。魂门者，肝阳出入之门与护卫肝阳之处也。肝之体阴而用阳，为将军之官。魂门平齐肝俞，自应为肝阳出入与护卫肝阳之门户。

【定位】第 9 胸椎棘突下，旁开 3 寸。

48. 阳纲(Yánggāng，BL 48)

【穴名释解】阳，指少阳刚直之性。纲，伸张之意。意为胆气宣明，则阳气自然伸张也。胆为将军，胆主决断。肝胆依辅，阳纲之气得以伸张矣。

【定位】第 10 胸椎棘突下，旁开 3 寸。

49. 意舍(Yìshě，BL 49)

【穴名释解】意，意念，意志。舍，可以居住安息之处。脾气安宁，则心意自然聪慧也。脾藏意。意舍为脾俞之附属，犹如脾气休息留止之处也。

【定位】第 11 胸椎棘突下，旁开 3 寸。

50. 胃仓(Wèicāng，BL 50)

【穴名释解】胃，指胃本腑；又围也，委也。仓，仓禀，仓库。指其犹如胃府之仓库。

【定位】第 12 胸椎棘突下，旁开 3 寸。

51. 肓门(Huāngmén，BL 51)

【穴名释解】肓，此处指腹部之肓膜。门，出入通达之处，又为守护之意。指其有如诸肓门户之意。本穴上有膏肓，下有胞肓，前肓俞，此则为诸肓之门也。

【定位】第 1 腰椎棘突下，旁开 3 寸。

52. 志室 * (Zhìshì，BL 52)

【穴名释解】志，志向，意志；此指肾之精气。室，人物所居之处，亦充实之意。志室者，必须肾气充实,意志方能发挥。志室平齐心俞,肾气有归,则神志不乱矣。

【定位】第2腰椎棘突下,旁开3寸。又名精宫。

【主治】临床常用于治疗:①遗精,阳痿,小便不利;②腰背痛。

【操作】斜刺0.5~0.8寸。

53. 胞肓(Bāohuāng,BL 53)

【穴名释解】胞,指胞宫及膀胱。肓,此处指腹部之肓膜。指穴与下腹胞肓之气能互相感通也。

【定位】第2骶椎棘突下,旁开3寸。

54. 秩边*(Zhìbiān,BL 54)

【穴名释解】秩,秩序,整齐。边,边际,边陲。指其位于背部秩序井然诸穴之边际也。

【定位】第4骶椎棘突下,旁开3寸。

【主治】临床常用于治疗:①腰骶痛,下肢痿痹;②小便不利,便秘,痔疾。

【操作】直刺1.5~2寸。

55. 合阳(Héyáng,BL 55)

【穴名释解】合,会合。阳,指足太阳经。谓足太阳左右侧分行之两行,至此又行会合也。足太阳在背部左右侧,自附分穴分为内外两行,下行相遇于委中后,至此又复合为一支而下贯腨内也。

【定位】委中穴直下2寸。

56. 承筋(Chéngjīn,BL 56)

【穴名释解】承,承受,奉承,承担。筋,经筋,筋肉。指其位于足太阴经筋所结之处,且全身躯体筋肉之重,此处可以承担也。

【定位】合阳穴与承山穴连线的中点,腓肠肌肌腹中央。

57. 承山*(Chéngshān,BL 57)

【穴名释解】承,承受,奉承,承担。山,指躯体之高重。人身高大沉重如山,腨肠之分肉足可承受也。穴在腨肠分肉之间,当挺身直立时,则分肉更为明显。与承筋、承扶其义相近。

【定位】腓肠肌两肌腹之间凹陷的顶端处,约在委中穴与昆仑穴之间中点。

【主治】临床常用于治疗:①腰背痛,小腿挛痛;②痔疾,便秘。

【操作】直刺1~2寸。不宜作过强的刺激,以免引起腓肠肌痉挛。

58. 飞扬*(Fēiyáng,BL 58)络穴

【穴名释解】是飞举扬起,斜行别出,脱离正轨之意。为步行不稳、经脉别出及魂梦颠倒之象。指行走不稳。腰腿酸软无力,行步摇晃不定,正有飞扬之象。

【定位】昆仑穴直上7寸,承山穴外下方1寸处。

【主治】临床常用于治疗:①头痛,眩晕;②腰痛,腿软无力;③痔疮。

【操作】直刺1~1.5寸。

59. 跗阳(Fùyáng,BL 59)阳跷脉郄穴

【穴名释解】跗,足背。阳,指上方,外方。穴在小腿下端外侧、足背之上方,有如足跗之

阳也。

【定位】昆仑穴直上 3 寸。

60. 昆仑＊（Kūnlún，BL 60）经穴

【穴名释解】指高山或高丘。穴在高大外踝之后方。

【定位】外踝尖与跟腱之间的凹陷处。

【主治】临床常用于治疗：①头痛，目痛；②颈项强痛，腰痛，足踝肿痛；③癫痫；④难产。

【操作】直刺 0.5～0.8 寸。孕妇禁用，经期慎用。

61. 仆参（Púcān，BL 61）

【穴名释解】仆，指御者，仆从。参，同三，又同骖；或作参拜解。言穴位如车之左右骖，且在状如参拜时方可便于取穴。穴在左右足跟外侧，如驾驭人身上三部之左右骖也。

【定位】昆仑穴直下，跟骨外侧，赤白肉际处。

62. 申脉＊（Shēnmài，BL 62）八脉交会穴（通于阳跷脉）

【穴名释解】申，同伸，同呻；又十二时之一。脉，经脉。指其可治经脉之屈伸不能及气郁而呻诸病，且可内应膀胱之本府也。

【定位】外踝直下方凹陷中。

【主治】临床常用于治疗：①头痛，眩晕；②癫狂痫；③腰，腿，脚痛。

【操作】直刺 0.3～0.5 寸。

63. 金门（Jīnmén，BL 63）郄穴

【穴名释解】金，为肺金之气。门，出入通达之处，又为守护之意。金门者，意为息风利水之门户也。对风木病有效。金可克木，所主多筋抽搐风木之病。

【定位】申脉穴前下方，骰骨外侧凹陷中。

64. 京骨（Jīnggǔ，BL 64）原穴

【穴名释解】古解剖名，穴当其处。小趾本节后大骨名京骨，即今之第五跖骨，穴在第五跖骨粗隆下，赤白肉际。

【定位】第 5 跖骨粗隆下方，赤白肉际处。

65. 束骨（Shùgǔ，BL 65）输穴

【穴名释解】束缚，收束。骨，指趾骨。穴位如趾骨之束，又能收束骨节缓纵诸病也。小趾第五本节有“束”之象，故穴名束骨，且能治肢节疼痛缓纵诸病。

【定位】第 5 跖骨小头的后缘，赤白肉际处。

66. 足通谷（Zútōnggǔ，BL 66）荥穴

【穴名释解】通，通畅，疏通。谷与穀通。功能除结积留饮、胸满食不化，为足部通胀消谷之穴，可与腹通谷互参。

【定位】第 5 跖趾关节的前方，赤白肉际处。

67. 至阴＊（Zhìyīn，BL 67）井穴

【穴名释解】至，至极，到达之意。阴，指肾与足少阴经及土气而言。至阴，谓经脉至此已

入于足少阴之经脉和通于土气也。足太阳之脉从头走足,至此已阳尽阴生,交入足少阴之经脉矣,故即以至阴名之。

【定位】足小趾外侧趾甲角旁0.1寸。

【主治】临床常用于治疗:①难产;②头痛,目痛,鼻塞,鼻出血③足膝肿痛。

【操作】浅刺0.1寸。胎位不正用灸法。

第八节 足少阴肾经

一、经脉循行

【原文】

《灵枢·经脉》:肾足少阴之脉,起于小指之下,邪走①足心,出于然谷②之下,循内踝之后,别入跟中,以上腨③内,出腘内廉,上股内后廉,贯脊属肾,络膀胱。

其直者,从肾上贯肝、膈,入肺中,循喉咙,挟舌本。

其支者,从肺出,络心,注胸中。

词解:①邪:邪通斜。②然谷:穴名,在舟骨粗隆下方。谷,《脉经·卷第六》作“骨”。“然骨”即指舟骨粗隆。③踹:《脉经·卷第六》作“腨”。

足少阴肾经属肾,络膀胱,并与肝、肺、心、喉咙、舌根有联系。足少阴肾经脉循行图见图6-8。

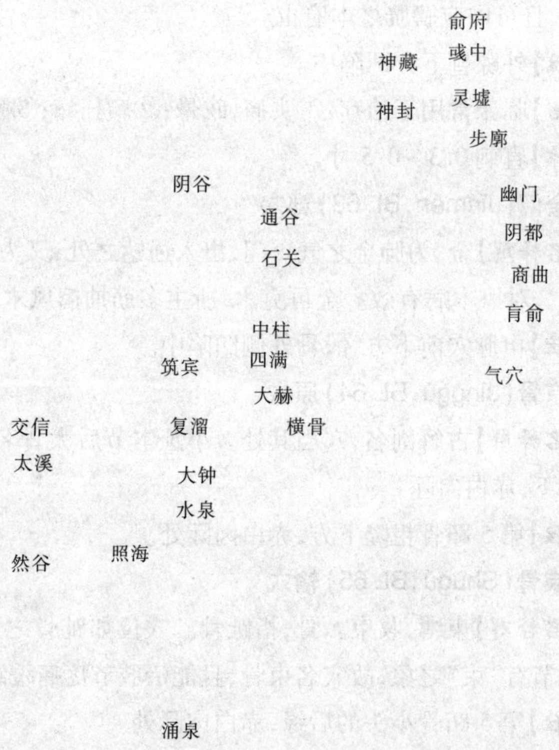

图6-8 足少阴肾经脉循行示意图

二、经脉病候

【原文】

《灵枢·经脉》:是动则病:饥不欲食,面如漆柴①咳唾则有血,喝喝②而喘,坐而欲起目。目晃晃如无所见,心如悬若饥状,气不足则善恐,心惕惕如人将捕之,是为骨厥③。是主肾所生病者:口热、舌干、咽肿,上气,嗌干及痛,烦心,心痛,黄疸,肠澼④,脊、骨内后廉痛,痿、厥⑤,嗜卧,足下热而痛。

词解:①漆柴:形容病者面色黄黑无光泽。②缺盆喝喝:为气喘声。③骨厥:肾主骨,指本经脉所过部出现的证候。[4]肠澼：澼音僻，肠间水也。此处指泄泻病证。[5]痿厥：痿，主要指下肢痿弱；厥，逆冷。

三、腧穴歌诀

涌泉然谷飞太溪，大钟水泉照海堤。复溜交信筑宾谷，横骨大赫气穴栖。

四满中注肓俞曲，石关阴都通幽萋。步廊神封灵墟境，神藏彧中俞府迷。

四、本经腧穴(27 穴)

1. 涌泉 *（Yǒngquán，KI 1）井穴

【穴名释解】涌，涌出，上涌。泉，水从窟穴而出。言经气如泉水之上涌，功能通调水道也。穴居足底，经气自下而上，正涌泉之象也。

【定位】足趾跖屈时，约当足底（去趾）前 1/3 凹陷处。

【主治】临床常用于治疗：①发热，足心热，心烦，惊风；②咽喉肿痛，咳嗽，气喘；③腰背痛，大便难，小便不利。

【操作】直刺 0.5～0.8 寸。降邪宜用灸法或药物贴敷。

2. 然谷 *（Rángǔ，KI 2）荥穴

【穴名释解】然，指然骨。然骨，古解剖名。谷，山洼无水之地，又肌肉之结合处即古之所谓"肉之大会"亦称为谷。穴在然骨下方有如山谷之凹陷处。

【定位】内踝前下方，足舟骨粗隆下缘凹陷中。

【主治】临床常用于治疗：①咯血，咽喉肿痛；②遗精，阳痿；③消渴，黄疸，泄泻；④月经不调，阴挺，子宫脱垂；⑤小儿脐风；⑥足跗肿痛。

【操作】直刺 0.5～0.8 寸。

3. 太溪 *（Tàixī，KI 3）输穴；原穴

【穴名释解】太，高大与尊贵之意。溪，是山洼流水之沟；又筋膜之连接处，即古之所谓"肉之小会"。穴在内踝与跟腱间形如溪谷之处，乃人身孔穴中之尊贵者也。

【定位】内踝高点与跟腱后缘连线的中点凹陷处。

【主治】临床常用于治疗：①遗精，阳痿；②咳嗽，气喘，咯血，胸痛；③咽喉肿痛，齿痛；④消渴，便秘；④月经不调；⑤腰脊痛，下肢厥冷。

【操作】直刺 0.5～0.8 寸。

4. 大钟 *（Dàzhōng，KI 4）络穴

【穴名释解】大，小之对，又同太。钟，同踵。指穴为经气在踵部藏聚之处，而踵部足之大骨，又如酒钟和箍铃也。穴当踝关节下方之足跟部，下大上小，且摇摆善动，亦钟铃之象也。又为足少阴之大络，乃肾气之所钟也。

【定位】太溪穴下 0.5 寸，当跟骨内侧前缘。

【主治】临床常用于治疗：①腰背痛；②癃闭，便秘；③咯血，气喘；④痴呆，嗜卧，心烦；⑤足跟痛。

【操作】直刺 0.3～0.5 寸。

5. 水泉(Shuǐquán,KI 5)郄穴

【穴名释解】水,指水液,小便。泉,水从窟穴而出,又钱也。水泉,病名。能治小便淋漓之水泉病,亦象经气在此如泉水之外流。

【定位】太溪穴直下 1 寸,当跟骨结节内侧上缘。

6. 照海*(Zhàohǎi,KI 6)八脉交会穴(通于阴跷脉)。

【穴名释解】照,指光明照射。海,指广大深远。言肾之真阳渊深如海,能光照周身也。

【定位】内踝高点正下缘凹陷处。

【主治】临床常用于治疗:①咽干,咽红,目赤肿痛;②月经不调,赤白带下,子宫脱垂;③疝气,癃闭;④癫痫。

【操作】直刺 0.5 ~0.8 寸。

7. 复溜*(Fùliū,KI 7)经穴

【穴名释解】复,通伏。溜,通流,通留。指其功能通调水道,维护与恢复水液之正常流行。

【定位】太溪穴上 2 寸,当跟腱的前缘。

【主治】临床常用于治疗:①水肿,多汗或少汗,小便不利;②腹痛,泄泻;③腰脊强痛,下肢痿痹;④脉细微时止。

【操作】直刺 0.5 ~1 寸。

8. 交信(Jiāoxìn,KI 8)阴跷脉之郄穴。

【穴名释解】交,交通,交接。信,音信;又通伸,通申。穴在内踝上方,谓其可与申脉及三阴交音信相通,也与屈伸足部之踝关节有交通联系。

【定位】太溪穴上 2 寸,胫骨内侧面后缘,约当复溜穴前 0.5 寸。

9. 筑宾(Zhùbīn,KI 9)阴维脉之郄穴。

【穴名释解】筑,坚实。宾,同膑,泛指膝和小腿。此穴在小腿内侧,有使股膝坚实的作用,故名筑宾。

【定位】太溪穴与阴谷穴的连线上,太溪穴直上 5 寸,约当腓肠肌内侧肌腹下缘处。

10. 阴谷(Yīngǔ,KI 10)合穴

【穴名释解】阴,指内侧。谷,山洼无水之地,又肌肉之结合处即古之所谓“肉之大会”,亦称为谷;又风名。穴当膝关节内侧形如山谷之凹陷处,为治疗下肢风病所当取。在膝股阴侧之冷风湿痹,此处正可取用也。

【定位】屈膝,腘窝内侧,当半腱肌腱与半膜肌腱之间。

11. 横骨(Hénggǔ,KI 11)

【穴名释解】古解剖名。穴当横骨之边际,骨穴同名。即今之耻骨。

【定位】脐下 5 寸,耻骨联合上际,前正中线旁开 0.5 寸。

12. 大赫*(Dàhè,KI 12)

【穴名释解】大,盛大。赫,显赫。意为穴当下焦元气边显赫盛大之处。

【定位】脐下 4 寸,前正中线旁开 0.5 寸。

【主治】临床常用于治疗:①遗精,阴囊挛缩;②子宫脱垂,带下。

【操作】直刺1~1.5寸。

13. 气穴(Qìxué,KI 13)

【穴名释解】气,指下焦之元气。穴,腧穴,亦窟藏之意。肾主纳气,穴下即为元气收藏之处。气穴本为孔穴的通称,此因关元为下焦元气关藏之处,穴在其旁,故名。

【定位】脐下3寸,前正中线旁开0.5寸。

14. 四满(Sìmǎn,KI 14)

【穴名释解】四,通驷,指驷星。满,盈满,胀满,又指小满节。言地气充盈上与驷星相应,且能治腹部四面膨胀满肿诸病也。

【定位】脐下2寸,前正中线旁开0.5寸。

15. 中注(Zhōngzhù,KI 15)

【穴名释解】中,指中衣(即内衣),五中。注,灌注,又附着之意。指穴在中衣所附着之处,与水谷之气由此分注于五脏也。着内衣与系中带,使之附着而不脱落,均正当穴处,故名。

【定位】脐下1寸,前正中线旁开0.5寸。

16. 肓俞(Huāngshū,KI 16)

【穴名释解】肓,此处指腹部之肓膜。俞,同腧,同输,又通枢。指穴为肠外脂膜之气所注输处。

【定位】脐旁0.5寸。

17. 商曲(Shāngqū,KI 17)

【穴名释解】商,五音,属金,属肺;又是从外知内、下降与度量的意思。曲,深隐盘屈之象。指肺商之气下络大肠还循胃口,与食物由此下降进入肠曲,以及胃肠盘曲之象,均可由此度量而得知也。

【定位】脐上2寸,前正中线旁开0.5寸。

18. 石关(Shíguān,KI 18)

【穴名释解】石,通食,又坚硬之意。关,关隘,要地。指穴处为饮食在胃之关隘,亦为治疗石水病之要地也。穴迁胃而经属肾,调之于此,则关门利而石水可消矣。

【定位】脐上3寸,前正中线旁开0.5寸。

19. 阴都(Yīndū,KI 19)

【穴名释解】阴,指水谷之气与阴经。都,都会,储积,又是池的意思。指穴处为地气之所聚亦为阴经之所会也。

【定位】脐上4寸,前正中线旁开0.5寸。

20. 腹通谷(Fùtōnggǔ,KI 20)

【穴名释解】通谷,参足通谷条。指其既为水谷之所通,又能消胀化食也。

【定位】脐上5寸,前正中线旁开0.5寸。

21. 幽门(Yōumén,KI 21)

【穴名释解】幽,幽深,隐蔽;又指地气。门,出入通达之处。指穴处犹如胃气之门户及足少阴经气深藏与出入之处也。

【定位】脐上6寸,前正中线旁开0.5寸。

22. 步廊(Bùláng,KI 22)

【穴名释解】步,行步,循行与度量之意。廊,堂外的通道。谓胸中行两旁各穴可由此循序度量而得。穴当中庭外方,其上方各穴皆以均等距离顺次排列,犹如堂外之廊也。

【定位】第五肋间隙,前正中线旁开2寸。

23. 神封(Shénfēng,KI 23)

【穴名释解】神,指心神及人身之阳气。封,是疆界与富有之意。指穴下为心神之所居与心阳藏之处。心为主神的君主之官,胸中为心阳之居室。穴与心邻,自应为心神之封地和为心阳最为丰富与藏聚之处矣。

【定位】第四肋间隙,前正中线旁开2寸。

24. 灵墟(Língxū,KI 24)

【穴名释解】灵,指神灵,心灵,性灵;星名。墟,丘墟。灵墟,地名。指其为心灵所居之处。穴当胸部肌肉高起处之孔隙中,则"虚"与"墟"之义兼备之矣。与青灵可以互参,亦与神封、神藏义近。

【定位】第三肋间隙,前正中线旁开2寸。

25. 神藏 (Shéncáng,KI 25)

【穴名释解】神,心神。藏,藏聚。指其为心神藏聚之处。

【定位】第二肋间隙,前正中线旁开2寸。

26. 彧中(Yùzhōng,KI 26)

【穴名释解】彧,同郁,畅顺貌。中,指胸中,又指情志,参中渚条。谓其功能宽胸理气,使胸怀舒畅也。

【定位】第一肋间隙,前正中线旁开2寸。

27. 俞府*(Shūfǔ,KI 27)

【穴名释解】俞,俞穴,转输。府,首府,府第。指其为诸俞之首府与经气由此入喉也。

【定位】锁骨下缘,前正中线旁开2寸。

【主治】临床常用于治疗咳嗽,气喘,胸痛,呕吐。

【操作】斜刺或平刺0.5~0.8寸,不可深刺,以免伤及心、肺。

第九节 手厥阴心包经

一、经脉循行

【原文】

《灵枢·经脉》:心主手厥阴心包络①之脉,起于胸中,出属心包,下膈,历络三焦②。

其支者,循胸出胁,下腋三寸,上抵腋下,循臑内,行太阴、少阴之间,入肘中,下臂,行两筋③之间,入掌中,循中指,出其端。

其支者,别掌中,循小指次指④出其端。

词解:①心主、心包络:《甲乙经》无"心包络"三字。②历络三焦:指自胸至腹依次联络上、中、下三焦。③两筋:指掌长肌腱和桡侧腕屈肌腱。④小指次指:即无名指,下同。

手厥阴心包经联系的脏腑器官有心、心包、三焦。手厥阴心包经脉循行示意图见图6-9。

二、经脉病候

【原文】

《灵枢·经脉》:是动则病:手心热,臂、肘挛急,腋肿;甚则胸胁支满①,心中澹澹②大动,面赤,目黄,喜笑不休。是主脉③所生病者:烦心,心痛,掌中热。

词解:①支满:支撑胀满的感觉。②澹澹:音淡,形容心悸。③主脉:心主脉,心包为心之外卫,故主脉所生病。

三、腧穴歌诀

天池乳外赴天泉,曲泽郄门一使间。内关大陵把横腕,劳宫中冲屈指拳。

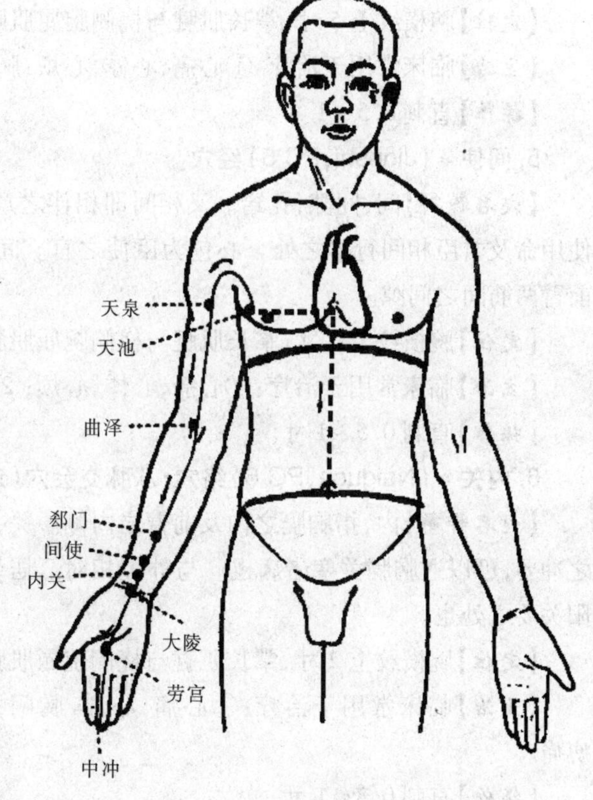

图6-9 手厥阴心包经脉循行示意图

四、本经腧穴(9穴)

1. 天池 * (Tiānchí,PC 1)

【穴名释解】天,指人之上半身。池,水之停聚处。天池,大海名,山名,星名。此为乳房储积乳汁之象。

【定位】乳头外侧1寸,当第四肋间隙中。

【主治】临床常用于治疗:①咳嗽,痰多,胸闷,气喘,胸痛;②腋下肿;③瘰疬。

【操作】斜刺或平刺0.3~0.5寸,不可深刺,以免伤及心、肺。

2. 天泉(Tiānquán,PC 2)

【穴名释解】天,指人之上半身。泉,水泉。天泉,星名;又古地名。指经气自上而下,如泉水之来自天上也。

【定位】腋前纹头下 2 寸,肱二头肌长、短头之间。

3. 曲泽＊(Qūzé,PC 3)合穴

【穴名释解】曲,弯曲。泽,沼泽,又宫名。指穴在肘部浅凹之处也,可与尺泽互参。

【定位】肘微屈,肘横纹中,肱二头肌腱尺侧缘。

【主治】临床常用于治疗:①心痛,心悸,善惊;②胃痛,吐血,呕吐;③发热,口干;④肘臂痛。

【操作】直刺 1~1.5 寸;或点刺出血。

4. 郄门＊(Xìmén,PC 4)郄穴

【穴名释解】郄,孔穴的通称,又指郄穴。门,出入通达之处。为手厥阴经之郄穴,又如本经各穴之门户。可与阴郄互参。

【定位】腕横纹上 5 寸,掌长肌腱与桡侧腕屈肌腱之间。

【主治】临床常用于治疗:①心痛,心悸,心烦,胸痛;②咯血,呕血,衄血。

【操作】直刺 0.5~1 寸。

5. 间使＊(Jiānshǐ,PC 5)经穴

【穴名释解】间,间隙,孔窍。又相间即相伴之意。使,臣使,使役。穴在两筋之间,为臣使用命及君臣相间行事之处。心包为臣使之官。间使为心包五腧中之经穴,正臣使用命在前臂两筋间之间隙。

【定位】腕横纹上 3 寸,掌长肌腱与桡侧腕屈肌腱之间。

【主治】临床常用于治疗:①心痛,心悸,心烦;②胃痛,呕吐;③热病,疟疾;④癫狂痫。

【操作】直刺 0.5~1 寸。

6. 内关＊(Nèiguān,PC 6)络穴;八脉交会穴(通于阴维脉)

【穴名释解】内,指胸膈之内及前臂之内侧。关,关格,关要。内关,病名。穴居前臂内侧之冲要,可以通胸膈关塞诸病也。与外关相对。居于太、少二阴之内,且为联络手厥阴与少阳关要之处也。

【定位】腕横纹上 2 寸,掌长肌腱与桡侧腕屈肌腱之间。

【主治】临床常用于治疗:①心痛,心悸,胸闷;②胃痛,呕吐,呃逆;③癫狂痫;④上肢痹痛。

【操作】直刺 0.5~1 寸。

7. 大陵＊(Dàlíng,PC 7)输穴;原穴

【穴名释解】大,高大。陵,丘陵。穴在掌后高骨形如丘陵之下方也。

【定位】腕横纹中央,掌长肌腱与桡侧腕屈肌腱之间。

【主治】临床常用于治疗:①胸胁痛,心痛,心悸;②胃痛,呕吐,吐血;③癫狂痫;④上肢痹痛。

【操作】直刺 0.3～0.5 寸。

8. 劳宫＊(Láogōng, PC 8)荥穴

【穴名释解】劳,指劳苦,劳作。宫,王者之所居。能治妨碍手部劳作诸病,且穴在手掌中央为手部贵重之处。手司劳作,穴在掌心,因其所在与功用而得名。

【定位】掌心横纹中,第二、三掌骨中间。简便取穴法:握拳,中指尖下是穴。

【主治】临床常用于治疗:①口疮,口臭;②鹅掌风;③癫狂痫;④心痛,心烦;⑤呕吐,吐血。

【操作】直刺 0.3～0.5 寸。为急救要穴之一。

9. 中冲＊(Zhōngchōng, PC 9)井穴

【穴名释解】中,中指。冲,要冲。言穴居中指尖端冲要之地,可与少冲、关冲互参。

【定位】中指尖端的中央。

【主治】临床常用于治疗:①中风,舌强不语;②神昏;③心痛,心烦;④中暑,热病;⑤小儿惊风。

【操作】浅刺 0.1 寸;或点刺出血。为急救要穴之一。

第十节　手少阳三焦经

一、经脉循行

【原文】

《灵枢·经脉》:三焦手少阳之脉,起于小指次指之端,上出两指之间,循手表腕[1],出臂外两骨之间[2],上贯肘,循臑外上肩,而交出足少阳之后,入缺盆,布膻中[3],散络心包,下膈,遍[4]属三焦。

其支者,从膻中,上出缺盆,上项,系耳后,直上出耳上角,以屈下颊至頔[5]。

其支者,从耳后入耳中,出走耳前,过客主人[6],前交颊,至目锐眦。

词解:[1]手表腕:手背腕关节。[2]臂外两骨之间:前臂背侧,尺骨与桡骨之间。[3]膻中:膻音坦,此指胸中,不指穴名。[4]遍:《脉经·卷第六》作"偏",指自上而下依次联属三焦。[5]頔:目眶骨(现称眶下缘)之下部。[6]客主人:上关穴之异名。

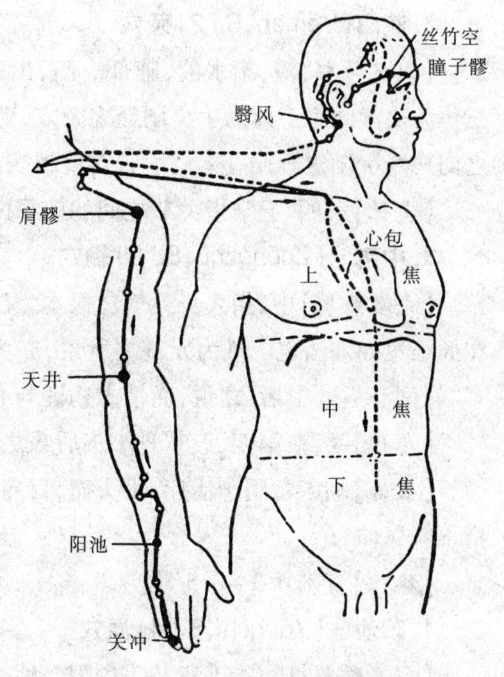

图 6-10　手少阳三焦经脉循行示意图

手少阳三焦经属上、中、下三焦,络心包,并与耳、眼有联系。手少阳三焦经脉循行示意图见图 6－10。

二、经脉病候

【原文】

《灵枢·经脉》:是动则病,耳聋,浑浑焞焞[①],嗌肿,喉痹。是主气所生病[②]者:汗出,目锐眦痛,颊肿,耳后、肩、臑、肘、臂外皆痛,小指次指不用。

词解:[①]浑浑焞焞:形容听觉模糊不清,耳内出现轰轰的响声。[②]主气所生病:三焦主通调水道,上焦出气,故本经主气所生病。

三、腧穴歌诀

关冲液门掌中渚,阳池外关支沟平。会宗三阳络四渎,天井一寸冷渊清。

消泺臑会肩天髎,天牖翳风瘛脉鸣。颅息角孙耳门后,耳和丝竹齿目宁。

四、本经腧穴(23 穴)

1. 关冲 * (Guānchōng,SJ 1) 井穴

【穴名释解】关,通弯。冲,要冲。言穴居弯曲指端冲要之地也。手之第四指称无名指,不能单独伸直,故一名环指。与中冲、少冲其义相同。

【定位】无名指尺侧指甲根角旁0.1寸。

【主治】临床常用于治疗:①头痛,耳鸣,耳聋,咽喉肿痛;②目翳;③热病,口渴,唇干。

【操作】浅刺0.1寸;或点刺出血。为急救要穴之一。

2. 液门(Yèmén,SJ 2)荥穴

【穴名释解】液,指水液,腋部。门,出入通达之处。谓穴能主液所生病与腋部诸病也。三焦为决渎之官。此为手少阳经之荥穴,功能除烦热,存津液,通调水道,故为治疗液所生病之门户。少阳之脉循臑上肩。穴对臂臑病有效,而腋部病证亦与有关。

【定位】第四、五掌指关节之间的前缘凹陷中。

3. 中渚 * (Zhōngzhǔ,SJ 3) 输穴

【穴名释解】中,指人身元气之根本,又指心神情志。渚,水中之小洲。言心神情志之气在此结集如洲渚也。既为元气之所聚,亦为治与情志有关的病证所当取。后世针灸歌赋均多"脊间心后针中渚"之说,而情志病证与心神有关也。

【定位】手背,第四、五掌骨小头后缘之间凹陷中,当液门穴后1寸。

【主治】临床常用于治疗:①头痛,目痛,耳鸣,耳聋,咽喉肿痛;②热病;③肩背肘臂痛,手指不能屈伸。

【操作】直刺0.3~0.5寸。

4. 阳池 * (Yángchí,SJ 4) 原穴

【穴名释解】阳,指手背及手少阳。池,水之停聚处。为手少阳脉气所过之原穴,犹如水之停积于池也。

【定位】腕背横纹中,指总伸肌腱尺侧缘凹陷中。

【主治】临床常用于治疗:①腕痛,肩臂痛;②疟疾;③口干。

【操作】直刺0.3~0.5寸。

5. 外关*(Wàiguān,SJ 5)络穴;八脉交会穴(通阳维脉)

【穴名释解】外,指前臂外侧。关,关隘,关要。指穴居前臂外侧之要冲,又与内关相对,为手少阳厥阴互相联络关要之处。

【定位】腕背横纹上2寸,尺骨与桡骨正中间。

【主治】临床常用于治疗:①耳鸣,耳聋;②胁肋痛;③上肢痹痛。

【操作】直刺0.5~1寸。

6. 支沟*(Zhīgōu,SJ 6)经穴

【穴名释解】支,支持;又同肢,指上肢。沟,狭长之低洼处。穴在上肢尺桡两骨间之沟中,又须支臂取之。支肘屈臂,手掌向内,则尺桡两骨之沟自见,穴在沟端,故名。

【定位】腕背横纹上3寸,尺骨与桡骨正中间。

【主治】临床常用于治疗:①耳鸣,耳聋,失音;②瘰疬;③胁肋疼痛;④呕吐,便秘;⑤热病。

【操作】直刺0.5~1寸。

7. 会宗(Huìzōng,SJ 7)郄穴

【穴名释解】会,聚会,会合。宗,宗主,宗派。指穴为前臂各派阳脉会合之宗主。穴位斜出本经之外,联系三阳,绾罗诸脉,会宗之名其义可通。

【定位】支沟穴尺侧约1寸,当尺骨桡侧缘。

8. 三阳络(Sānyángluò,SJ 8)

【穴名释解】三阳,指手太阳、手阳明、手少阳三经。络,联络,维系。与手三阳经皆有联系之意。穴位依傍会宗,在手阳明、手太阳之间,故一名大交脉,与三阴交可以互观。

【定位】支沟穴上1寸,尺骨与桡骨之间。

9. 四渎(Sìdú,SJ 9)

【穴名释解】四,数名。渎,水之大川。四渎,星座名。古称江淮河济为四渎。指穴如四肢经气运行之川渎也。三焦乃决渎之官,为水道之所出,手足少阳上下同气,故上肢有四渎,下肢有中渎。

【定位】尺骨鹰嘴下5寸,尺骨与桡骨之间。

10. 天井(Tiānjǐng,SJ 10)合穴

【穴名释解】天,指上肢。井,深凹有水之处。天井,水名,星名,又地形名。言经气如井水之清净,而穴位亦有井之形象也。清阳实四肢、三焦主一身之阳,而上肢之经气亦如井水之清净也。手经各合穴只有此穴在肘关节之上际,边高中凹,有天井之象。

【定位】屈肘,尺骨鹰嘴上1寸凹陷中。

11. 清冷渊(Qīnglěngyuān,SJ 11)

【穴名释解】清冷,清澈凉爽之意。渊,深水,深潭。清冷,又为水名。言穴能清热泻火,有如入清冷之深渊也。人之风骨清秀亦名清冷。

【定位】屈肘,天井穴上1寸。

12. 消泺(Xiāoluò,SJ 12)

【穴名释解】消,消除,消渴。泺,水名。言穴用如清凉之水,能清热解渴也。阳热炽盛,取之消泺,则将如入清凉之水而消渴得以消除矣。与清冷渊可以互观。

【定位】肩髎穴与天井穴连线上,清冷渊穴上3寸。

13. 臑会(Nàohuì,SJ 13)

【穴名释解】臑,肩下方之肌肉。会,聚会,会合。穴与臂臑及臑俞相近,又为手少阳、阳维交会之处。

【定位】肩髎穴与天井穴连线上,肩髎穴下3寸,三角肌后缘。

14. 肩髎 * (Jiānliáo,SJ 14)

【穴名释解】肩部。髎,亦作窌,窟也,深空之貌,是邻近骨部的缝隙。泛指为肩部之凹陷处。

【定位】肩峰后下方,上臂外展时,当肩髃穴后寸许凹陷中。

【主治】临床常用于治疗肩痛,活动受限。

【操作】直刺1~1.5寸。

15. 天髎(Tiānliáo,SJ 15)

【穴名释解】天,指人体的上部。髎,亦作窌,窟也,深空之貌,是邻近骨部的缝隙。穴当肩背之间,肩井穴之后1寸凹陷中。

【定位】肩井穴与曲垣穴连线的中点,当肩胛骨上角凹陷处。

16. 天牖(Tiānyǒu,SJ 16)

【穴名释解】天,指人体的上部。牖,墙上通风采光的洞口。言穴能开通耳目壅塞之气,如人身上部之窗牖也,与天窗同义。

【定位】乳突后下方,胸锁乳突肌后缘,平下颌角处。

17. 翳风 * (Yìfēng,SJ 17)

【穴名释解】翳,掩蔽。风,风邪。穴当衣领上缘,正为屏蔽风邪之处。

【定位】乳突前下方与耳垂之间的凹陷中。

【主治】临床常用于治疗:①耳鸣,耳聋:②口眼㖞斜,口噤;③颊肿,瘰疬;④咽喉肿痛,音哑。

【操作】直刺0.5~1寸。

18. 瘈脉(Chìmài,SJ 18)

【穴名释解】瘛,瘛疭。脉,指筋脉及耳后的青脉。是治疗筋脉瘛疭的耳后青脉。穴在耳后青筋处,对小儿筋脉瘛疭病有显效,因其用而得名。

【定位】耳后,当翳风穴与角孙穴沿耳轮连线的下1/3与上2/3交界处。

19. 颅息(Lúxī,SJ 19)

【穴名释解】颅,颅脑,头颅。息,安息,休息,又是塞满之意。谓穴能醒脑安神,治头目昏沉如塞诸病也。能治惊恐失神、惊痫瘛疭诸病,谓颅脑可以得而安息;而头目昏沉如塞者,亦可用以消除也。

【定位】耳后，当翳风穴与角孙穴沿耳轮连线的上 1/3 与下 2/3 交界处。

20. 角孙(Jiǎosūn，SJ 20)

【穴名释解】角，指头角，角星，又指东方阳春升发之气。孙，幼小、微弱之意。谓穴当头角未成之处，且有角星之象，又如春气在头、初生而未盛也。

【定位】当耳尖发际处。

21. 耳门 *(Ermén，SJ 21)

【穴名释解】耳，耳部。门，出入通达之处。穴居外耳道口，功能聪耳助听，有如声音入耳之门户。

【定位】耳屏上切迹前，下颌骨髁状突后缘，张口有孔。

【主治】临床常用于治疗：①耳鸣，耳聋，齿痛；②颊肿，颈肿。

【操作】微张口，直刺 0.5 ~1 寸。

22. 耳和髎(Erhéliáo，SJ 22)

【穴名释解】和，是声音调和之意；小笙也叫和，古之军门也叫和。髎，亦作窌，窟也，深空之貌，是邻近骨部的缝隙。指其能调治耳病增强听力，且穴居鬓角，有如军门之左右和也。穴与耳邻，可用以治耳病而助听，故名。

【定位】鬓发后际，平耳郭根前，当颞浅动脉后缘。

23. 丝竹空 *(Sīzhúkōng，SJ 23)

【穴名释解】丝竹，细小之竹。空，空窍，孔穴。谓眉形有如细小之竹叶，穴当眉梢之空隙中，故名。

【定位】眉梢的凹陷处。

【主治】临床常用于治疗：①头痛，眩晕，目赤肿痛，眼睑瞤动；②癫痫，目上视。

【操作】平刺 0.3 ~0.5 寸。

第十一节　足少阳胆经

一、经脉循行

【原文】

《灵枢·经脉》：胆足少阳之脉，起于目锐眦，上抵头角[①]，下耳后，循颈，行手少阳之前，至肩上，却交出手少阳之后，入缺盆。

其支者，从耳后入耳中，出走耳前，至目锐眦后。其支者，别锐眦，下大迎，合于手少阳，抵于(䪼)，下加颊车[②]，下颈，合缺盆，以下胸中，贯膈，络肝，属胆，循胁里，出气街，绕毛际[③]，横入髀厌中[④]。

其直者，从缺盆下腋，循胸，过季胁，下合髀厌中。以下循髀阳[⑤]，出膝外廉，下外辅骨之前⑥，直下抵绝骨之端⑦，下出外踝之前，循足跗上，入小指次指之间。

其支者，别跗上，入大指之间，循大指歧骨内⑧，出其端，还贯爪甲，出三毛⑨。

词解：①头角：当额结节处。②下加颊车：指经脉向下经过颊车部位。③毛际：指耻骨阴毛部。④髀厌：即髀枢，相当于环跳穴处。⑤髀阳：指大腿外侧。⑥外辅骨：即腓骨。⑦绝骨：腓骨下段低凹处。⑧大指歧骨：指第一、二跖骨。⑨三毛：指足趾背短毛。

足少阳胆经主要联系的脏腑有属胆，络肝，与心有联系。足少阳胆经脉循行示意图见图6-11。

二、经脉病候

【原文】

《灵枢·经脉》：是动则病：口苦，善太息，心胁痛，不能转侧，甚则面微有尘①，体无膏泽②，足外③反热，是为阳厥④。是主骨所生病⑤者：头痛，颔痛⑥，目锐眦痛，缺盆中肿痛，腋下肿，马刀、侠瘿⑦，汗出振寒，疟，胸胁、肋、髀、膝外至胫、绝骨、外踝前，及诸节皆痛，小指次指不用。

词解：①面微有尘：形容面色灰暗，似蒙有灰土状。②膏泽：脂滑润泽。③足外：指下肢外侧，经脉所过部分。④阳厥：足少阳经气阻逆之病。⑤是主骨所生病：少阳行头身之侧，多骨节，故主骨所生病。⑥头痛，颔痛：颔，指颏部。此处指颞部，颔厌即由此而名。⑦马刀、侠瘿：指瘰疬生在颈项或腋下部位。

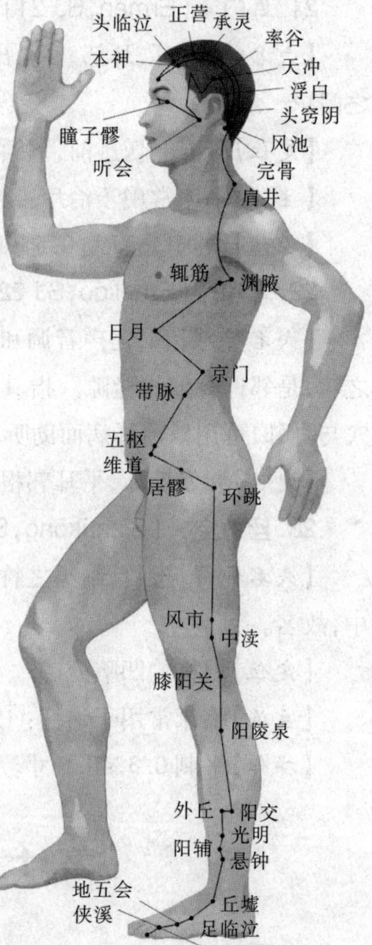

三、腧穴歌诀

瞳子髎听会上关，颔厌悬颅悬厘鬓。曲鬓率谷天冲白，头窍阴下完骨山。

本神阳白头临泣，目窗正营承灵间。脑空风池落肩井，渊腋辄筋日月婀。

京门带脉五枢道，居髎环跳风市攀。中渎膝关阳陵外，阳交外丘光明还。

阳辅悬钟丘墟泣，五会侠溪窍阴关。

图 6-11　足少阳胆经脉循行示意图

四、本经腧穴(44 穴)

1. 瞳子髎＊(Tóngzǐliáo，GB 1)

【穴名释解】瞳子，指瞳孔。髎，亦作窌，窟也，深空之貌，是邻近骨部的缝隙。穴近眼球，横直瞳孔，有明目之功，有如瞳子之孔窍也。

【定位】目外眦外侧0.5寸，眶骨外缘凹陷中。

【主治】临床常用于治疗：①头痛；②目赤肿痛，内障，青盲，目翳，流泪。

【操作】平刺0.3～0.5寸。或三棱针点刺出血。

2. 听会＊(Tīnghuì,GB 2)

【穴名释解】听,指听觉,听力。会,都会,聚会。穴在耳前,主治耳病,为耳部脉气之聚会,亦如管理听觉之都会处也。

【定位】耳屏间切迹前,下颌骨髁状突后缘,张口有孔。

【主治】临床常用于治疗:①耳鸣,耳聋;②齿痛;③下颌关节脱位;④口眼歪斜。

【操作】微张口,直刺0.5～0.8寸。

3. 上关(Shàngguān,GB 3)

【穴名释解】上,下之对。关,机关,关节。穴在耳前下颌关节之颧弓之上方,与下关相对。

【定位】下关穴直上,颧弓上缘。

4. 颔厌(Hànyàn,GB 4)

【穴名释解】颔,腮颔。厌,是极与止的意思,又与餍通。指穴在颔部的边缘与咽食牵动所止之处。人在吞咽食物时,穴正当筋脉收引牵动所止之处,亦与颔厌之义有关。

【定位】头维穴与曲鬓穴弧形连线的上1/4与下3/4交界处。

5. 悬颅(Xuánlú,GB 5)

【穴名释解】悬,悬挂。颅,头颅。指其可治头目眩晕如悬诸病也。

【定位】头维穴与曲鬓穴弧形连线的中点。

6. 悬厘(Xuánlí,GB 6)

【穴名释解】悬,悬挂。厘同氂,是长毛与强屈之毛。此穴在强屈之鬓发长毛处。

【定位】头维穴与曲鬓穴弧形连线的下1/4与上3/4交界处。

7. 曲鬓(Qūbìn,GB 7)

【穴名释解】曲,弯曲。鬓,鬓角。指穴当角之弯曲处。

【定位】耳前鬓发后缘直上,平角孙穴。

8. 率谷＊(Shuàigǔ,GB 8)

【穴名释解】率,率领,表率之意。谷,山洼无水之地,又肌肉之结合处即古之所谓“肉之大会”亦称为谷。全身以“谷”命名的各穴均在肢体,仅有率谷高居头上,有如诸谷穴之表率。

【定位】耳尖直上,入发际1.5寸。

【主治】临床常用于治疗:①偏头痛,眩晕,呕吐;②小儿惊风。

【操作】平刺0.5～0.8寸。

9. 天冲(Tiānchōng,GB 9)

【穴名释解】天,指头部。冲,冲要。天冲,星座名。借喻为高居头部冲要之地。

【定位】耳根后缘直上,入发际2寸。

10. 浮白(Fúbái,GB 10)

【穴名释解】浮,浮游,漂浮,浮越。白,指金气,收敛之意。谓穴能收敛少阳浮越之神气也。

【定位】耳根上缘向后入发际横量1寸。

11. 头窍阴(Tóuqiàoyīn,GB 11)

【穴名释解】头,相对于足而言。窍,孔窍。阴,指五脏之阴。以穴能治五脏阴窍之病也。对头部耳目口舌鼻诸窍之病,本穴均有调摄之功。

【定位】乳突后上缘,当浮白穴与完骨穴的连线上。

12. 完骨(Wángǔ,GB 12)

【穴名释解】完骨,古代解剖名。即今之颞骨乳突。穴当其处,骨穴同名。

【定位】耳后,乳突后下方凹陷处。

13. 本神(Běnshén,GB 13)

【穴名释解】本,根本,本原。神,指心神及人身之阳气。意为穴处为人身元神之根本。

【定位】入前发际0.5寸,督脉(神庭)穴旁开3寸。

14. 阳白*(Yángbái,GB 14)

【穴名释解】阳,指阳光与头的阳部。白,白色,明白。谓穴能使病目见阳光而明白,及治肺风之眉上生白也。与四白穴上下相直,功用相似,可以互观。用治风寒外感、头痛泪出有效。阳白之名,亦可由此而来。

【定位】目正视,瞳孔直上,眉上1寸。

【主治】临床常用于治疗头痛,目痛,目痒,目翳。

【操作】平刺0.5~0.8寸。

15. 头临泣*(Tóulínqì,GB 15)

【穴名释解】头,相对于足而言。临,是监督与治理之意。泪出不止为泣。为头部明目止泪之穴。能主目眩、目翳、目泪、目痛、反视诸病,因其功用而得名。

【定位】目正视,瞳孔与风池穴连线上,入前发际0.5寸。

【主治】临床常用于治疗:①头痛,眩晕;②目痛,流泪,目翳;③鼻塞,鼻渊,④小儿惊风,目上视。

【操作】平刺0.5~0.8寸。

16. 目窗(Mùchuāng,GB 16)

【穴名释解】目,眼目。窗,屋上通风采光的洞口。穴居眼之直上,有明目之功,有如通向眼目之窗户。

【定位】目正视,瞳孔与风池穴连线上,头临泣穴后1寸。

17. 正营(Zhèngyíng,GB 17)

【穴名释解】正,正当、正如之意。营,同荣,指春气。又东西为营。正营,为惊恐状。穴在头顶正中横线上,象少阳升发荣茂之气,功能安神定惊也。

【定位】目正视，瞳孔与风池穴连线上，目窗穴后1寸。

18. 承灵（Chénglíng，GB 18）

【穴名释解】承，承受，奉承，承担。灵，神灵。脑为神灵之室，头顶骨古称天灵盖。穴在其下旁，乃承受脑神之处也。

【定位】目正视，瞳孔与风池穴连线上，正营穴后1.5寸。

19. 脑空（Nǎokōng，GB 19）

【穴名释解】脑，颅脑。空，空虚，孔窍。指穴在后脑枕骨下方之空虚也。

【定位】目正视，瞳孔与风池穴连线上，承灵穴后1.5寸，与督脉脑户穴相平处。

20. 风池*（Fēngchí，GB 20）

【穴名释解】风，指气，又指风邪。池，水之停聚处。为风邪易于流连和为治风之所当取处。

【定位】胸锁乳突肌与斜方肌上端之间的凹陷中，平风府穴。

【主治】临床常用于治疗：①中风，癫，痫，狂；②眩晕，耳鸣，耳聋；③目赤肿痛，视物不清；④鼻出血；⑤发热，头痛，鼻塞，颈项强痛。

【操作】针尖微下，向鼻尖斜刺0.8～1.2寸，或平刺透风府穴。深部中间为延髓，必须严格掌握针刺的角度与深度。

21. 肩井*（Jiānjǐng，GB 21）

【穴名释解】肩，项下的部位。井，深凹有水之处。穴在肩部正中凹陷如井之处，故名。

【定位】肩上，大椎穴与肩峰连线的中点。

【主治】临床常用于治疗：①颈项强痛，肩背疼痛，中风，上肢不遂；②瘰疬；③难产，乳痈，产后缺乳。

【操作】直刺0.5～0.8寸。内有肺尖，慎不可深刺；孕妇禁针。

22. 渊腋（Yuānye，GB 21）

【穴名释解】渊，深水，深潭。腋，臂胁之间。指穴在腋下之隐伏深藏处，为腋部之渊薮。

【定位】举臂，腋中线上，第四肋间隙。

23. 辄筋（Zhéjīn，GB 23）

【穴名释解】辄，车之两。筋，筋肉。指穴在肋间状如两之筋肉处。

【定位】渊腋穴前1寸，第四肋间隙。

24. 日月*（Rìyuè，GB 24）胆之募穴

【穴名释解】日月本为太阳与月亮。此指双目及胆之脏象而言。又，山名，旗名。象双目之光明及胆气之威仪也。双目为肝胆之所主，而胆募乃名日月也。

【定位】乳头直下，第七肋间隙。

【主治】临床常用于治疗胁痛，多唾，吞酸，呃逆，黄疸。

【操作】斜刺或平刺0.5～0.8寸，不可深刺，以免伤及脏器。

25. 京门(Jīngmén,GB 25) 肾之募穴

【穴名释解】京,与丘同义,高大之土阜;又忧也。门,出入通达之处。穴位所在犹如胸廓大丘之门,可用以止恐定惊。

【定位】侧卧,第十二肋游离端下际处。

26. 带脉*(Dàimài,GB 26)

【穴名释解】带,指衣带,带下病。脉,经脉。带脉,脉名。穴当带脉之所过,与衣带所系之处,又可治带下病,故名。

【定位】侧腹,第十一肋骨游离端直下平脐处。

【主治】临床常用于治疗:①月经不调,赤白带下;②少妇疼痛,疝气,腰胁痛。

【操作】直刺1~1.5寸。

27. 五枢(Wǔshū,GB 27)

【穴名释解】五为中数,指人身之中。枢,枢机,枢纽。穴位所在犹如人身中部之枢纽。

【定位】侧腹,髂前上棘前0.5寸,约平脐下3寸处。

28. 维道 (Wéidào,GB 28)

【穴名释解】维,维系。道,道路。意指穴处为维系与连接下肢之通道。

【定位】五枢穴前下方0.5寸。

29. 居髎(Jūliáo,GB 29)

【穴名释解】居,是居住、占据与坐的意思。髎,指髋骨,亦作窌,窟也,深空之貌,是邻近骨部的缝隙。言穴居髋骨处,又为坐时之大空隙也。穴附于髋,言髋骨为穴位之所居据;且人在坐位时此处之空隙也更为明显。

【定位】侧卧,髂前上棘与股骨大转子高点连线的中点处。

30. 环跳* (Huántiào,GB 30)

【穴名释解】环,弯曲。跳,跃起,必须弯身环腿方可便于跳跃。指取穴时之体位及其能治环而难跳之腿病而言。环腿难伸,不能跳跃,为腿病的必然之象。此为治腿病之要穴。且在取此穴时必须侧卧、屈上腿、伸下腿,穴处即出现凹陷,也与环跳之象相符。

【定位】侧卧屈股,当股骨大转子高点与骶管裂孔连线的外1/3与内2/3交界处。

【主治】临床常用于治疗腰胯疼痛,下肢痿痹、麻木,半身不遂。

【操作】直刺2~3寸。

31. 风市* (Fēngshì,GB 31)

【穴名释解】风,参诸风穴条。市,集市,货物集散之处。指穴处易为风邪所集聚,亦为驱散风邪之地也。此处为风邪所常入,亦为治风之常穴。

【定位】大腿外侧正中,腘横纹上7寸。或垂手直立时,中指尖下是穴。

【主治】临床常用于治疗:①半身不遂,腰腿痛,下肢痿痹;②瘙痒。

【操作】直刺1~1.5寸。

32. 中渎（Zhōngdú，GB 32）

【穴名释解】中，指中间。渎，水之大川。指穴在股外侧足太阳、阳明两经之中，形如大川的大沟中。手足少阳上下同气，下肢之中渎与上肢之四渎也有互相应称之意。

【定位】大腿外侧正中，腘横纹上5寸。

33. 膝阳关（Xīyángguān，GB 33）

【穴名释解】阳，指人体的外侧。关，机关，关节。言穴当膝关节外侧的关要之处。称"膝"者，是区别于腰阳关而言。

【定位】阳陵泉上3寸，股骨外上髁外上方凹陷中。

34. 阳陵泉*（Yánglíngquán，GB 34）合穴；胆之下合穴；八会穴之筋会

【穴名释解】阳陵，指人体外侧局部之隆起处。泉，水从窟穴而出。穴在膝关节外侧隆起处腓骨小头之下方，与阴陵泉对应。

【定位】腓骨小头前下方凹陷中。

【主治】临床常用于治疗：①胁痛，口苦，呕吐，吞酸；②膝肿痛，下肢痿痹、麻木。

【操作】直刺1~1.5寸。

35. 阳交（Yángjiāo，GB 35）阳维脉之郄穴

【穴名释解】阳，指阳经与阳气。交，指交会与交接。为诸阳脉之交会，又与少阳升发之气相应也。阳交为阳维之郄，又与足太阳、阳明相邻。《甲乙经》谓其"斜属三阳分肉间"，为四条阳经之依傍交会。

【定位】外踝高点上7寸，腓骨后缘。

36. 外丘（Wàiqiū，GB 36）郄穴

【穴名释解】外，指外侧，又为遗弃之意。丘，丘陵。以穴居本经阳交穴之外侧肌肉丰满如丘处而言。穴在本经直行路径之外、阳交的外方，如被遗弃，故名。

【定位】外踝高点上7寸，腓骨前缘。

37. 光明*（Guāngmíng，GB 37）络穴

【穴名释解】光，光照。明，明亮。光明，光亮明白与天气清净之意。穴用能使头脑清澈，目见光明也。故光明即指双目而言。功能调少阳之气，清利头目，对目病尤有效。双目为肝胆所主，而光明乃足少阳厥阴之络穴也。

【定位】外踝高点上5寸，腓骨前缘。

【主治】临床常用于治疗：①目痛，夜盲，近视，目翳；②下肢痿痹。

【操作】直刺0.5~0.8寸。

38. 阳辅（Yángfǔ，GB 38）经穴

【穴名释解】阳，指小腿的外侧。辅，辅助，辅骨。言穴居小腿辅骨之前外方也。小腿骨古称辅骨，内侧称内辅，外侧称外辅。外辅骨又单指今之腓骨。穴在小腿外侧、腓骨前方，故名。

【定位】外踝高点上4寸，腓骨前缘稍前处。

39. 悬钟＊(Xuánzhōng,GB 39)八会穴之髓会(绝骨 Juégǔ)

【穴名释解】悬，悬挂，悬系；又钟锤与簴架均名悬。钟是乐器，又为钟铃。穴效如悬挂之钟，又当系带脚铃之处也。

【定位】外踝高点上3寸，腓骨后缘。

【主治】临床常用于治疗：①腹满，不思饮食；②半身不遂，下肢痿痹，足胫挛痛。

【操作】直刺0.5～0.8寸。

40. 丘墟＊(Qiūxū,GB 40)原穴

【穴名释解】丘，丘陵。墟，同虚，丘墟；山下之基亦名虚。指穴在高大如丘外踝基底方之空软处。

【定位】外踝前下方，趾长伸肌腱的外侧凹陷中。

【主治】临床常用于治疗：①胸胁痛，善太息，颈肿，腋下肿；②疟疾；③视物不清，目翳；④小腿酸痛，外踝肿痛。

【操作】直刺0.5～0.8寸。

41. 足临泣＊(Zúlínqì,GB 41)输穴；八脉交会穴(通于带脉)

【穴名释解】临，是监督与治理之意。泪出不止为泣。为足部明目止泪之穴。与头临泣的功用有其相近之处，故上下同名。

【定位】第四、五跖骨结合部的前方凹陷处，足小趾伸肌腱的外侧。

【主治】临床常用于治疗：①偏头痛，眩晕；②胁痛，瘰疬；③膝痛，足痛；④月经不调，乳痈。

【操作】直刺0.5～0.8寸。

42. 地五会(Dìwǔhuì,GB 42)

【穴名释解】地，指地气，足部。五，同伍，指五趾与地面风寒暑湿相互为伍之诸气。会，聚会与会合。意为地气会于足，而五趾亦易为地之诸气所中也。

【定位】第四、五跖骨间，当小趾伸肌腱的内侧缘处。

43. 侠溪(Xiáxī,GB 43) 荥穴

【穴名释解】侠，通挟，通夹。溪，是山洼流水之沟；又筋膜之连接处，即古之所谓"肉之小会"。言穴在小四趾夹缝中也。

【定位】足背，第四、五趾间纹头上凹陷处。

44. 足窍阴＊(Zúqiàoyīn,GB 44) 井穴

【穴名释解】窍，孔窍。阴，指五脏之阴。为足部对阴窍诸病有关之穴。本穴对咳逆、喉痹，舌强、口干、耳聋等病有效，与头窍阴的功用有其相近之处。足之窍阴与头之窍阴，更可上下相应矣。对前后阴之阴窍病，当也有作用。

【定位】第四趾外侧趾甲根角旁0.1寸。

【主治】临床常用于治疗：①头痛，目赤肿痛，胸胁痛；②耳鸣，耳聋；③足跗肿痛。

【操作】浅刺0.1寸，或点刺出血。

第十二节　足厥阴肝经

一、经脉循行

【原文】

《灵枢·经脉》:肝足厥阴之脉,起于大指丛毛之际,上循足跗上廉,去内踝一寸,上踝八寸,交出太阴之后,上腘内廉,循股阴①,入毛中,环阴器,抵小腹,挟胃,属肝,络胆,上贯膈,布胁肋,循喉咙之后,上入颃颡②,连目系,上出额,与督脉会于巅。

其支者,从目系下颊里,环唇内。

其支者,复从肝别贯膈,上注肺。

词解:①股阴:大腿内侧。②颃颡:同吭嗓。《太素·卷八》注:"喉咙上孔名颃颡。"此指喉头和鼻咽部。

足厥阴肝经属肝,络胆,与肺、胃、肾、脑有联系。足厥阴肝经脉循行示意图见图6-12。

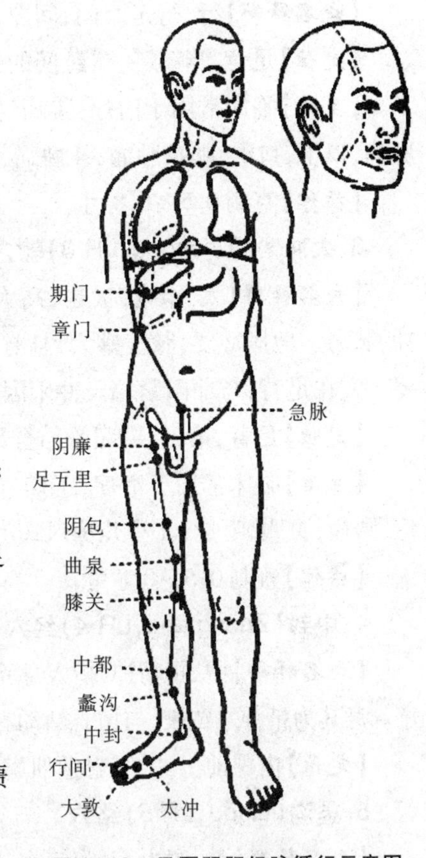

图6-12　足厥阴肝经脉循行示意图

二、经脉病候

【原文】

《灵枢·经脉》:是动则病:腰痛不可以俯仰,丈夫㿉疝①,妇人少腹肿②,甚则嗌干,面尘脱色③。

是主肝所生病者,胸满,呕逆,飧泄④,狐疝⑤,遗溺、闭癃⑥。

词解:①㿉疝:与颓同,疝,小肠下坠于阴囊或腹股沟。妇女子宫下坠古称"胞落颓",亦属此类。②少腹肿:张景岳说:"足厥阴气逆则为睾肿卒疝,妇人少腹肿,即疝病也"。③面尘脱色:面垢如尘,神色晦暗。④飧泄:飧音孙。指大便稀薄,完谷不化的泄泻。⑤狐疝:七疝之一,其症为阴囊疝气时上时下,象狐之出入无常。⑥闭癃:指小便闭塞,淋漓不畅。

三、腧穴歌诀

大敦行间太冲奇,中封蠡沟中都郄。膝关曲泉包五里,阴廉急脉章门期。

四、本经腧穴(14穴)

1. 大敦*(Dàdūn,LR 1)井穴

【穴名释解】大,丰富之意。敦,敦厚,土丘。指穴在形如丰厚的土丘处,能平土气之敦阜。

【定位】足大趾外侧趾甲根角旁约0.1寸。

【主治】临床常用于治疗:①疝气,睾丸肿痛,前阴痛,少腹痛,遗尿,癃闭;②月经不调,子

宫下垂;③小儿惊风,癫痫;④神昏。

【操作】浅刺0.1~0.2寸,或点刺出血。

2. 行间*(Xíngjiān,LR 2)荥穴

【穴名释解】行,行走。间,间隙,孔窍。人之步趋谓之行,穴当跖趾关节之间隙中。

【定位】足背,当第一、二趾间的趾蹼缘上方纹头处。

【主治】临床常用于治疗:①疝气,少腹痛,前阴痛,遗尿,癃闭;②月经不调,带下;③目赤肿痛,口干,口渴,咽喉肿痛;④胁痛,善怒,太息;⑤癫痫。

【操作】直刺0.5~0.8寸。

3. 太冲*(Tàichōng,LR 3)输穴;原穴

【穴名释解】太,至也,极也,高大与尊贵之意。冲,冲要,又通冲,冲和与冲虚之意。太冲,脉名。地居冲要,脉气盛大,且有宁静聪明之象。象阴血之充盈盛大。象穴居足部之冲要。穴在足背,与冲阳紧邻。冲阳因太冲而得名,太冲亦较冲阳为尊贵。

【定位】足背,第一、二跖骨结合部之前凹陷中。

【主治】临床常用于治疗:①疝气,少腹肿,前阴痛,遗尿,癃闭;②月经不调,难产;③黄疸,胁痛,腹胀,呕逆;④小儿惊风;⑤下肢痿痹,足跗肿痛。

【操作】直刺0.5~0.8寸。

4. 中封(Zhōngfēng,LR 4)经穴

【穴名释解】中,指精神,指人身元气之根本,又指心神情志。封,指藏聚,是疆界与富有之意。意其为精神之藏聚,与情志活动有关。中封者乃肝经之气所聚之处,神与魂之封地也。

【定位】内踝前1寸,胫骨前肌腱内缘凹陷中。

5. 蠡沟(Lígōu,LR 5)络穴

【穴名释解】蠡,瓢也,又贝壳名。沟,狭长之低洼处。谓穴在形如瓢缘处之沟中也。小腿后方肌肉丰满,其形如瓢,穴在其下际沟中,固形似而得名。

【定位】内踝尖上5寸,胫骨内侧面的中央。

6. 中都(Zhōngdū,LR 6)郄穴

【穴名释解】中,指精神,指人身元气之根本,又指心神情志,又指中间。都,都会,储积,又是池的意思,又为统帅之意。中都,古官府名,地名。意为穴当小腿之中,为肝经脉气之都会与统帅肝经脉气之郄穴。

【定位】内踝尖上7寸,胫骨内侧面的中央。

7. 膝关(Xīguān,LR 7)

【穴名释解】膝,膝部。关,机关,关节。泛指为膝部之机关。

【定位】胫骨内上髁后下方,阴陵泉穴后1寸。

8. 曲泉*(Qūquán,LR 8)合穴

【穴名释解】曲,弯曲。泉,水从窟穴而出。穴居膝关节屈曲之凹陷处,言经气深邃如泉也。

【定位】屈膝，当膝内侧横纹头上方，半腱肌、半膜肌止端前缘凹陷中。

【主治】临床常用于治疗：①疝气，少腹痛，前阴痛，小便不利，遗精，阳痿；②妇人腹中有包块，月经不调，带下，子宫脱垂，阴痒；③膝肿痛，下肢痿痹。

【操作】直刺1～1.5寸。

9. 阴包（Yīnbāo，LR 9）

【穴名释解】阴，指足三阴经及下腹部。包，包罗，联系；又通胞。与足三阴经及下腹诸部俱有包罗联系之意。对前阴、下腹以及妇女胞官诸病，均有包罗在内的治疗作用。

【定位】股骨内上髁上4寸，缝匠肌后缘。

10. 足五里（Zúwǔlǐ，LR10）

【穴名释解】足，指下肢。五里，指五脏之里。意为此乃下肢与五脏在里诸病有关的孔穴。与手五里及手足三里互相应对。

【定位】曲骨穴旁开2寸，直下3寸。

11. 阴廉（Yīnlián，LR 11）

【穴名释解】阴，指前阴部。廉，以在胻骨外侧，故名为廉。穴当前阴部耻骨下方的边缘有棱处。

【定位】曲骨穴旁开2寸，直下2寸。

12. 急脉（Jímài，LR 12）

【穴名释解】急，指拘急，急促。脉，指筋脉，动脉。穴在腹股沟动脉搏动应手处，能舒前阴及下腹筋脉拘急诸病。

【定位】耻骨联合下缘中点旁开2.5寸，当气冲穴外下方腹股沟处。

13. 章门*（Zhāngmén，LR 13）脾之募穴；八会穴之脏会

【穴名释解】章，山丘上平者亦曰章；又是障的意思。门，为守护与禁要之处。指季肋形如平顶之丘，穴在其下方，为章身之衣与屏障内脏的门户。

【定位】第十一肋游离端下际。

【主治】临床常用于治疗：①黄疸，胁痛，痞块；②腹痛，腹胀，肠鸣，呕吐。

【操作】直刺0.8～1寸。

14. 期门*（Qīmén，LR 14）肝之募穴

【穴名释解】期，指期待，周期。门，出入通达之处。期门，汉代负责守卫的武官名。用以作肝为将军之官的比譬，也指为气血运动周期的出入门户。经气的运行古说是三百六十五穴，至此已满一周矣。

【定位】乳头直下，第六肋间隙，前正中线旁开4寸。

【主治】临床常用于治疗：①胁下积聚，气喘，呃逆，胸胁胀痛；②呕吐，腹胀，腹泻；③乳痈。

【操作】斜刺或平刺0.5～0.8寸，不可深刺，以免伤及内脏。

第十三节　督脉

一、经脉循行

【原文】

《难经·二十八难》：督脉者，起于下极之输[①]，并于脊里，上至风府，入属于脑[②]，（上巅，循额，至鼻柱。）

词解：[①]下极之输：指脊柱下端的长强穴。[②]脑：此下《甲乙经·奇经八脉第二》有"上巅，循额，至鼻柱"七字。

督脉循行示意图见图6－13。

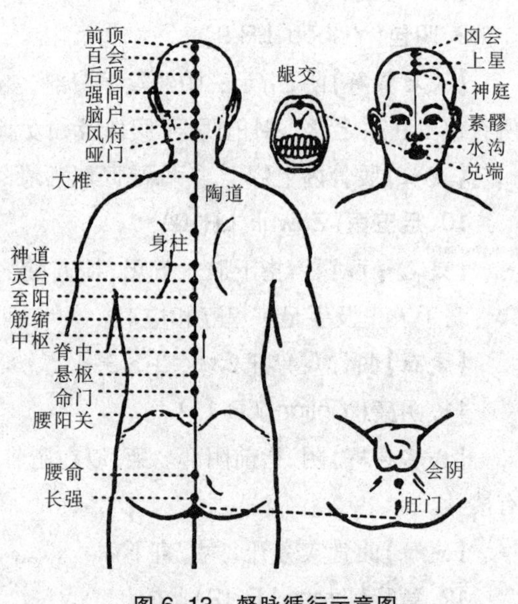

图6-13　督脉循行示意图

二、经脉病候

【原文】

《灵枢·经脉》：实则脊强，虚则头重，高摇之（络脉病）。

《素问·骨空论》：督脉为病，脊强反折。

《脉经》：腰脊强痛，不得俯仰，大人癫疾，小儿风痫疾。

据以上记载，督脉的病候，主要是关于头脑、五官、脊髓及四肢的见症，如头风、头痛、项强、头重、脑转、耳鸣、眩晕、眼花、嗜睡、癫狂、痫疾、腰脊强痛、俯仰不利、肢体痿软，后人所载还有手足拘挛、震颤、抽搐、麻木及中风不语等。

三、腧穴歌诀

长强腰俞斜上刺，阳关命门悬枢腰。脊中中枢筋缩至，灵台神道身柱陶。

大椎哑门风府户，强间后顶百会窑。前顶囟上星神鬓，素髎水沟兑龈交。

四、本经腧穴（29穴）

1．长强＊（Chángqiáng，DU 1）督脉络穴

【穴名释解】长，长大，旺盛。强，强壮，充实。喻经气与脊柱为人身强大的梁柱与肾气强健的象征。肾为作强之官，肾强则阳势壮。长强之名，也可与其能治遗精早泄及阳痿等症有关。

【定位】跪伏或胸膝位，当尾骨尖端与肛门连线的中点处。

【主治】临床常用于治疗：①腹泻，痢疾，便血，便秘，痔疮，脱肛；②癫狂，小儿惊风；③腰脊尾骶痛。

【操作】紧靠尾骨前面斜刺0.8～1寸；不宜直刺，以免伤及直肠。

2. 腰俞(Yāoshū,DU 2)

【穴名释解】腰,指腰部;又同要。俞,见诸俞条。穴居腰部冲要之地,为腰部经气注输之处也。

【定位】正当骶管裂孔处。

3. 腰阳关*(Yāoyángguāng,DU 3)

【穴名释解】腰,指腰部;又同要。阳,指下焦之阳气。关,机关,关藏。穴当腰部之要冲,为下焦关藏元气之窟宅与腰部运动之机关。

【定位】后正中线上,第四腰椎棘突下凹陷中;约与髂嵴相平。

【主治】临床常用于治疗:①腰骶疼痛;②月经不调;③遗精,阳痿。

【操作】向上斜刺0.5~1寸。多用灸法。

4. 命门*(Mìngmén,DU 4)

【穴名释解】命,指生命,重要之意。门,出入通达之处。指其为生气出入通达与维系生命之处。

【定位】后正中线上,第二腰椎棘突下凹陷中。

【主治】临床常用于治疗:①腰痛,少腹痛,脊强;②赤白带下;③遗精,阳痿,尿频。

【操作】向上斜刺0.5~1寸。多用灸法。

5. 悬枢(Xuánshū,DU 5)

【穴名释解】悬,通旋,旋转,悬起。枢,枢纽,枢要。以穴当人身旋转枢要之处而得名。

【定位】后正中线上,第一腰椎棘突下凹陷中。

6. 脊中(Jǐzhōng,DU 6)

【穴名释解】脊,脊柱,指全部椎体。中,中间,中部。古人以脊柱为二十一节,此正当其中。

【定位】后正中线上,第十一胸椎棘突下凹陷中。

7. 中枢(Zhōngshū,DU 7)

【穴名释解】中,中间,中部。枢,枢纽,枢要。指穴当脊椎中部枢要之处。

【定位】后正中线上,第十胸椎棘突下凹陷中。

8. 筋缩(Jīnsuō,DU 8)

【穴名释解】筋,筋脉。缩,挛缩。能治筋脉挛缩与筋脉弛缓诸病,为肝俞之辅助穴。肝主筋。筋缩两旁为肝俞。用治脊强、目上戴等筋脉抽搐诸病,自为其分内事,而对筋脉弛缓不收者,亦有缩筋之效也。

【定位】后正中线上,第九胸椎棘突下凹陷中。

9. 至阳*(Zhìyáng,DU 9)

【穴名释解】至,是最与极的意思。阳,指心阳与背为阳。为阳气至盛与全身仰赖之处。

穴当心后与背脊之中。

【定位】后正中线上,第七胸椎棘突下凹陷中。

【主治】临床常用于治疗:①黄疸;②四肢重痛;③腰背疼痛。

【操作】向上斜刺0.5~1寸。

10. 灵台(Língtái,DU 10)

【穴名释解】灵,指神灵,心灵,性灵。台,高台与号令之处。灵台,台名,星名。此处指心。喻为心神居住与行使职能之处。

【定位】后正中线上,第六胸椎棘突下凹陷中。

11. 神道(Shéndào,DU 11)

【穴名释解】神,指心神及人身之阳气。道,指大道。意其为胸中之神气;又指道路。象其地位高显,如日如心也。神道者,胸中之神气乃日与心之义也。至谓其平齐心俞,下接灵台,为心神出入之道路,则其次焉。

【定位】后正中线上,第五胸椎棘突下凹陷中。

12. 身柱(Shēnzhù,DU 12)

【穴名释解】身,指全身。柱,梁柱。穴处为全身支柱之意。穴位上接巅顶,下通背腰,平齐两肩,居冲要之地,而又梁柱之用也。

【定位】后正中线上,第三胸椎棘突下凹陷中;约与两侧肩胛冈高点相平。

13. 陶道(Táodào,DU 13)

【穴名释解】陶,陶丘,陶然。道,道路。指椎体依次高起状如陶丘,且有舒畅情志的陶然之用。椎体高出于肉,有"陶"之象,依次而下,即为陶之道路矣。

【定位】后正中线上,第一胸椎棘突下凹陷中。

14. 大椎*(Dàzhuī,DU 14)

【穴名释解】大,巨大。椎,脊椎。第七颈椎为椎体中之最大者,穴在其下,故名。

【定位】后正中线上,第七颈椎棘突下凹陷中。

【主治】临床常用于治疗:①热病,疟疾;②咳嗽,气喘;③骨蒸;④颈项强痛。

【操作】向上斜刺0.5~1寸。

15. 哑门*(Yǎmén,DU 15)

【穴名释解】哑,喑哑。门,意为要地。穴当治哑之处,亦为致哑之门。

【定位】正坐,头微前倾,后正中线上,入发际上0.5寸。

【主治】临床常用于治疗:①失音,舌缓或舌强不语;②头痛,颈项强痛。

【操作】正坐位,头微前倾,项部放松,向下颌方向缓慢刺入0.5~1寸;不可向上深刺,以免刺入枕骨大孔,伤及延髓。

16. 风府*(Fēngfǔ,DU 16)

【穴名释解】风,指气,又指风邪。府,指府库。指其为风邪最易储积与治风所宜取之处。

后脑与颈项最容易受风邪之侵犯，而其间之诸风穴（风府、风池、风门、翳风、秉风等）也为治疗风邪所必须。

【定位】正坐，头微前倾，后正中线上，入发际上1寸。

【主治】临床常用于治疗：①中风，癫狂；②头痛，颈项强痛；③咽喉肿痛，眩晕，鼻出血。

【操作】正坐位，头微前倾，项部放松，向下颌方向缓慢刺入0.5～1寸；不可向上深刺，以免刺入枕骨大孔，伤及延髓。

17. 脑户（Nǎohù，DU17）

【穴名释解】脑，颅脑。户，可以通过之处。督脉上行至风府，入属于脑，此处犹如入脑之门户。

【定位】风府穴直上1.5寸，当枕骨粗隆上缘凹陷处。

18. 强间（Qiángjiān，DU18）

【穴名释解】强，强硬不和也。间，间隙，孔窍，又指中间。穴当顶骨与枕骨结合之中间，能治头痛项强诸病。

【定位】脑户穴直上1.5寸；或当风府穴与百会穴连线的中点处。

19. 后顶（Hòudǐng，DU 19）

【穴名释解】后，前之对。顶，头顶。即头顶最高处之稍后方。

【定位】强间穴直上1.5寸；或百会穴直后1.5寸。

20. 百会*（Bǎihuì，DU 20）

【穴名释解】百，百脉，百骸。会，朝会。居一身之最高，百脉百骸皆仰望朝会，如天之北辰北极也。

【定位】后发际正中直上7寸；或当头部正中线与两耳尖连线的交点处。

【主治】临床常用于治疗：①头痛，目痛，眩晕，耳鸣，鼻塞；②中风，神昏，癫狂痫，小儿惊风，痴呆；③脱肛，子宫脱垂。

【操作】平刺0.5～0.8寸；升阳举陷可用灸法。

21. 前顶（Qiándǐng，DU 21）

【穴名释解】前，后之对。顶，头顶。即头顶最高处之稍前方。

【定位】百会穴前1.5寸；或额前部发际正中直上3.5寸处。

22. 囟会（Xìnhuì，DU 22）

【穴名释解】囟，囟门。会，聚会。指为经气在囟部聚会之处。额骨上方与顶骨连合处，古称为囟或囟门。

【定位】前顶穴前1.5寸；或额前部发际正中直上2寸。

23. 上星（Shàngxīng，DU 23）

【穴名释解】上，指头部。星，指精气。穴在前头部正中，正为阳精所聚之处。穴居头上，精英四照,故又名神堂、明堂。

【定位】囟会穴前1寸;或额前部发际正中直上1寸。

24. 神庭(Shéntíng,DU 24)

【穴名释解】神,指脑之元神。庭,宫廷,庭堂。意为此乃脑神所居之高贵处也。

【定位】额前部发际正中直上0.5寸。

25. 印堂*(Yìntáng,DU 29)

【穴名释解】“印”,原意指图章;“堂”,庭堂。古代星相家把前额部两眉头之间叫做印堂,此穴位在前正中线上,两眉头连线的中点处,所以也称“印堂”。

【定位】在额部,当两眉头的中间。

【主治】临床常用于治疗头痛,眩晕,鼻出血,鼻渊,小儿惊风,失眠。

【操作】提捏局部皮肤,平刺0.3~0.5寸,或用三棱针点刺出血;可灸。

26. 素髎*(Sùliáo,DU 25)

【穴名释解】素,白色与高洁之意。髎,亦作窌,窟也,深空之貌,是邻近骨部的缝隙。指鼻尖地位尊贵,且在养生静坐时此处能出现白影之谓。穴居准头,地小而位高,有素王之义。

【定位】鼻尖正中。

【主治】临床常用于治疗鼻塞,鼻渊,鼻出血,鼻息肉,酒皶鼻。

【操作】向上斜刺0.3~0.5寸;或点刺出血。为急救要穴之一。

27. 水沟*(Shuǐgōu,DU 26)(人中 Rénzhōng)

【穴名释解】水,指水液,涕水。沟,狭长之低洼处。穴在鼻柱下,人中沟中央,近鼻孔处,为鼻水所流注,且能治水病,故名。

【定位】在人中沟的上1/3与下2/3交界处。

【主治】临床常用于治疗:①一切神昏之急救;②口眼㖞斜,流涎,口噤;③鼻塞,鼻出血;④癫狂痫;⑤水肿,消渴。

【操作】向上斜刺0.3~0.5寸,强刺激;或指甲掐按。为急救要穴之一。

28. 兑端*(Duìduān,DU 27)

【穴名释解】兑,同锐;又洞穴也,卦也。端,顶端。穴在上唇顶端,口腔这一大洞口之上方,故名。

【定位】上唇正中的尖端,红唇与皮肤交接处。

【主治】临床常用于治疗:①癫痫,呕沫,口噤;②齿痛,口臭。

【操作】向上斜刺0.2~0.3寸。

29. 龈交(Yínjiāo,DU 28)

【穴名释解】断,亦作龈,齿根之肉。交,交合,交接。穴在齿龈与上唇内方之接合处,且为任督二脉之交会，故名。

【定位】上唇系带与齿龈连接处。

第十四节　任脉

一、经脉循行

任脉起于小腹内，下出会阴部，向前上行于阴毛部，在腹内沿前正中线上行，经关元等穴至咽喉部，再上行环绕口唇，经过面部，进入目眶下，联系于目。任脉循行示意图见图 6－14。

【原文】

《素问·骨空论》：任脉者，起于中极之下①，以上毛际，循腹里，上关元②，至咽喉，上颐③，循面，入目。

词解：①中极之下：中极，穴名，在腹正中线脐下四寸。②关元：穴名，在腹正中线脐下三寸。③颐：指下颌部，承浆穴所在。《难经》无"上颐，循面，入目"六字。

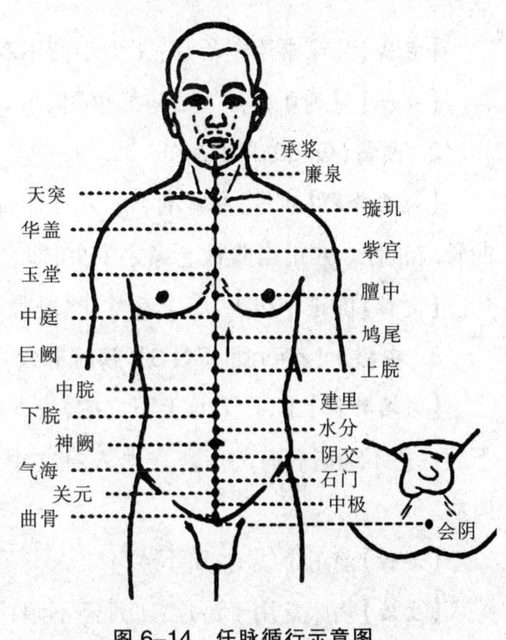

图 6–14　任脉循行示意图

二、经脉病候

【原文】

《素问·骨空论》：任脉为病，男子内结、七疝，女子带下、瘕聚。

《灵枢·经脉》：实则腹皮痛，虚则痒搔（络脉病）。

《脉经·平奇经八脉病》：动苦少腹绕脐，下引横骨，阴中切痛。

据以上记载，任脉的病候，主要是关于下腹部、男女生殖器官及咽喉部的见症。"内结"或说"其内苦结"即指腹内结滞不通畅，凡疝气、阴部肿痛、痞块、积聚、小便不利或遗尿、痔疾等均属此类。实证见腹痛，虚证见皮肤瘙痒，气逆则见咽干不利，这均与经络循行相联系。后人所载，其主治症还有便泄、痢疾、咳嗽、咽肿、膈寒、脘痛及产后诸疾。

该经发生病变，主要表现为男子内结七疝，女子带下，腹中结块等。

患任脉疾病者，有下列病候：遗尿、遗精、腹胀痛、胃痛、呃逆、舌肌麻痹、各种疝气病、女子易患带下、女子小腹结块等症。

三、腧穴歌诀(24 穴)

会阴曲骨中极会，关元石门气海交。

神阙水分下脘里，中上脘巨阙尾凹。

中庭膻堂紫华盖，璇玑天泉承浆肴。

四、本经腧穴(24 穴)

1. 会阴 *(Huìyīn, RN 1)

【穴名释解】会，聚会，会合。阴，指阴气，阴部，下部。穴当下腹最低处前后阴之间，为阴气之所聚会，又为任督冲三脉之会合，故名。

【定位】男性在阴囊根部与肛门连线的中点处；女性在大阴唇后联合与肛门连线的中点处。

【主治】临床常用于治疗：①大小便不利，阴痛，阴痒，阴肿；②痔疮；③遗精，月经不调。

【操作】直刺 0.5 ~1 寸；孕妇慎用。

2. 曲骨(Qūgǔ, RN 2)

【穴名释解】曲骨，古解剖名。穴在曲骨上缘，骨穴同名。耻骨上缘其形弯曲，故古称为曲骨或屈骨。穴正当曲骨上缘之中央，即名为曲骨，一名为屈骨。

【定位】前正中线上，脐下 5 寸，当耻骨联合上缘中点处。

3. 中极 *(Zhōngjí, RN 3) 膀胱募穴

【穴名释解】中，指人身上下之中，根本与内部。极，指方位；又最也，与急通，也与其能治下腹内急不通诸病有关。言穴居人身之中，为元气之根本最为重要之处，且能治内急不通诸病。

【定位】前正中线上，脐下 4 寸。

【主治】临床常用于治疗：①月经不调，崩漏，子宫脱垂，阴痒，不孕，产后恶露不止，带下；②遗尿，小便不利，疝气，遗精，阳痿。

【操作】直刺 1 ~1.5 寸；孕妇慎用。

4. 关元 *(Guānyuán, RN 4) 小肠募穴

【穴名释解】关，指关藏，关闭，机关。元，指元气。意为下焦元阴元阳关藏出入之所。

【定位】前正中线上，脐下 3 寸。

【主治】临床常用于治疗：①疝气，少腹疼痛；②癃闭，尿频，遗精，阳痿；③月经不调，痛经，带下，子宫脱垂，恶露不尽，不孕；④泄泻；⑤虚劳。

【操作】直刺 1 ~1.5 寸；多用灸法。孕妇慎用。

5. 石门(Shímén, RN 5) 三焦募穴

【穴名释解】石，指坚硬与不能生长谷物之处。门，出入通达之处。石门，地名，山名。谓其能绝生育与可治腹部坚硬如石之病。此正为治疗石瘕之门户也。

【定位】前正中线上，脐下 2 寸。

6. 气海＊(Qìhǎi,RN 6) 肓之原穴

【穴名释解】气,指人身的元气与各种气病。海,是广大深远之意。穴处为人身生气之海,且能主一身之气疾。因此人身之生气是出于脐下,充塞周身。上下相应,气有泉源,自然川流不息矣。

【定位】前正中线上,脐下1.5寸。

【主治】临床常用于治疗:①虚脱,泄泻,虚劳羸瘦;②疝气,腹痛;③小便不利,遗尿,遗精,阳痿;④月经不调,带下,子宫脱垂,恶露不止。保健灸的常用穴。

【操作】直刺1~1.5寸;多用灸法。孕妇慎用。

7. 阴交(Yīnjiāo,RN 7)

【穴名释解】阴,指阴阳与阴经。交,指交会与交接。为人身上下之气交接之处,又为足少阴与任、冲三脉之交会。人身上下平脐分之,穴居脐下一寸,至此阴阳之气已相交接矣。足少阴与任冲之脉也在此互相交会。阴交可能是从“交阴”转变而来。

【定位】前正中线上,脐下1寸。

8. 神阙＊(Shénquè,RN 8)

【穴名释解】神,指人之元神与脐神。阙,宫阙,门观;又同缺。意为元神出入之处与所居之宫阙。脐神亦指人身之元神。脐为腹之缺,故神阙有如元神出入之缺口。

【定位】脐窝中央。

【主治】临床常用于治疗:①脐周痛,腹胀,肠鸣,泄泻;②水肿,小便不利;③中风脱证。

【操作】一般不针,多用艾炷隔盐灸法。

9. 水分(Shuǐfēn,RN 9)

【穴名释解】水,指水液,水气。分,指分别,分利。功能分清浊,通水道,而主液所生病,故名。穴下为小肠之所处。清浊不分,溏泻泄利者,收效甚捷。

【定位】前正中线上,脐上1寸。

10. 下脘＊(Xiàwǎn,RN 10)

【穴名释解】下,相对于上、中而言。脘,胃也。穴当胃之下方也。

【定位】前正中线上,脐上2寸。

【主治】临床常用于治疗:①呕吐,食入即出;②腹满,腹硬,腹中包块,不思饮食,消瘦。

【操作】直刺1~1.5寸。

11. 建里(Jiànlǐ,RN 11)

【穴名释解】建,建立,建树,强健。又顺流而下亦谓之建。言其可以建立中焦之里气,水谷亦由此入腹里也。穴当水谷流入于胃里所由之处,而中焦之里气亦得以建立,脏腑因之而强健,有如建中汤矣。

【定位】前正中线上,脐上3寸。

12. 中脘＊(Zhōngwǎn,RN12)胃之募穴;八会穴之腑会

【穴名释解】指穴当胃体的中部,相对于上脘及下脘而言。

【定位】前正中线上,脐上4寸;或脐与胸剑联合连线的中点处。

【主治】临床常用于治疗:①胃痛,腹胀,腹中包块,泄泻,便秘,不思饮食,呕吐;②黄疸。

【操作】直刺1~1.5寸。

13. 上脘(Shàngwǎn,RN 13)

【穴名释解】指穴当胃体的上部。相对于下脘及中脘而言。

【定位】前正中线上,脐上5寸。

14. 巨阙(Jùquè,RN14) 心之募穴

【穴名释解】巨,巨大。阙,宫阙,门观;又同缺。巨阙,剑名。胸骨其形似剑,穴当其端;又为上腹之巨大凹陷处。

【定位】前正中线上,脐上6寸;或胸剑联合连线下2寸。

15. 鸠尾(Jiūwěi,RN15) 任脉络穴;膏之原穴

【穴名释解】指穴当形如鸠鸟尾部之处,且如鸠鸟之能治噎膈反胃也。胸骨柄如鸟头,体如鸟身,两侧肋骨如鸟翼。穴当胸骨剑突(蔽骨)形如鸟尾之处,内通胃脘,且因鸠能治噎取名鸠尾,象形而又志用。

【定位】前正中线上,脐上7寸;或剑突下,胸剑联合下1寸。

16. 中庭(Zhōngtíng,RN16)

【穴名释解】中,中间。庭,宫廷,庭堂。言穴居玉堂之下,胸腹之间,犹如堂中之庭也。天子布政之宫为明堂,明堂之中为中庭。

【定位】胸剑联合的中点处。

17. 膻中＊(Dànzhōng,RN 17) 心包募穴;八会穴之气会

【穴名释解】膻,同袒。中,指胸中。膻中,心包络名。袒胸露乳,此处又正当其中。穴为心包之募,内外相应也。位于两乳之中,必须袒胸而取,此膻中之又一义也。

【定位】前正中线上,平第四肋间隙;或两乳头连线与前正中线的交点处。

【主治】临床常用于治疗:①胸闷,心痛;咳嗽,气喘;②噎嗝;③产后缺乳。

【操作】平刺0.3~0.5寸。

18. 玉堂(Yùtáng,RN18)

【穴名释解】玉,金玉、贵重之意。堂,是高大明敞的居室。玉堂为宫殿之美称,又泛指富贵之家,借喻其地位之高贵。玉堂,汉代殿名。未央宫、建章宫内皆有玉堂。指宫殿之华丽。其上方为紫宫,下通中庭,乃宫殿中之庭堂也。

【定位】前正中线上,平第三肋间隙。

19. 紫宫(Zǐgōng,RN 19)

【穴名释解】紫,尊贵的颜色。宫,王者之所居。紫宫,帝王的居室。指穴下为心君常居之处。与灵台前后相对,更见其地位之高贵。为心主之宫城。

【定位】前正中线上,平第二肋间隙。

20. 华盖(Huágài,RN 20)

【穴名释解】华,华丽。盖,覆盖,伞盖。华盖,星名,又指帝王出入的宝伞。肺脏居胸腔最上,故亦名华盖,犹如覆于心上。华盖以形象和位置而得名。

【定位】前正中线上,胸骨角的中点处,平第一肋间隙。

21. 璇玑(Xuánjī,RN 21)

【穴名释解】璇,同旋。玑,同机。璇玑,星名,又是古代观察天文的仪器。指其旋转为枢机,象喉骨之转动。璇玑乃北斗星中天璇天机之合称,适当喉骨转动之下方也。

【定位】前正中线上,胸骨柄的中央处。

22. 天突*(Tiāntū,RN 22)

【穴名释解】天,指天气及人身之上部。突,指灶突(即烟囱)。天气通于肺,穴处犹如肺气出入之灶突也。喉头既为清气所入,更为浊气之所出。天突之名至为允当。

【定位】胸骨上窝正中。

【主治】临床常用于治疗:①咳嗽,气喘,胸痛,咯血;②咽喉肿痛,失音;③瘿瘤,噎膈。

【操作】先直刺0.2~0.3寸,然后将针尖向下,紧靠胸骨柄后方刺入1~1.5寸。必须严格掌握针刺的角度和深度,以防刺伤肺和有关动、静脉。

23. 廉泉*(Liánquán,RN 23)

【穴名释解】廉,见上下廉条。泉,见各泉穴条。廉泉,水名。穴当喉结上缘有棱之处,有如吐液之泉源。为唾液所聚之处。

【定位】微仰头,在喉结上方,当舌骨体上缘的中点处。

【主治】临床常用于治疗:①中风失语,吞咽困难,舌缓流涎;②舌下肿痛,咽喉肿痛。

【操作】向舌根斜刺0.5~0.8寸。

24. 承浆*(Chéngjiāng,RN 24)

【穴名释解】承,承受,奉承,承担。浆,口中之浆水。指其可以承受口中之浆水而言。穴之内方常为唾液之所聚,故本穴又名天池、悬浆。

【定位】颏唇沟的正中凹陷处。

【主治】临床常用于治疗:①口眼㖞斜,口噤,齿龈肿痛;②失音;③癫狂痫;④消渴多饮。

【操作】斜刺0.3~0.5寸。

第十五节 经外奇穴

常用奇穴按部位分述如下。

一、头颈部穴

1. 四神聪 * (Sìshéncōng, EX-HN1)

【定位】在头顶部,当百会前后左右各 1 寸,共 4 穴。

【主治】临床常用于治疗:①头痛,眩晕,失眠,健忘;②癫痫。

【操作】平刺 0.5 ~ 0.8 寸;可灸。

【解剖】在帽状腱膜中,有枕大神经、滑车上神经、耳颞神经分布,并有枕动脉、颞浅动脉、额动脉的吻合网分布。

2. 鱼腰 (Yúyāo, EX-HN4)

【定位】在额部,瞳孔直上,眉毛中。

【主治】临床常用于治疗:①目赤肿痛,目翳;②眼睑瞤动或下垂;③口眼㖞斜。

【操作】平刺 0.3 ~ 0.5 寸。

3. 太阳 * (Tàiyáng, EX-HN5)

【定位】在颞部,当眉梢与目外眦之间,向后约一横指的凹陷处。

【主治】临床常用于治疗:①头痛;②目赤肿痛,目涩;③口眼㖞斜。

【操作】直刺或斜刺 0.3 ~ 0.5 寸,或点刺出血;可灸。

【解剖】在颞筋膜及颞肌中,浅层有上颌神经颧颞支和颞浅动脉分布,深层有下颌神经肌支和颞浅动脉肌支分布。

4. 耳尖 (Erjiān, EX-HN6)

【定位】在耳郭的上方,当折耳向前,耳郭上方的尖端处。

【主治】临床常用于治疗:①目疾;②头痛;③咽喉肿痛;④发热。

【操作】直刺 0.1 ~ 0.2 寸;可灸。

5. 球后 (Qíuhòu, EX-HN7)

【定位】在面部,当眶下缘外 1/4 与内 3/4 交界处。

【主治】临床常用于治疗目疾。

【操作】轻压眼球向上,向眶缘缓慢直刺 0.5 ~ 1.5 寸,不提插。

6. 上迎香 (Shàngyíngxiāng, EX-HN8)

【定位】在面部,当鼻翼软骨与鼻甲的交界处,近鼻唇沟上端处。

【主治】临床常用于治疗鼻渊和鼻部疮疖。

【操作】向内上方平刺 0.3 ~ 0.5 寸。

7. 内迎香（Nèiyíngxiāng，EX-HN9）

【定位】在鼻孔内，当鼻翼软骨与鼻甲交界的黏膜上。

【主治】临床常用于治疗：①目赤肿痛，热病，中暑；②鼻疾，喉痹；③眩晕。

【操作】用三棱针点刺出血。

8. 夹承浆（Jiáchéngjiāng）

【定位】在面部，承浆穴旁开1寸处。

【主治】临床常用于治疗齿龈肿痛，口㖞。

【操作】斜刺或平刺0.3～0.5寸。

9. 金津、玉液（Jīnjīn，Yùyè；EX-HN12，EX-HN13）

【定位】在口腔内，当舌系带两侧静脉上，左为金津，右为玉液。

【主治】临床常用于治疗：①舌肿，失语；②消渴，口疮；③咽喉肿痛。

【操作】点刺出血。

10. 牵正＊（Qiānzhèng）

【定位】在面颊部，耳垂前0.5～1寸处。

【主治】临床常用于治疗口㖞，口疮。

【操作】向前斜刺0.5～0.8寸；可灸。

【解剖】在咬肌中，浅层有耳大神经分布；深层有面神经颊支、下颌神经咬肌支和咬肌动脉分布。

11. 翳明＊（Yìmíng，EX-HN14）

【定位】在项部，当翳风后1寸。

【主治】临床常用于治疗：①头痛，眩晕，失眠；②目疾，耳鸣。

【操作】直刺0.5～1寸；可灸。

【解剖】在胸锁乳突肌上，穴区浅层有耳大神经和枕小神经分布；深层有副神经、颈神经后支和耳后动脉分布；再深层有迷走神经干、副神经干和颈内动、静脉经过。

12. 安眠＊（Anmián）

【定位】在项部，当翳风穴与风池穴连线的中点。

【主治】临床常用于治疗：①失眠，头痛，眩晕；②心悸；③癫狂。

【操作】直刺0.8～1.2寸；可灸。

【解剖】同翳明。

二、躯干部穴

1. 子宫＊（Zǐgōng，EX-CA1）

【定位】在下腹部，当脐中下4寸，中极旁开3寸。

【主治】临床常用于治疗月经不调，痛经，不孕，子宫脱垂。

【操作】直刺0.8～1.2寸。

【解剖】在腹内、外斜肌中，穴区浅层有髂腹下神经和腹壁浅动脉分布；深层有髂腹股沟神经的肌支和腹壁下动脉分布；再深层可进入腹腔刺及小肠。

2. 三角灸(Sānjiǎojiǔ)

【定位】以患者两口角之间的长度为一边，作等边三角形，将顶角置于患者脐心，底边呈水平线，两底角处是该穴。

【主治】临床常用于治疗疝气和腹痛。

【操作】艾炷灸5～7壮。

3. 定喘*(Dìngchuǎn, EX-B1)

【定位】在背部，当第7颈椎棘突下，旁开0.5寸。

【主治】临床常用于治疗气喘和咳嗽。

【操作】直刺0.5～0.8寸；可灸。

【解剖】在斜方肌、菱形肌、上后锯肌、头夹肌、头半棘肌中，穴区浅层有颈神经后支的皮支分布；深层有颈神经后支的肌支、副神经和颈横动脉、颈深动脉分布。

4. 夹脊*(Jiájǐ, EX-B2)

【定位】在背腰部，当第1胸椎至第5腰椎棘突下两侧，后正中线旁开0.5寸，一侧17穴，左右共34穴。

【主治】临床常用于治疗适应范围较广，其中上胸部的穴位治疗心肺和上肢疾病；下胸部的穴位治疗肝、胆、脾、胃肠疾病；腰部的穴位治疗腰腹及下肢疾病。

【操作】直刺0.3～0.5寸，或用梅花针叩刺；可灸。

【解剖】在背肌浅层(斜方肌、菱形肌、胸腰筋膜、后锯肌)及背肌深层(竖脊肌)中。穴区浅层有胸或腰神经后支的皮支分布；深层有胸或腰神经后支和肋间后动脉、腰动脉分布。

5. 胃脘下俞(Wèiwǎnxiàshū, EX-B3)

【定位】在背部，当第8胸椎棘突下，旁开1.5寸。

【主治】临床常用于治疗消渴，咽干，胃脘痛。

【操作】斜刺0.3～0.5寸；可灸。

6. 腰眼*(Yāoyǎn, EX-B7)

【定位】在腰部，当第4腰椎棘突下，旁开约3.5寸凹陷中。

【主治】临床常用于治疗腰痛。

【操作】直刺1～1.5寸；可灸。

【解剖】在背阔肌、腰方肌中，穴区浅层有第3腰神经后支的皮支分布；深层有第4腰神经后支的肌支和腰动脉分布。

7. 十七椎(Shíqīzhuī,EX-B8)

【定位】在腰部,当后正中线上,第5腰椎棘突下。

【主治】临床常用于治疗:①腰骶痛,下肢瘫痪;②月经不调。

【操作】直刺0.5~1寸;可灸。

8. 腰奇(Yāoqí,EX-B9)

【定位】在骶部,当尾骨端直上2寸,骶角之间凹陷中。

【主治】临床常用于治疗:①癫痫,头痛,失眠;②便秘。

【操作】向上平刺1~1.5寸;可灸。

三、上肢穴

1. 肩前(Jiānqián)

【定位】在肩部,正坐垂臂,当腋前皱襞顶端与肩髃穴连线的中点。

【主治】临床常用于治疗肩臂痛,臂不能举。

【操作】直刺1~1.5寸;可灸。

2. 肘尖(Zhóujiān,EX-UE1)

【定位】在肘后部,屈肘当尺骨鹰嘴的尖端。

【主治】临床常用于治疗:①瘰疬;②痈疽。

【操作】艾炷灸7~15壮。

3. 二白 Erbái(EX-UE2)

【定位】在前臂掌侧,腕横纹上4寸,桡侧腕屈肌腱的两侧,一侧各1穴,一臂2穴,左右两臂共4穴。

【主治】临床常用于治疗痔疮,便血,脱肛。

【操作】直刺0.5~0.8寸;可灸。

4. 中魁*(Zhōngkuí,EX-UE4)

【定位】在中指背侧近侧指间关节的中点处。握拳取穴。

【主治】临床常用于治疗:①牙痛;②呃逆。

【操作】针刺0.2~0.3寸;艾炷灸5~7壮。

【解剖】有桡、尺神经的指背神经和指背动脉分布。

5. 腰痛点*(Yāotòngdiǎn,EX-UE7)

【定位】在手背侧,当第2、第3掌骨及第4、第5掌骨之间,当腕横纹与掌指关节中点处,一侧2穴,左右共4穴。

【主治】临床常用于治疗急性腰扭伤。

【操作】由两侧向掌中斜刺0.5~0.8寸;可灸。

【解剖】在桡侧腕短伸肌腱(桡侧腱)和小指伸肌腱(尺侧穴)中,穴区浅层有桡神经浅支的手背支(桡侧穴)和尺神经手背支(尺侧穴)分布;深层有桡神经肌支和掌背动脉分布。

6. 落枕穴 * (Laòzhěnxué)

【定位】在手背侧,当第2、第3掌骨间,指掌关节后约0.5寸处。

【主治】临床常用于治疗:①落枕,手臂痛;②胃痛。

【操作】直刺或斜刺0.5~0.8寸。

【解剖】在第2骨间背侧肌中,穴区浅层有桡神经手背支和手背静脉网分布;深层有尺神经深支和掌背动脉分布。

7. 外劳宫 * (Wàiláogōng, EX-UE8)

【定位】左手背侧,当第2、第3掌骨间,指掌关节后约0.5寸处(指寸)。

【主治】临床常用于治疗:①落枕,手臂肿痛;②脐风。

【操作】直刺0.5~0.8寸;可灸。

【解剖】在第2骨间背侧肌中,穴区有桡神经浅支的指背神经、手背静脉网和掌背动脉。

8. 八邪(Bāxié, EX-UE9)

【定位】在手背侧,微握拳,第1至第5指间,指蹼缘后方赤白肉际处,左右共8穴。

【主治】临床常用于治疗:①手背肿痛,手指麻木;②烦热,目痛;③毒蛇咬伤。

【操作】斜刺0.5~0.8寸,或点刺出血。

9. 四缝 * (Sìfèng, EX-UE10)

【定位】在第2至第5指掌侧,近端指关节的中央,一手4穴,左右共8穴。

【主治】临床常用于治疗:①小儿疳积;②百日咳。

【操作】点刺出血或挤出少许黄色透明黏液。

【解剖】在指深屈肌腱中,穴区浅层有掌侧固有神经和指掌侧固有动脉分布;深层有正中神经肌支(桡侧两个半手指)和尺神经肌支(尺侧一个半手指)分布。

10. 十宣 * (Shíxuān, EX-UE11)

【定位】在手十指尖端,距指甲游离缘0.1寸(指寸),左右共10穴。

【主治】临床常用于治疗:①昏迷;②癫痫;③高热,咽喉肿痛。

【操作】浅刺0.1~0.2寸,或点刺出血。

【解剖】有指掌侧固有神经(桡侧三个半手指由正中神经发出,尺侧一个半手指由尺神经发出)和掌侧固有动脉分布。

四、下肢穴

1. 环中(Huánzhōng, EX-LE1)

【定位】在臀部,环跳穴与腰俞穴连线的中点。

【主治】临床常用于治疗坐骨神经痛,腰痛,腿痛。

【操作】直刺2~3寸;可灸。

2. 百虫窝*(Bǎichōngwō,EX-LE3)

【定位】屈膝,在大腿内侧,髌底内侧端上3寸,即血海上1寸。

【主治】临床常用于治疗:①虫积;②风湿痒疹,下部生疮。

【操作】直刺1.5~2寸;可灸。

【解剖】在股内侧肌中,穴区浅层有股神经前皮支分布;深层有股神经肌支和股动脉分布。

3. 鹤顶(Hèdǐng,EX-LE2)

【定位】在膝上部,髌底的中点上方凹陷处。

【主治】临床常用于治疗膝肿痛,足胫无力。

【操作】直刺0.8~1寸;可灸。

4. 膝眼*(Xīyǎn,EX-LE5)

【定位】屈膝,在髌韧带两侧凹陷处。在内侧的称内膝眼,在外侧的称外膝眼。

【主治】临床常用于治疗:①膝痛,腿痛;②脚气。

【操作】向膝中斜刺0.5~1寸,或透刺对侧膝眼;可灸。

【解剖】浅层有隐神经分支和股神经前皮支分布;深层有股神经关节支和膝关节动脉网分布。

5. 胆囊*(Dǎnnáng,EX-LE6)

【定位】在小腿外侧上部,当腓骨小头前下方凹陷处(阳陵泉)直下2寸。

【主治】临床常用于治疗急慢性胆囊炎,胆石症,胆道蛔虫症。

【操作】直刺1~2寸;可灸。

【解剖】在腓骨长肌中,穴区浅层有腓肠外侧皮神经分布;深层有腓深神经干和胫前动、静脉经过,并有腓浅神经肌支和胫前动脉分布。

6. 阑尾*(Lánwěi,EX-LE7)

【定位】在小腿前侧上部,当犊鼻下5寸,胫骨前缘旁开一横指。

【主治】临床常用于治疗:①急性或亚急性阑尾炎;②下肢瘫痪。

【操作】直刺1.5~2寸;可灸。

【解剖】在胫骨前肌、小腿骨间膜、胫骨后肌中,穴区浅层有腓肠外侧皮神经分布;深层有腓深神经干和胫前动、静脉经过,并有腓深神经肌支、胫神经肌支和胫前动脉分布。

7. 内踝尖(Nèihuáijiān,EX-LE8)

【定位】在足内侧面,内踝凸起处。

【主治】临床常用于治疗:①牙痛,乳蛾;②小儿不语;③霍乱;④转筋。

【操作】常用灸法。

8. 外踝尖(Wàihuáijiān)

【定位】在足外侧面,外踝凸起处。

【主治】临床常用于治疗:①脚趾拘急,踝关节肿痛;②脚气;③牙痛。

【操作】常用灸法。

9. 八风(Bāfēng,EX-LE10)

【定位】在足背侧,第1至第5趾间,趾蹼缘后方赤白肉际处,一足4穴,左右共8穴。

【主治】临床常用于治疗:①足跗肿痛,趾痛;②毒蛇咬伤;③脚气。

【操作】斜刺0.5~0.8寸,或点刺出血。

中篇

刺灸与推拿技能篇

第七章 刺法灸法

第一节 毫针刺法

一、毫针的结构、规格

(一)毫针的结构

1. 毫针材料

毫针是由金属制成,其中以不锈钢材料最为常用。不锈钢毫针,具有较高的强度和韧性,针体挺直滑利,能耐高温、腐锈,不易被腐蚀,目前在临床上被广泛使用。

2. 毫针结构

毫针的结构,分为针尖、针身、针根、针柄、针尾5个部分(图7-1)。

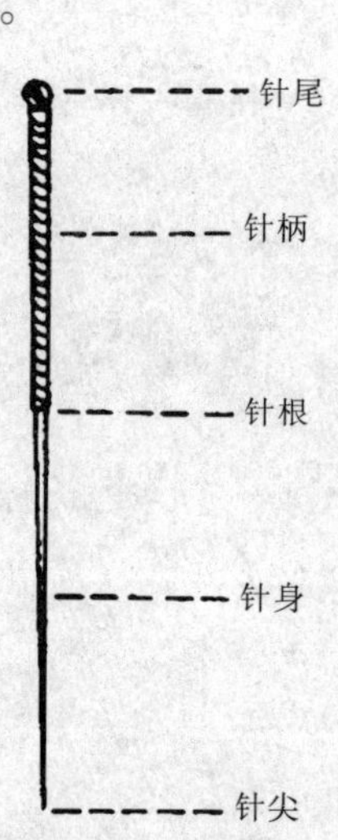

图7-1 毫针结构

(1)针尖:针身的尖端部分,亦称针芒,是刺入腧穴肌肤的关键部位。

(2)针身:针尖至针柄之间的部分,亦称针体,是毫针刺入腧穴内相应深度的主要部分。

(3)针根:是针身与针柄之间的连接部分,是观察针身刺入腧穴深度和提插幅度的外部标志。

(4)针柄:是用金属丝缠绕呈螺旋状,从针根到针尾的部分,是医者持针、行针的操作部位,也是施用温针灸时装置艾绒之处。

(5)针尾:针柄的末端部分。

(二)毫针的规格

毫针的不同规格,主要以针身的直径和长度而区分。

1. 毫针的粗细规格

号数	24	26	28	30	32	34	36
直径(mm)	0.45	0.40	0.35	0.30	0.25	0.22	0.20

2. 毫针的长短规格

旧规格(inch)	0.5	1	1.5	2	3	4	5	6
新规格(mm)	13	25	40	50	75	100	125	150

一般临床以粗细为26~30号(0.30~0.40mm)和长短为1~3寸(25~75mm)的毫针最常用。短毫针主要用于耳穴和较浅部位的腧穴作浅刺之用,长毫针多用于肌肉丰厚部位的

腧穴作深刺及透刺之用；毫针的粗细与针刺的刺激强度有关，供辨证施治时选用。

二、针刺前的准备

(一)针具的选择

毫针是治病的工具，在使用前，要对毫针进行检查，以免影响进针和治疗效果。选择时要注意：针尖要端正不偏，无毛钩，光洁度高，尖中带圆，圆而不钝，形如"松针"，锐利适度，使进针阻力小而顿涩；针身要光滑挺直，圆正匀称，坚韧而富有弹性；针根要牢固，无腐蚀、伤痕；针柄的金属丝要缠绕均匀、牢固而不松脱或断丝，针柄的长短、粗细要适中，便于持针、运针及减轻患者的疼痛。

《灵枢·官针》指出，"九针之宜，各有所为，长短大小，各有所施也。不得其用，病弗能移。"说明不同的针具有各自的特点和作用，因此不同病症应选用相应的针具。临床可根据患者的体质、体型、年龄、病情和腧穴部位等不同，选用长短、粗细不同规格的毫针。

(二)针具的消毒

使用毫针时，除一次性使用的无菌针灸针外，普通毫针针刺都可能造成病毒的交叉感染。同时，由于不消毒或者消毒不严格，也容易引起感染。因此，使用毫针时要有严格的无菌观念，切实做好消毒工作。

1. 针具器械消毒

针具器械的消毒方法很多，以高压蒸气灭菌法为最佳。

(1)高压蒸气灭菌法：将毫针等针具用布包好，放在密闭的高压蒸气锅内灭菌。一般需要在1.0～1.4kg/cm^{2}的压力，115℃～123℃的高温下保持30分钟以上，可达到消毒灭菌的要求。

(2)药液浸泡消毒法：将针具放入75%乙醇内浸泡30～60分钟，取出用消毒巾或消毒棉球擦干后使用。直接和毫针接触的针盘、针管、针盒、镊子等，可用2%来苏水溶液或1:1000汞溶液浸泡1～2小时后，可达消毒目的。经过消毒的毫针，必须放在消毒过的针盘内，外用消毒巾或消毒纱布遮盖好。

(3)煮沸消毒法：将毫针等器具用纱布包扎后，放入盛有清水的消毒煮锅内进行煮沸。一般在水沸后再煮15～20分钟，可达消毒目的。但煮沸消毒法对锋利的金属器械来说，易使锋刃变钝。可在水中加入碳酸氢钠使其成2%溶液，可以使沸点提高到120℃，并可降低沸水对器械的腐蚀作用。

已经消毒过的毫针，应用时只能一针一穴，不能重复使用。

2. 医者手指消毒

在针刺前，医者应先用肥皂水将手洗刷干净，待干后再用75%乙醇棉球擦拭后，方可持针操作。持针施术时，医者应尽量避免手指直接接触针身，如某些刺法需要触及针身时，必须用消毒干棉球作间隔物，以确保针身无菌。

3. 针刺部位消毒

在患者需要针刺的腧穴皮肤上用75%乙醇棉球擦拭消毒，或先用2%碘酊涂擦，稍干后，再用75%乙醇棉球擦拭脱碘。擦拭时应从腧穴部位的中心点向外绕圈消毒。当腧穴皮肤消毒后，切忌接触污物，保持洁净，防止重新污染。

4. 治疗室内消毒

针灸治疗室内的消毒，包括治疗台上用的床垫、枕巾、毛毯等物品，要按时换洗晾晒，如采用一人一用的消毒垫布、垫纸、枕巾则更好。治疗室也应定期消毒净化，保持空气流通，环境卫生洁净。

（三）体位的选择

针刺前患者应选择适合的体位，对腧穴正确的定位、针刺时的施术操作、持久留针，以及防止晕针、滞针、弯针甚至折针等都有重要的意义。临床上针刺时常用的体位主要有以下几种。

（1）仰卧位：适宜于头、面、胸、腹部腧穴和上、下肢部分的腧穴。

（2）侧卧位：适宜于身体侧面少阳经腧穴和上、下肢部分腧穴。

（3）俯卧位：适宜于头、项、脊背、腰骶部腧穴和下肢背侧及上肢部分腧穴。

（4）仰靠坐位：适宜于取前头、颜面和颈前等部位的腧穴。

（5）俯伏坐位：适宜于取后头和项、背部的腧穴。

（6）侧伏坐位：适宜于取头部的一侧、面颊及耳前后部位的腧穴。

在临床上除上述常用体位外，对某些腧穴则应根据具体要求采取不同的体位，同时也应注意根据处方所取腧穴的位置，尽可能用一种体位取穴针刺。如因治疗要求和某些腧穴定位的特点而必须采用两种不同体位时，应根据患者的体质、病情等具体情况灵活掌握。对初诊、精神紧张或年老、体弱、病重的患者，应采取卧位，以防患者感到疲劳甚至发生晕针等。

三、进针方法

又称下针法，是将毫针刺入腧穴皮下的技术方法。在进行针刺操作时，一般多双手协同操作，紧密配合。《难经·七十八难》云："知为针者信其左，不知为针者信其右。"临床上一般用右手持针操作，主要是拇、食、中指夹持针柄，故称右手为"刺手"。左手抓切按压所刺部位或辅助针身，故称左手为"押手"。刺手的作用是掌握针具，施行手法操作。进针时，运指力于针尖，而使毫针刺入皮肤，行针时便于左右捻转、上下提插和弹震刮搓及出针时手法操作等。押手的作用主要是固定腧穴的位置，夹持针身，协助刺手进针，使针身有所依附，保持针身垂直，力达针尖，以利于进针，减少刺痛和协助调节、控制针感。

临床常用的进针法有双手、单手、管针三类。

（一）单手进针法（图 7-2）

多用于较短的毫针。用右手拇、食指持针，中指端紧靠穴位，指腹抵住针体中部，当拇、食指向下用力时，中指也随之屈曲，将针刺入，直至所需求的深度。此法三指并用，尤适宜于双穴同时进针。此外，还有用拇、食指夹持针体，中指尖抵触穴位，拇、食指所夹持的针沿中指尖端迅速刺入，不施捻转。针入穴位后，中指即离开应针之穴，此时拇、食、中指可随意配合，施行补泻。

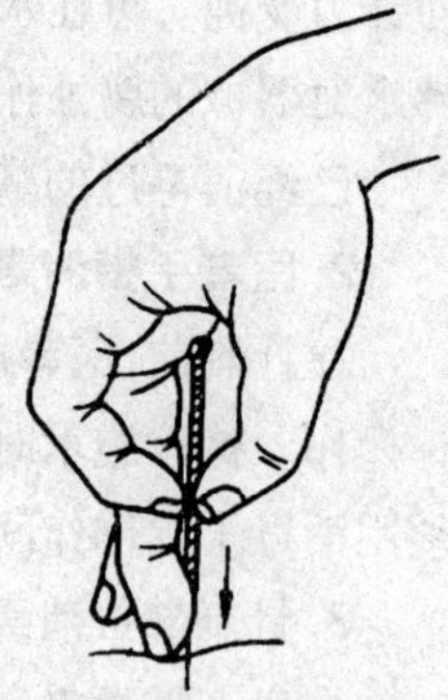

图 7-2 单手进针法

(二)双手进针法

刺手和押手相互配合将针刺入穴位的方法。

1. 指切进针法(图7-3)

又称爪切进针法,用左手拇指或食指端切按在腧穴的位置旁,右手持针,紧靠左手指甲面将针刺入腧穴。此法适宜于短针的进针。

2. 夹持进针法(图7-4)

又称骈指进针法,即用左手拇、食二指持捏消毒干棉球,夹住针身下端,将针尖固定在所刺腧穴的皮肤表面位置,右手捻动针柄,将针刺入腧穴。此法适用于长针的进针。

3. 舒张进针法(图7-5)

用左手拇、食二指将针刺入腧穴部位的皮肤向两侧撑开,使皮肤绷紧,右手持针,使针从左手拇、食二指的中间刺入。此法主要用于皮肤松弛部位的腧穴。

4. 提捏进针法(图7-6)

用左手拇、食二指将针刺入腧穴部位的皮肤提起,右手持针,从捏起的上端将针刺入,此法主要用于皮肉浅薄部位的腧穴,如印堂穴。

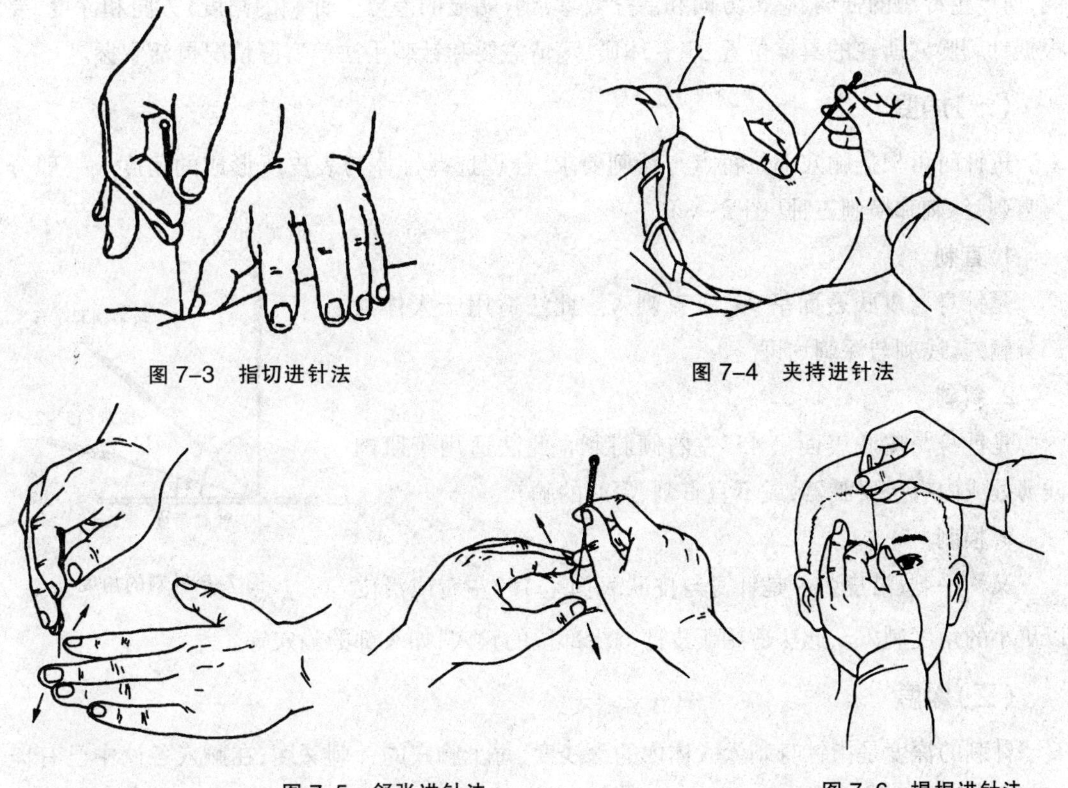

图7-3　指切进针法

图7-4　夹持进针法

图7-5　舒张进针法

图7-6　提捏进针法

(三)针管进针法

针管进针法是利用针管将针刺入穴位的方法(图7-7)。将针先插入用玻璃、塑料或金属制成的比针短3cm左右的小针管内,放在穴位皮肤上,左手压紧针管,右手食指对准针柄一击，使针尖迅速刺入皮肤，然后将针管去掉，再将针刺入穴内。此法进针不痛，多用于儿童和惧针者。

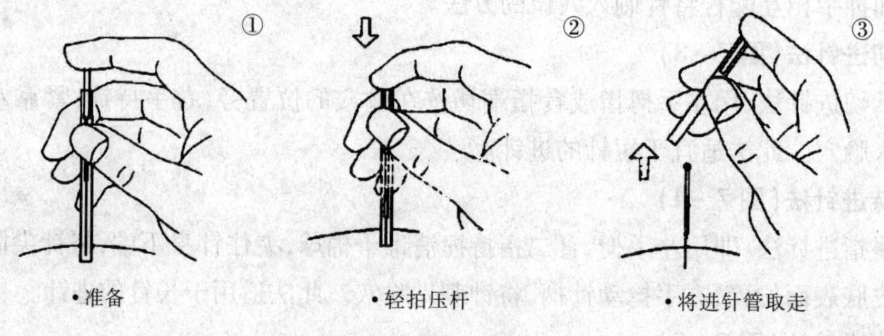

图 7-7 针管进针法

四、针刺的方向、角度与深度

在针刺操作的过程中，掌握正确的针刺角度、方向和深度，是增强针感、提高疗效、防止意外的关键。腧穴的正确定位，不应仅限于体表的位置，还必须与正确的进针角度、方向、深度等结合起来，才能充分发挥针刺效应。临床上同一腧穴，由于针刺的角度、方向、深度的不同，所产生针感的强弱、感传方向和治疗效果常有明显的差异。针刺的角度、方向和深度，要根据针刺腧穴所在的具体位置、患者体质、病情需要和针刺手法等实际情况灵活掌握。

(一)角度

进针时可根据腧穴部位特点与针刺要求，合理选择针体与表皮所形成的角度。一般分为直刺、斜刺和横刺三种(图 7-8)。

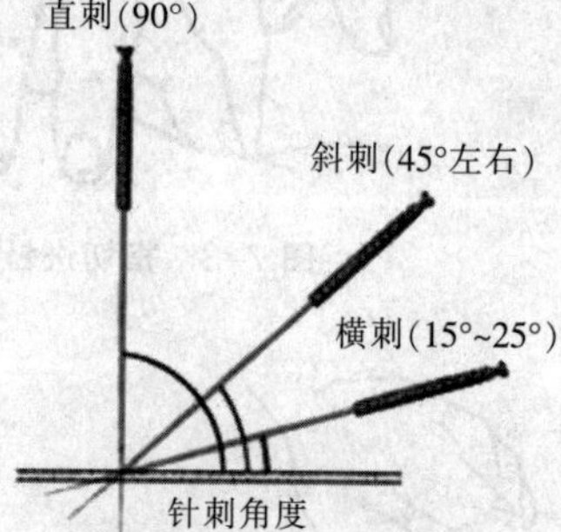

图 7-8 针刺的角度

1. 直刺

是针身与皮肤表面呈 90°垂直刺入。此法适用于人体大部分腧穴，浅刺与深刺均可。

2. 斜刺

是针身与皮肤表面呈 45°左右倾斜刺。此法适用于肌肉浅薄处或内有重要脏器，或不宜直刺、深刺的腧穴。

3. 横刺

又称平刺、沿皮刺。是针身与皮肤表面呈 15°左右或沿皮以更小的角度刺入。此法适用于皮薄肉少部位的腧穴，如头部的腧穴等。

(二)深度

针刺的深度是指针身刺入人体内的深浅度，每个腧穴的针刺深度，在腧穴各论中已有详细论述，在此仅从患者的体质、年龄、病情、部位等方面进行介绍。

(1)年龄：年老体弱，气血衰退；小儿娇嫩，稚阴稚阳，均不宜深刺。中青年身强体壮者，可适当深刺。

(2)体质：对形瘦体弱者，宜相应浅刺；形盛体强者，宜深刺。

(3)病情：阳证、新病宜浅刺；阴证、久病宜深刺。

(4)部位：头面、胸腹及皮薄肉少处的腧穴宜浅刺；四肢、臀、腹及肌肉丰满处的腧穴宜深刺。

五、行针手法

毫针刺入穴位后，为了使患者产生针刺感应，或进一步调整针感的强弱，以及使针感向某一方向扩散、传导而采取的操作方法，称为“行针”，也称“运针”。行针手法包括基本手法和辅助手法两类。

(一)基本手法

行针的基本手法是毫针刺法的基本动作，从古至今临床常用的主要有提插法和捻转法两种。两种基本手法临床施术时既可单独使用，也可配合使用。

1. 提插法

提插法是将针刺入腧穴一定深度后，施以上提下插的操作手法(图 7－9)。使针由浅层向下刺入深层的操作谓之插，从深层向上引至浅层谓之提，如此反复地做上下纵向运动就构成了提插法。使用提插法时的指力一定要均匀一致，幅度不宜过大，一般以 3～5 分力为宜，频率不宜过快，每分钟 60 次左右，保持针身垂直，不改变针刺角度、方向。通常认为行针时提插的幅度大，频率快，刺激量就大；反之，提插的幅度小，频率慢，刺激量就小。

2. 捻转法

捻转法是将毫针刺入腧穴一定深度后，施向前向后捻转动作使针在腧穴内反复前后来回旋转的行针手法(图 7－10)。使用捻转法时，指力要均匀，角度要适当，一般应掌握在 180°左右，不能单向捻针，否则针身易被肌纤维等缠绕，引起局部疼痛和导致滞针而使出针困难。一般认为捻转角度大，频率快，其刺激量就大；捻转角度小，频率慢，其刺激量则小。

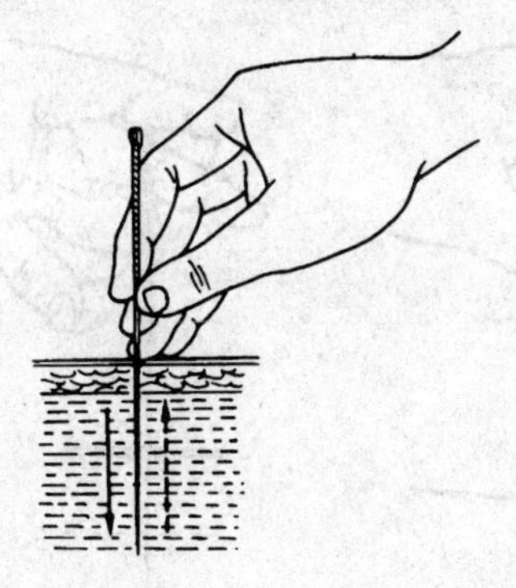

图 7－9　提插法

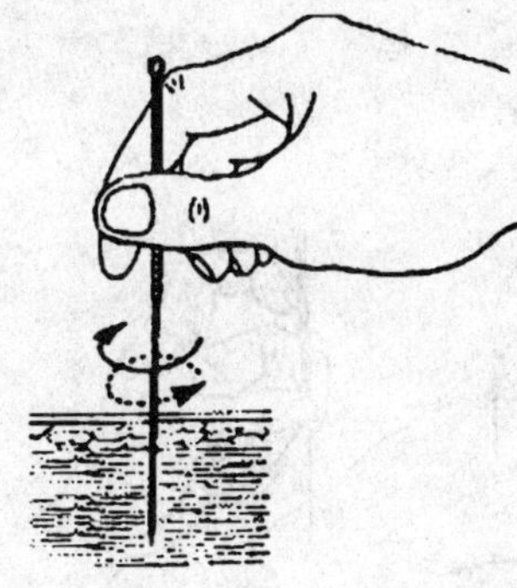

图 7－10　捻转法

(二)辅助手法

行针的辅助手法，是行针基本手法的补充，是以促使得气和加强针刺感应为目的的操作手法。

1. 循法

循法是医者用手指顺着经脉的循行路线，在腧穴的上下部轻柔地循按的方法(图 7－11)。此法能推动气血，激发经气，促使针后易于得气，在针刺不得气时，常用循法以催气。

2. 弹法

弹法是针刺后在留针的过程中，以手指轻弹针尾或针柄，使针体微微振动的方法（图7－12）。此法可以加强针感，助气运行，具有催气、行气的作用。

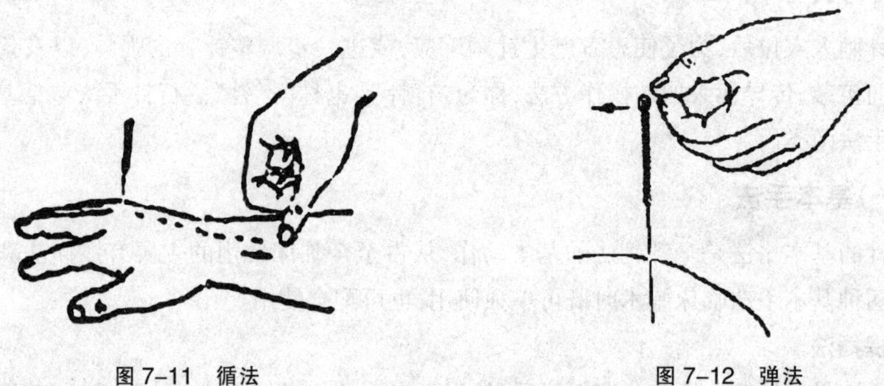

图 7-11 循法　　图 7-12 弹法

3. 刮法

刮法是毫针刺入一定深度后，经气未至，以拇指或食指的指腹抵住针尾，用拇指、食指或中指指甲，由下而上或由上而下频频刮动针柄的方法（图 7－13）。本法在针刺不得气时可激发经气，在已得气时可加强针感的传导和扩散。

4. 摇法

摇法是毫针刺入一定深度后，手持针柄，将针轻轻摇动的方法（图 7－14）。有两种操作方法：一是直立针身而摇，以加强得气的感应；二是卧倒针身而摇，使经气向一定方向传导。

5. 飞法

飞法是用右手拇、食指持针柄，细细捻搓数次，然后张开两指，一搓一放，反复数次，状如飞鸟展翅（图 7－15）。此法的作用为催气、行气，并使针刺感应增强。

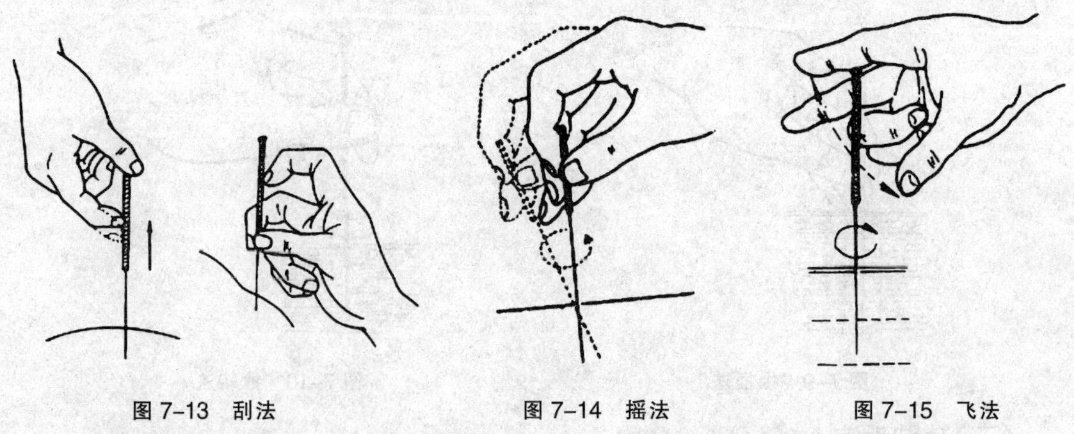

图 7-13 刮法　　图 7-14 摇法　　图 7-15 飞法

6. 震颤法

震颤法是毫针刺入一定深度后，右手持针柄，用小幅度、高频率的提插、捻转手法，使针身轻微震颤的方法。此法可促使针下得气，增强针感。

毫针行针手法以提插、捻转为基本操作方法，并根据临床情况，选用相应的辅助手法。刮法、弹法，可应用于一些不宜施行大角度捻转的腧穴；飞法可应用于某些肌肉丰厚部位的腧穴;摇法、震颤法可用于较为浅表部位的腧穴。通过行针基本手法和辅助手法的应用,以达到促使针后气至或加强针感的目的。

六、得气

(一)得气的概念

得气,古称“气至”,近代又称“针感”,是指毫针刺入腧穴一定深度后,施以提插或捻转等行针手法,是针刺部位获得经气感应。针下是否得气,可从患者对针刺的感觉、反应和医者刺手指下的感觉进行判断。当针刺腧穴得气时,患者的针刺部位有酸麻重胀等自觉反应,有时还出现热、凉、痒、痛、抽搐、蚁行等感觉,或呈现沿着一定的方向和部位传导和扩散的现象;少数患者还会出现循经性震颤等反应,有时还可见到针刺腧穴部位的循经性皮疹带或红、白线状现象。当患者有自觉反应的同时,医者的刺手也能感觉到针下沉紧、滞涩或针体颤动等反应。若未得气,患者则无任何特殊感觉或反应,医者刺手亦感觉针下空松、虚滑。

(二)得气的临床意义

得气是针刺产生治疗作用的关键,是判断患者经气盛衰、疾病预后、针治效果的依据,也是针刺过程中进一步实施手法的基础,在针刺过程中有着重要的意义。《灵枢·九针十二原》说:“刺之要,气至而有效。”充分说明得气的重要意义。临床上一般是得气迅速时,疗效较好;得气较慢时效果就差;若不得气时,就可能无治疗效果。

(三)催气、候气与守气

《针灸大成》说:“用针之法,以候气为先。”当针下不得气时,需采用留针候气的方法等待气至。也可通过间歇运针,施以提插、捻转等手法,以待气至。留针候气,要有耐心,不可操之过急。

催气是通过各种手法,催促经气速至的方法。《神应经》云:“用右手大指及食指持针,细细动摇、进退、搓捻,其针如手颤之状,是谓催气。”此外,前面讨论的辅助手法,如刮动针柄、弹摇针柄等方法,都具有催气的作用。

当针刺得气后,需要注意守气,医者需采取守气的方法,守住针下经气,以保持针感持久。《素问·宝命全形论》曰:“经气已至,慎守勿失”,《灵枢·小针解》云:“上守机者,知守气也……针以得气,密意守气勿失也。”只有守住针下之气,才能使针刺对机体继续发挥调整作用。

七、针刺补泻

(一)单式补泻手法

1. 基本补泻

(1)捻转补泻:针下得气后,捻转角度小,用力轻,频率慢,操作时间短,结合拇指向前、食指向后(左转用力为主)者为补法。捻转角度大,用力重,频率快,操作时间长,结合拇指向后、食指向前(右转用力为主)者为泻法。

(2)提插补泻:针下得气后,先浅后深,重插轻提,提插幅度小,频率慢,操作时间短,以下插用力为主者为补法；先深后浅，轻插重提，提插幅度大，频率快，操作时间长，以上提用力为主者为泻法。

2. 其他补泻

(1)徐疾补泻：又称疾徐补泻，进针时徐徐刺入，少捻转，疾速出针者为补法；进针时疾速刺入，多捻转，徐徐出针者为泻法。

(2)迎随补泻：进针时针尖随着经脉循行去的方向刺入为补法；针尖迎着经脉循行来的方向刺入为泻法。

(3)呼吸补泻：患者呼气时进针，吸气时出针为补法；吸气时进针，呼气时出针为泻法。

(4)开阖补泻：出针后迅速按针孔为补法；出针时摇大针孔而不按为泻法。

(5)平补平泻：进针得气后均匀地提插、捻转后即可出针。

(二)复式补泻手法

1. 烧山火

视腧穴的针刺深度分为浅、中、深三层(天、地、人三部)，先浅后深，每层依次各做紧按慢提(或用捻转补法)九数，然后退至浅层，称为一度。如此反复操作数度，即将针按至深层留针。在操作过程中，可配合呼吸补泻法中的补法。多用于治疗冷痹顽麻、虚寒性疾病等。

2. 透天凉

毫针刺入后直插深层，按深、中、浅的顺序，在每一层中紧提慢按(或捻转泻法)六数，然后插针至深层，称为一度。如此反复操作数度，将针紧提至天部留针。在操作过程中，可配合呼吸补泻法中的泻法。多用于治疗热痹、急性痈肿等实热性疾病。

(三)影响针刺补泻效应的因素

1. 机体的机能状态

在不同的病理状态下，针刺可以产生不同的调整作用。当机体处于疲惫状态而呈虚证时，针刺可以起到扶正补虚的作用，若机体处于虚脱状态时，针刺还可起到回阳固脱的作用；当机体处于邪盛状态而呈实热、邪闭的实证时，针刺可以起到清热启闭、祛邪泻实的作用。故机体的功能是产生针刺补泻效果的主要因素。

2. 腧穴作用的相对特异性

腧穴的主治功能，不仅具有普遍性，还具有相对特异性。如关元、气海、命门等穴，能鼓舞人体正气，促使功能旺盛，具有强壮的作用，适宜于补虚。而人中、委中、十宣等穴，能疏泄邪气，抑制人体功能亢进，具有祛邪的作用。因此，在临床上应将补泻手法与腧穴作用的相对特异性结合起来，以取得良好的治疗效果。

3. 针具及手法等因素

针刺补泻效果与使用的针具粗细、长短，刺入角度、深度，行针时的手法等因素有直接的关系。粗毫针用的指力重，刺激量大；细毫针用的指力较轻，刺激量小；毫针刺入腧穴的角度、深度不同，其刺激的轻重程度也不同，直刺、深刺的刺激量大，平刺、浅刺的刺激量小。行针时的幅度、频率不同，与针刺手法的轻重密切相关。提插幅度大、捻转角度大、频率快，其刺激量大；而提插幅度小、捻转角度小、频率慢，其刺激量小。行针手法的轻重与补泻手法操作的准确度都会影响针刺的补泻效应。

八、留针与出针

(一)留针法

将针刺入腧穴并施行手法后,将毫针留置在穴内称为留针。留针的目的是加强针刺的作用和便于继续行针施术。一般病症只要针下得气而施以适当的补泻手法后,即可出针或留针 10~20 分钟。但对于一些特殊的病症,如急性腹痛,角弓反张,寒性、顽固性疼痛或痉挛性病证,即可适当延长留针时间,可长达数小时,以便在留针过程中做间歇性行针,以增强、巩固疗效。临床上留针与否或留针时间的长短应根据患者具体病情而定。

(二)出针法

出针,又称起针、退针。在施行针刺手法或留针达到预定针刺目的和治疗要求后,即可出针。一般是以左手拇、食两指持消毒干棉球轻轻按压于针刺部位,右手持针做轻微的小幅度捻转,并随势将针缓慢提至皮下(不可单手用力过猛),静留片刻,然后出针。出针时,需按补泻要求,分别采取“疾出”或“徐出”及“疾按针孔”或“摇大针孔”的方法出针。

出针后,除特殊需要外,都要用消毒棉球轻压针孔片刻,以防出血或针孔疼痛。当针退出后,要仔细查看针孔是否出血,询问针刺部位有无不适感,检查核对针数是否遗漏,还应注意有无晕针延迟反应。

九、针刺异常情况的预防及处理

(一)晕针

现象:轻度晕针,表现为精神疲倦,头晕目眩,恶心欲吐;重度晕针,表现为心慌气短,面色苍白,出冷汗,脉象细弱,甚则神志昏迷,唇甲青紫,血压下降,二便失禁,脉微欲绝等症状。

原因:多见于初次接受针刺治疗的患者,其他可因精神紧张、体质虚弱、劳累过度、饥饿空腹、大汗后、大泻后、大出血后等所致。也有因患者体位不当,施术者手法过重及治疗室内空气闷热或寒冷等所致。

处理:立即停止针刺,起出全部留针,扶持患者平卧;头部放低,松解衣带,注意保暖。轻者静卧片刻,给饮温茶,即可恢复。如未能缓解者,用指掐或针刺急救穴,如人中、素髎、合谷、内关、足三里、涌泉、中冲等,也可灸百会、气海、关元、神阙等,必要时可配用现代急救措施。晕针缓解后,仍需适当休息。

预防:对晕针要重视预防,如初次接受针治者,要做好解释工作,解除恐惧心理。正确选取舒适持久的体位,尽量采用卧位。选穴宜少,手法要轻。对劳累、饥饿、大渴的患者,应嘱其休息,进食、饮水后,再予针治。针刺过程中,应随时注意观察患者的神态,询问进针后情况,一有不适等晕针先兆,需及早采取处理措施。此外,注意室内空气流通,消除过热、过冷因素。

(二)滞针

现象:针在穴位内,运针时捻转不动,提插、出针均感困难。若勉强捻转、提插时,则患者感到疼痛。

原因：患者精神紧张，针刺入后局部肌肉强烈挛缩；或因行针时捻转角度过大、过快和持续单向捻转等，而致肌纤维缠绕针身所致。

处理：嘱患者消除紧张，使局部肌肉放松；或延长留针时间，用循、摄、按、弹等手法，或在滞针附近加刺一针，以缓解局部肌肉紧张。如因单向捻针而致者，需反向将针捻回。

预防：对精神紧张者，应先作好解释，消除顾虑。并注意行针手法，避免连续单向捻针。

（三）弯针

现象：针柄改变了进针时刺入的方向和角度，使提插，捻转和出针均感困难，患者感到针处疼痛。

原因：术者进针手法不熟练，用力过猛，以致针尖碰到坚硬组织；或因患者在针刺过程中变动了体位，或针柄受到某种外力碰压等。

处理：出现弯针后，就不能再行手法。如针身轻度弯曲，可慢慢将针退出；若弯曲角度过大，应顺着弯曲方向将针退出。因患者体位改变所致者，应嘱患者慢慢恢复原来体位，使局部肌肉放松后，再慢慢退针。遇有弯针现象时，切忌强拔针、猛退针。

预防：医者进针手法要熟练，指力要轻巧。患者的体位要选择恰当，并嘱其不要随意变动。注意针刺部位和针柄不能受外力碰压。

（四）断针

现象：针身折断，残端留于患者腧穴内。

原因：针具质量欠佳，针身或针根有损伤剥蚀。针刺时针身全部刺入腧穴内，行针时强力提插、捻转，局部肌肉猛烈挛缩。患者体位改变，或弯针、滞针未及时正确处理等所致。

处理：嘱患者不要紧张、乱动，以防断针陷入深层。如残端显露，可用手指或镊子取出。若断端与皮肤相平；可用手指挤压针孔两旁，使断针暴露体外，用镊子取出。如断针完全没入皮内、肌肉内，应在 X 线下定位，用手术取出。

预防：应仔细检查针具质量，不合要求者应剔除不用。进针、行针时，动作宜轻巧，不可强力猛刺。针刺入穴位后，嘱患者不要任意变动体位。针刺时针身不宜全部刺入。遇有滞针、弯针现象时，应及时正确处理。

（五）血肿

原因：针刺时误伤血管，起针时没有及时按压。

现象：出针后，局部肿胀疼痛，皮肤呈青紫色。

处理：轻度血肿，一般不必处理，可自行消退。若局部疼痛较剧，肿胀明显者，先作冷敷或加压止血，血止后再作热敷以促使局部瘀血消散。

预防：避开血管针刺，出针时立即用消毒干棉球揉按压迫针孔。

（六）气胸

症状：患者突感胸闷、胸痛、气短、心悸，严重者呼吸困难、发绀、冷汗、烦躁、恐惧，甚则血压下降，出现休克等危急现象。检查时，肋间隙变宽，外胀，叩诊呈鼓音，听诊肺呼吸音减弱或消失，气管可向健侧移位。X 线胸透可见肺组织被压缩现象。有针刺创伤性轻度气胸者，起针后并不出现症状，而是过了一定时间才慢慢感到胸闷、胸痛、呼吸困难等症状。

原因:针刺胸部、背部和锁骨附近的穴位过深,刺穿了胸腔和肺组织,气体积聚于胸腔而导致气胸。

处理:一旦发生气胸,应立即起针,并让患者采取半卧位休息,要求患者心情平静,切勿因恐惧而反转体位。一般漏气量少者,可自然吸收。医者要密切观察,随时对症处理,如给予镇咳、消炎类药物;以防止肺组织因咳嗽扩大创口,加重漏气和感染。对严重病例需及时组织抢救,如胸腔排气、少量慢速输氧等。

预防:医者针刺时要集中思想,选好适当体位,根据患者体形肥瘦,掌握进针深度,施行提插手法的幅度不宜过大。胸背部腧穴应斜刺、横刺,不宜长时间留针。

(七)刺伤内脏

症状:刺伤肝、脾,可引起内出血,肝区或脾区疼痛,有的可向背部放射。如出血不止,腹腔聚血过多,会出现腹痛、腹肌紧张,并有压痛及反跳痛等急腹症症状。刺伤心脏时,轻者可出现强烈刺痛;重者有剧烈撕裂痛,引起心外射血,即刻导致休克等危重情况。刺伤肾脏,可出现腰痛、肾区叩击痛、血尿,严重时血压下降、休克。刺伤胆囊、膀胱、胃、肠等空腔脏器时,可引起疼痛、腹膜刺激征或急腹症等症状。

原因:主要是施术者缺乏解剖学、腧穴学知识,对腧穴和脏器的部位不熟悉,加之针刺过深,或提插幅度过大,造成相应的内脏受损伤。

处理:损伤轻者,卧床休息一段时间后,一般即可自愈。如损伤较重,或继续有出血倾向者,应加用止血药,或局部做冷敷止血处理,并加强观察,注意病情及血压变化。若损伤严重,出血较多,出现休克时,则必须迅速进行输血等急救措施。

预防:术者要学好解剖学、腧穴学;掌握腧穴结构,明了腧穴下的脏器组织。针刺胸腹、腰背部的腧穴时,应控制针刺深度,行针幅度不宜过大。

(八)刺伤脑或脊髓

症状:如误伤延脑时,会出现头痛、恶心、呕吐、呼吸困难、休克和神志昏迷等症状。如刺伤脊髓,可出现触电样感觉向肢端放射,甚至引起暂时性肢体瘫痪,有时可危及生命。

原因:脑脊髓是中枢神经统帅周身各种机体组织的总枢纽、总通道,而它的表层分布有督脉和华佗夹脊等一些重要腧穴,如风府、哑门、大椎、风池及背部正中线第一腰椎以上棘突间腧穴。若针刺过深,或针刺方向、角度不当,均可伤及,造成严重后果。

处理:当出现上述症状时,应及时出针。轻者,需安静休息,经过一段时间后,可自行恢复。重者则应结合有关科室,如神经外科等,进行及时抢救。

预防:凡针刺督脉腧穴——12 胸椎以上及华佗夹脊穴,都要认真掌握针刺深度、方向和角度。如针刺风府、哑门穴,针尖方向不可上斜,不可过深;悬枢穴以上的督脉腧穴及华佗夹脊穴,均不可深刺。上述腧穴在行针时只宜捻转手法,避免提插手法,禁用捣刺手法

十、针刺的注意事项

(1)患者过于饥饿、疲劳,精神过度紧张时,不宜立即进行针刺。对身体瘦弱、气虚血亏的患者,进行针刺时手法不宜过强,并应尽量选用卧位。

(2)妇女怀孕未满 3 月者,不宜针刺小腹部的腧穴。若怀孕 3 月以上者,腹部、腰骶部腧

穴也不宜针刺。至于三阴交、合谷、昆仑、至阴等一些通经活血的腧穴,在怀孕期亦应予禁刺。如妇女行经时,若非为了调经,亦不应针刺。

(3)小儿囟门未合时,头顶部的腧穴不宜针刺。

(4)常有自发性出血或损伤后出血不止的患者,不宜针刺。

(5)皮肤有感染、溃疡、瘢痕或肿瘤的部位,不宜针刺。

(6)对胸、胁、腰、背脏腑所居之处的腧穴,不宜直刺、深刺。肝大、脾大、肺气肿患者更应注意。如刺胸、背、腋、胁、缺盆等部位的腧穴,若直刺过深,都有伤及肺脏的可能,使空气进入胸腔,导致创伤性气胸,轻者出现胸痛、胸闷、心慌、呼吸不畅;重者则会出现呼吸困难、唇甲发绀、出汗、血压下降等症。因此,医者在进行针刺过程中精神必须高度集中,令患者选择适当的体位,严格掌握进针的深度、角度,以防止事故的发生。

(7)针刺眼区和项部的风府、哑门等穴及脊椎部的腧穴,要注意掌握一定的角度,更不宜大幅度的提插、捻转和长时间的留针,以免伤及重要组织器官,产生严重的不良后果。

(8)对尿潴留等患者在针刺小腹部腧穴时,也应掌握适当的针刺方向、角度、深度等,以免误伤膀胱等器官,出现意外事故。

第二节 灸法

灸法主要是借灸火的热力给人体以温热性刺激,通过经络腧穴的作用,以达到防治疾病目的的一种方法。《医学入门·针灸》载:“药之不及,针之不到,必须灸之。”说明灸法有其独特的疗效。

施灸的原料很多,最初是采用一般的树枝柴草取火来烧灼、烫、熨,以消除病痛,以后才选用艾叶作为主要灸料。艾属草菊科多年生草本植物,我国各地均有生长,以蕲州产者为佳,故有蕲艾之称。艾叶气味芳香,辛温味苦,容易燃烧,火力温和,故为施灸佳料。《名医别录》载:“艾味苦,微温,无毒,主灸百病。”选用干燥的艾叶,捣制后除去杂质,即可成纯净细软的艾绒,晒干贮藏,以备应用。

一、灸法的作用

(一)温经散寒

《素问·异法方宜论》中道:“藏寒生满病,其治宜灸焫。”可见灸法具有温经散寒的作用。临床上常用于治疗寒凝血滞、经络痹阻所引起的寒湿痹痛、痛经、经闭、胃脘痛、寒疝腹痛、泄泻、痢疾等。

(二)扶阳固脱

《扁鹊心书》中道:“真气虚则人病,真气脱则人死,保命之法,灼艾第一。”《伤寒杂病论·辨厥阴病脉证并治》云:“下利,手足逆冷,无脉者,灸之。”可见阳气下陷或欲脱之危证,皆可用灸法,来扶助虚脱之阳气。临床上多用于治疗脱证和中气不足、阳气下陷而引起的遗尿、脱肛、阴挺、崩漏、带下、久泄、久痢、痰饮等。

(三)消瘀散结

《灵枢·刺节真邪》中道:"脉中之血,凝而留止,弗之火调,弗能取之。"气为血之帅,血随气行,气得温则行,气行则血亦行。灸能使气机通畅,营卫调和,故瘀结自散。所以临床常用于治疗气血凝滞之疾,如乳痈初起、瘰疬、瘿瘤等。

(四)防病保健

《诸病源候论·小儿杂病诸疾》中道:"河洛间土地多寒,儿喜病惊。其俗生儿三日,喜逆灸以防之,又灸以防噤。"《千金要方·针灸上》云:"凡入吴蜀地游宦,体上常须两三处灸之,勿令疮暂瘥,则瘴疠、温疟毒气不能著人也。"《扁鹊心书·须识扶阳》说:"人于无病时,常灸关元、气海、命门、中脘,虽未得长生,亦可保百年寿也。"《医说·针灸》也说:"若要安,三里莫要干。" 说明艾灸足三里有防病保健作用,今人称之为"保健灸",也就是说无病施灸,可以激发人体的正气,增强抗病的能力,使人精力充沛,长寿不衰。

二、灸法的种类

灸法种类很多,常用灸法如图 7-16。

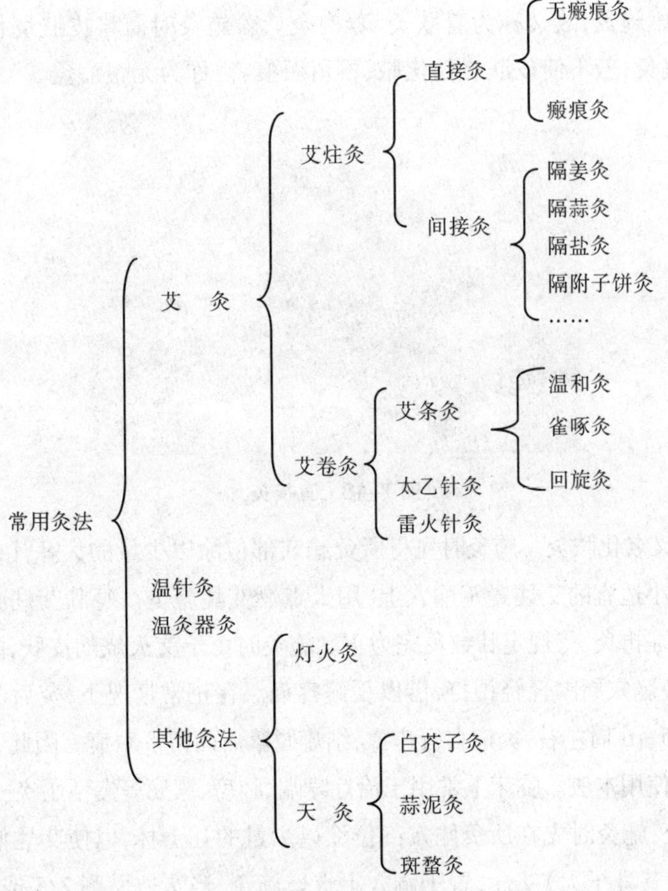

图 7-16　灸法的种类

(一)艾炷灸

艾炷灸是将纯净的艾绒放在平板上,用手搓捏成大小不等的圆锥形艾炷,置于施灸部位点燃而治病的方法。常用的艾炷有麦粒、苍耳子、莲子、半截橄榄等(图7-17)。艾炷灸又分直接灸与间接灸两类。

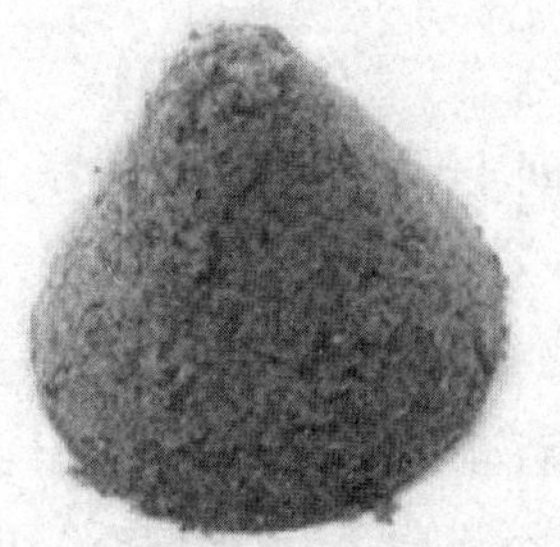
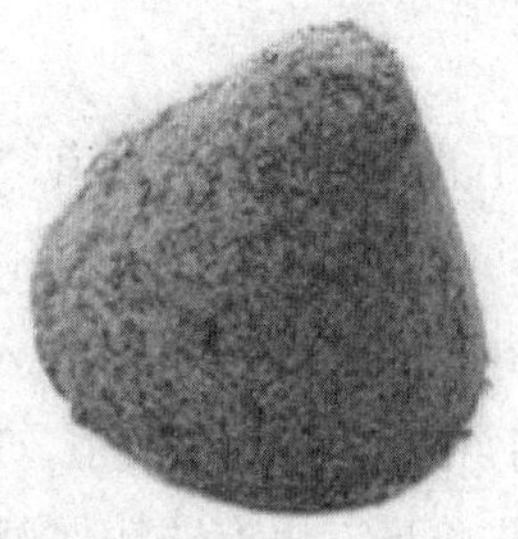

图7-17 艾炷

1. 直接灸

指将大小适宜的艾炷,直接放在皮肤上施灸的方法(图7-18)。古代常以阳燧映日所点燃的火来点燃艾炷,此火称为明火,以此火点艾施灸称为明灸。因把艾炷直接放在腧穴所在的皮肤表面点燃施灸,故又称为着肤灸、着肉灸。若施灸时需将皮肤烧伤化脓,愈后留有瘢痕者,称为瘢痕灸;若不使皮肤烧伤化脓,不留瘢痕者,称为无瘢痕灸。

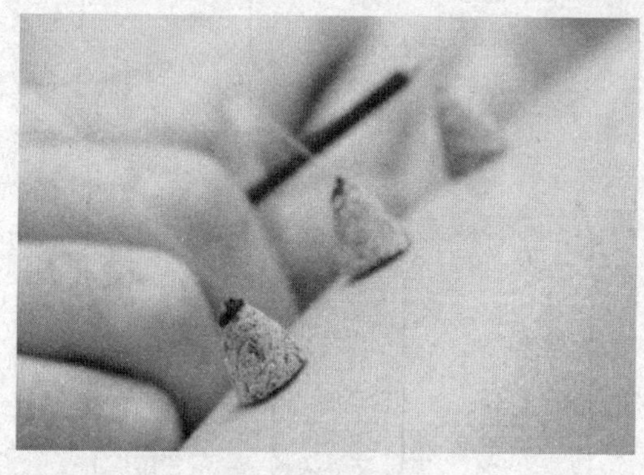

图7-18 直接灸

(1)瘢痕灸:又名化脓灸。施灸时先将所灸腧穴部位涂以少量的大蒜汁,以增加黏附和刺激作用,然后将大小适宜的艾炷置于腧穴上,用火点燃艾炷施灸。每壮艾炷必须燃尽,除去灰烬后,方可继续易炷再灸,待规定壮数灸完为止。施灸时由于艾火烧灼皮肤,因此可产生剧痛,此时可用手在施灸腧穴周围轻轻拍打,借以缓解疼痛。在正常情况下,灸后1周左右,施灸部位化脓形成灸疮,5~6周左右,灸疮自行痊愈,结痂脱落后而留下瘢痕。因此,施灸前必须征求患者同意后,方可使用本法。临床上常用于治疗哮喘、肺痨、瘰疬等慢性顽疾。

(2)无瘢痕灸:施灸时先在所灸腧穴部位涂以少量的凡士林,以使艾炷便于黏附,然后将大小适宜的(约如苍耳子大)艾炷,置于腧穴上点燃施灸,当艾炷燃剩2/5或1/4而患者感到微有灼痛时,即可易炷再灸,待将规定壮数灸完为止。一般应灸至局部皮肤出现红晕而不起泡为度。因其皮肤无灼伤，故灸后不化脓，不留瘢痕。一般虚寒性疾患，均可采用此法。

2. 间接灸

指用药物或其他材料将艾炷与施灸腧穴部位的皮肤隔开，进行施灸的方法，故又称隔物灸、间接灸（图 7-19）。所用间隔药物或材料很多，如以生姜间隔者，称隔姜灸；用食盐间隔者，称隔盐灸；以附子间隔者，称隔附子灸。常用的有如下几种。

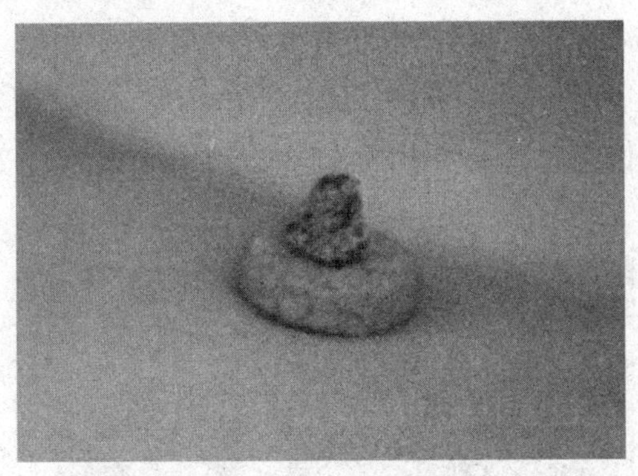

图 7-19　间接灸

（1）隔姜灸：是将鲜姜切成直径大约 2～3cm，厚约 0.2～0.3cm 的薄片，中间以针刺数孔，然后将姜片置于应灸的腧穴部位或患处，再将艾炷放在姜片上点燃施灸。当艾炷燃尽，再易炷施灸。灸完所规定的壮数，以使皮肤红润而不起泡为度。常用于因寒而致的呕吐、腹痛及风寒痹痛等。有温胃止呕，散寒止痛的作用。

（2）隔蒜灸：将鲜大蒜头切成厚约 0.2～0.3cm 的薄片，中间以针刺数孔（捣蒜如泥亦可），置于应灸腧穴或患处，然后将艾炷放在蒜片上，点燃施灸。待艾炷燃尽，易炷再灸，直至灸完规定的壮数。此法多用于治疗瘰疬、肺痨及初起的肿疡等症。有清热解毒，杀虫等作用。

（3）隔盐灸：用干燥的食盐（以青盐为佳）填敷于脐部，或于盐上再置一薄姜片，上置大艾炷施灸。多用于治疗伤寒阴证或吐泻并作、中风脱证等。有回阳、救逆、固脱之力，但须连续施灸，不拘壮数，以期脉起、肢温、证候改善。

（4）隔附子饼灸：将附子研成粉末，用酒调和做成直径约 3cm，厚约 0.8cm 的附子饼，中间以针刺数孔，放在应灸腧穴或患处，上面再放艾炷施灸，直至灸完所规定壮数为止。多用于治疗命门火衰而致的阳痿、早泄或疮疡久溃不敛等症。有温补肾阳等作用。

（二）艾卷灸

包括艾条灸、太乙针灸和雷火针灸。

1. 艾条灸

取纯净细软的艾绒 24g，平铺在 26cm 长、20cm 宽的细草纸上，将其卷成直径约 1.5cm 的圆柱形艾卷，要求卷紧，外裹以质地柔软疏松而又坚韧的桑皮纸，用胶水或浆糊封口而成。也有在每条艾绒中掺入肉桂、干姜、丁香、独活、细辛、白芷、雄黄、苍术、没药、乳香、川椒各等分的细末 6g，则成为药艾条。

施灸时将艾条悬放在距离穴位一定高度上进行熏烤，不使艾条点燃端直接接触皮肤，称为悬起灸。若将点燃的艾条隔布或隔绵纸数层实按在穴位上，使热气透入皮肉，火灭热减后重新点火按灸，称为实按灸。《寿域神方·卷三》曰："用纸实卷艾，以纸隔之，点穴于隔纸上，用力实按之，待腹内觉热，汗出，即差（瘥）。"悬起灸根据实际操作方法不同，分为温和灸、雀啄灸和回旋灸。

（1）温和灸：施灸时将灸条的一端点燃，对准应灸的腧穴部位或患处，约距皮肤 2～3cm 左右，进行熏烤（图 7-20），以患者局部皮肤有温热感而无灼痛为宜，一般每处灸 5～10 分钟，至皮肤出现红晕为度。对于昏厥、局部知觉迟钝的患者，医者可将中、食二指分张，置于施灸部位的两侧，这样可以通过医者手指的感觉来测知患者局部的受热程度，以便随时调节施灸的距离和防止烫伤。

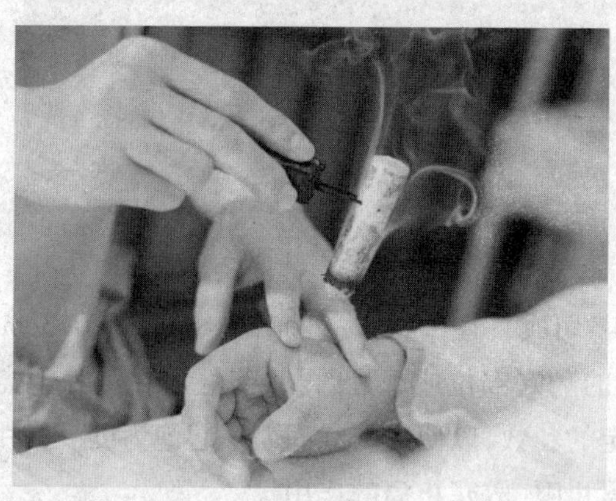

图 7-20 温和灸

（2）雀啄灸：施灸时，将艾条点燃的一端与施灸部位的皮肤并不固定在一定距离，而是像鸟雀啄食一样，一上一下活动地施灸（图 7-21）。

（3）回旋灸：施灸时，艾卷点燃的一端与施灸部位的皮肤虽然保持一定的距离，但不固定，而是向左右方向移动或反复旋转地施灸（图 7-22）。

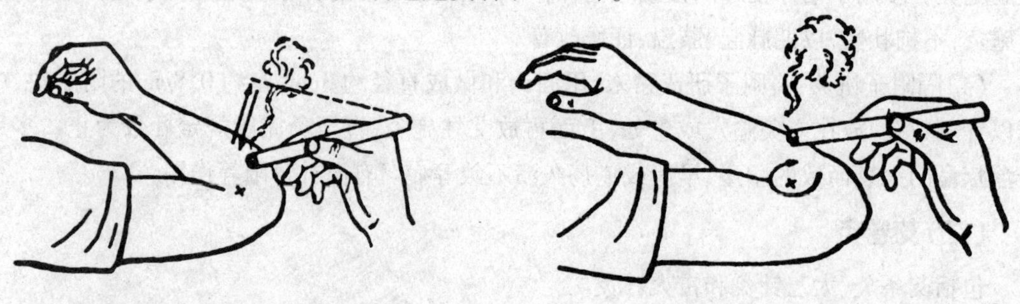

图 7-21 雀啄灸　　图 7-22 回旋灸

以上诸法对一般应灸的病证均可采用，但温和灸多用于灸治慢性病，雀啄灸、回旋灸多用于灸治急性病。

2. 太乙针灸

用纯净细软的艾绒 150g 平铺在 40cm 见方的桑皮纸上。将人参 125g、穿山甲 250g、山羊血 90g、千年健 500g、钻地风 300g、肉桂 500g、小茴香 500g、苍术 500g、甘草 1000g、防风

2000g、麝香少许,共为细末,取药末 24g 掺入艾绒内,紧卷成爆竹状,外用鸡蛋清封固,阴干后备用。

施灸时,将太乙针的一端烧着,用 7 层布包裹其烧着的一端,立即紧按于应灸的腧穴或患处,进行灸熨,针冷则再燃再熨。如此反复灸熨 7 ~ 10 次为度。此法治疗风寒湿痹、肢体顽麻、痿弱无力、半身不遂等均有效。

3. 雷火针灸

其制作方法与“太乙针灸”相同,惟药物处方有异,此方用纯净细软的艾绒 125g,沉香、乳香、羌活、干姜、穿山甲各 9g,麝香少许,共为细末。

施灸方法与“太乙针灸”相同,其适应证据《针灸大成 · 雷火针法》载:“治闪挫诸骨间痛,及寒湿气痛而畏刺者。”临床上除治上症外,大体与“太乙针灸”主治相同。

(三)温针灸

温针灸是针刺与艾灸结合应用的一种方法,适用于既需要留针而又适宜用艾灸的病证,操作方法是,将针刺入腧穴得气后并给予适当补泻手法而留针时,将纯净细软的艾绒捏在针尾上,或用一段长约 2cm 左右的艾条,插在针柄上,点燃施灸(图 7 - 23)。待艾绒或艾条烧完后除去灰烬,将针取出。此法是一种简而易行的针灸并用方法,值得推广。

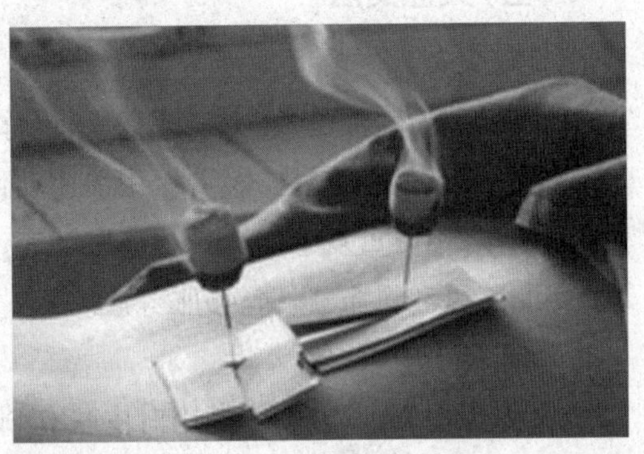

图 7-23　温针灸

(四)温灸器灸

温灸器又名灸疗器,是一种专门用于施灸的器具,用温灸器施灸的方法称温灸器灸。临床常用的有温灸盒和温灸筒(图 7 - 24 和图 7 - 25)。施灸时,将艾绒,或加掺药物,装入温灸器的小筒,点燃后,将温灸器的盖扣好,即可置于腧穴或应灸部位,进行熨灸,直到所灸部位的皮肤红润为度。有调和气血、温中散寒的作用。一般需要灸治者均可采用。对小儿、妇女及畏惧灸治者最为适宜。

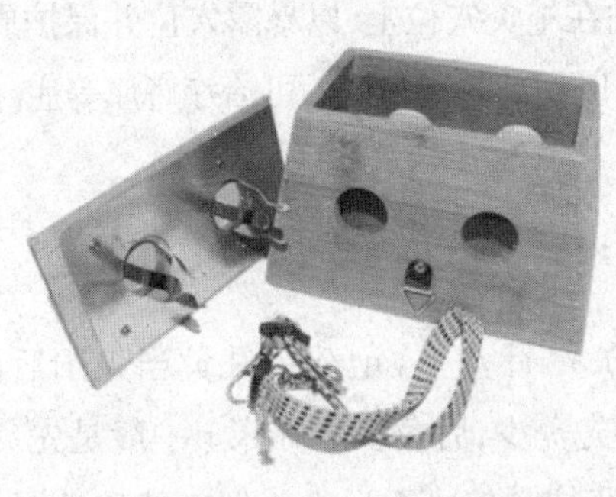

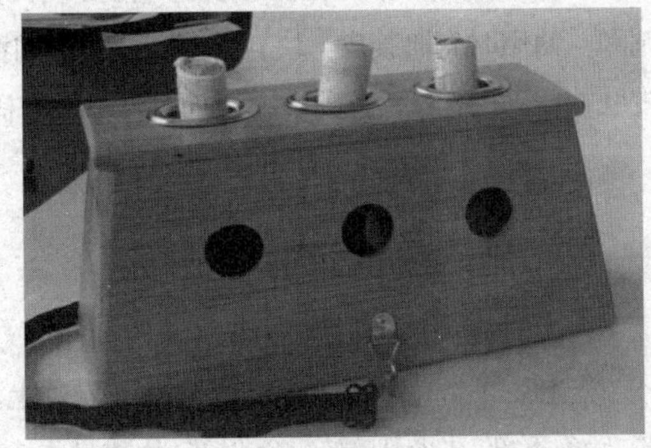

图 7 - 24　温灸盒

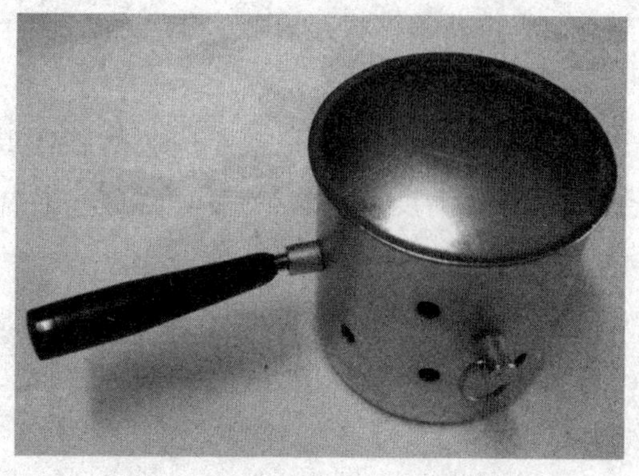
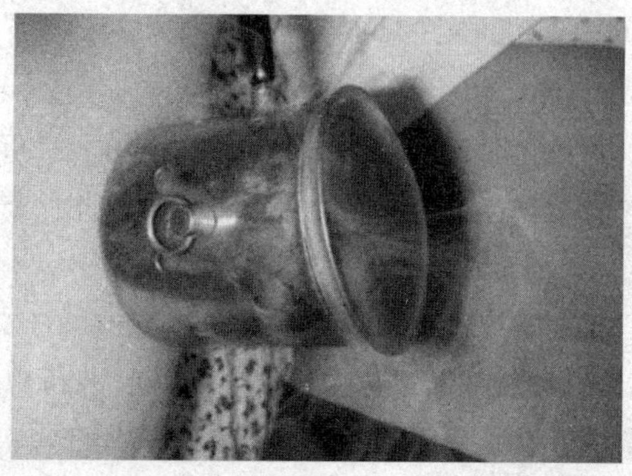

图 7-25 温灸筒

（五）其他灸法

1. 灯火灸

又名灯草灸、油捻灸、十三元宵火，也称神灯照，是民间沿用已久的简便灸法。方法是用灯芯草一根，以麻油浸之，燃着后用快速动作对准穴位，猛一接触听到“叭”的一声迅速离开，如无爆焠之声可重复1次。具有疏风解表，行气化痰，清神止搐等作用。多用于治疗小儿痄腮、小儿脐风和胃痛、腹痛、痧胀等症。

2. 天灸

又称药物灸、发泡灸。是用对皮肤有刺激性的药物，涂敷于穴位或患处，使局部充血、起泡，犹如灸疮，故名天灸。所用药物多是单味中药，也有用复方，其常用的有白芥子灸、蒜泥灸、斑蝥灸等。

（1）白芥子灸：将白芥子研成细末，用水调和，敷贴于腧穴或患处。利用其较强的刺激作用，敷贴后促使发泡，借以达到治疗目的。一般可用于治疗关节痹痛、口眼㖞斜，或配合其他药物治疗哮喘等症。

（2）蒜泥灸：将大蒜捣烂如泥，取3～5g贴敷于穴位上，敷灸1～3小时，以局部皮肤发痒发红起泡为度。如敷涌泉穴治疗咯血、鼻出血，敷合谷穴治疗扁桃体炎，敷鱼际穴治疗喉痹等。

（3）斑蝥灸：将芫科昆虫南方大斑蝥或黄黑小斑蝥的干燥全虫研末，经醋或甘油、酒精等调和。使用时先取胶皮一块，中间剪一小孔，如黄豆大，贴在施灸穴位上，以暴露穴位并保护周围皮肤，将斑蝥粉少许置于孔中，上面再贴一胶布固定即可，以局部起泡为度。可治疗癣痒等症。

三、注意事项

（一）施灸的先后顺序

古人对施灸的先后顺序有明确的要求。《千金要方 · 针灸上》记载：“凡灸当先阳后阴，……先上后下”。《明堂灸经》也指出：“先灸上，后灸下；先灸少，后灸多。”临床上一般是先灸上部，后灸下部，先灸阳部，后灸阴部，壮数是先少而后多，艾炷是先小而后大。但在特殊情况下，则可酌情而施。如脱肛时，即可先灸长强以收肛，后灸百会以举陷。因此不可过于拘泥。

（二）施灸的补泻方法

艾灸的补泻，始载于《内经》。《灵枢·背腧》说：“以火补者，毋吹其火，须自灭也。以火泻者，疾吹其火，传其艾，须其火灭也”。这是古人对施灸补泻操作方法的具体载述。《针灸大成·艾灸补泻》也记载：“以火补者，毋吹其火，须待自灭，即按其穴。以火泻者，速吹其火，开其穴也。”在临床上可根据患者的具体情况，结合腧穴性能，酌情运用。

（三）施灸的禁忌

（1）对实热证、阴虚发热者，一般均不适宜灸疗。

（2）对颜面、五官和有大血管的部位及关节活动部位，不宜采用瘢痕灸。

（3）孕妇的腹部和腰骶部也不宜施灸。

（四）灸后的处理

施灸后，局部皮肤出现微红灼热，属于正常现象，无需处理。如因施灸过量，时间过长，局部出现小水泡，只要注意不擦破，可任其自然吸收。如水泡较大，可用消毒的毫针刺破水泡，放出水液，或用注射针抽出水液，再涂以龙胆紫，并以纱布包敷。如用化脓灸者，在灸疮化脓期间，要注意适当休息，加强营养，保持局部清洁，并可用敷料保护灸疮，以防污染，待其自然愈合。如处理不当，灸疮脓液呈黄绿色或有渗血现象者，可用消炎药膏或玉红膏涂敷。

此外，施灸时应注意艾火勿烧伤皮肤或衣物。用过的艾条、太乙针等，应装入小口玻璃瓶或筒内，以防复燃。

第三节　拔罐法

一、罐的种类

目前药罐所用的罐具主要有竹罐、玻璃罐和抽气罐三种。

1. 竹罐

多采用5年以上新鲜无损的竹子自制而成，按节锯断一端，留下节部作为罐底，罐口及表面需用砂纸打磨光滑，去皮风干后以桐油浸泡以防开裂。竹罐取材较容易，自行制作简便，耐高温，不易破碎，近年来竹罐因对药物的吸收较好逐渐成为药罐疗法中使用最多的罐具。其缺点为容易干燥开裂，吸拔力欠佳，不透明，故难以观察管内皮肤情况。

2. 玻璃罐

即临床最常使用的火罐，由耐热质硬的玻璃烧制而成。开口处平整，且内外面均光滑，不易造成皮损。有不同的型号，可根据需要吸拔在不同的患处，玻璃罐体透明，可观察吸拔时罐内皮损情况，故刺血拔罐通常采用玻璃罐进行操作。

3. 抽气罐

主要有市面销售的真空抽气罐；另可根据药罐疗法的特点，通过将青霉素瓶或其他较小的玻璃药瓶磨掉瓶底保留瓶盖进行自制。抽气罐使用较方便，故适合操作技能较不熟练的人群使用，其吸拔力可控制，较为安全，不易破碎。

二、吸拔罐的方法

（一）火罐法

利用明火燃烧排出罐内空气，进而形成负压，将罐吸附于患部皮肤。

1. 闪火法

用镊子或止血钳夹住酒精棉球，将其点燃（注意酒精不可过多，以防燃烧的酒精滴落于患者身上），一手握住罐体，另一手将夹有酒精棉球的镊子或止血钳伸入罐内，使火在罐内环绕1～3圈后立即退出，同时将罐准确快速扣于相应吸拔部位。此法吸拔时罐内已无明火，相对不易发生烫伤。但应注意避免用火焰烘烤罐口，以防止罐口将吸拔处皮肤烫伤。

2. 投火法

用酒精棉球或易燃纸片，将其点燃后投入火罐内，趁其燃烧快速将罐吸拔于患部。此法罐内燃烧物容易烫伤皮肤，故身体侧面或者横向拔罐时常用。

3. 贴棉法

用直径约1～2cm的薄脱脂棉花一片，略蘸酒精后将其贴于罐内壁的下1/3处，将棉花点燃后迅速吸拔于患部，此法亦主要应用于身体侧面或横向拔罐。且应注意，酒精不可蘸取过多，以防沿罐壁流下引起烫伤。

（二）煮罐法

一般选用竹罐，将竹罐放入水或药液中煮沸，然后用镊子夹起后用干毛巾捂住罐口片刻，以吸去罐口及罐内多余水分，降低罐口处温度，同时保存罐内热气，迅速扣在相应部位，以此吸附于皮肤。此法温热作用较强，且可结合药液作用。但操作难度稍大，不熟练者切忌盲目使用，以防烫伤皮肤。

（三）抽气罐法

多以抽气罐扣于患部，通过抽气筒与罐相连后，抽出罐内气体，使罐内产生负压，以此将罐吸附。抽气罐操作简便，适用于吸拔罐经验较欠缺者使用。

三、拔罐的形式

（一）留罐法

该法又称为坐罐法，即将罐吸拔于患部后，留置5～15分钟，随后起下罐具。此法最为常用，使用范围较广。

（二）走罐法

亦称为推罐法，是近代发展起来的一种罐疗新应用形式，集温灸、拔罐、刮痧、推拿及药物的功效于一体。应用时于局部涂上适宜润滑剂，吸拔罐后握住罐体进行推动，至局部皮肤红润、充血，甚至瘀血时起罐。走罐法适用于面积较大、肌肉丰厚的部位。

1. 走罐手法

走罐经过数十年发展形成了多种手法，常用走罐手法如下。

(1)单罐推拉法:将罐吸定后,使罐做单向或双向推拉运动,通过控制吸力与运动速度来达到不同作用。如轻吸快移,使走罐效应积聚于浅层,可以激发卫气,抗邪外出。而重吸慢移,罐内负压大,吸力大,作用于深层,可达到激发营血,祛瘀通脉的作用。

(2)旋罐法:走罐时使罐口沿着走罐方向(通常是经筋或经脉的走向)做螺旋状运动。该罐法可以将走罐介质与手法本身的作用很好地渗透到患处,刺激量适中,患者比较耐受,可以起到疏松经筋,调和营卫的作用。

(3)推拨罐法:虚掌握罐,使罐口沿肌肉垂直方向做推拨运动,在前推时掌根用力使罐口近侧下压,内拉时四指用力使罐口远侧下压。该罐法将走罐与推拿学中的拨法相结合,局部刺激量较大,其松解肌肉粘连,祛邪止痛的作用明显。

(4)罐体温熨法:将罐体均匀加热后用罐体在所选部位上按压滚动。该罐法热效应明显,可以起到温经通络,祛寒止痛的作用。

(5)振罐法:将罐吸定后以3~5次/秒的频率连续振动一定时间后起罐。该罐法作用范围较为固定,渗透力强,患者耐受性好,可以起到散瘀止痛,调和脏腑的作用。

2. 走罐介质

当前普遍使用的走罐介质以润滑作用为主,还具有一定的抗燃性,一部分介质将药物加工后与润滑介质混合,使其具有了润滑和治疗的双重属性。常用具有润滑作用的走罐介质包括耦合剂、日常用香油、橄榄油等,具有药物功效的介质如正红花油、刮痧油等。

(三)刺络拔罐法

刺络拔罐法是一种将拔罐与刺血疗法配合应用的疗法,对于带状疱疹、痤疮、颈椎病等疾患疗效显著。施术时,先将局部皮肤消毒,随后以三棱针点刺出血或以皮肤针叩打,再将火罐吸拔于该处,以吸出局部血液。一般留罐5~15分钟,注意避免留罐过久。

(四)闪罐法

即吸拔后将罐立即取下,多次重复如此,直至局部皮肤潮红、充血。此法主要应用于小儿等不宜长时间留罐者,或因局部罐具难以长时间吸拔处。

(五)针罐法

又称留针拔罐法,即在针刺后,将罐以针为中心吸拔在局部,约5~10分钟后起罐,以局部皮肤红润、充血甚或瘀血为度,此法可结合针罐两者作用。

四、拔罐法的作用和适应范围

拔罐法可疏通经络、活血行气、祛风除湿、散寒止痛,适应证较为广泛,多用于寒湿痹痛、腰背肩臂腿痛、软组织闪挫伤及风寒外感、头痛、咳嗽、胃脘疼痛、呕吐、腹痛、腹泻、痛经等症。

五、拔罐的注意事项

(一)起罐方法

以一手握住罐体,另一手按压罐口旁皮肤,使气体进入罐内,负压降低,吸力骤减,进而将罐取下。

(二)拔罐的禁忌

(1)饱腹、空腹都不宜拔罐。

(2)拔罐斑痕未消退前,不可再拔罐。

(3)女性的月经期及其他出血部位,不可拔罐。

(4)孕妇慎用拔罐。

(5)皮肤过敏或溃疡破损处不宜拔罐。

(6)高热抽搐者不宜拔罐。

(7)肌肉瘦削或骨胳凹凸不平及毛发多的部位不宜应用。

(三)拔罐后的处理

(1)拔罐后避免受凉,注意头颈部保暖,两小时后再洗澡,且不要用冷水刺激拔火罐部位。

(2)拔罐后不宜吃凉性食物。

(3)罐斑未退尽时避免重复拔罐。

(4)起罐后如局部有水泡,小的无须处理,以消毒纱布敷盖,防止擦破即可;较大的,则用消毒针具将水液放出,涂以烫伤油等外用药物,并注意消毒,防止感染。

第四节 头针法

头针,又称头皮针,是在中国传统脏腑经络理论的基础上,结合大脑皮质功能定位投影,通过针刺头部特定的区域和穴位以防治疾病的一种方法。

中医学认为头部腧穴对于治疗疾病有着重要的作用。《素问·脉要精微论》言:"头者,精明之府"。《素问·邪气脏腑病形》云:"十二经脉,三百六十五络,其血气皆上于面而走空窍"。明代张介宾说:"五脏六腑之精气,皆上升于头"。由于"头为诸阳之会",人之手足三阳经及督脉,均上行头部。因此,针刺头部的相关穴位,可通过经络的传导,起到调整脏腑、躯干及四肢的功能。而随着针灸学的发展,微针疗法的兴起,针灸工作者根据头皮和大脑皮质的特殊关系,创立了头针疗法,并在国内外受到了广泛传播,并形成了不同的流派。为了促进头针疗法的推广和交流,中国针灸学会于 1983 年拟定了《头皮针穴名标准化国际方案》(以下称为《方案》),并于 1984 年在日本召开的世界卫生组织西太区会议上正式通过。本书中标准头穴线的名称和定位参考《方案》内容。

一、标准头穴线的定位和主治

标准头穴线分布于额区、顶区、颞区、枕区 4 个区域内,共 14 条,包含左右两侧共 25 条,现将其定位与主治分述如下(图 7-26)。

(一)额中线

【定位】在头前部正中发际内,从督脉神庭穴向前引一条长 1 寸的线。

【主治】头痛、癫痫、强笑、自哭、精神失常、失眠、多梦、急慢性鼻窦炎、副鼻窦炎、鼻息肉、过敏性鼻炎等。

(二)额旁1线

【定位】在头前部,额中线外侧,直对目内眦角,从膀胱经眉冲穴向前引一条长1寸的线。

【主治】冠心病、心绞痛、支气管哮喘、支气管炎、急慢性鼻窦炎、副鼻窦炎、鼻息肉、过敏性鼻炎等。

(三)额旁2线

【定位】在头前部,额旁1线外侧,直对瞳孔,从胆经头临泣向前引一条长1寸的线。

【主治】急慢性胃炎、胃及十二指肠溃疡、急慢性胆囊炎、胆结石、脂肪肝、酒精肝、高胆固醇血症等。

(四)额旁3线

【定位】在头前部,额旁2线外侧,直对眼外角,从胃经头维穴内侧0.75寸起向下引一条长1寸的线。

【主治】绝经前后诸症、功能性子宫出血、子宫脱垂、痛经、阳痿、遗精、尿频、尿急、前列腺炎、良性前列腺增生症等。

(五)顶中线

【定位】在头顶部正中线上,督脉百会穴至前顶穴之间的连线。

【主治】腰椎间盘突出症、坐骨神经痛、梨状肌综合征、下肢瘫痪、麻木、股外侧皮神经炎、皮质性多尿、脱肛、胃下垂、小儿遗尿、高血压、巅顶痛等。

(六)顶颞前斜线

【定位】在头顶部、头侧部,头部经外奇穴前神聪(百会前1寸)与颞部胆经悬厘之间的连线。

【主治】分为5等份,上1/5主治对侧下肢和躯干瘫痪,中2/5主治上肢瘫痪、疼痛,下2/5主治中枢性面瘫、运动性失语、流涎、脑动脉粥样硬化等。

(七)顶颞后斜线

【定位】在头顶部、头侧部,顶颞前斜线之后1寸,与其平行的线。督脉百会与颞部曲鬓穴之间的连线。

【主治】全线分为5等份,上1/5主治对侧下肢和躯干感觉异常,中2/5主治上肢感觉异常,下2/5主治头面部感觉异常。

(八)顶旁1线

【定位】在头顶部,顶中线外侧,督脉旁1.5寸,从膀胱经通天穴向后引一条1.5寸的线。

【主治】腰椎间盘突出症、坐骨神经痛、梨状肌综合征、下肢瘫痪、股外侧皮神经炎等。

(九)顶旁2线

【定位】在头顶部,顶旁1线外侧,督脉旁开2.25寸,从胆经正营穴向后引一条长1.5寸的线到承灵穴。

【主治】神经根型颈椎病、肩周炎、网球肘、腕管综合征、梯管综合征等。

(十)颞前线

【定位】在头的颞部两鬓内,胆经颔厌穴与悬厘穴的连线。

【主治】偏头痛、运动性失语、周围性面瘫、牙周炎、口腔溃疡、牙髓炎、龋齿等。

(十一)颞后线

【定位】在头的颞部,耳尖直上方,胆经率谷穴与曲鬓穴的连线。

【主治】偏头痛、椎动脉型颈椎病、眩晕、神经衰弱、耳鸣、耳聋等。

(十二)枕上正中线

【定位】在后头部,枕外粗隆上方正中的垂直线,即督脉强间穴至脑户穴之间的一条长1.5寸的线。

【主治】白内障、近视、远视、青光眼、麦粒肿、视神经萎缩、腰腿痛等。

(十三)枕上旁线

【定位】在后头部,枕上正中线平行向外0.5寸,即由枕外粗隆督脉脑户穴旁开0.5寸起,向上引一条1.5寸的线。

【主治】皮质性视力障碍、白内障、近视、目赤肿痛等。

(十四)枕下旁线

【定位】在后头部,枕外粗隆下方两侧2寸长的垂直线,即从膀胱经玉枕穴向下引一条长2寸的线。

【主治】小脑疾病引起的平衡障碍、后头痛、腰背两侧痛等。

二、操作方法

操作方法参照《中华人民共和国国家标准:针灸技术操作规范第二部分 头针》(GB/T 21709.2)。

(一)进针角度

一般宜在针体与皮肤成30°角左右进针,然后平刺进入穴线内。

(二)快速进针

将针迅速刺入皮下,当针尖达到帽状腱膜下层时,指下感到阻力减小,然后使针与头皮平行,根据不同穴线刺入不同深度。

(三)进针深度

进针深度宜根据患者具体情况和处方要求决定,一般情况下,针刺入帽状腱膜下层后,使针体平卧,进针3cm左右为宜。

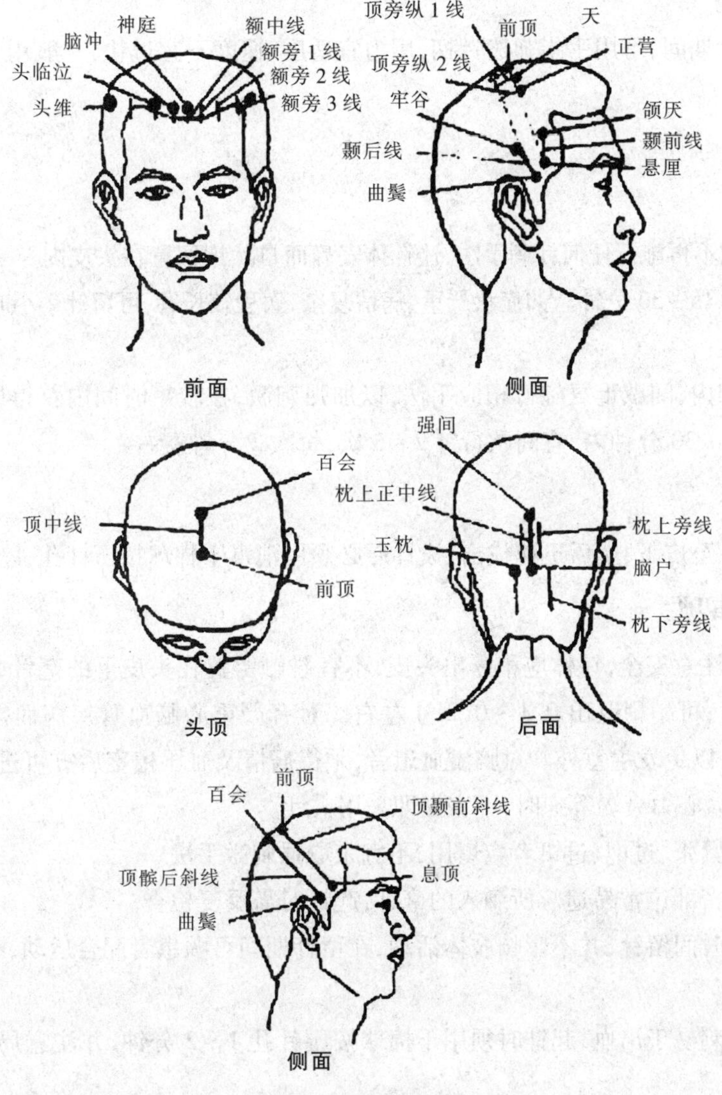

图7-26　头针标准线分布

(四)行针

1. 捻转

在针体进入帽状腱膜下层后,术者肩、肘、腕关节和拇指固定不动,以保持毫针相对固定。食指第一、二节呈半屈曲状,用食指第一节的桡侧面与拇指第一节的掌侧面持住针柄,然后食指掌指关节做伸屈运动,使针体快速旋转,要求捻转频率在200次/分钟左右,持续2~3分钟。

2. 提插

手持毫针沿皮刺入帽状腱膜下层,将针向内推进3cm左右,保持针体平卧,用拇、食指紧捏针柄,进行提插,指力应均匀一致,幅度不宜过大,如此反复操作,持续3~5分钟左右。提插的幅度与频率视患者的病情而定。

3. 弹拨针柄

在头针留针期间，可用手指弹拨针柄，用力宜适度，速度不宜过快，一般用于不宜过强刺激的患者。

（五）留针

1. 静留针

在留针期间不再施行任何针刺手法，让针体安静而自然地留置在头皮内。一般情况下，头针留针时间宜在15～30分钟。如症状严重、病情复杂、病程较长者，可留针2小时以上。

2. 动留针

在留针期间内，间歇重复施行相应手法，以加强刺激，在较短时间内获得即时疗效。一般情况下，在15～30分钟内，宜间歇行针2～3次，每次2分钟左右。

（六）出针

先缓慢出针至皮下，然后迅速拔出，拔针后必须用消毒干棉球按压针孔，以防出血。

三、注意事项

（1）留针应注意安全，针体应稍露出头皮，不宜碰触留置在头皮下的毫针，以免折针、弯针。如局部不适，可稍稍退出0.1～0.2寸左右。对有严重心脑血管疾病而需要长期留针者，应加强监督，以免发生意外。对脑溢血患者，须待病情及血压稳定后方可进行头针治疗。若患者并发高热、心力衰竭等症时，不宜立即采用头针。

（2）对精神紧张、过饱、过饥者应慎用，不宜采取强刺激手法。

（3）头发较密部位常易遗忘所刺入的毫针，起针时需反复检查。

（4）头针长时间留针，并不影响肢体活动，在留针期间可嘱患者配合运动，有提高临床疗效的作用。

（5）头部针刺易于出血，起针时须用干棉球按压针孔1～2分钟，并注意局部常规消毒，以防感染。

第五节 耳针法

耳针是指通过针刺或其他方法对耳郭上的穴位进行刺激，以防治疾病的一种方法，具有操作简便、奏效迅速和适应证广泛等特点。中医学认为耳与经络之间有着密切的联系，正如《灵枢·口问》中所言："耳者，宗脉之所聚也"。从经脉循行上看，十二经脉与奇经八脉都直接或间接地与耳相连。而经脉内属于脏腑，外络于肢解，所以通过刺激耳部穴位可以调节脏腑、肢体的病症。1956年法国博士诺基尔在学习中国针灸的基础上，对耳针进行了研究，发表了形如胚胎倒置的世界上第一张耳针图，将耳穴扩充到42个。后经我国医务工作者的验证与补充，耳穴数量不断增加，但是命名和定位较为混乱。因此，我国于1993年5月1日由国家技术监督局发布了《中华人民共和国国家标准·耳穴名称与部位》（以下称为《耳穴国标》),从而促进了耳穴疗法的传播与发展。本书中耳穴的名称与定位参考《耳穴国标》。

一、耳郭表面解剖

耳郭分为凹面的耳前和凸面的耳背,其表面解剖如图 7－27 所示。

耳轮:耳郭边缘向内卷曲的游离部分。

耳轮脚:耳轮深入到耳甲内部分。

耳轮结节:耳轮后上方的膨大部分。

耳轮尾:耳轮末端移行于耳垂部分。

对耳轮:在耳轮内侧,与耳轮相对的隆起部分。其上方有两分叉,呈“Y”型,向上分叉的一支称对耳轮上脚;向下分叉的一支称对耳轮下脚。

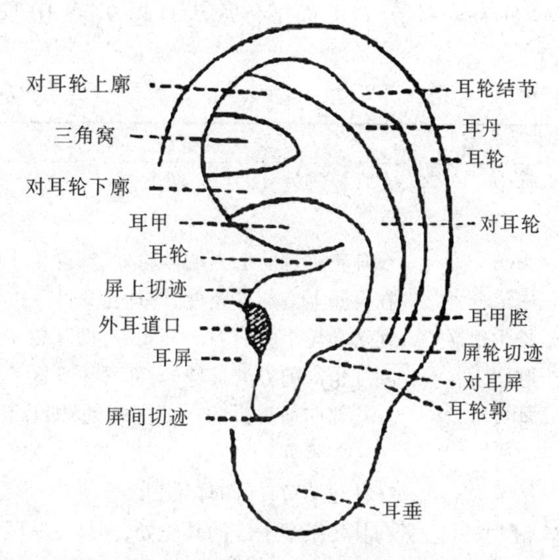

图 7-27　耳郭表面解剖

三角窝:耳轮上、下脚之间与相应耳轮之间构成的三角形凹窝。

耳舟:耳轮与对耳轮之间的舟状凹窝。

耳屏:耳郭前方的瓣状凸起。

屏上切迹:耳屏上缘与耳轮之间的凹陷。

对耳屏:耳垂上部,与耳屏相对的隆起部。

屏间切迹:耳屏与对耳屏之间的凹陷。

轮屏切迹:对耳屏与对耳轮之间的凹陷处。

耳垂:耳部下部无软骨的部分。

耳甲艇:耳轮脚以上的耳甲部。

耳甲腔:耳轮脚以下的耳甲部。

外耳门:在耳甲腔前方的孔窍。

二、耳穴的分布

(一)耳穴分布规律

耳穴在耳郭的分布有一定规律,与身体各部相应的穴位在耳郭的分布像一个在子宫内倒置的胎儿,头朝下,臀部及下肢朝上,胸腹部及主躯干在中间。一般说来,与头面部相应的耳穴在耳垂;与上肢相应的耳穴在耳舟;与躯干和下肢相应的穴位在对耳轮体部和对耳轮上、下脚;与内脏相应的穴位多集中在耳甲艇和耳甲腔周围。

(二)耳穴定位与主治

《耳穴国标》按耳的解剖将每个部位划分成若干个区,共计有 91 个穴位(如图 7－28 和图 7－29),分述如下。

1. 耳轮穴位(表 7－1)

将耳轮分为 12 个区。耳轮脚为耳轮 1 区。耳轮脚切迹到对耳轮下脚上缘之间的耳轮分为3等份,自下向上依次为耳轮2区、3区、4区;对耳轮下脚上缘到对耳轮上脚前缘之间的耳轮为耳轮5区;对耳轮上脚前缘到耳尖之间的耳轮为耳轮6区;耳尖到耳轮结节上缘为耳轮7区;耳轮结节上缘到耳轮结节下缘为耳轮8区。耳轮结节下缘到轮垂切迹之间的耳轮分为4等份,自上而下依次为耳轮9区、10区、11区和12区。

表7-1 耳轮穴位部位及主治

穴名	部位	主治
耳中	在耳轮脚处,即耳轮1区	呃逆、荨麻疹、皮肤瘙痒症、小儿遗尿、咯血、出血性疾病
直肠	在耳轮脚棘前上方的耳轮处,即耳轮2区	便秘、腹泻、脱肛、痔疮
尿道	在直肠上方的耳轮处,即耳轮3区	尿频、尿急、尿痛、尿潴留
外生殖器	在对耳轮下脚前方的耳轮处,即耳轮4区	睾丸炎、附睾炎、外阴瘙痒症
肛门	在三角窝前方的耳轮处,即耳轮5区	痔疮、肛裂
耳尖	在耳郭向前对折的上部尖端处,即耳轮6、7区交界处	发热、高血压、急性结膜炎、麦粒肿、牙痛、失眠
结节	在耳轮结节处,即耳轮8区	头晕、头痛、高血压
轮1	在耳轮结节下方的耳轮处,即耳轮9区	发热、扁桃体炎、上呼吸道感染
轮2	在轮1区下方的耳轮处,即耳轮10区	发热、扁桃体炎、上呼吸道感染
轮3	在轮2区下方的耳轮处,即耳轮11区	发热、扁桃体炎、上呼吸道感染
轮4	在轮3区下方的耳轮处,即耳轮12区	发热、扁桃体炎、上呼吸道感染

2.耳舟穴位(表7-2)

将耳舟分为6等份,自上而下依次为耳舟1区、2区、3区、4区、5区、6区。

表7-2 耳舟穴位部位及主治

穴名	部位	主治
指	在耳舟上方处,即耳舟1区	甲沟炎、手指麻木和疼痛
腕	在指区的下方处,即耳舟2区	腕部疼痛
风溪	在耳轮结节前方,指区与腕区之间,即耳舟1、2区交界处	荨麻疹、皮肤瘙痒症、过敏性鼻炎
肘	在腕区的下方处,即耳舟3区	肱骨外上髁炎、肘部疼痛
肩	在肘区的下方处,即耳舟4、5区	肩关节周围炎、肩部疼痛
锁骨	在肩区的下方处,即耳舟6区	肩关节周围炎

3.对耳轮穴位(表7-3)

将对耳轮分为13区。对耳轮上脚分为上、中、下3等份;下1/3为对耳轮5区,中1/3为对耳轮4区;再将上1/3分为上、下2等份,下1/2为对耳轮3区,再将上1/2分为前后2等分,后1/2为对耳轮2区,前1/2为对耳轮1区。

对耳轮下脚分为前、中、后3等份,中、前2/3为对耳轮6区,后1/3为对耳轮7区。

对耳轮体从对耳轮上、下脚分叉处至轮屏切迹分为5等份,再沿对耳轮耳甲缘将对耳轮体分为前1/4和后3/4两部分,前上2/5为对耳轮8区,后上2/5为对耳轮9区,前中2/5为对耳轮10区,后中2/5为对耳轮11区,前下1/5为对耳轮12区,后下1/5为对耳轮13区。

表 7－3　对耳轮穴位部位及主治

穴名	部位	主治
跟	在对耳轮上脚前上部，即对耳轮 1 区	足跟痛
趾	在耳尖下方的对耳轮上脚后上部，即对耳轮 2 区	甲沟炎、趾部疼痛
踝	在趾、跟区下方处，即对耳轮 3 区	踝关节扭伤
膝	在对耳轮上脚中 1/3 处，即对耳轮 4 区	膝关节疼痛、坐骨神经痛
髋	在对耳轮上脚的下 1/3 处，即对耳轮 5 区	髋关节疼痛、坐骨神经痛、腰骶部疼痛
坐骨神经	在对耳轮下脚的前 2/3 处，即对耳轮 6 区	坐骨神经痛、下肢瘫痪
交感	在对耳轮下脚末端与耳轮内缘相交处，即对耳轮 6 区前端	胃肠痉挛、心绞痛、胆绞痛、输尿管结石、自主神经功能紊乱
臀	在对耳轮下脚的后 1/3 处，即对耳轮 7 区	坐骨神经痛、臀筋膜炎
腹	在对耳轮体前部上 2/5 处，即对耳轮 8 区	腹痛、腹胀、腹泻、急性腰扭伤、痛经、产后宫缩痛
腰骶椎	在腹区后方，即对耳轮 9 区	腰骶部疼痛
胸	在对耳轮体前部中 2/5 处，即对耳轮 10 区	胸胁疼痛、肋间神经痛、胸闷、乳腺炎
胸椎	在胸区后方，即对耳轮 11 区	胸痛、经前乳房胀痛、乳腺炎、产后泌乳不足
颈	在对耳轮体前部下 1/5 处，即对耳轮 12 区	落枕、颈椎疼痛
颈椎	在颈区后方，即对耳轮 13 区	落枕、颈椎综合征

4. 三角窝穴位（表 7－4）

将三角窝由耳轮内缘至对耳轮上、下脚分叉处分为前、中、后 3 等份，中 1/3 为三角窝 3 区；再将前 1/3 分为上、中、下 3 等份，上 1/3 为三角窝 1 区，中、下 2/3 为三角窝 2 区；再将后 1/3 分为上、下 2 等份，上 1/2 为三角窝 4 区，下 1/2 为三角窝 5 区。

表 7－4　三角窝穴位部位及主治

穴名	部位	主治
角窝上	在三角窝前 1/3 的上部，即三角窝 1 区	高血压
内生殖器	在三角窝前 1/3 的下部，即三角窝 2 区	痛经、月经不调、白带过多、功能性子宫出血、阳痿、遗精、早泄
角窝中	在三角窝中 1/3 处，即三角窝 3 区	哮喘
神门	在三角窝后 1/3 的上部，即三角窝 4 区	失眠、多梦、戒断综合征、癫痫、高血压、神经衰弱
盆腔	在三角窝后 1/3 的下部，即三角窝 5	区盆腔炎、附件炎

5. 耳屏穴位（表 7－5）

将耳屏分成 4 区。耳屏外侧面分为上、下 2 等份，上部为耳屏 1 区，下部为耳屏 2 区。将耳屏内侧面分为上、下 2 等份，上部为耳屏 3 区，下部为耳屏 4 区。

表 7-5 耳屏穴位部位及主治

穴名	部位	主治
上屏	在耳屏外侧面上 1/2 处,即耳屏 1 区	咽炎、鼻炎
下屏	在耳屏外侧面下 1/2 处,即耳屏 2 区	鼻炎、鼻塞
外耳	在屏上切迹前方近耳轮部,即耳屏 1 区上缘处	外耳道炎、中耳炎、耳鸣
屏尖	在耳屏游离缘上部尖端,即耳屏 1 区后缘处	发热、牙痛、斜视
外鼻	在耳屏外侧面中部,即耳屏 1、2 区之间	鼻前庭炎、鼻炎
肾上腺	在耳屏游离缘下部尖端,即耳屏 2 区后缘处	低血压、风湿性关节炎、腮腺炎、链霉素中毒、眩晕、哮喘、休克
咽喉	在耳屏内侧面上 1/2 处,即耳屏 3 区	声音嘶哑、咽炎、扁桃体炎、失语、哮喘
内鼻	在耳屏内侧面下 1/2 处,即耳屏 4 区	鼻炎、上颌窦炎、鼻衄
屏间前	在屏间切迹前方耳屏最下部,即耳屏 2 区下缘处	咽炎、口腔炎

6. 对耳屏穴位(表 7-6)

将对耳屏分为 4 区。由对屏尖及对屏尖至轮屏切迹连线之中点,分别向耳垂上线作两条垂线,将对耳屏外侧面及其后部分成前、中、后 3 区,前为对耳屏 1 区、中为对耳屏 2 区、后为对耳屏 3 区。对耳屏内侧面为对耳屏 4 区。

表 7-6 对耳屏穴位部位及主治

穴名	部位	主治
额	在对耳屏外侧面的前部,即对耳屏 1 区	偏头痛、头晕
屏间后	在屏间切迹后方对耳屏前下部,即对耳屏 1 区下缘处	额窦炎
颞	在对耳屏外侧面的中部,即对耳屏 2 区	偏头痛、头晕
枕	在对耳屏外侧面的后部,即对耳屏 3 区	头晕、头痛、癫痫、哮喘、神经衰弱
皮质下	在对耳屏内侧面,即对耳屏 4 区	痛症、间日疟、神经衰弱、假性近视、失眠
对屏尖	在对耳屏游离缘的尖端,即对耳屏 1、2、4 区交点处	哮喘、腮腺炎、睾丸炎、附睾炎、神经性皮炎
缘中	在对耳屏游离缘上,对屏尖与轮屏切迹之中点处,即对耳屏 2、3、4 区交点处	遗尿、内耳性眩晕、尿崩症、功能性子宫出血
脑干	在轮屏切迹处,即对耳屏 3、4 区之间	眩晕、后头痛、假性近视

7. 耳甲穴位(表 7-7)

将耳甲用标志点、线分为 18 个区。在耳轮的内缘上,设耳轮脚切迹至对耳轮下脚间中、上 1/3 交界处为 A 点;在耳甲内,由耳轮脚消失处向后作一水平线与对耳轮耳甲缘相交,设交点为 D 点;设耳轮脚消失处至 D 点连线中、后 1/3 交界处为 B 点;设外耳道口后缘上 1/4 与下 3/4 交界处为 C 点;从 A 点向 B 点作一条与对耳轮耳甲艇缘弧度大体相仿的曲线;从 B 点向 C 点作一条与耳轮脚下缘弧度大体相仿的曲线。

将 BC 线前段与耳轮脚下缘间分成 3 等份,前 1/3 为耳甲 1 区,中 1/3 为耳甲 2 区,后 1/3为耳甲 3 区。ABC 线前方,耳轮脚消失处为耳甲 4 区。将 AB 线前段与耳轮脚上缘及部分耳轮内缘间分成 3 等份,后 1/3 为 5 区,中 1/3 为 6 区,前 1/3 为 7 区。

将对耳轮下脚下缘前、中 1/3 交界处与 A 点连线,该线前方的耳甲艇部为耳甲 8 区。将

AB 线前段与对耳轮下脚下缘间耳甲 8 区以后的部分，分为前、后 2 等份，前 1/2 为耳甲 9 区，后 1/2 为耳甲 10 区。在 AB 线后段上方的耳甲艇部，将耳甲 10 区后缘与 BD 线之间分成上、下 2 等份，上 1/2 为耳甲 11 区，下 1/2 为耳甲 12 区。由轮屏切迹至 B 点作连线，该线后方、BD 线下方的耳甲腔部为耳甲 13 区。以耳甲腔中央为圆心，圆心与 BC 线间距离的 1/2 为半径作圆，该圆形区域为耳甲 15 区。过 15 区最高点及最低点分别向外耳门后壁作两条切线，切线间为耳甲 16 区。15、16 区周围为耳甲 14 区。将外耳门的最低点与对耳屏耳甲缘中点相连，再将该线以下的耳甲腔部分为上、下 2 等份，上 1/2 为耳甲 17 区，下 1/2 为耳甲 18 区。

表 7-7　耳甲穴位部位及主治

穴名	部位	主治
口	在耳轮脚下方前 1/3 处，即耳甲 1 区	面瘫、口腔炎、胆囊炎、胆石症、戒断综合征、牙周炎、舌炎
食道	在耳轮脚下方中 1/3 处，即耳甲 2 区	食管炎、食管痉挛
贲门	在耳轮脚下方后 1/3 处，即耳甲 3 区	贲门痉挛、神经性呕吐
胃	在耳轮脚消失处，即耳甲 4 区	胃痉挛、胃炎、胃溃疡、消化不良、恶心呕吐、前额痛、牙痛、失眠
十二指肠	在耳轮脚及部分耳轮与 AB 线之间的后 1/3 处，即耳甲 5 区	二十指肠溃疡、胆囊炎、胆石症、幽门痉挛、腹胀、腹泻、腹痛
小肠	在耳轮脚及部分耳轮与 AB 线之间的中 1/3 处，即耳甲 6 区	消化不良、腹痛、腹胀、心动过速
大肠	在耳轮脚及部分耳轮与 AB 线之间的前 1/3 处，即耳甲 7 区	腹泻、便秘、咳嗽、牙痛、痤疮
阑尾	在小肠区与大肠区之间，即耳甲 6、7 区交界处	单纯性阑尾炎、腹泻
艇角	在对耳轮下脚下方前部，即耳甲 8 区	前列腺炎、尿道炎
膀胱	在对耳轮下脚下方中部，即耳甲 9 区	膀胱炎、遗尿、尿潴留、腰痛、坐骨神经痛、后头痛
肾	在对耳轮下脚下方后部，即耳甲 10 区	腰痛、耳鸣、神经衰弱、肾盂肾炎、遗尿、遗精、阳痿、早泄、哮喘、月经不调
输尿管	在肾区与膀胱区之间，即耳甲 9、10 区交界处	输尿管结石绞痛
胰胆	在耳甲艇的后上部，即耳甲 11 区	胆囊炎、胆石症、胆道蛔虫症、偏头痛、带状疱疹、中耳炎、耳鸣、急性胰腺炎
肝	在耳甲艇的后下部，即耳甲 12 区	胁痛、眩晕、经前期紧张症、月经不调、更年期综合征、高血压、近视、单纯性青光眼
艇中	在小肠区与肾区之间，即耳甲 6、10 区交界处	腹痛、腹胀、胆道蛔虫症
脾	在 BD 线下方，耳甲腔的后上部，即耳甲 13 区	腹胀、腹泻、便秘、食欲缺乏、功能性子宫出血、白带过多、内耳性眩晕
心	在耳甲腔正中凹陷处，即耳甲 15 区	心动过速、心律不齐、心绞痛、无脉症、神经衰弱、癔病、口舌生疮
气管	在心区与外耳门之间，即耳甲 16 区	哮喘、支气管炎
肺	在心、气管区周围处，即耳甲 14 区	咳嗽、胸闷、声音嘶哑、皮肤瘙痒症、荨麻疹、便秘、戒断综合征
三焦	在外耳门后下，肺与内分泌区之间，即耳甲 17 区	便秘、腹胀、上肢外侧疼痛
内分泌	在屏间切迹内，耳甲腔的前下部，即耳甲 18 区	痛经、月经不调、更年期综合征、痤疮、间日疟、甲状腺功能减退或亢进症

8. 耳垂穴位(表 7-8)

将耳垂分为9区。在耳垂上线至耳垂下缘最低点之间画两条等距离平行线，于平行线上引两条垂直等分线，将耳垂分为9个区，上部由前到后依次为耳垂1区、2区、3区；中部由前到后依次为耳垂4区、5区、6区；下部由前到后依次为耳垂7区、8区、9区。

表 7-8 耳垂穴位部位及主治

穴名	部位	主治
牙	在耳垂正面前上部，即耳垂1区	牙痛、牙周炎、低血压
舌	在耳垂正面中上部，即耳垂2区	舌炎、口腔炎
颌	在耳垂正面后上部，即耳垂3区	牙痛、颞颌关节功能紊乱症
垂前	在耳垂正面前中部，即耳垂4区	神经衰弱、牙痛
眼	在耳垂正面中央部，即耳垂5区	急性结膜炎、电光性眼炎、麦粒肿、近视
内耳	在耳垂正面后中部，即耳垂6区	内耳性眩晕症、耳鸣、听力减退、中耳炎
面颊	在耳垂正面与内耳区之间，即耳垂5、6区交界处	面瘫、三叉神经痛、痤疮、扁平疣、面肌痉挛、腮腺炎
扁桃体	在耳垂正面下部，即耳垂7、8、9区	扁桃体炎、咽炎

9. 耳背穴位(表 7-9)

将耳背分为5区。分别过对耳轮上、下脚分叉处耳背对应点和轮屏切迹耳背对应点作两条水平线，将耳背分为上、中、下3部，上部为耳背1区，下部为耳背5区，再将中部分为内、中、外3等份，内1/3为耳背2区、中1/3为耳背3区、外1/3为耳背4区。

表 7-9 耳背穴位部位及主治

穴名	部位	主治
耳背心	在耳背上部，即耳背1区	心悸、失眠、多梦
耳背肺	在耳背中内部，即耳背2区	哮喘、皮肤瘙痒症
耳背脾	在耳背中央部，即耳背3区	胃痛、消化不良、食欲缺乏
耳背肝	在耳背中外部，即耳背4区	胆囊炎、胆石症、胁痛
耳背肾	在耳背下部，即耳背5区	头痛、头晕、神经衰弱
耳背沟	在对耳轮沟和对耳轮上、下脚沟处	高血压、皮肤瘙痒症

10. 耳根穴位(表 7-10)

表 7-10 耳根穴位部位及主治

穴名	部位	主治
上耳根	在耳根最上处	鼻衄
耳迷根	在耳轮脚后沟的耳根处	胆囊炎、胆石症、胆道蛔虫症、腹痛、腹泻、鼻塞、心动过速
下耳根	在耳根最下处	低血压、下肢瘫痪、小儿麻痹后遗症

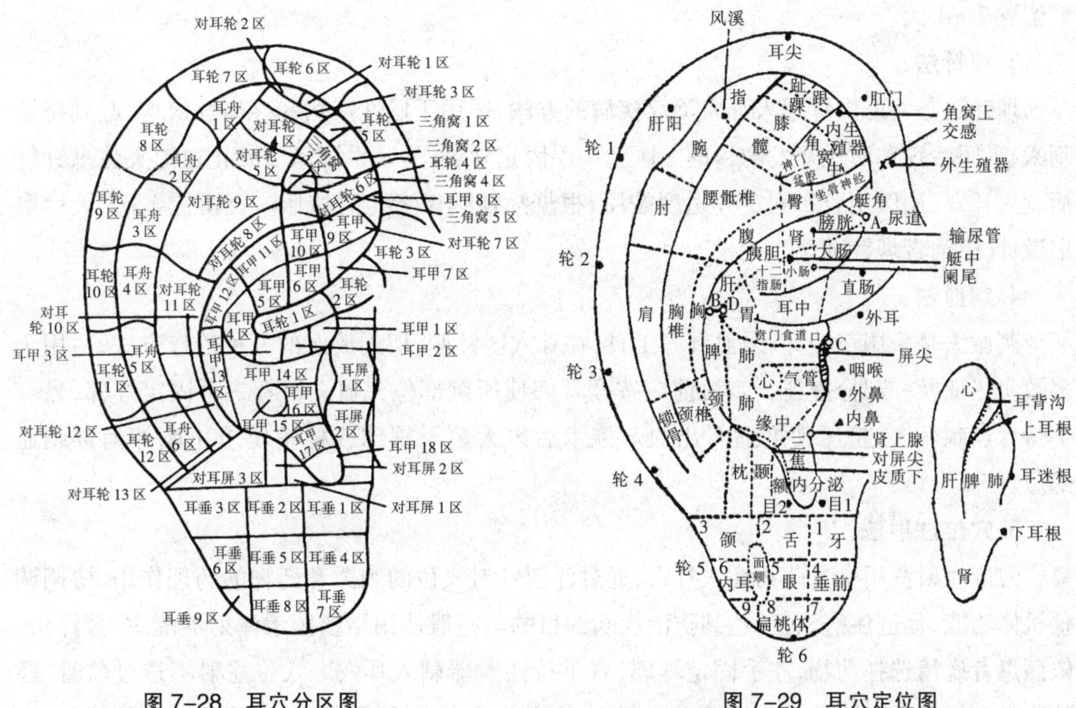

图 7-28　耳穴分区图　　　　图 7-29　耳穴定位图

三、耳针的操作

在根据疾病需要确定处方后,可在选用穴区内寻找反应点。既可用探针、火柴头、针柄按压,压痛处为反应点,又可用耳穴探测仪测定耳部皮肤电阻,其皮肤电阻降低,导电量明显增高者即为反应点。然后依据病情采用不同刺激方法刺激反应点。操作方法参照《中华人民共和国国家标准:针灸技术操作规范第三部分 耳针》(GB/T 21709.3)。

1. 毫针法

毫针法是运用毫针刺激耳穴,治疗疾病的一种常用方法。医者一手固定耳郭,另一手拇、食、中指持针刺入耳穴。针刺方向视耳穴所在部位灵活掌握,针刺深度宜0.1~0.3cm,以不穿透对侧皮肤为度。针刺手法与留针时间应视患者的病情、体质及耐受度综合考虑。宜留针15~30分钟,留针期间宜间断行针1~2次。出针时一手固定耳郭,另一手将针拔出,应用无菌干棉球或棉签按压针孔。

2. 压丸法

压丸法即在耳穴表面贴敷压丸替代埋针的一种简易疗法。此方法既可以持续刺激穴位,又安全无痛,无副作用。压丸可选用王不留行籽、油菜籽、小米、绿豆和白芥子等。临床现多用王不留行籽,因其表面光滑,大小和硬度适宜。应用前用沸水烫洗2分钟,晒干装瓶备用。应用时将王不留行籽贴附在0.6cm×0.6cm胶布中央。医者一手固定耳郭,另一手用镊子夹取耳穴压丸贴片贴压耳穴并适度按揉,根据病情嘱患者定时按揉,刺激强度依患者情况而定,一般儿童、孕妇、年老体弱、神经衰弱者用轻刺激法,急性疼痛性病证宜用强刺激法。

宜留置 2～4 天。

3. 埋针法

埋针法是将皮内针埋入耳穴治疗疾病的方法，适用于慢性疾病和疼痛性疾病，起到持续刺激、巩固治疗和防止复发的目的。医者一手固定耳郭，另一手用镊子或止血钳夹住揿针针柄刺入耳穴，用医用胶布固定并适度按压，根据病情嘱患者定时按压。宜留置 1～3 天后取出揿针，应消毒埋针部位。

4. 刺血法

刺血法是采用三棱针、采血针等工具，在耳穴区针刺、切割放血的一种治疗方法，适用于多数实热证及一部分虚证。刺血前应按摩耳郭使所刺部位充血。医者一手固定耳郭，另一手持针点刺耳穴，挤压使之适量出血。施术后以无菌干棉球或棉签压迫止血并消毒刺血部位。

5. 穴位注射法

穴位注射法用微量药物注入耳穴，通过注射针对穴位的刺激和药物的药理作用，协调调整机体功能，促进疾病恢复，达到防治疾病的目的。一般使用结核菌素注射器配 26 号针头，依照患者病情选择药物，左手固定耳郭，右手持注射器刺入耳穴。穴位注射不透过软骨，药液注射在软骨与皮肤之间。缓缓推入药物，使皮肤成小皮丘，耳郭有痛、胀、红、热等反应，完毕时用消毒干棉球轻轻按压针孔，隔日 1 次。

四、注意事项

（1）施术部位应防止感染。

（2）紧张、疲劳、虚弱患者宜卧位针刺以防晕针。

（3）湿热天气，耳穴压丸、耳穴埋针留置时间不宜过长，耳穴压丸宜 2～3 天，耳穴埋针宜 1～2 天。

（4）耳穴压丸、耳穴埋针留置期间应防止胶布脱落或污染。对普通胶布过敏者宜改用脱敏胶布。

（5）耳穴刺血施术时，医者避免接触患者血液。

（6）妊娠期间慎用耳针。

第六节　其他疗法

一、三棱针法

（一）操作方法

1. 点刺法

针刺前先推按被刺穴位局部，使血液积聚于针刺部位，经常规消毒后，拇、食二指挟持针柄，中指紧贴针体下端，裸露针尖，对准所刺部位迅速刺入 3～5mm 深，随即将针迅速退出，使出血少许，或轻轻挤压针孔周围以利出血，最后用消毒棉球按压针孔。此法多用于手指或足趾末端穴位，如十宣、十二井穴或头面部的上星、太阳、印堂、攒竹等。

2. 散刺法

此法是对病灶周围进行多点点刺的一种方法。根据病变部位的大小，可刺 10 ~ 20 针，由病变部位的外缘环形向中心点刺，以消除瘀血或水肿，达到活血祛瘀、通经活络的作用。针刺深度根据局部肌肉厚薄、血管深浅而定。此外本法还可与拔罐疗法配合，一般在本法应用后，再局部拔罐，以加大出血量。此法多用于局部瘀血、肿痛、顽癣等。

3. 挑刺法

左手按压施术部位两侧，或捏起皮肤，使皮肤固定，右手持针迅速刺入皮肤 1 ~ 2mm，倾斜针身挑破皮肤，使之出少量血液；也有将针刺入 5mm 左右深，挑断皮下白色纤维组织，然后出针，覆盖敷料。此法多用于治疗肩周炎、胃痛、颈椎病、血管神经性头痛等。

（二）适应范围

三棱针刺法具有通经活络、开窍泻热、消肿止痛等作用。适用于急证、热证、实证、瘀证、痛证等病证。

（三）注意事项

（1）严格消毒，防止感染。

（2）点刺、散刺时手法宜轻、稳、准、快，不可用力过猛，防止刺入过深，损害其他组织。

（3）每日或隔日治疗 1 次，1 ~ 3 次为一疗程，出血量不宜过多，一般以数滴或 3 ~ 5mL 为宜。

（4）体质虚弱者、孕妇、产后及有出血倾向者，均不宜使用本法。

二、皮肤针法

（一）操作方法

1. 叩刺部位

皮肤针的叩刺部位，一般分为循经叩刺、穴位叩刺、局部叩刺三种。

（1）循经叩刺：是指循经脉走行进行叩刺的一种方法，常用于项背腰骶部的督脉和足太阳膀胱经。

（2）穴位叩刺：是指在穴位上进行叩刺的一种方法，临床常用的是各种特定穴、华佗夹脊穴、阿是穴等。

（3）局部叩刺：是指在患部进行叩刺的一种方法，如扭伤后局部的瘀肿、疼痛及顽癣等，可在局部进行围刺或散刺。

2. 刺激强度

叩刺的强度分轻、中、重三种，可根据不同体质、部位或病证进行选择。

（1）轻刺激：用较轻的腕力叩刺，仅使皮肤略有潮红。适用于小儿或年老体弱者，头面部及虚证或病程较长的慢性病患者。

(2)中刺激:用略重的腕力叩刺,使局部皮肤潮红但不出血。适于治疗一般常见病。

(3)重刺激:腕力重,针具高抬,节奏略慢进行叩刺,局部皮肤明显潮红并有微量出血。多用于体质壮实者,局部压痛明显及背、肩、臀部等肌肉丰厚的部位。

根据刺激强度和病情,皮肤针治疗可每日或隔日1次,以10~20次为一疗程。

3.操作

针具和叩刺部位用75%酒精消毒后,以右手拇指、中指、无名指握住针柄,食指伸直按住针柄中段,针头对准皮肤叩击,运用腕部的弹力,使针尖叩刺皮肤后,立即弹起,如此反复叩击。叩击时针尖与皮肤必须垂直,弹刺要求准确,强度均匀,可根据病情选择不同的刺激部位和刺激强度。

(二)适应范围

皮肤针的适应范围很广,临床各种病证均可应用,如急性扁桃体炎、感冒、咳嗽、慢性肠胃病、便秘、头痛、失眠、腰痛、皮神经炎、斑秃等。

(三)注意事项

(1)针具要经常检查,注意针尖有无毛钩,针面是否平齐。

(2)针刺前皮肤必须消毒。叩刺后皮肤如有出血,须用消毒干棉球擦拭干净,以防感染。

(3)叩刺时动作要轻捷,正直无偏斜,避免斜刺和钩挑。

(4)局部如有溃疡或损伤者不宜使用本法,急性传染性疾病和急腹症患者也不宜使用本法。

三、电针

电针是用针刺入腧穴得气后,在针上通过以接近人体生物电的微量电流,利用针和电两种刺激相结合,治疗疾病的一种疗法。其优点是能代替人做较长时间的持续运针,节省人力,且能比较客观地控制刺激量。

(一)操作方法

1.波型选择

常用的电针输出波形有疏密波、断续波和连续波三种。

(1)疏密波:是疏波、密波自动交替出现的一种波型,疏、密交替持续的时间各约1.5秒,能克服单一波型易产生适应的缺点。动力作用较大,治疗时兴奋效应占优势。能增加代谢,促进气血循环,改善组织营养,消除炎性水肿。常用于出血、扭伤、挫伤、关节周围炎、坐骨神经痛、面瘫、肌无力等。

(2)断续波:是有节律的时断、时续自动出现的一种波型。断续波型下机体不易产生适应,其动力作用颇强,能提高肌肉组织的兴奋性,对横纹肌有良好的刺激收缩作用。常用于治疗痿证、瘫痪等。

(3)连续波:是单个脉冲采用不同方式组合而形成。频率有每分钟几十次至每秒钟几百次不等。频率快的叫密波,频率慢的叫疏波。可用频率旋钮任意选择疏密波型。高频连续波易抑制感觉神经和运动神经,常用于止痛、镇静、缓解肌肉和血管痉挛等;低频连续波,短时兴奋肌肉,长时抑制感觉神经和运动神经,常用于治疗痿证和各种肌肉关节、韧带、肌腱的损伤及慢性疼痛等。

2. 电流强度

当电流开到一定强度时,患者有麻、刺感,这时的电流强度称为“感觉阈”。若电流强度再稍增加,患者会突然产生刺痛感,能引起疼痛感觉的电流强度称为电流的“痛阈”。感觉阈和痛阈因人而异,在各种病理状态下差异也较大。一般情况下,感觉阈和痛阈之间的电流强度是治疗最适宜的刺激强度。但此间范围较小,须仔细调节。超过痛阈的电流强度,患者不易接受,应以患者能耐受的强度为宜。由于患者对电流刺激量的耐受,有时可在治疗过程中再做调整。

3. 操作

针刺入穴位有得气感应后,将输出电位器调至“0”位,两根导线任意接在两个针柄上,然后打开电源开关,选好波型,慢慢调高至所需输出的电流量。通电时间一般在5~20分钟,用于镇痛则一般在15~45分钟。如感觉弱时,可适当加大输出电流量,或暂时断电1~2分钟再行通电。当达到预定时间后,先将输出电位归零,然后关闭电源开关,取下导线,最后按一般起针方法将针取出。

(二)适应范围

电针可调整人体生理功能,有止痛、镇静、促进气血循环、调整肌张力等作用。电针的适应范围基本和毫针刺法相同。临床常用于各种痛证、痹证和心、胃、肠、胆、膀胱、子宫等器官的功能失调,以及癫狂和肌肉、韧带、关节的损伤性疾病等,并可用于针刺麻醉。

(三)注意事项

(1)电针刺激量较大,需要防止晕针,体质虚弱、精神紧张者,尤其注意电流不宜过大。

(2)调节电流时,不可突然增强,以防止引起肌肉强烈收缩,造成弯针或折针。

(3)心脏病患者,应避免电流回路通过心脏。尤其是安装心脏起搏器者,应禁止应用电针。在接近延髓、脊髓部位使用电针时,电流量宜小,切勿通电太强以免发生意外。

(4)应用电针要注意“针刺耐受”现象的发生,所谓“针刺耐受”就是长期多次反复应用电针,使机体对电针刺激产生耐受,而使其疗效降低的现象。

四、穴位注射

又称“水针”,是选用中西药物注入有关穴位以治疗疾病的一种方法。它可将针刺刺激和药物的性能及对穴位的渗透作用相结合,发挥其综合效应。

(一)操作方法

1. 针具

消毒的注射器和针头,可根据需要选用不同型号。

2. 穴位选择

选穴原则同针刺,但作为本疗法的特点,常结合经络、穴位按诊法以选取阳性反应点。

如在背部、胸腹部或四肢的特定穴部位出现的条索、结节、压痛,以及皮肤的凹陷、隆起、色泽变异等,软组织损伤可选取最明显的压痛点。一般每次2~4穴,不宜过多。

3. 注射剂量

应使用药物说明书规定的剂量,不可过量。小剂量注射时,可用原药物剂量的1/5~1/2。一般以穴位部位来分,耳部可注射0.1mL,头面部可注射0.3~0.5mL,四肢部可注射1~2mL,胸背部可注射0.5~1mL,腰臀部可注射2~5mL。

4. 操作

首先使患者取舒适体位,选择适宜的消毒注射器和针头,抽取适量的药液,在穴位局部消毒后,右手持注射器对准穴位或阳性反应点,快速刺入皮下,然后将针缓慢推进,达一定深度后产生得气感应,如无回血,便可将药液注入。凡急性病、体强者可用较强刺激,推液可快;慢性病、体弱者,宜用较轻刺激,推液可慢;如所用药液较多时,可由深至浅,边推药液边退针,或将注射针向几个方向注射药液。

(二)适应范围

穴位注射法适应范围很广,凡是针灸治疗的适应证大部分均可采用本法,凡是可供肌肉注射用的药物,都可供穴位注射用。

(三)注意事项

(1)严格遵守无菌操作规则,防止感染,如注射后局部红肿、发热等,应及时处理。

(2)使用穴位注射时,应该向患者说明本疗法的特点和注射后的正常反应。如注射局部会出现酸胀感,4~8小时内局部有轻度不适,或不适感持续较长时间,但是一般不超过1天。

(3)要注意药物的性能、药理作用、剂量、配伍禁忌、副作用、过敏反应,及药物的有效期,并检查药液有无沉淀变质等情况。凡是引起过敏反应的药物,必须先做皮试,阳性反应者不可应用。

(4)风池穴近延髓,故应严格掌握针刺角度和深度,针刺深度应控制在颈围的1/10内,向鼻尖方向刺0.5~0.8寸,以免伤及延髓。脊髓两侧腧穴注射时,针尖斜向脊髓为宜,避免直刺引起气胸。

(5)药物不宜注入关节腔、脊髓腔和血管内。应注意避开神经干,以免损伤神经。

(6)孕妇的下腹部、腰骶部和三阴交、合谷穴等,不宜用穴位注射法,以免引起流产。

第八章　推拿手法

第一节　推拿手法概论

一、推拿手法的分类和基本要求

手法是推拿临床治疗病证的主要手段,要求"一旦临证,机触于外,巧生于内,手随心转,法从手出"。推拿手法的种类很多,一般分为六大类,即摆动类、摩擦类、振动类、挤压类、叩击类和运动关节类。

手法要求持久、有力、均匀及柔和,并达到深透和渗透。"持久"是指手法能够按照要求持续运用一定时间;"有力"是指术者的手法操作必须具有一定的力量,而且,这种力量应该依据不同受术者体质、受术部位等因素和条件的不同而灵活适宜地有所区别;"均匀"是指术者所施压力、所施手法的速度快慢和节奏性,以及同一手法各个周期之间的变换过程等,应该尽量相同而且要连贯,没有明显差别及"冲断";"柔和"是指术者所施之力,应该是"轻而不浮、重而不滞"的,不可生硬、粗暴或者用蛮力,手法动作变换要自然。以上所涉四点是有机联系的,满足了此四点,就能够达到"深透"和"渗透"。

此外还有些手法,由于所要发挥的作用不同及所要达到的目的不同,其运用要求亦有差别,如扳法在达到特定体位和幅度时,要求再给一个"瞬间快速的、有控制的、小幅度的"力,这个力对受术关节所产生的运动(转)幅度,应该控制在5°~10°范围内。在操作过程中,术者手下的感觉对扳法成功与否及其所能够取得的效应有着重要影响,这就是所谓的"巧"。不能只注重操作模式与力度的把握,还应该用"心"于巧,应该用"巧劲儿"。

除了上述所言之外,在实际应用时,还应该注意依据具体实际情况,按照辨证施法的精神,以选择与运用不同手法、相应的手法组合及手法配合。兼顾各点,就能够避免"过之"或"不及",从而取得较为满意的效果。

二、推拿手法的适应证和禁忌证

(一)适应证

推拿手法适应于多数临床病症,被广泛运用于中老年保健、美容、减肥等方面。

(二)禁忌证

以下情况不适合选用推拿治疗。

(1)各种急性传染病。

(2)各种恶性肿瘤的局部。

(3)各种溃疡性皮肤病。

(4)烧伤、烫伤。

(5)各种感染性化脓性疾病和结核性关节炎。

(6)严重心脏病、肝病。

(7)严重的精神病(不能合作、不能安静)。

(8)月经期、妊娠期妇女疾病(尤其是腹部严禁推拿)。

(9)胃、十二指肠等急性穿孔。

(10)年老体弱的危重病患者。

(11)诊断不明、不知其治疗要领的疾病(如骨折、骨裂和颈椎脱位等),也应视为禁忌证,严防治疗失误。

(12)诊断不明确的急性脊柱损伤或伴有脊髓症状患者,手法可能加剧脊髓损伤。

三、推拿手法的顺序、补泻与准备工作

(一)手法操作的先后顺序

操作顺序一般是自上到下、从前到后;手法先轻后重、由浅而深。在实施中应根据情况调整手法的强度、顺序及时间。

(二)手法的补泻

按经络的循行来分:顺经络循行方向的手法操作为“补”;逆经络循行方向的手法操作为“泻”。

按血流方向来分:向心性的操作为补法;离心性的操作为泻法。

按手法的运动方向来分:顺时针方向的手法为补法;逆时针方向的手法为泻法。

按手法的刺激强度来分:轻刺激手法为补法;重刺激手法为泻法。

按手法的频率来分:频率缓慢的手法为补法;频率急速的手法为泻法。

按治疗时间来分:治疗时间长的操作方法为补法;治疗时间短的操作方法为泻法。

临床应用中,只有把手法与治疗部位(或经络穴位)联系起来,推拿手法的补泻作用才有实际意义。

(三)推拿前的准备

术者的双手要保持清洁,双手要温暖。术者在进行操作前要检查自己的仪表、仪容和口腔卫生。经常修剪指甲,指甲要修磨圆秃,以免刺伤患者皮肤。操作时手上不戴硬物(如戒指等),不戴手表及其他装饰品。在治疗时应取掉口袋内的利物或坚硬物品,以免擦破患者皮肤而影响治疗。术者佩戴的手套或袜子必须柔软,备好干净的推拿巾及推拿介质(滑石粉、爽身粉、葱姜汁、冬青膏、红花油、蛋清等)。非必要时,饭前、饭后不应勉强进行推拿。

(四)推拿异常情况的预防及处理

1. 晕厥

晕厥是一种突发性、短暂性、一过性的意识丧失和昏倒,系由于广泛性脑缺血致大脑皮层由原来常态供氧情况下,迅速陷入缺氧状态而引起,在短时间可自然恢复。

在推拿过程中,如果患者突然感到头晕、恶心,继而面色苍白、四肢发凉、出冷汗、神呆目

定，甚至意识丧失而昏倒，可判断为患者发生晕厥。

推拿时发生晕厥，主要可能是患者过于紧张、体质虚弱、疲劳或饥饿的情况下，因推拿手法过重或时间过长而引起。一旦患者出现晕厥，应立即停止推拿，让患者仰卧于空气流通处，头部保持低位，经过休息后，一般就会自然恢复。如果患者严重晕厥，可采取掐人中，拿肩井、合谷，按涌泉等方法，促使其苏醒，也可配合针刺等方法。如属于低血糖引起的晕厥，可让受术者喝些糖水。

2. 破皮

在使用擦法时，因操作不当有时可导致受术者皮肤破损，此时应做一些外科处理，且避免在破损处操作，并防止感染。不使用擦法时，不可硬性摩擦。

3. 皮下出血

按摩一般不会出现皮下出血，若患者局部皮肤出现青紫现象，可能是由于推拿手法太重或患者有易出血的疾患。出现皮下出血，应立即停止推拿，一般出血会自行停止，2~3天后，可在局部进行推拿，也可配合湿敷，使其逐渐消散。

4. 骨折

推拿手法过重或粗暴，患者易发生骨折，对怀疑有骨折的患者，应立即诊治。对小孩、老人推拿时手法不能过重。做关节活动时，手法要由轻到重，活动范围应由小到大（不能超过正常生理幅度），并要注意患者的耐受情况，以免引起骨折。

第二节　摆动类手法

以指、掌或腕关节做协调的连续摆动，使所产生的“波状”力沿着术手着力部位持续不断地作用于受术部位的一类操作方法，称为摆动类手法。该类手法的特点是：在受术体表承受一定垂直按压力的基础上，再承受一个与受术体表相平行的左右方向或前后方向的摆动力及滚压力，或者是再承受一个水平方向圆形及环形摆动力；此外，在相应部位操作时，术手与受术体表表面之间不存在水平摩擦力。本类手法包括一指禅推法、㨰法及揉法等。

一、一指禅推法

一指禅推法是术者以拇指相应部位着力于受术部位或穴位，术者沉肩、垂肘、悬腕，通过腕部的连续摆动和拇指关节的屈伸，使所产生的功力持续不断地作用于该部的操作法（图8-1）。本法为一指禅推拿流派的主治（代表）手法。

1. 动作要领

拇指伸直，余指的掌指关节和指间关节自然屈曲，以拇指端或罗纹面着力于体表施术部位或穴位上。沉肩、垂肘、悬腕，前臂主动运动，带动腕关节有节律地摆动，使所产生的功力通过指端或罗纹面轻重交替，持续不断地作用于施术部位或穴位上，手法频率每分钟120~160次。

2. 临床应用

一指禅推法应用于不同部位和穴位，可以起到不同作用。如头面部可镇静、醒脑、开窍、明目；胸腹部可宽胸、健脾胃、调二便；调节颈项、肩背和腰骶部局部功能，调理脏腑；还可行气活血、温经通络、祛风逐湿、散瘀滞和利关节等。

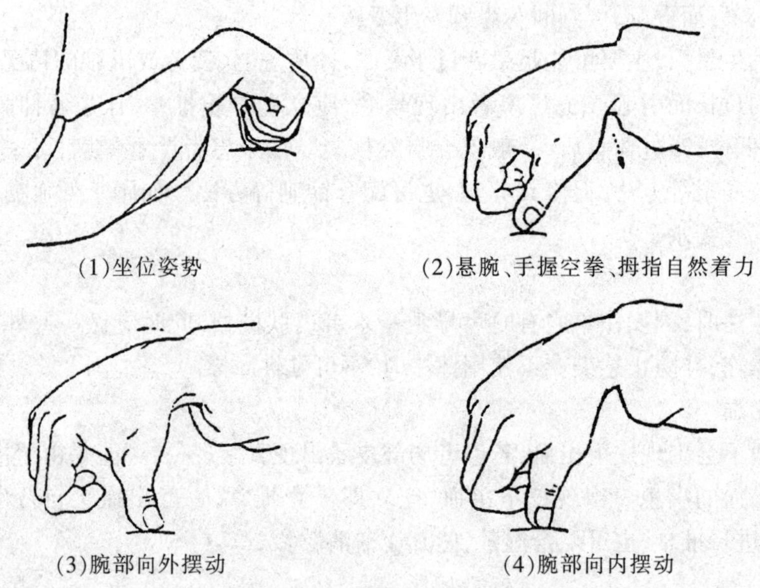

图 8-1 一指禅推法

二、㨰法

㨰法是术者以手背部尺侧为着力点，沉肩、垂肘，通过肘关节屈伸、前臂内外旋转和腕关节屈伸的联合运动，使手背部尺侧部分在受术部位上持续不断地来回滚动的操作法（图 8-2）。㨰法为㨰法推拿流派的主治（代表）手法。

1. 动作要领

拇指自然伸直，余指屈曲，小指、无名指的掌指关节屈曲，约达 90°。余指屈曲的角度则依次减小，如此则使手背沿掌横弓排列呈弧面，使之形成滚动的接触面。以第 5 掌指关节背侧附于体表施术部位上，以肘关节为支点，前臂主动做推旋运动，带动腕关节做较大幅度的屈伸和一定的旋转活动，使手背偏尺侧部在施术部位上进行连续不断的滚动。手法频率为每分钟 120～160 次。

2. 临床应用

㨰法具有舒畅气血、疏松筋肉、松解粘连和解痉止痛等作用。在治疗颈项、肩背、腰臀和四肢关节等部位疾患的应用中具有自身优势和特点，灵活选用、主辅手法配合应用于头痛和面瘫等神经系统疾患亦有自身特点。

三、揉法

揉法是以着力部位带动受术部位皮肤、皮下组织一起，做柔和而灵活的环旋运动的操作法。揉法是众多推拿流派常用手法之一，极为实用；由于受术部位不同、治疗需要不同及术者习惯差异，可见以不同部位着力的揉法，如掌揉法、鱼际揉法、指揉法、拳揉法和肘揉法等。

1. 动作要领

（1）掌根揉法（图 8-3）：腕关节略背伸，五指呈自然状。掌根部着力，以肩关节小幅度环转或肘关节屈伸带动上肢或前臂、手腕和掌根，使受术部皮表一起进行柔和灵活的、连续不断的回旋环转。频率为每分钟 120～160 次。

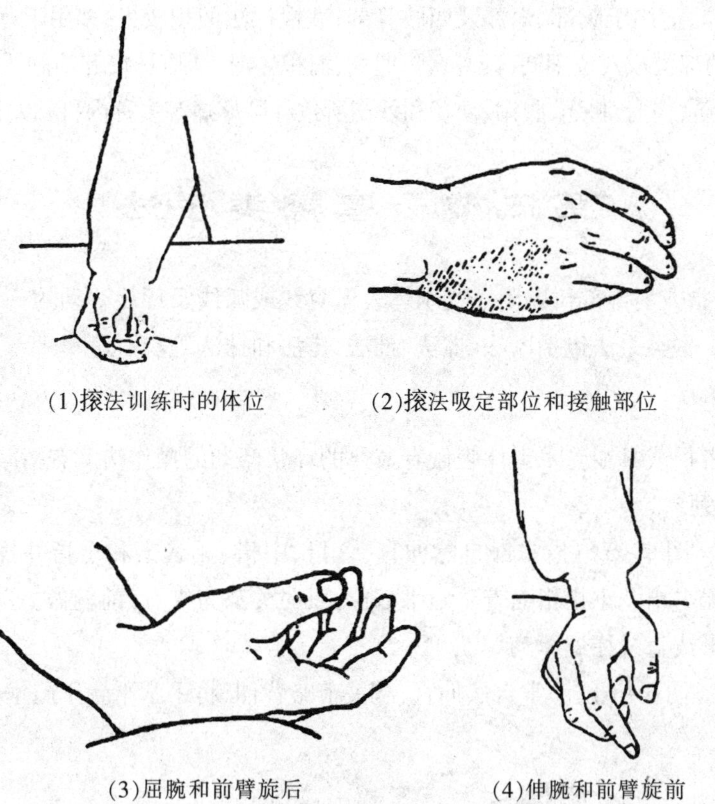

(1)擦法训练时的体位　(2)擦法吸定部位和接触部位

(3)屈腕和前臂旋后　(4)伸腕和前臂旋前

图 8–2　擦法

(2)大鱼际揉法(图 8 –4):以大鱼际部着力。沉肩,屈肘、外翘,腕关节放松;通过肘关节屈伸运动,带动前臂和腕关节左右摆动,使大鱼际在受术部位进行快速灵活的回旋运动。频率为每分钟 120 ~ 180 次。

(3)指揉法:指揉法包括拇指揉、中指揉、二指揉、三指揉等。

(4)其他揉法:临床中还可以见到小鱼际揉、拳揉、肘揉、掌指关节揉、指间关节揉等不同揉法。

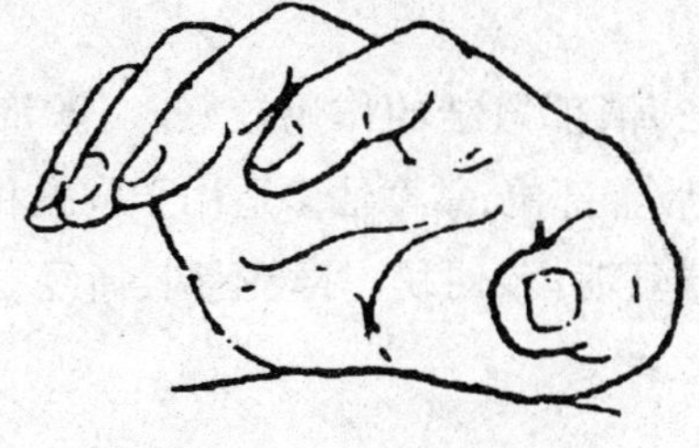

图 8–3　掌根揉法

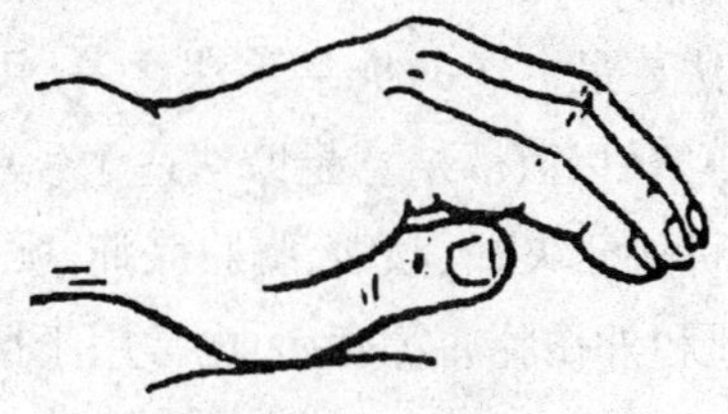

图 8–4　大鱼际揉法

2. 临床应用

揉法接触面可大可小,压力可轻可重,感受平和舒适,适用于全身各部,老幼皆宜。指揉法接触面小,力弱,适于头面、四肢等部腧穴;大鱼际揉法因其腕部的旋动、摆动,而使大鱼际部产生揉压动作，适用于腹部、面部及四肢等部；掌根揉法面积较大，多用于背、腰、臀等部位。依据揉法作用的部位或穴位不同，具有宽胸理气、消积导滞、活血祛瘀和消肿止痛等作用；可用于脘腹痛、背腰痛、胸闷、胁痛、腹泻、便秘和外伤所致红肿疼痛等多种内科和妇科病症。

第三节　摩擦类手法

以术者掌、指或肘等部位贴附于受术体表做直线或弧线及环旋移动的一类操作方法，称为摩擦类手法。本类手法包括摩法、擦法、推法、搓法和抹法等。

一、摩法

摩法是术者指或掌在受术者体表做有节律的环状摩动的操作法。有指摩法、掌摩法等。

1. 动作要领

(1)指摩法(图8－5)：指掌部自然伸直，食指、中指、无名指和小指并拢，腕关节略屈。以食指、中指、无名指及小指指面着于施术部位，以肘关节为支点，前臂做主动运动，通过腕、掌使指面做环形或直线往返摩动。

(2)掌摩法(图8－6)：手掌自然伸直，腕关节略背伸，将手掌平置于施术部位上，其操作过程同指摩法。

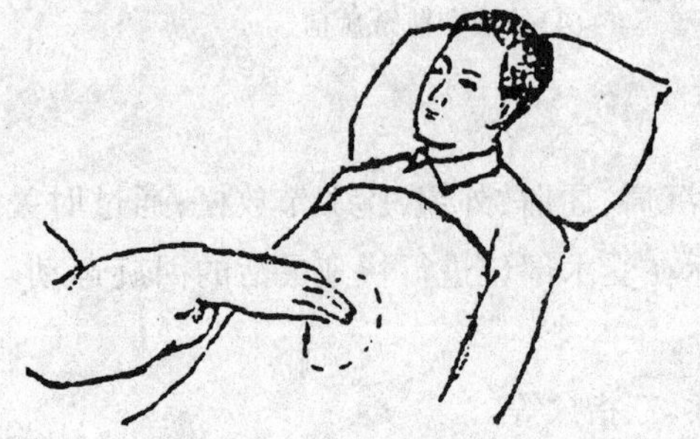

图8–5　指摩法

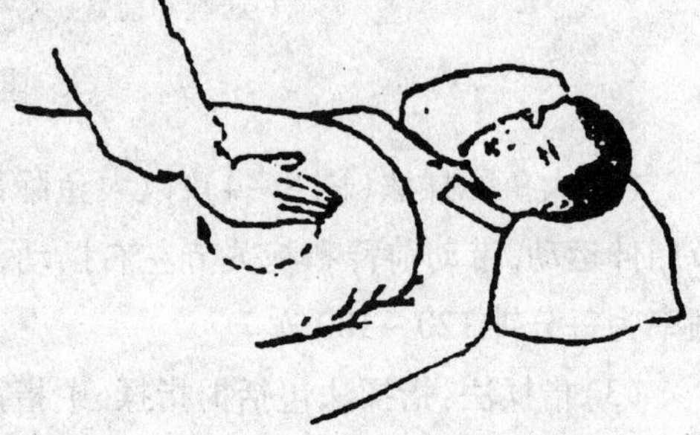

图8–6　掌摩法

2. 临床应用

摩法是最古老的推拿手法之一，用力轻于揉法，消郁散结的作用较好。《圣济总录》："摩其壅塞，以散郁结。"指摩法适于颈项、面部和四肢等部位；掌摩法多适用于胸腹和背腰等部位。可用于失眠、咳喘、胸胁胀痛、呃逆、腹胀、腹痛、泄泻、便秘、月经不调、痛经、遗精、阳痿、早泄和外伤肿痛等病症，也常用于保健推拿。

二、擦法

擦法是术者用手掌的大鱼际、掌面或小鱼际等部位着力于受术部位进行直线来回运动的操作法。擦法效应特点为使受术部位发热，改善局部气血运行。有掌擦法(图8－8)、大鱼际擦法、小鱼际擦法(图8－7)等。

1. 动作要领

(1)以手掌的全掌、大鱼际或小鱼际着力于施术部位,腕关节放平。以肩关节为支点,上臂主动运动,通过肘、前臂和腕关节使掌指面、大鱼际或小鱼际做前后方向的连续擦动并产生一定的热量。

(2)着力部分要紧贴体表,直接接触皮肤操作,不宜过度施压,须直线往返运行,往返的距离应尽力拉长,力量要均匀,动作要连续不断,有如拉锯状。

(3)擦法产生的热量应以透热为度。即术者在操作时感觉擦动所产生的热已徐徐进入受术者的体内,此时可称为"透热"。透热后,结束手法操作。

(4)压力不可过大。操作时如压力过大,则手法重滞,且易擦破皮肤。但施术时,手掌与受术者体表的接触必须平实,否则在擦动时,会时滞时浮。

(5)不可擦破皮肤。长时间的操作或擦后又使用了其他手法易致皮肤破损,故应避免。为保护皮肤,常结合使用冬青膏、红花油等介质进行操作。

(6)不可屏息操作。

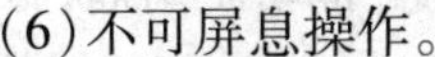

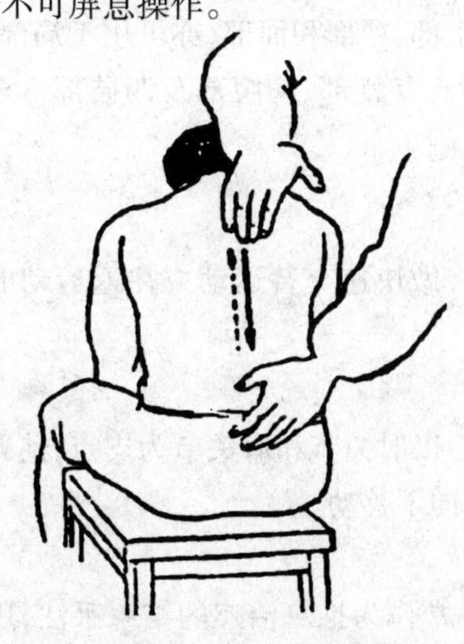

图 8-7　小鱼际擦法

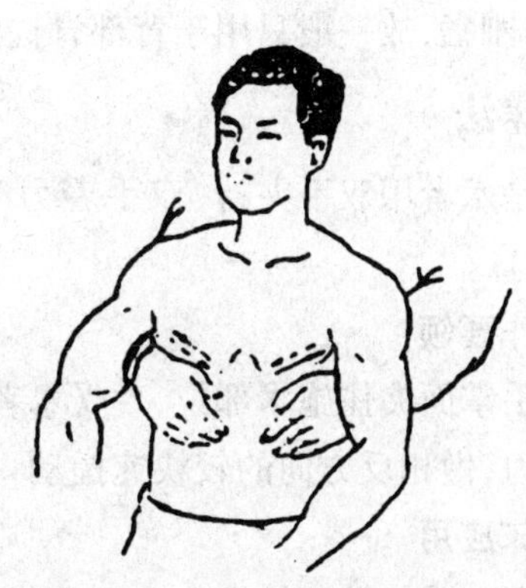

图 8-8　掌擦法

2. 临床应用

本法以温热效应为主,亦可兼有挤压推荡效果,具有温经通络、消肿止痛、健脾和胃及推荡作用。擦法常用于内科虚损、气血功能失常病症的治疗,活血祛瘀作用明显;亦可配合他法用于筋骨等疾患的治疗;美容保健亦佳。

三、推法

推法是术者用指、掌或肘等部位着力于受术体表进行单方向直线移动的操作法。一般分为指推法、掌推法、肘推法。

1. 动作要领

(1)指推法(图 8-9):以拇指端着力于施术部位或穴位上,余四指置于对侧或相应位置以固定助力,腕关节略屈并偏向尺侧。拇指及腕臂部主动施力,拇指做短距离、单向直线推进。

(2)掌推法(图 8-10):以掌根部着力于施术部位,腕关节背伸,肘关节伸直。以肩关节为支点,上臂部主动施力,通过前臂、腕关节,使掌根部向前做单向直线推进。

(3)肘推法:屈肘,以尺骨鹰嘴突起部着力于施术部位,另一侧手臂抬起,以掌部扶握屈肘侧拳顶以固定助力。其施动过程与掌推法相似。

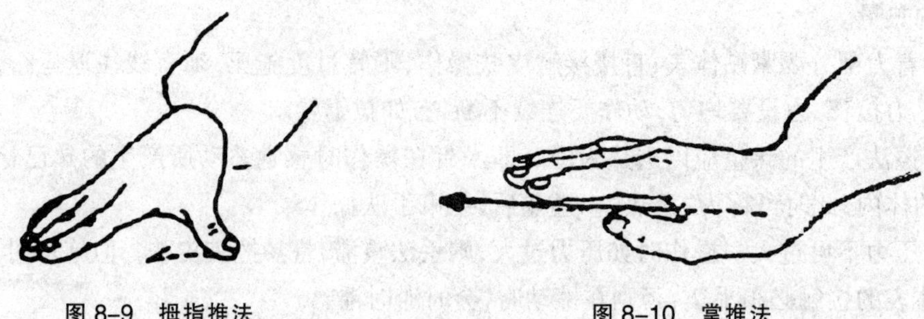

图 8-9 拇指推法　　图 8-10 掌推法

2. 临床应用

本法能够促进气血循行,具有舒筋活络等作用。指推法接触面小,推动距离短,施力柔中含刚,易于查找和治疗小的病灶,故常用于足部、手部、项部和面部,亦可用于局部穴位;掌推法接触面大,推动距离长,力量柔和而沉实,多用于背腰部、胸腹部及四肢部。至于肘推法,因施力刚猛,故一般只用于背部脊柱两侧及股后侧。

四、搓法

搓法是术者用双手夹持、双手着力于受术部位,做快速交替运动或往返运动的操作法(图 8-11)。

1. 动作要领

以双手掌面夹住施术部位,令受术者肢体放松。以肘关节和肩关节为支点,前臂与上臂部主动施力,做相反方向的较快速搓动,并同时由上向下移动。

2. 临床应用

搓法具有明显的疏松筋骨和调和气血的作用。常作为推拿治疗的结束手法,用于肢体酸痛、筋脉不利及胸胁胀痛满闷等病症。

五、抹法

用拇指罗纹面或掌面在施术部位做上下或左右及弧形曲线的抹动,称为抹法(图 8-12)。分为指抹法与掌抹法两种。

1. 动作要领

(1)指抹法:以单手或双手拇指罗纹面置于施术部位上,余指置于相应的位置以固定助力。以拇指的掌指关节为支点,拇指主动运动,做上下或左右直线往返或弧形曲线的抹动。

(2)掌抹法:以单手或双手掌面置于施术部位上,以肘关节和肩关节为双重支点,前臂与上臂部协调用力,腕关节适度放松,做上下或左右直线往返或弧形曲线的抹动。

2. 临床应用

抹法属于易学难精之法,临床擅用者一般多取其镇静安神的作用。指抹法活动范围小,多用于面部、项部;掌抹法抹动的范围较大,一般多于背腰部。

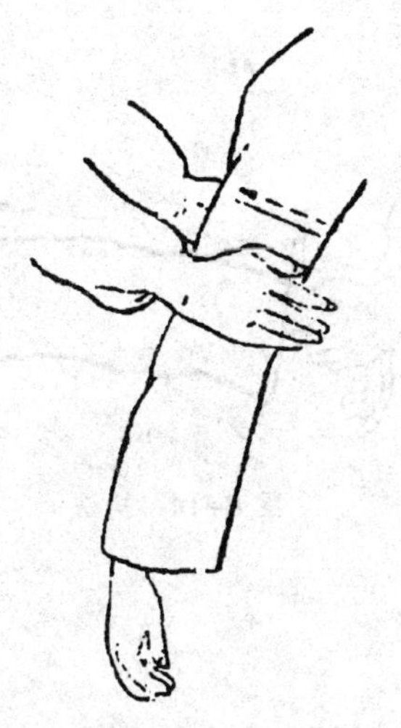

图 8-11　搓法

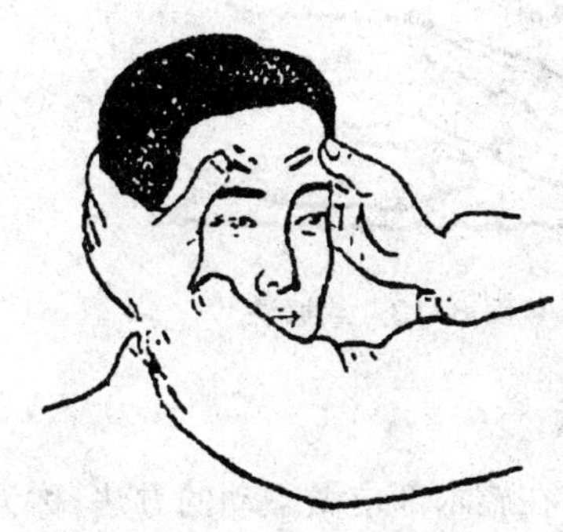

图 8-12　抹法

第四节　振动类手法

以较高频率的节律性轻重交替刺激，持续作用于人体，使治疗部位产生振动效应的一类手法动作，称振动类手法。其特点是小幅度的振动和颤动，本类手法包括抖法和振法等。

一、振法

用手指或手掌着力于体表一定部位或穴位，做小幅度的连续性快速振颤样动作的操作法。分为指振法、掌振法（图 8－13）。

1. 动作要领

以掌面或食、中指罗纹面着力于施术部位或穴位上，注意力集中于掌部或指部。掌、指及前臂部静止性用力，产生较快速的振动波，使受术部位或穴位有被振动感。

2. 临床应用

本法一般常用单手操作，也可双手同时操作。可用于全身各部位和穴位，适用于疼痛类疾病。具有镇静安神、疏通脉络、祛瘀消积、和中理气、消食导滞、调节肠胃功能等作用。振法刺激柔和舒适，指振法常用于胸腹部及头面部，掌振法则主要用于胸腹部和肩背部。

二、抖法

以双手或单手握住受术者小腿或前臂远端，做小幅度的连续抖动，称为抖法（图 8－14）。

1. 动作要领

以双手握住受术者小腿或前臂远端，将被抖动的肢体抬高一定的角度（上肢坐位情况下向前外抬高约 60°，下肢在仰卧位情况下抬离床面约 30°）。两前臂同时施力，做连续的上下抖动，使抖动所产生的抖动波似波浪般地由肢体的远端传递到近端，被抖动的肢体、关节产生舒服感。

2. 临床应用

本法可用于四肢部的治疗，以上肢为最常用。适用于运动障碍、疼痛、肿胀。临床上常与搓法配合，作为治疗的结束手法。治疗作用与搓法相同，具有疏通经络、调节气血和放松肌肉的作用。

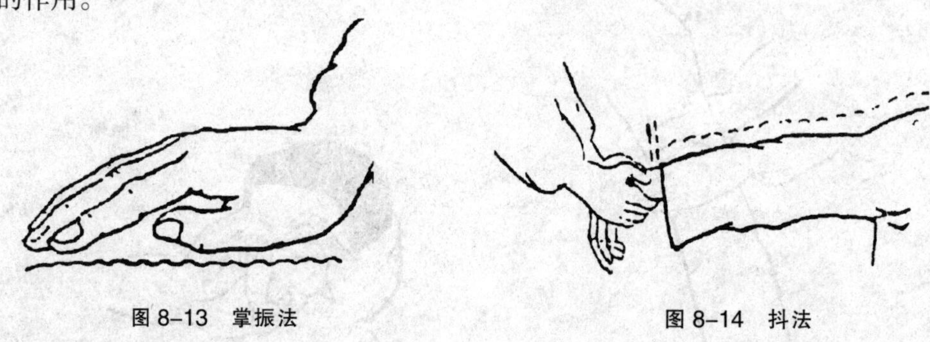

图 8–13　掌振法　　　　图 8–14　抖法

三、颤法

以指或掌在施术部位做颤动的方法，称为颤法。

1. 动作要领

以食、中二指或食、中、无名三指罗纹面或掌面置于施术部位，手部和臂部肌肉绷紧，主动施力，使手臂部产生有规律的颤动，使受术部位连同术者手臂一起颤动。

2. 临床应用

本法具有消胀除满、消食导滞的作用。主要用于腹部，治疗腹胀、消化不良等病症。

第五节　挤压类手法

用指、掌或肢体其他部分按压或对称性挤压体表，称挤压类手法。本类手法包括按、点、掐、拨、捏、拿、捻或踩跷等法。特点是紧贴皮肤，用力要稳、柔和、由轻到重、逐渐用力，适用的面积广泛。

一、按法

用手指或手掌面着力于体表一部位或穴位上，逐渐用力下压，称为按法。分为指按法、掌按法和肘按法三种。

1. 动作要领

(1)指按法(图 8－15)：以拇指端或罗纹面置于施术部位或穴位上，余四指张开，置于相应位置以支撑助力，腕关节悬屈。以腕关节为支点，掌指部主动施力，做与施术部位相垂直的按压。当按压力达到所需的力量后，要稍停片刻，即所谓的“按而留之”，然后松劲撤力，再做重复按压，使按压动作既平稳又有节奏性。

(2)掌按法(图 8－16)：以单手或双手掌面重叠置于施术部位。以肩关节为支点，利用身体上半部的重量，通过上臂、前臂及腕关节传至手掌部，垂直向下按压，施力原则同指按法。

(3)肘按法：以肘施按时，屈肘，以肘的尺骨鹰嘴部为着力面并用身体上半部的重量进行节律性按压。

2. 临床应用

按法在临床上常与揉法结合应用，组成“按揉”复合手法。指按法可用于全身各部位穴位；掌按法、肘按法常用于腰背和腹部、四肢、肩背。本法具有放松肌肉、开通闭塞、通经活络、活血止痛的作用。适用于胃脘痛、头痛、肢体酸痛和麻木等病症。

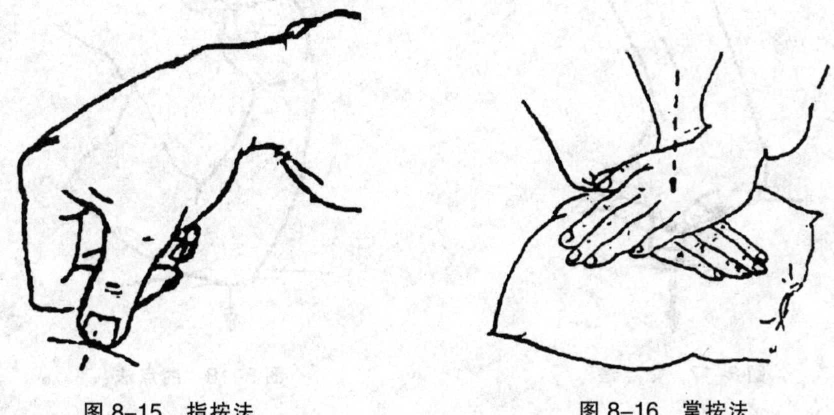

图 8–15　指按法　　　　图 8–16　掌按法

二、压法

用拇指面、掌面或肘部尺骨鹰嘴突为力点，按压体表治疗部位，称为压法。在临床上有指压法、掌压法、肘压法之分，具有压力大、刺激强的特点。压法的力量较按法要重，目前临床上压法常限于肘压法，现介绍如下。

1. 动作要领

①术者肘关节屈曲，以肘尖部为力点，压在体表治疗部位。

②压力要平稳缓和，不可突发重力。

③肘压力量以患者能忍受为原则。

2. 适用部位

本法具有舒筋通络、解痉止痛的作用。适用于腰臀肌肉发达厚实的部位。

三、点法

以指端或关节突起部点压施术部位或穴位，称点法。主要包括指点法和肘点法两种。

1. 动作要领

(1)指点法(图 8 – 17)：手握空拳，拇指伸直并紧靠于食指中节，以拇指端着力于施术部位或穴位上。前臂与拇指主动发力，进行持续点压。指点法还可用中指端及拇指、食指的指间关节背侧进行点压。

(2)肘点法(图 8 – 18)：屈肘，以尺骨鹰嘴突起部着力于施术部位或穴位上。以肩关节为支点，用身体上半部的重量通过肩关节、上臂传递至肘部，进行持续点压。

2. 临床应用

主要用于各种痛症。点法具有较明显的通经止痛作用，对各种疼痛性疾病有较好的治疗作用。有称点法为“指针”者，可见点法又有某些类似于针刺的作用。指点法接触面小，刺激强，易于取穴，故适于全身各部穴位。其中如用中指点法，则以面部、胸腹部应用居多；用屈指点法，主要用于四肢关节缝隙处。肘点法相较指点法接触面积大，力沉稳厚重，易于施力，因使用躯体重量，故术者耗力较少，适于背腰部、臀部及下肢后侧。

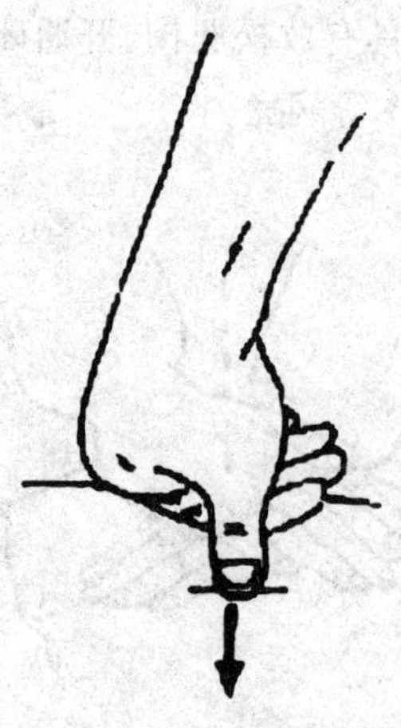

图 8-17　指点法

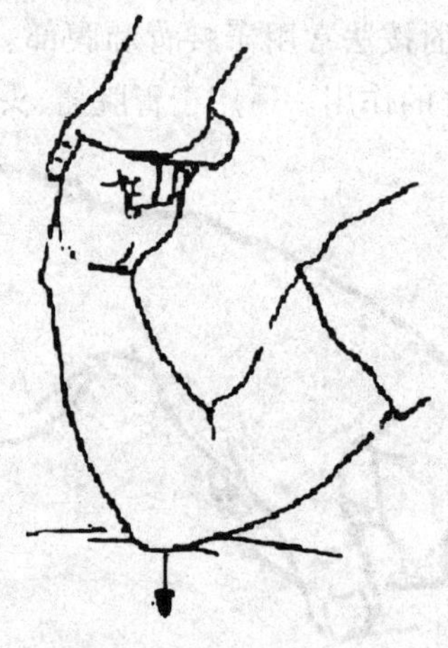

图 8-18　肘点法

四、捏法

用拇指和其他手指在施术部位做对称性的挤压,称为捏法。捏法可单手操作,亦可双手同时操作。

1. 动作要领

用拇指和食指、中指指面或拇指与其余四指指面夹住施术部位肢体或肌肤,相对用力挤压,拉或拽,随即放松,再挤压、拉拽,再放松,重复以上挤压、放松动作并如此不断循序移动。

2. 临床应用

本法适用于颈项部、四肢部,具有舒筋通络和行气活血的作用。临床上常配合拿法、揉法等治疗颈椎病、肩周炎和四肢酸疼等病证。

五、拿法

用大拇指和食、中两指,或用大拇指和其余四指作相对用力,在一定的部位和穴位上进行节律性提捏的操作法(图 8－19)。捏而提起谓之拿。

1. 动作要领

以单手或双手的拇指与其他手指相配合,捏住施术部位的肌肤或肢体,腕关节适度放松。以拇指同其余手指的对合力进行轻重交替,连续不断捏提并略含揉动。

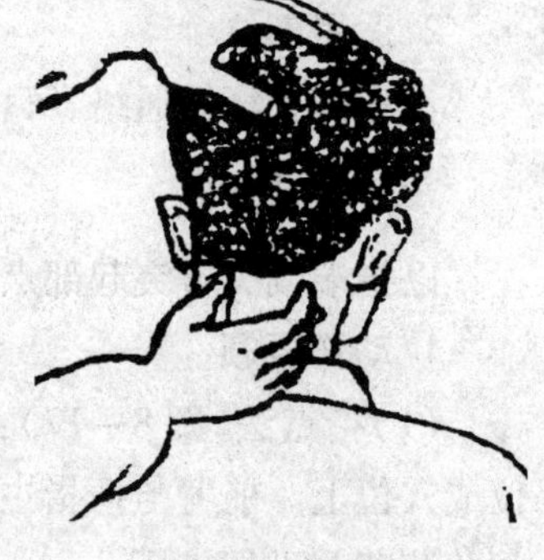

图 8-19　拿法

2. 临床应用

拿法是具有放松作用一类手法的典型代表,能松肌疏筋、活血行气,舒适自然,最易被人接受。常用于颈项部及四肢部。适用于关节酸痛、颈项部疼痛。

六、捻法

用拇、食指罗纹面捏住一定部位,两指相对做搓揉动作的手法,称为捻法。

1. 动作要领

用拇指罗纹面与食指桡侧缘或罗纹面相对捏住施术部位,拇指与食指相向主动运动,稍用力做较快速的捏、揉捻动，状如捻线。

2. 临床应用

本法为辅助性手法，一般适用于四肢小关节。具有理筋通络和滑利关节的作用，常配合其他手法治疗指（趾）间关节的酸痛、肿胀或屈伸不利等症。

七、拨法

以拇指深按于治疗部位，进行单向或往返的拨动，称为拨法（图 8－20）。拨法又名"指拨法"、"拨络法"。

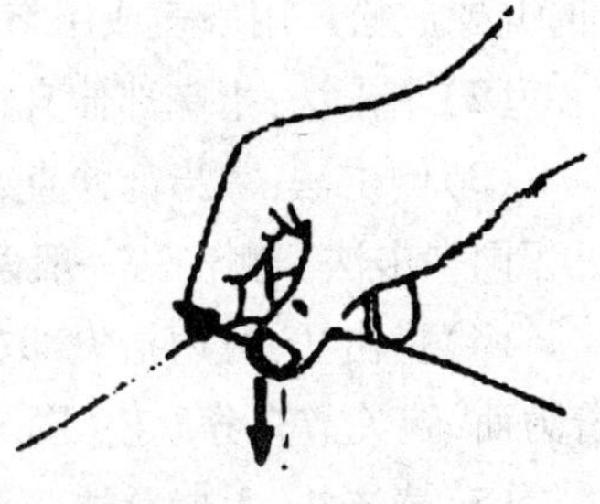

图 8–20　拨法

1. 动作要领

拇指伸直，以指端着力于施术部位，余四指置于相应的位置以助力，拇指下压至一定的深度，待有酸胀感时再做与肌纤维或肌腱、韧带成垂直方向的单向或来回拨动，

若单手指力不足时，亦可以双手拇指重叠进行操作。

2. 临床应用

本法具有剥离粘连、消散结聚、解痉镇痛、理筋整复的功效。主要适用于颈、肩、背、腰、臀、四肢部肌肉、肌腱、筋膜等部位。本法刺激量较强，多与其他手法配合治疗伤筋和软组织损伤等症。

第六节　叩击类手法

用手掌、拳背、掌侧面、手指、桑枝棒等叩打体表，称叩击类手法。

一、拍法

用虚掌拍打体表的一种手法，称拍法（图 8－21）。有单掌拍法和双掌拍法。

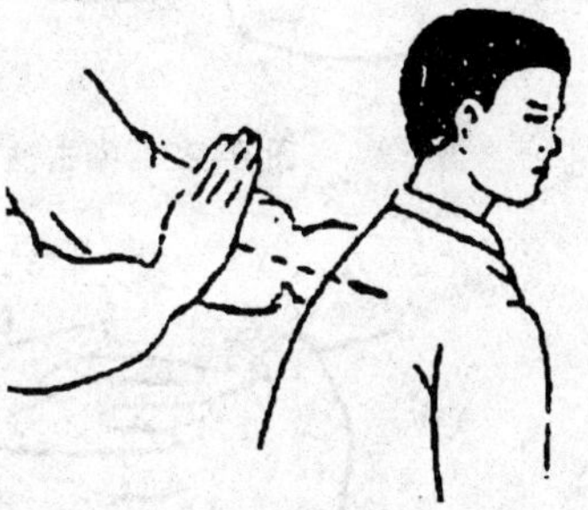

图 8–21　拍法

1. 动作要领

五指并拢，掌指关节微屈，使掌心空虚。腕关节适度放松，前臂主动运动，上下挥臂，平稳而有节奏地用虚掌拍打施术部位。用双掌拍打时，宜交替操作。

2. 临床应用

本法主要适用于肩背、腰臀及下肢部。具有解痉止痛、宣散气血的作用。双掌交替拍打力量较弱，主要作用于肌表浅层组织，常用于脊柱两侧及双下肢后侧；单掌拍法力量集中而较强，适用于脊柱正中，自上而下重拍。本法适用于风湿痹痛、陈伤劳损、局部感觉麻木、新伤瘀血、肌肉痉挛等病证。拍法常作为推拿结束手法和保健手法应用。

二、击法

用拳背或掌根、掌侧小鱼际、指尖及桑枝棒等击打体表施术部位，称为击法。分为拳击法、掌击法、侧击法、指击法和棒击法等。

1. 动作要领

(1)拳击法:握拳,以拳背或拳盖、拳底部为着力面,以肘关节为支点,前臂主动运动,节律性击打施术部位(图8-22)。用拳背击时,腕关节可有一定活动度,以减缓刚力;用拳盖击,即以拳的腹侧面(包括食、中、无名和小指第二节指背与掌根部)为击打着力面,操作时腕部要放松;用拳底击,即以拳的底部(小鱼际与屈曲小指的桡侧)为着力面,操作时腕部略背伸,并要放松。用拳盖或用拳底击,两手一般同时交替操作。

(2)掌击法:指掌部伸直,腕关节背伸,以掌根部为击打着力面(图8-23)。

(3)侧击法:掌指部伸直,腕关节略背伸,以小鱼际部为击打着力面(图8-24)。其运动过程同拳击法。侧击法一般两手宜同时交替操作。

(4)指击法:可用指尖部进行操作,用指尖击时,以食、中、无名和小指端或罗纹面为击打着力面,腕关节充分放松(图8-25)。其运动过程同拳击法。

(5)棒击法:手握桑枝棒下端1/3,以棒体前1/3为击打着力面,前臂为动力源,节律性平击施术部位。也有以实心的圆木棒击打施术部位的,圆木棒没有弹性,用力宜小。

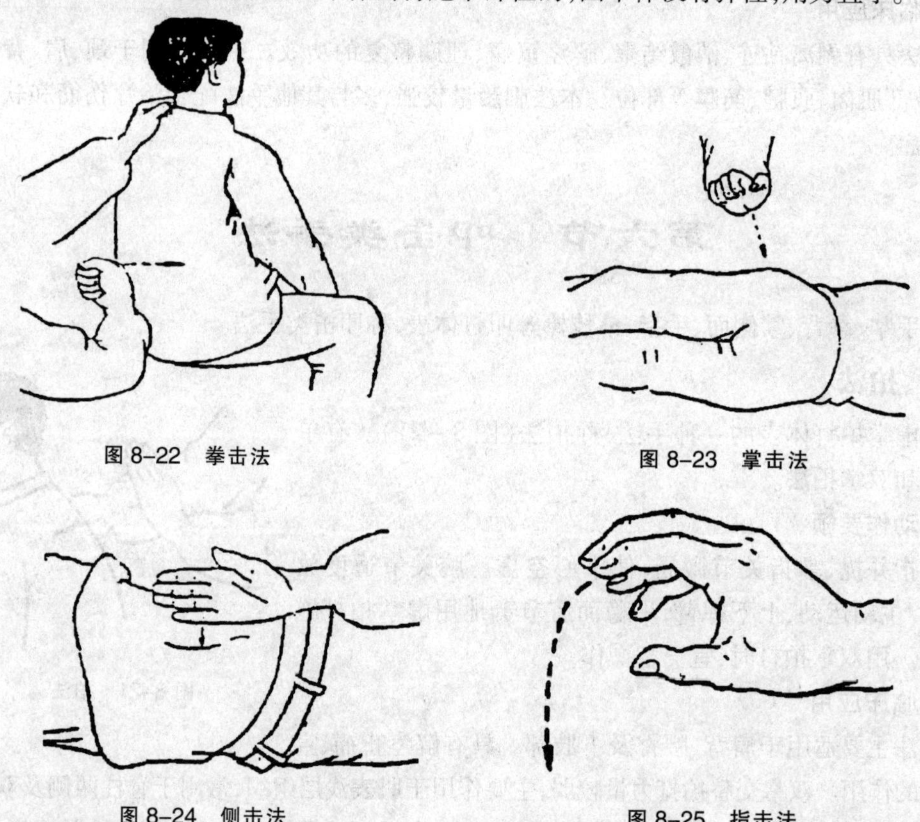

图8-22 拳击法

图8-23 掌击法

图8-24 侧击法

图8-25 指击法

2. 临床应用

击法因种类较多,而适应证及适应部位各异。拳击法力沉而深透,适用于背腰、肩及四肢部;掌击法力量较大而深透,适于肩胛骨内侧缘等;侧击法力量舒缓而深透,适用于肩、脊柱两侧及下肢后侧部;指击法轻快柔和用力浅,主要适用于头部;棒击法刚劲有力,适用于背腰部、下肢后侧部。本法具有舒筋通络、宣通气血、解痉止痛之功效,适用于风湿痹痛、头痛、肩背疼痛、肢体疼痛、疲劳酸痛等各种疼痛病症。

三、叩法

术者用指端着力或握空拳状，以小指尺侧部分着力，在一定部位或穴位上，进行叩击动作，称为叩法。

1. 动作要领

(1)术者肩、肘、腕放松，以腕发力，以指端或小指尺侧部分着力。

(2)叩击时用力要稳，轻巧而有弹性，动作要协调灵活。

(3)叩击要有节律，可虚实交替，力度轻重交替，每分钟100次左右。

2. 临床应用

本法具有疏通经脉、通络止痛、开窍醒脑、消除疲劳的作用。适用于全身各部位。

第七节　运动关节类手法

对关节进行被动性的拉伸、旋转或屈伸活动的一类推拿手法，称为运动关节类手法。主要有摇法、扳法、拔伸法等。

一、摇法

使关节或半关节做被动的环转运动，称摇法。包括颈项部、腰部和四肢关节摇法。操作时可做顺时针或逆时针方向的被动摇动。摇动的幅度要由小到大，不可超过关节的生理活动范围。摇动要和缓，不可过快，用力要稳。

1. 动作要领

(1)颈项部摇法：受术者坐位，颈项部放松，术者立于其背后或侧后方。以一手扶按其头顶后部，另一手扶托于下颌部，两手协调运动，反方向施力，使头颈部做环形摇转运动。

(2)肩关节摇法：主要包括托肘摇肩法、握手摇肩法和大幅度摇肩法等。

①托肘摇肩法：受术者坐位，术者立于其侧方。术者以一手按压于受术者肩关节上方以固定，另一手托握肘部，使其前臂搭放于术者前臂上，手臂部协调施力，使肩关节做中等幅度的环形摇转运动。

②握手摇肩法：受术者坐位，术者立于其对面。术者以一手扶按受术者肩部以固定，另一手握手部，使其上肢外展。两手协调施力，使肩关节做中等幅度的环形摇转运动。

③大幅度摇肩法：受术者坐位或站立位，两上肢自然下垂并放松。术者于其前外方，两足前后开立呈前弓步。令其一侧上肢向前外上方抬起，以一手反掌托于其腕部，另一手扶压其上呈挟持状。将其上肢慢慢向前外上方托起，位于下方一手应逐渐翻掌，当上举至160°左右时，即可虎口向下握住其腕部。另一手随上举之势由腕部沿前臂、上臂外侧滑移至肩关节上方。略停之后，两手协调用力，使按于肩部的一手将肩关节略向下方按压并予以固定，握腕一手略上提，使肩关节伸展。随即握腕一手握腕摇向后下方，经下方至前外方45°位稍停，此时扶按肩

部一手已随势沿其上臂、前臂滑落于腕部,呈两手挟持其腕部状。然后将其手臂上抬经术者胸前运转至初始位,此过程中握腕一手应逐渐变成手掌托腕,另一手则经其腕部的下方交叉滑移回返至其腕关节的上方。此为肩关节大幅度的摇转一周,可反复摇转数次。在大幅度摇转肩关节时,要配合脚步的移动,以调节身体重心。即当肩关节向上、向后外方摇转时,前足进一小步,身体重心在前;当向下、向前外下方摇转时,前足退一小步,身体重心后移。

(3)肘关节摇法:受术者坐位,屈肘约45°左右。术者以一手托住其肘后部,另一手握住腕部,两手协调施力,使肘关节做环形摇转运动。

(4)腕关节摇法:受术者坐位,掌心朝下。术者双手合握其手掌部,以两手拇指分按于腕背侧,余指端扣于大小鱼际部。两手臂协调用力,在稍牵引情况下做腕关节的环形摇转运动。其次,亦可一手握其腕上部,另一手握其指掌部,在稍牵引的情况下做腕关节的摇转运动。

(5)腰部摇法:包括仰卧位摇腰法、俯卧位摇腰法。

①仰卧位摇腰法:受术者仰卧位,两下肢并拢,屈髋屈膝。术者双手按其膝部或一手按膝,另一手按于足踝部,两手臂协调用力,做环形摇转运动。

②俯卧位摇腰法:受术者俯卧位,两下肢伸直。术者一手按压其腰部,另一手托抱住双下肢膝关节稍上方,两手臂协调施力,做环形摇转运动。

(6)髋关节摇法(图8-26):受术者仰卧位,一侧下肢屈髋屈膝。术者一手扶按其膝部,另一手握其足踝部或足跟部。将髋、膝关节的屈曲角度均调整到90°左右,然后两手臂协调用力,使髋关节做环形摇转运动。

(7)膝关节摇法:受术者俯卧位,一侧下肢屈膝。术者一手扶按股后部以固定,另一手握住足踝部,做膝关节的环转摇动。本法亦可在仰卧位情况下操作,即被操作下肢屈髋屈膝,以一手托扶其腘窝处,另一手握其足踝部,进行环形摇转运动。

(8)踝关节摇法(图8-27):受术者仰卧位,下肢自然伸直。术者坐于其足端,用一手托握起足跟以固定,另一手握住足趾部,在稍用力拔伸的情况下,做踝关节的环转摇动。本法亦可在俯卧位情况下操作,即被操作下肢屈膝约90°,术者一手扶按足跟,另一手握住足趾部,两手协调施力,做踝关节的环形摇转运动。

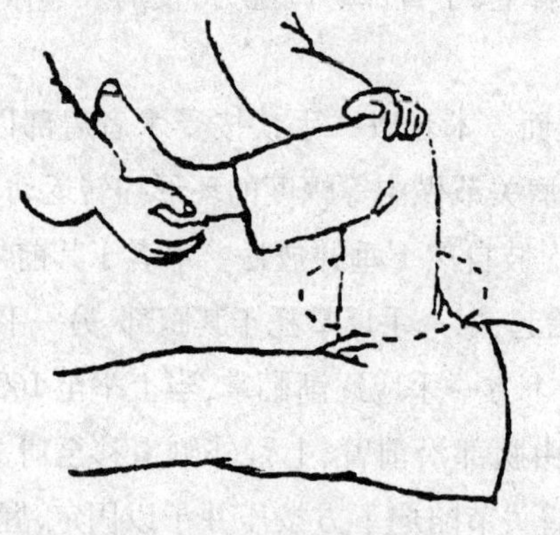

图8-26 髋关节摇法

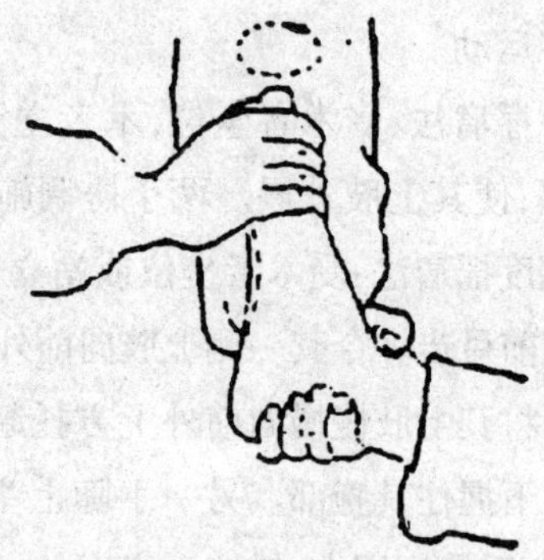

图8-27 踝关节摇法

2. 临床应用

用于肩关节周围炎、颈椎病、腰椎间盘突出症及各关节酸楚疼痛、外伤术后关节功能障碍等病症。摇法重在活动关节,属于被动导引手法。具有滑利关节、强肌舒筋和一定的分解粘连的作用。适于全身各关节及颈、腰段脊柱。

二、扳法

术者用双手做相反方向或同一方向短促发力扳动脊椎或四肢关节,使之被动旋转的手法,称为扳法。

1. 动作要领

(1)髋关节扳法(图 8 - 28):患者取卧位,双下肢自然伸直。术者立于患侧,一手抵住患髋部固定,另一手搂着膝关节,由内向外扳动。在使患髋外展至极限时,术者两手协调用力使患肢做小幅度的快速外展扳动。还可以做屈膝屈髋扳法,患者仰卧位,健肢伸直。术者立于患侧,一手固定患膝,另一手握住踝关节,在使患者屈膝屈髋体位下,尽可能使其股部靠近胸壁,并在极限时做个增大幅度的下压动作,如此反复操作 3 ~5 次。

(2)肩关节扳法(图 8 - 29):患者坐位,术者立于患侧稍后方,将患肢搭在术者肩上,使患肢向外上方外展接近活动受限的极限。术者两手合抱住患肩向下压,同时缓慢起立,使患肢逐渐向上抬起。一抬一放,反复 3 ~5 次。注意抬举幅度以患者能够耐受为度。

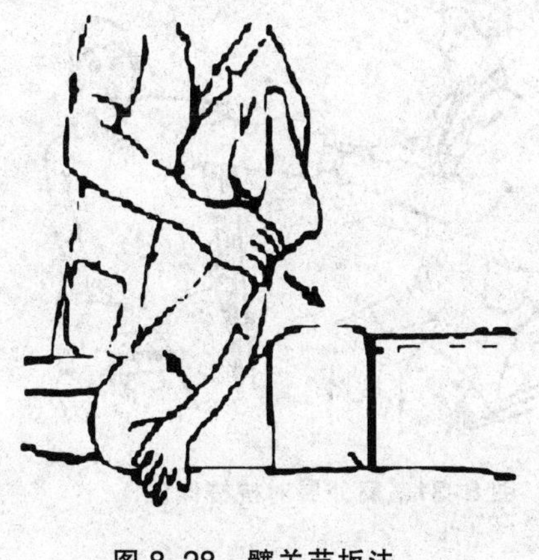

图 8-28　髋关节扳法

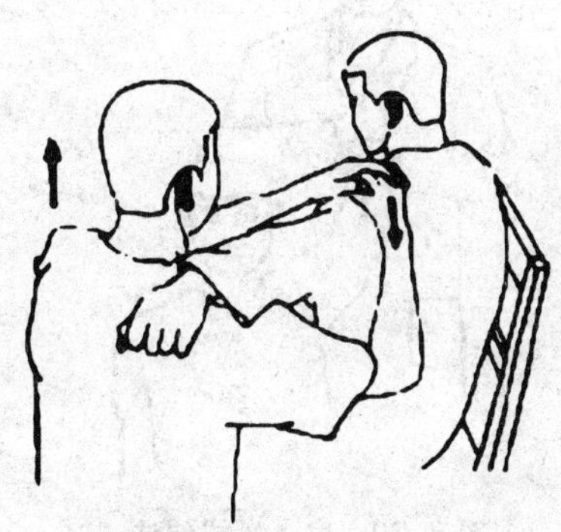

图 8-29　肩关节扳法

(3)肘关节扳法:患者坐位,患肘立于治疗床上。术者面对患者,一手前臂横置于患肢肘窝,另一手握住其腕背部。使肘关节屈曲至极限时用力向下按压;同时置于肘窝的前臂向外做对抗牵引牵拉,使肘关节拉伸松动,反复操作 3 ~5 次。

(4)膝关节扳法:患者俯卧或仰卧位,半屈膝屈髋。术者立于患侧后方,将其中一侧的前臂横置于患肢腘窝处;另一手握住踝关节用力屈曲膝关节,同时置于腘窝的前臂用力做对抗牵拉。使膝关节拉伸松动,反复操作 3 ~5 次。

2. 临床应用

用于颈椎病、肩周炎、腰椎间盘突出症、脊柱小关节紊乱、四肢关节伤筋及外伤后关节功能障碍等病症。扳法是以杠杆力或旋转力、压力、拉力等力作用于关节,施力方式是简洁明快,以“巧力寸劲”取胜,具有整复错位、松解粘连及滑利关节等作用。

三、拔伸法

术者将患者肢体或关节的近端固定,同时在关节的远端做持续纵向牵拉,以使患者关节得以拔伸牵拉的一类推拿手法,称为拔伸法。作为辅助手法,拔伸法经常被用于关节部的治疗。拔伸可使被牵拉的关节间隙增大,降低关节内压力,整复关节紊乱,使关节周围的软组织,如肌腱、韧带、肌肉和筋膜等组织结构得以放松,有利于解除或缓解软组织粘连或痉挛,恢复肌肉弹性。本法常用于颈椎、肩关节、腕关节、踝关节和指(趾)关节等处。

1. 动作要领

(1)肩关节拔伸法:本法有两种操作方式。①肩上举拔伸法(图 8-30):患者取坐位,术者立于患者的后外侧,面对患者,以双手握住患者的腕部缓慢向上牵拉患肢;当向外上方拔伸至术者感受到具有一定阻力感时,持续一定时间后,再缓慢放松;一般重复拔伸牵拉 8~10 次(图 8-30)。②肩外展对抗拔伸法(图 8-31):患者取坐位,术者坐于患者侧方,面对患者,以双手握住患者的腕部,缓慢外展患肢,当外展至 40°~60°时,缓慢拔伸牵拉。

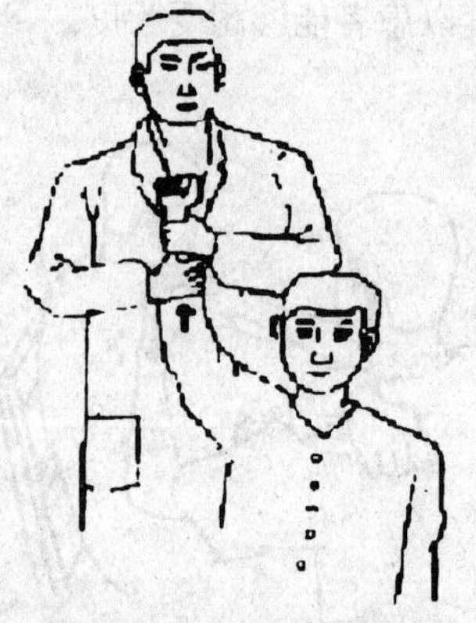

图 8-30 肩上举拔伸法

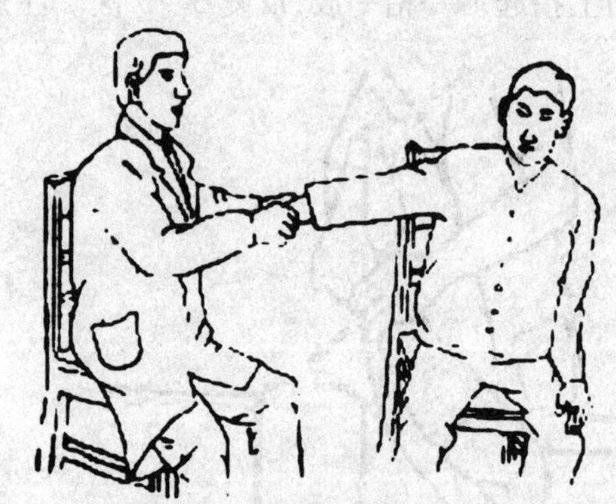

图 8-31 肩外展对抗拔伸法

(2)腕关节拔伸法(图 8-32):患者取坐位或仰卧位,术者一手握住患者腕关节的近端(前臂下端),另一手握住患者腕关节的远端(掌指关节部),两手同时用力,缓慢向相反方向牵拉腕关节。持续拔伸牵拉一会儿后,缓慢放松,再行拔伸,如此反复 8~10 次。做腕关节拔伸牵拉时可配合腕关节的环转运动。注意事项及功效同肩关节拔伸法。

(3)指间关节拔伸法(图 8-33):患者取坐位或仰卧位,手腕和手指自然放松。术者一手握住患者腕部,另一手捏握住病患指间关节远端,两手同时做相反方向的拔伸牵拉。持续拔伸牵拉一会儿后再缓慢放松,再行拔伸,如此反复操作 8~10 次。

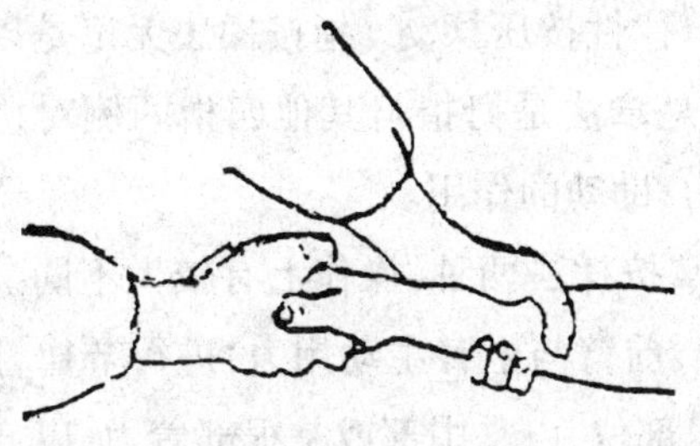
图 8-32　腕关节拔伸法

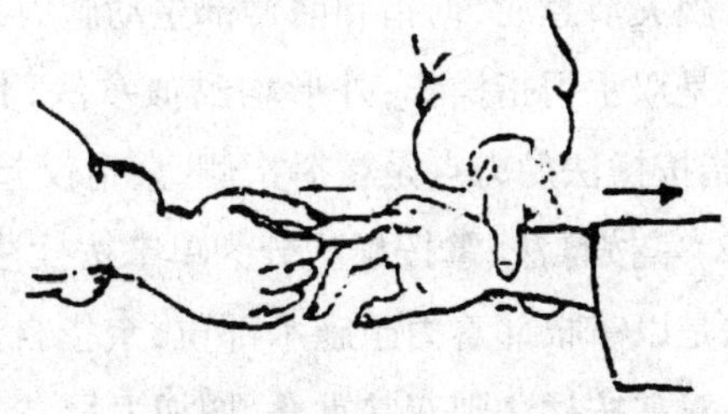
图 8-33　指间关节拔伸法

(4)踝关节拔伸法(图 8－34):患者取仰卧位,下肢自然放松,术者面对患者立其足侧。术者一手握托患者的足跟部及跟腱处,另一手握住其足跖部,两手同时沿患肢的纵轴做相反方向的拔伸牵拉。术者也可一手握住患者的足跖部,另一手握托患者的小腿下端,进行对抗牵拉。一般可拔伸牵拉 8～10 次。

(5)趾间关节拔伸法(图 8－35):患者取坐位或仰卧位,术者侧立或侧坐其足侧部。术者一手握患足跖部,另一手握其趾端,两手同时沿关节纵轴做相反方向的用力拔伸 8～10 次。

2. 临床应用

用于关节脱位、骨折及各种软组织损伤性疾病。拔伸法以其拔伸牵引之力,使关节脱节、骨折及损伤得以扶正,具有整复错位、分解粘连等作用。各关节部拔伸法适用于各该关节部。

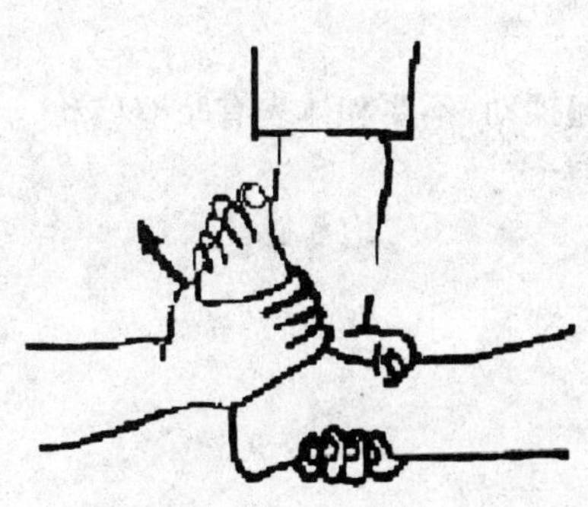
图 8-34　踝关节拔伸法

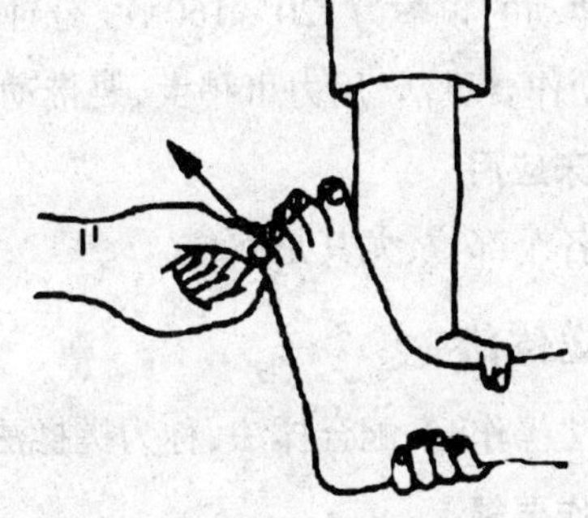
图 8-35　趾间关节拔伸法

第八节　其他类手法

一、按揉法

按揉法是由按法与揉法复合而成。分为指按揉法和掌按揉法两种。

1. 动作要领

(1)指按揉法:用单手或双手拇指罗纹面置于施术部位。余指置于对侧或相应的位置以助力。腕关节悬屈,拇指和前臂部主动施力,进行节律性按压揉动。指按揉法无论是以单手拇指还是双手拇指操作,外形均酷似拿法,其区别是拿法是拇指与其他四指两侧对称性用力,而指按揉法的力点是在拇指侧,余指仅起到助力、助动的作用。

(2)掌按揉法:掌按揉法分为单掌按揉法和双掌按揉法两种,操作上有较大不同。单掌按揉法是以掌根部着力于施术部位,余指自然伸直,前臂与上臂主动用力,进行节律性按压揉动。双掌按揉法则双掌重叠,增加力量,置于施术部位,以掌中部或掌根部着力,以肩关节为支点,身体上半部小幅度节律性前倾后移,于前倾时将身体上半部的重量经肩关节、前臂传至手部,从而产生节律性按压揉动。

2. 临床应用

按揉法刚柔并济,作用舒适,易于被人接受,具备按法与揉法的双重作用,临床应用频度较高。指按揉法接触面积较小,按揉力量集中,适于颈项部、肩部、肩胛骨内侧缘及全身各部腧穴。掌按揉法接触面积较大,按揉力量相对分散。其中单掌按揉法力量相对较弱,多用于肩部、上肢、脊柱两旁的膀胱经侧线;双掌按揉法则按揉力量强而深透,适于背部、腰部及下肢后侧。

二、点揉法

点揉法是由拇指或食指或中指的点法与揉法复合而成。

1. 动作要领

(1)以指端置于施术部位,主动用力,进行节律性点按揉动。

(2)揉动的频率为 120~160 次/分钟。

(3)动作要灵活,用力可稍大,要带动皮肤一起揉动,不要和体表有摩擦移动。

2. 临床应用

全身各个部位,尤其是穴位。

三、搓揉法

在搓法操作时,配合揉法,称为搓揉法。

1. 动作要领

以双手掌面夹住施术部位,以肘关节和肩关节为支点,前臂与上臂部主动施力,做相反方向的搓揉。

2. 临床应用

具有舒筋通络、消肿止痛的作用。用于肢体酸痛、筋脉不利等病症。

四、揉捏法

揉捏法为揉法和捏法的综合手法。

1. 动作要领

操作时手掌自然张开,拇指外展,其余四指并拢,紧贴于皮肤,以拇指或掌根作为着力点，做环形旋转的揉捏动作，拇指和掌根做揉的动作，其余四指做捏的动作，边揉捏边向前做螺旋形的推进。

(1)术者以拇指或掌根为着力点，拇指外展，其余四指并拢，吸定于皮肤上，不可有来回往返的摩擦与移动。

(2)拇指或掌根揉动幅度要小，余指相对拇指作捏法，边揉捏边螺旋形向前推进。

(3)用力持续、均匀、协调而有节奏性。

(4)手法力度及频率以患者可以耐受为度。

2. 临床应用

揉捏法具有舒筋通络、活血散瘀、消肿止痛、缓解痉挛的功用。用于治疗颈项强痛、肩背酸痛、肌肉萎缩、关节活动不利、寒痹疼痛。如治疗落枕，可揉捏颈部成条索状的肌肉，配合弹拨法、点法、摇法等，缓解肌肉的痉挛；如治疗肱骨外上髁炎，放松整个前臂后，揉捏桡侧伸腕长、短肌，同时用局部的推法、弹拨法，以舒筋通络，消肿止痛。

五、推摩法

推摩法是一指禅偏峰推法与其余四指的摩动同时操作的一种手法。

1. 动作要领

以拇指桡侧偏锋着力于一定的部位或穴位上，拇指自然伸直并内收，其余指间关节及掌指关节自然伸直，将食指、中指、无名指、小指的四指指面着力于相应的施术部位上，悬腕，腕关节放松，自然微屈。前臂的主动摆动带动腕关节有节律的左右摆动，摆动中拇指掌指关节自然地伸直与屈曲交替，使产生的功力通过拇指桡侧偏锋轻重交替、持续不断地作用于施术部位或穴位上，同时使其余四指做环形的摩动。

2. 临床应用

本法具有行气活血、宽胸化痰、健脾和胃的作用，常用于治疗胸腹部疾患。

六、扫散法

用手指在颞部做往返的摩擦运动，称为扫散法。

1. 动作要领

(1)手势：拇指伸直呈外展位，四指并拢微屈曲。

(2)分解动作：拇指以桡侧面少商部为着力点自前额发际向后至太阳做直线的往返摩擦移动，并可做少量的上下的位移。另四指以指端为着力点依少阳胆经循行路线做弧线(即耳郭上缘、耳后至乳突这一范围内)的往返摩擦移动。

(3)操作时腕关节略背伸，以腕关节小幅度的左右摆动和肘关节少量的屈伸运动来带动手部的扫散动作。通常患者取坐位，医者面对患者站立，用一手扶住患者一侧的头部起稳固作用；另一手在患侧颞部做扫散手法。可左右侧交替进行，每侧约 30 ~ 50 次往返摩擦移动。

(4)动作要平稳,避免患者头部随手法操作而造成晃动。

(5)手法要贴于头皮操作,以免牵拉发根而疼痛。

2. 临床应用

本法具有平肝潜阳、醒脑安神、祛风散寒的作用。主治头痛、头晕、高血压、失眠等症。

下篇

临床应用篇

第九章 治疗总论

第一节 针灸推拿治疗原则

针灸具有疏通经络、扶正祛邪、调和阴阳的作用。针灸的疏通经络作用就是可使瘀阻的经络通畅而发挥其正常生理功能，是针灸最基本和最直接的治疗作用。针灸的扶正祛邪作用就是可扶助机体正气及祛除病邪。针灸的调和阴阳作用就是可使机体从阴阳的失衡状态向平衡状态转化，是针灸治疗最终达到的根本目的。

一、补虚泻实

补虚泻实就是扶助正气祛除邪气。《素问·通评虚实论》说："邪气盛则实，精气夺则虚"。因此，"虚"指正气不足，"实"指邪气盛。虚则补，实则泻，是属于正治法则。《灵枢·经脉》篇说"盛则泻之，虚则补之……陷下则灸之，不盛不虚以经取之"。在针灸临床上补虚泻实原则有其特殊的含义。

1. 虚则补之、陷下则灸之

"虚则补之"就是虚证采用补法治疗。针刺治疗虚证用补法主要通过针刺手法的补法和穴位的选择和配伍等而实现的。如在有关脏腑经脉的背俞穴、原穴，施行补法，可达到改善脏腑功能，补益阴阳、气血等的不足；另外，应用偏补性能的腧穴如关元、气海、命门、肾俞等穴，也可起到补益正气的作用。

"陷下则灸之"，属于虚则补之的范畴，也就是说气虚下陷的治疗原则是以灸治为主。当气虚出现陷下证候时，应用温灸方法可较好地起到温补阳气、升提举陷的目的。如子宫脱垂灸百会、气海、关元等。

2. 实则泻之、宛陈则除之

"实则泻之"就是实证采用泻法治疗。针刺治疗实证用泻法主要是通过针刺手法的泻法、穴位的选择和配伍等而实现的。如在穴位上施行捻转、提插、开阖等泻法，可以起到祛除人体病邪的作用；应用偏泻性能的腧穴如十宣穴、水沟、素髎、丰隆、血海等，也可起到祛邪的目的。

"宛陈则除之"，"宛"同"瘀"，有瘀结、瘀滞之义。"陈"即"陈旧"，引伸为时间长久。"宛陈"泛指络脉瘀阻之类的病证；"除"即"清除"，指清除瘀血的刺血疗法等；就是对络脉瘀阻不通引起的病证，宜采用三棱针点刺出血，达到活血化瘀的目的。如由于闪挫扭伤、丹毒等引起的肌肤红肿热痛、青紫肿胀，即可以局部络脉或瘀血部位施行三棱针点刺出血法，以活血化瘀、消肿止痛。如病情较重者，可点刺出血后加拔火罐，这样可以排出更多的恶血，促进病愈；又如腱鞘囊肿、小儿疳证的点刺放液治疗也属此类。

3. 不盛不虚以经取之

“不盛不虚”，并非病证本身无虚实可言，而是脏腑、经络的虚实表现不甚明显。主要是由于病变脏腑、经脉本身的病变，而不涉及其他脏腑、经脉，属本经自病。治疗应按本经循经取穴。在针刺时，多采用平补平泻的针刺手法。

二、清热温寒

“清热”就是热性病证治疗用“清”法；“温寒”就是寒性病证治疗用“温”法。《灵枢·经脉》篇说：“热则疾之，寒则留之。”这是针对热性病证和寒性病证制定的清热、温寒的治疗原则。

1. 热则疾之

即热性病证的治疗原则是浅刺疾出或点刺出血，手法宜轻而快，可以不留针或针用泻法，以清泻热毒。例如，风热感冒者，当取大椎、曲池、合谷、外关等穴浅刺疾出，即可达到清热解表的目的。若伴有咽喉肿痛者，可用三棱针在少商穴点刺出血，以加强泻热、消肿、止痛的作用。

2. 寒则留之

即寒性病证的治疗原则是深刺而久留针，以达温经散寒的目的。因寒性凝滞而主收引，针刺时不易得气，故应留针候气；加艾灸更能助阳散寒，使阳气得复，寒邪乃散。如寒邪在表，留于经络者，艾灸法较为相宜；若寒邪在里，凝滞脏腑，则针刺应深而久留，或配合“烧山火”针刺手法，或加用艾灸，以温针法最为适宜。

第二节　经络证治纲要

经络证治是以经络理论为主要依据的辨证论治方法，主要是根据经络的循行分布（包括经络的交接、交叉、交会）、属络脏腑、联系器官、生理功能、病候特点等来确定疾病的经络归属，从而选择相应的经络治疗方法。多适用于体表部位的肌肉、关节、组织、器官的病变。

一、经络辨证

经络病证有广义、狭义之分。广义经络病证包括经络所属的脏腑病证在内，合称“脏腑、经络病证”；狭义的经络病证则是指脏腑以外的肌肉、皮毛、筋脉、骨节及五官九窍的病证。常见的有局部红、肿、热、痛（拒按）、抽搐的实性病证和肢冷、麻木、萎软、瘫痪的虚性病证。

（一）辨证归经

辨证归经是以临床证候表现为依据的归经形式。主要是根据《灵枢·经脉》篇所载十二经脉病候（即“是动病”、“所生病”）予以归经。例如证见“肺胀满，膨膨而喘咳，缺盆中痛，甚则交两手而瞀”或“咳，上气喘渴，烦心胸满，臑臂内前廉痛厥”等就归入手太阴肺经。证见“（下）齿痛、颈肿……目黄、口干、鼻出血、喉痹、肩前臑痛，大指次指不用”等就归入手阳明大肠经；舌本强痛归足太阴脾经；舌干、嗌干归足少阴肾经等等。有关原文详见《灵枢·经脉》篇。

(二)辨位归经

辨位归经是直接按病变部位作为依据的一种归经形式。清·陈士铎《洞天奥旨》曰:“内有经络,外有部位,部位者,经络之外应也”。由于十二经脉在人体的分布既有明确的部位所在,又有一定的规律可循,所以,根据病痛发生的不同部位来判断是何经的病证,这在经络辨证中是至关重要的一环,临床应用十分普遍。诸如头痛,根据经脉在头部的分区而论,前额为阳明之位;侧头为少阳分野;后枕为太阳所在;巅顶为厥阴所属。牙痛结合手阳明经入下齿龈、足阳明经入上齿龈而分别归入手足阳明经;肢体风湿痹痛也可按照经脉的循行分布情况来明辨。如果风寒湿邪侵袭某一经脉,导致该经闭阻不通,则可沿经出现肌肉酸痛,关节屈伸不利。经脉不通则气血不行,气血不至则经脉失养,又可出现肌肤麻木不仁,筋肉萎软瘫痪。一般而言,局部证见红肿、青紫、痉挛、发热、痛而拒按属实;寒凉、麻木、萎弱、瘫痪、痛而喜按属虚。

在某一病变部位有数经分布时,还必须结合其他兼证考虑归经。诸如胁痛涉及足少阳、足厥阴、足太阴三经,兼有口苦、目黄者归足少阳胆经;伴心烦、易怒、呕逆者归足厥阴肝经;另见脘腹胀满、大便稀溏者归足太阴脾经。舌体病变涉及手足少阴、足太阴三经,口舌生疮兼尿赤、尿道灼热而痛者归手少阴心经;舌干兼腰膝酸软、耳鸣者归足少阴肾经;舌本强痛兼腹胀、纳差者归足太阴脾经。

(三)“经络诊察”归经

“经络诊察”归经是根据经络具有诊断疾病的作用而确立的一种归经方法。包括经络望诊、经穴触诊、经络电测定、知热感度测定几种形式。

1. 经络望诊

望诊是中医学四诊之首。经络望诊归经法主要是通过观察经脉循行部位在色泽、润燥及组织形态等方面所表现出来的一系列病理变化来分析是属于何经的病变。由于脏腑有病能够通过经络反映到体表的相应部位,出现种种特异的、可见的“经络现象”,故可借以诊断疾病。例如上肢内侧前缘出现“红线”(即皮下出血线)即归入手太阴肺经,往往是呼吸道病变的反应;下肢内侧后缘出现脱毛,就归入足少阴肾经,提示泌尿生殖系统病变;上肢外侧上缘或下缘出现丘疹、水泡或疮疖,则分别归入手阳明大肠经或手太阳小肠经,往往表明肠道病变,多见于肠道梗阻的患者。古代外科医家常常按疮疡痈疖的发生部位归经论治,不但可以提高治疗效果,而且对判断预后也有一定的参考价值。故宋·窦材《扁鹊心书》中曰:“昔人望而知病者,不过熟其经络故也。”

2. 经穴触诊

经穴触诊,又称“经穴按压”、“经穴切诊”,是根据内脏有病会通过经脉的传导,在体表出现各种不同病理反应区或反应点的原理,在一定的经络循行部位或有关腧穴上进行触扪、按压,寻找和体验各种阳性反应,从而判断病在何经。结合针灸临床,可分为循经按压和穴位按压两个方面。

(1)循经按压:《灵枢·刺节真邪》篇曰:“用针者,必先察其经络之实虚,切而循之,按而弹之,视其应动者,乃后取之而下之。”提出了一个循经按压、寻找异常反应的问题。循经按压的方法,一般用拇指指腹沿经脉路线轻轻滑动,进行爪切、扪按,或用拇、食二指沿经轻轻搓捏,以探索肌肤浅层的异常反应。对肌肉丰满厚实部位稍用力,通过按压、揉动以探索肌肉深层的异常变化。循经按压所得的异常反应,可有循经疼痛(酸痛、抽痛、压痛)、敏感、麻木、寒凉、灼热或肿块、结节、条索状反应物等。《素问·刺腰痛》篇所记:“循之累累然”(结节状物)、“痛如小锤居其中”(肿块),《素问·骨空论》所记:“坚痛如筋者”(条索状物)均属此类。不同性质的疾病,有着不同形式的阳性反应。阳性反应物在何经,即可判定为何经的病变。

(2)穴位按压:《灵枢·百病始生》篇曰:“察其所痛,以知其应。”穴位按压所得的异常反应有压痛、敏感、麻木、迟钝、舒适或皮下组织隆起、结节、松软、凹陷等。《素问·刺腰痛》篇所记:“在郄中结络如黍米”,就是穴位处有结节出现的病理反应。上述种种病理反应,尤其在特定穴上体现最为明显。例如腹募、背俞穴出现压痛、过敏、迟钝或有舒适感,常提示相应脏腑的病变,即可归入相应经脉。中府穴压痛,提示肺经的病变;巨阙、膻中过敏或迟钝,可判为心经、心包经的病变;肾俞穴下按之空软表明肾和肾经虚弱;膀胱俞穴下有结节、隆起,多为膀胱经病变,可见于膀胱结石;三阴交穴压痛,病变在足三阴经,多见于月经不调、痛经等妇科疾患;阳陵泉穴下出现条索状物,可提示肝、胆二经的病变;阑尾炎患者常在足三里与上巨虚之间的阑尾穴处有压痛,病归手足阳明经。现今针灸临床上,已经将穴位按压用于对癌症的辅助诊断之中。

3. 经络电测定

经络电测定是利用经络测定仪测经络、腧穴皮肤导电量(或电阻值)的变化来分析脏腑、经络病变的一种诊断方法。后来演变为在经络腧穴的皮肤上观察引出的电流(或电位)的变化来判断受病脏腑、经络气血的盛衰虚实。

科学实验证明,人体皮肤表面存在导电量较高(电阻值较低)的“良导点”或高电位的“活动点”。这些点的分布,大体上与经穴的分布相一致。皮肤的良导现象是经络通路的表现,经穴的电位变化是经络活动的反映。在病理情况下,脏腑、经络气血失于平衡,这些点的导电量或电位值也会发生相应变化。这对于诊察脏腑、经络病变及选择最佳治疗腧穴都有重要的参考价值。测定时一般首选各经原穴或井穴(指趾畸形或四肢缺如者改用背俞穴),从测定的结果中来分析脏腑、经络的虚实状况。正常情况下,十二经穴之间或各经左右两侧的电阻值是接近平衡的(约在5~10万欧姆之间),一般大于或小于其他经2万以上,或本经左右相差2万以上即是病态。如果某些经穴的导电量高于其他经穴导电量平均值的1/3时,称为“高数”,其中的最高数常提示实性病变之所在;如果某些经穴的导电量低于其他经穴导电量的平均值的1/3时,称为“低数”,其中的最低数往往是虚性病变之所在;如果左右两侧同名经穴的导电量或电阻值相差在一倍以上者,即表示该经脉存在左右失衡的病变。

4. 知热感度测定

在正常情况下，人体左右两侧同一经穴对灼热的感知程度大致相同。如果差异较大，便说明该经脉气血失于平衡。测定时，一般首选各经的井穴（足少阴肾经以内至阴穴取代涌泉穴，指趾畸形或缺如者改用原穴或背俞穴）。以点燃的线香或点状发热的电热器（也可采用特制的自动计数电热器）接近经穴部位的皮肤，同时可均匀地上下或左右小幅度移动。记下该穴感知灼热所用的时间和移动次数，以便左右对比（或不同经脉的同类特定穴对比），从中找出差距，以确定病变的脏腑、经脉。通过测定，凡数据相差一倍以上者为病态，偏高者（时间长、超过正常值的1/2以上）为机能减退，属虚；偏低者（时间短、不足正常值的1/2以上）为机能亢进，属实。

目前针灸临床上，已将知热感度测定法演变为对穴位温度的测量，即用特制的皮温计依次测定各经井穴的温差（或左右对称井穴、背俞穴的温差）。研究表明，健康人与患者井穴、背俞穴的温度均有显著的差异，而井穴的温差比背俞穴的温差出现的频率高而且明显。因此，测定对称井穴的温差对判断脏腑、经脉的失衡比起背俞穴更具有重要意义。知热感觉属于知觉神经的反应，测定知热感度是患者的主观反应，误差在所难免。而皮肤温度属于自主神经支配，测定结果是客观的。因此，用敏感的穴位测温仪测量穴位的温差来判断经络失衡的情况，是更为理想可靠的方法。

二、按经论治

按经论治是在经络辨证的基础上，遵照循经取穴的原则，病在何经即在该经及与该经相关的经脉上选穴施治。

（一）十二经证治

十二经脉的证候表现，可分为经脉所属脏腑的病变、经脉循行所过部位的病变和相应组织器官病变三个方面。各经的这些病变，即是本经腧穴主治作用的适应范围。现结合《灵枢·经脉》篇、《灵枢·邪气脏腑病形》篇和《素问·脏气法时论篇》的有关记载，对十二经脉的证治综合、归纳如下。

1. 手太阴肺经证治

咳嗽，气短，喘息，胸部胀闷，鼻塞，咽痛，恶寒发热，汗出恶风，小便频数量少，上肢内侧前缘沿经酸楚疼痛、麻木。治宜宣肺调气、通经活络，虚补实泻，寒甚加灸。以本经取穴为主，配以手阳明、足太阳经穴。如中府、太渊、列缺、尺泽、孔最、少商、合谷、曲池、迎香、偏历、风门、肺俞、膻中、大椎等。

2. 手阳明大肠经证治

手三阳经证候以经脉循行所过部位病变和相应组织器官病证为主。本经证见上肢外侧前缘沿经酸楚疼痛、麻木，上肢酸软无力、活动受限、肌肉萎缩、瘫痪失用，颈肿，肩痛，鼻塞、流涕、鼻出血，下齿疼痛，咽喉肿痛，面痛、面瘫、面痉挛，腹痛，肠鸣，泄泻，下痢，痔疮，便秘等。治宜通经活络、调理肠道，虚补实泻，寒甚加灸。以本经取穴为主，配以手太阴、足阳明经穴。如合谷、曲池、三间、肩髃、手三里、迎香、列缺、孔最、足三里、天枢、上巨虚、中脘、大肠俞等。

3. 足阳明胃经证治

胃脘胀痛，食欲减退，呕吐，腹痛，肠鸣，泄泻，痢疾，便秘，发热，下肢外侧前缘沿经酸楚疼痛、麻木，下肢酸软无力、活动受限、肌肉萎缩、瘫痪失用，颈肿，咽喉疼痛，上齿疼痛，鼻病，目疾，面痛，面瘫，面痉挛，前额疼痛等。治宜调理胃肠、通经活络，虚补实泻，寒甚加灸。以本经取穴为主，配以足太阴经穴及本腑的募穴、背俞穴。如足三里、上巨虚、下巨虚、丰隆、内庭、梁丘、天枢、梁门、地仓、颊车、下关、四白、头维、公孙、大横、三阴交、合谷、中脘、胃俞等。

4. 足太阴脾经证治

脘腹胀满，泄泻，食欲缺乏，黄疸，水肿，身重乏力，月经不调，崩漏，下肢内侧前缘沿经酸楚疼痛、麻木，舌根强直。治宜健脾和胃、通经活络，虚补实泻，寒甚加灸。以本经取穴为主，配以足阳明经穴以及本脏的募穴、背俞穴。如太白、隐白、公孙、三阴交、地机、血海、阴陵泉、大横、梁门、水道、丰隆、足三里、章门、脾俞等。

5. 手少阴心经证治

胸痛，心悸，心痛，心烦，失眠，神志失常，咽干，口舌生疮，上肢内侧后缘沿经酸楚疼痛、麻木，手心热痛。治宜调理心神、通经活络，虚补实泻，寒甚加灸。以本经和手厥阴经穴为主，配以本脏的募穴、背俞穴。如神门、通里、阴郄、少府、少海、大陵、内关、间使、郄门、巨阙、膻中、心俞、厥阴俞等。

6. 手太阳小肠经证治

上肢外侧后缘沿经酸楚疼痛、麻木，肩胛痛，咽喉疼痛，颊肿，目黄，耳鸣、耳聋，少腹疼痛，肠鸣，泄泻，小便短赤。治宜通经活络、调理肠道，虚补实泻，寒甚加灸。以本经取穴为主，配以足阳明经穴和本腑的募穴、背俞穴。如后溪、腕骨、小海、肩贞、天宗、颧髎、听宫、足三里、下巨虚、中脘、关元、小肠俞等。

7. 足太阳膀胱经证治

遗尿，小便不利，小腹胀满，神志失常，各种脏腑病、五官病，下肢后面沿经酸楚疼痛、麻木，项背腰骶部疼痛，恶寒，发热，后枕部头痛。治宜调理膀胱、通经活络，虚补实泻，寒甚加灸。以本经取穴为主，配以本腑募穴。如天柱、大杼、风门、诸背俞穴、次髎、秩边、殷门、委中、委阳、承山、昆仑、申脉、京骨、中极、关元、太溪、三阴交等。

8. 足少阴肾经证治

本经病变以虚证为主，证见遗尿，小便不利，遗精，阳痿，月经不调，男子不育，女子不孕，虚喘，咯血，失眠，多梦，下肢内侧后缘沿经酸楚疼痛、麻木，腰痛，足心热，咽干喉燥，近视，视物昏花，耳鸣，耳聋。治宜补肾培元、通经活络，针灸并用，多用补法。以本经取穴为主，配以任脉、足太阳经穴。如太溪、复溜、照海、涌泉、大赫、肾俞、次髎、秩边、命门、气海、关元、三阴交等。

9. 手厥阴心包经证治

除经脉病为沿上肢内侧正中酸楚疼痛、麻木之外，其余均同手少阴心经证治。

10. 手少阳三焦经证治

上肢外侧正中沿经酸楚疼痛、麻木,肩、颈、耳后疼痛,耳鸣、耳聋,偏头痛,咽喉疼痛,腹胀,水肿,遗尿,小便不利。治宜通经活络、疏调三焦,虚补实泻,寒甚加灸。以本经取穴为主,配以足少阳、足太阴经穴以及本腑的募穴、背俞穴、下合穴。如阳池、中渚、外关、支沟、翳风、角孙、耳门、风池、阳陵泉、足临泣、三阴交、阴陵泉、石门、三焦俞、委阳等。

11. 足少阳胆经证治

黄疸,口苦,目黄,身黄,尿黄,惊恐,失眠,下肢外侧正中沿经酸楚疼痛、麻木,胁肋疼痛,偏头痛,目疾,耳鸣、耳聋。治宜疏肝利胆、通经活络,虚补实泻,寒甚加灸。以本经取穴为主,配以手少阳、足厥阴经穴。如丘墟、侠溪、足临泣、悬钟、光明、阳陵泉、风市、环跳、日月、率谷、风池、听会、支沟、外关、期门、太冲、肝俞、胆俞等。

12. 足厥阴肝经证治

胁肋胀痛,黄疸,口苦,食欲减退,嗳气呕逆,心烦易怒,下肢内侧正中酸楚疼痛、麻木,疝气,面瘫,头晕目眩,头顶痛,近视,夜盲,视物昏花,目赤肿痛。治宜疏肝理气、通经活络,虚补实泻,寒甚加灸。以本经取穴为主,配以足少阳、足少阴经穴。如太冲、行间、大敦、曲泉、章门、期门、侠溪、阳陵泉、光明、风池、日月、太溪、复溜、涌泉、足三里、百会、肝俞等。

(二)奇经八脉证治

关于奇经八脉证治,古代医家为我们积累了丰富的经验。总的来说,凡女子经、带、胎、产、乳诸疾多从任、督、冲、带四脉论治;里证多从阴维脉论治;表证多从阳维脉论治;运动功能失调、神志病(如癫痫、狂证、癔病、失眠、多寐)多从督脉、跷脉论治。实则气滞血瘀、脉络闭阻,治宜宣通;虚则气血不足、脉络失养,治宜温补,佐以宣通。重用八脉交会穴。

1. 任脉证治

《素问·骨空论》篇曰:"任脉为病,男子内结七疝,女子带下瘕聚。"这是任脉病的辨证提纲。概括了以泌尿、生殖疾患为主的下焦病变,如尿频,遗尿,小便失禁,癃闭,男子疝气、遗精、阳痿、早泄、精衰不育,女子带下、崩漏、月经不调、腹内肿块、不孕等等。此外,还应有消化、呼吸、心神方面的部分病症,如腹痛、腹泄、喘息、胸闷、癫疾、癔病等。施治法则是调理三焦、宽胸和胃,胸部以针为主,腹部以灸为主或针灸并用,虚补实泻。常用主穴有中极、关元、气海、神阙、中脘、巨阙、膻中、天突、廉泉、承浆、列缺(手太阴肺经,八脉交会穴之一,通于任脉)。

2. 督脉证治

《素问·骨空论》篇曰:"督脉为病,脊强反折……女子不孕,癃,痔,遗溺,嗌干。"这是督脉病的辨证提纲。以运动机能失调、神志疾患为主,兼有泌尿、生殖、消化系统病症。施治法则是疏调经气、安神定志,可针可灸,尤其适用于皮肤针和拔罐疗法,虚补实泻。常用主穴有长强、腰阳关、命门、至阳、身柱、大椎、哑门、风府、百会、水沟、素髎、后溪(手太阳小肠经,八脉交会穴之一,通于督脉)。

3. 冲脉证治

《素问·骨空论》篇曰："冲脉为病，逆气里急。"这是冲脉病的辨证提纲。包括胸痛、胸闷、气上冲心、呼吸不畅、脘腹胀痛、挛急不舒等症。此外，也有女子月经失调、崩漏、带下、不孕，男子遗精、阳痿、精衰不育等。施治法则是宽胸和胃、平气降逆，针灸并用，虚补实泻。冲脉本身没有腧穴，借助与各经的交会穴发挥治疗作用。交会穴有会阴、阴交（以上二穴属任脉）、气冲（足阳明经）、横骨、大赫、俞府（以上三穴属足少阴经）、公孙（足太阴脾经，八脉交会穴之一，通于冲脉）。

4. 带脉证治

《难经·二十九难》曰："带之为病，腹满，腰溶溶若坐水中。"这是带脉病的辨证提纲。实者证见湿热带下，肢体寒湿痹痛；虚者久带不愈，月经失调，子宫脱垂，疝气，腰腹弛缓无力，下肢萎弱瘫痪。施治法则是清热利湿、调经止带，针灸并用，虚补实泻。交会穴有命门（督脉）、章门（足厥阴经）、带脉、五枢、维道、足临泣（以上四穴属足少阳胆经，足临泣又为八脉交会穴之一，通于带脉）。

5. 阴维脉证治

《难经·二十九难》曰："阴维为病，苦心痛。"这是阴维脉病的辨证提纲。盖阴维脉主一身之里，若阴气内结，则可出现胸胁支满、脘腹冷痛等症，故里证、虚寒之证多从阴维脉论治。施治法则是温中散寒、理气止痛，针灸并用，温针灸最为适宜。交会穴有天突、廉泉（以上二穴属任脉）、筑宾（足少阴经）、期门（足厥阴经）、冲门、府舍、大横、腹哀（以上四穴属足太阴经）、内关（手厥阴心包经，八脉交会穴之一，通于阴维脉）。

6. 阳维脉证治

《难经·二十九难》曰："阳维为病，苦寒热"。这是阳维脉病的辨证提纲。盖阳维脉主一身之表，若阳气外盛，则可出现恶寒发热、头项强痛、一身尽痛等症，故外感表证多从阳维脉论治。施治法则是疏散表邪、调和营卫，风热只针不灸，浅刺疾出，泻法；风寒针灸并用，泻法。交会穴有哑门、风府（以上二穴属督脉）、风池（足少阳经）、头维（足阳明经）、外关（手少阳三焦经，八脉交会穴之一，通于阳维脉）。

7. 阴跷脉证治

《难经·二十九难》曰："阴跷为病，阳缓而阴急。"这是阴跷脉病的辨证提纲。指踝关节以上部位的皮肉、筋脉外侧弛缓，内侧拘急。因跷脉主肢体运动和眼的开合功能，故阴跷脉病还有腰髋疼痛连及阴中、癫痫夜发、思睡多寐、喉痛、失音等症。施治法则是疏调经气、醒脑开窍，可针可灸，泻阴补阳。交会穴有睛明（足太阳经）、交信、照海（以上二穴属足少阴肾经，照海又为八脉交会穴之一，通于阴跷脉）。

8. 阳跷脉证治

《难经·二十九难》曰："阳跷为病，阴缓而阳急。"这是阳跷脉病的辨证提纲。指踝关节以上部位的皮肉、筋脉内侧弛缓，外侧拘急。此外，还有腰背疼痛、角弓反张、失眠、狂躁、癫痫昼发等症。施治法则是疏调经气、镇静宁神，只针不灸，泻阳补阴。交会穴有风府（督脉）、承泣、地仓(以上二穴属足阳明经)、风池(足少阳经)、睛明、仆参、申脉(以上三穴属足太阳膀胱经,申脉又为八脉交会穴之一,通于阳跷脉)。

(三)络脉证治

从络脉与经脉的关系而言,二者基本上是属于一体的。所不同的是经深络浅,经直络横而已。这就决定了络脉病证具有表浅性、区域性的特点,较少有全身性证候。而这些局部病证又往往是经脉病证的组成部分。所以,络脉病证与经脉病证之间既有一定的区别,又有十分密切的联系。正因为如此,十二络穴既有单独的证候体现,又可兼治表里两经的病变。

络脉瘀阻是络脉病证最基本的病理变化。瘀血既可留滞于络脉之中,也可泛溢于络脉之外。主证可见络脉怒张或脉管下陷、局部红肿青紫、皮下出血,或五官九窍及内脏出血等。

络脉病证表浅,一般也从表论治。《素问·调经论》篇曰:"病在血,调之络。"《灵枢·官针》篇曰:"络刺者,刺小络之血脉也。"并记录了赞刺、豹纹刺等刺法。在现代针灸疗法中,三棱针点刺出血、皮肤针叩刺出血、挑刺疗法和刺血拔罐等就是直接刺激络脉或络脉的分布区(即孙络、浮络之所在),以清除病邪的治疗手段。也是"宛陈则除之"这一治疗原则的具体实施。以局部选穴为主,一般只针不灸,泻法。

(四)经筋证治

经筋病证多表现为肌肉、肌腱、关节、韧带在运动方面的机能失常。诸如筋脉的拘挛、抽搐、强直、弛缓、瘫痪等。例如足阳明经筋"腹筋急,引缺盆及颊,卒口僻"。足太阴经筋"内踝痛,膝内辅骨痛,阴股引髀而痛,阴器纽痛"等。有关原文详见《灵枢·经筋》篇。

《灵枢·经筋》篇对经筋病证提出了"治在燔针劫刺,以知为数,以痛为腧"的治疗方法。表明经筋病证应以火针、温针治疗。以取阿是穴为主,见效即止,不可过度。除火针以外,《灵枢·官针》篇的浮刺、分刺、恢刺、关刺、合谷刺等,也都可以运用于经筋病证。在选穴方面,除阿是穴外,还可以结合十二经筋的循行分布,适当选择一些远道腧穴配合治疗。由于肝主筋,脾主四肢、肌肉,故足厥阴、足太阴经脉的原穴(太冲、太白)、背俞穴(肝俞、脾俞)及督脉的筋缩穴,足少阳经的阳陵泉(筋之会穴),也都是经筋病证的首选腧穴。

第三节 针灸推拿处方

针灸推拿处方就是在中医理论尤其是经络理论等指导下,依据选穴原则和配穴方法,选取腧穴并进行配伍,确立刺灸推拿法而形成的治疗方案。针灸推拿处方包括两大要素,即穴位和刺灸法。

一、穴位的选择

穴位是针灸推拿处方的第一组成要素,穴位选择是否精确直接关系着针灸的治疗效果。在确定处方穴位时,我们应该遵循基本的选穴原则和配穴方法。

（一）选穴原则

选穴原则就是临证选取穴位应该遵循的基本法则，包括辨位选穴（近部选穴、远部选穴）辨证对症选穴和辨时选穴。

辨位选穴包括近部选穴和远部选穴，是主要针对病变部位而确定穴位的选穴原则；辨证对症选穴是针对疾病表现出的证候或症状而选取穴位的原则；辨时选穴是根据气血的运行规律。

1. 近部选穴

近部选穴就是在病变局部或距离比较接近的范围选取穴位的方法，是腧穴局部治疗作用的体现。如巅顶痛取百会；胃痛选中脘；面瘫局部选颊车、地仓、颧髎，近部选风池。

2. 远部选穴

远部选穴就是在病变部位所属和相关的经络上，距病位较远的部位选取穴位的方法，是“经络所过，主治所及”治疗规律的体现。如胃痛选足阳明胃经的足三里；上牙痛选足阳明胃经的内庭，下牙痛选手阳明大肠经的合谷穴等。

3. 辨证对症选穴

辨证选穴就是根据疾病的证候特点，分析病因病机而辨证选取穴位的方法。临床上有些病证，如发热、多汗、盗汗、虚脱、抽风、昏迷等均无明显局限的病变部位，而呈现全身症状，这时我们采用辨证选穴，如肾阴不足导致的虚热选肾俞、太溪；肝阳化风导致的抽风选太冲、行间等。另外对于病变部位明显的疾病，根据其病因病机而选取穴位也是治病求本原则的体现；如牙痛根据病因病机可分为风火牙痛、胃火牙痛和肾虚牙痛，风火牙痛选风池、外关，胃火牙痛选内庭、二间，肾虚牙痛选太溪、行间。

对症选穴是根据疾病的特殊症状而选取穴位的原则，是腧穴特殊治疗作用及临床经验在针灸处方中的具体运用。如哮喘选定喘穴，虫证选百虫窝，腰痛选腰痛点，落枕选落枕穴，崩漏选断红穴等，这是大部分奇穴的主治特点。

（二）配穴方法

配穴方法就是在选穴原则的指导下，针对疾病的病位、病因病机等，选取主治作用相同或相近，或对于治疗疾病具有协同作用的腧穴进行配伍应用的方法。临床上穴位配伍的方法多种多样，但总体可归纳为两大类即经脉配穴法、部位配穴法。

1. 按经脉配穴法

经脉配穴法是以经脉或经脉相互联系而进行穴位配伍的方法，主要包括本经配穴法、表里经配穴法、同名经配穴法。

（1）本经配穴法：当某一脏腑、经脉发生病变时，即选该脏腑、经脉的腧穴配成处方。如胆经郁热导致的少阳头痛，可近取胆经的率谷、风池，远取本经的荥穴侠溪；胃火循经上扰导致的牙痛，可在足阳明胃经上近取颊车，远取该经的荥穴内庭。

（2）表里经配穴法：本法是以脏腑、经脉的阴阳表里配合关系为依据的配穴方法。当某一脏腑经脉发生疾病时，取该经和其相表里的经脉腧穴配合成方。如风热袭肺导致的感冒咳嗽，可选肺经的尺泽和大肠经的曲池、合谷；《灵枢·五邪》载："邪在肾，则病骨痛，阴痹……取之涌泉、昆仑。"另外，原络配穴法是表里经配穴法中的特殊实例，在特定穴的临床应用中将详细论述。

(3)同名经配穴法：是将手足同名经的腧穴相互配合的方法，是基于同名经"同气相通"的理论。如阳明头痛取手阳明的合谷配足阳明的内庭；落枕取手太阳经的后溪配足太阳经的昆仑。

2. 按部位配穴法

按部位配穴法是结合身体上腧穴分布的部位进行穴位配伍的方法，主要包括上下配穴法、前后配穴法、左右配穴法。

(1)上下配穴法：是指将腰部以上或上肢腧穴和腰部以下或下肢腧穴配合应用的方法，在临床上应用较为广泛。如胃脘痛可上取内关，下取足三里；阴挺(子宫脱垂)可上取百会，下取三阴交；肾阴不足导致的咽喉肿痛，可上取曲池或鱼际，下取太溪或照海；八脉交会穴的配对应用也属本配穴法，具体配伍应用将在特定穴的临床应用中介绍。

(2)前后配穴法：是指将人体前部和后部的腧穴配合应用的方法，主要指将胸腹部和背腰部的腧穴配合应用，在《内经》中称"偶刺"。本配穴方法常用于治疗脏腑疾患，如膀胱疾患，前取水道或中极，后取膀胱俞或秩边；肺病可前取华盖、中府，后取肺俞；临床上常见的俞、募穴配合应用就属于本配穴法的典型实例。

(3)左右配穴法：是指将人体左侧和右侧的腧穴配合应用的方法。本方法是基于人体十二经脉左右对称分布和部分经脉左右交叉的特点。在临床上常选择左右同一腧穴配合运用，是为了加强腧穴的协同作用；如胃痛可选双侧足三里、梁丘等；当然左右配穴法并不局限于选双侧同一腧穴，如左侧偏头痛，可选同侧的太阳、头维和对侧的外关、足临泣；左侧面瘫可选同侧的太阳、颊车、地仓和对侧的合谷。

以上介绍的选穴原则和常见的几种配穴方法，在临床应用时要灵活掌握，因为一个针灸处方常是几种选穴原则和多种配穴方法的综合运用，如上述的左侧偏头痛，选同侧的太阳、头维和对侧的外关、足临泣，既包含了左右配穴法，又包含了上下配穴法，因此，选穴原则和配穴方法是从理论上提供了针灸处方选穴的基本思路。

二、刺灸法、推拿法的选择

刺灸法、推拿法是针灸处方的第二组成要素，包括疗法的选择、操作方法和治疗时机的选择。

1. 疗法的选择

应针对患者的病情和具体情况而确立治疗手段。如用毫针疗法、灸疗法、火针法还是拔罐疗法、皮肤针疗法等，亦或应用推拿法等，均应说明。

2. 操作方法的选择

当确立了疗法后，要对疗法的操作进行说明。如毫针疗法用补法还是泻法；艾灸用温和灸还是斑痕灸等；尤其是对于处方中的部分穴位，当针刺操作的深度、方向等不同于常规的方法时，要特别表明。针刺治疗疾病可每日 1 次或每日 2 次等，应根据疾病的具体情况而定。

3. 治疗时机的选择

治疗时机是提高针灸疗效的重要方面。一般来说，针灸治疗疾病没有特殊严格的时间要求。但是，临床上针灸治疗部分疾病在时间上有极其重要的意义。如痛经在月经来潮前几天开始针灸，直到月经结束为止；女性不孕症，在排卵期前后几天连续针灸等，这样能大大地提高疗效。

第四节　临床部分特殊检查方法

1. 颈部轴位挤压试验

嘱患者坐位，头向患侧后方倾斜，检查者双手交叉，抱住头顶，沿颈部纵轴向下施加压力，如患者感到疼痛并向上肢放射为阳性，见于颈椎病（图 9－1）。

2. 上肢牵拉试验

嘱患者坐位，检查者一手将患者头部推向健侧，另一手握住患者腕部向外下方牵引，如能诱发患肢疼痛、麻木感即为阳性，见于颈椎病（图 9－2）。

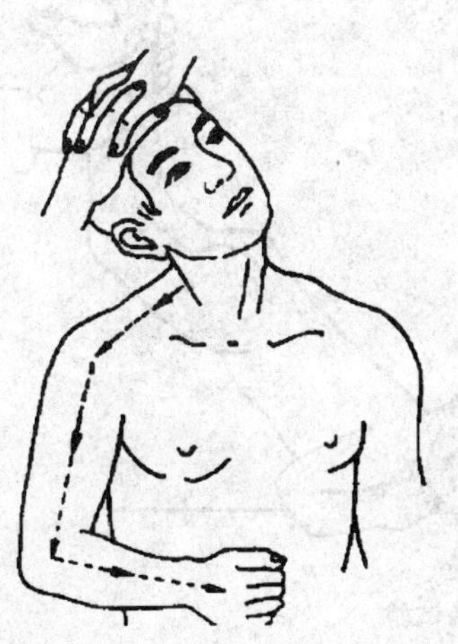

图 9-1　颈部轴位挤压试验

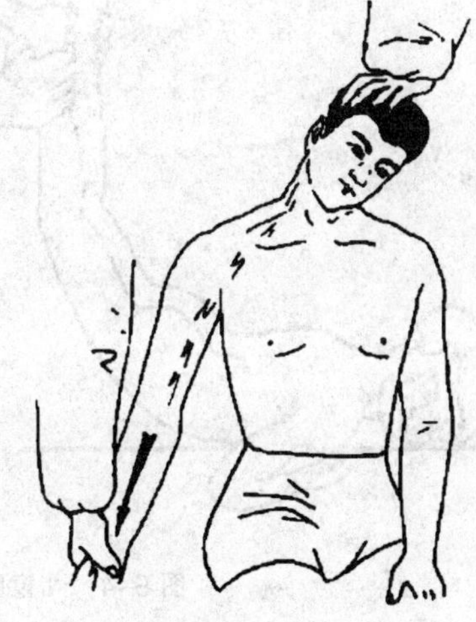

图 9-2　上肢牵拉试验

3. 直腿抬高试验

或称 Laseague 征。患者平卧位，膝关节伸直，下支被动抬起。正常时抬高 80°～90°，如不能抬高到上述范围，记录其抬高角度（图 9－3）。将患肢足部被动背伸，有坐骨神经放射性疼痛则为阳性，见于腰椎间盘突出症。

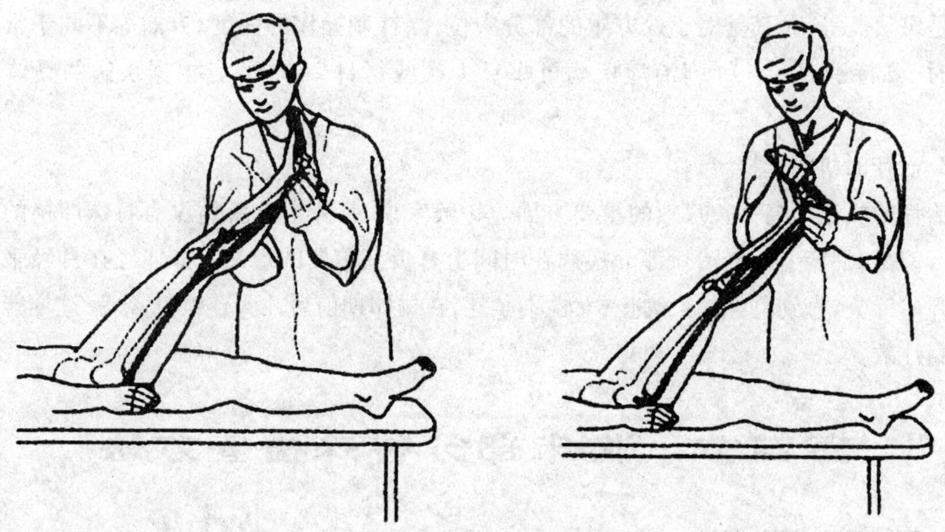

图 9-3 直腿抬高试验

4. 儿童腰部伸展试验

患儿俯卧位,检查者将双小腿抬起(图 9-4)。正常儿童腰部后伸自如且不痛。柱结核患儿,僵直的腰部随臀部抬离床面。

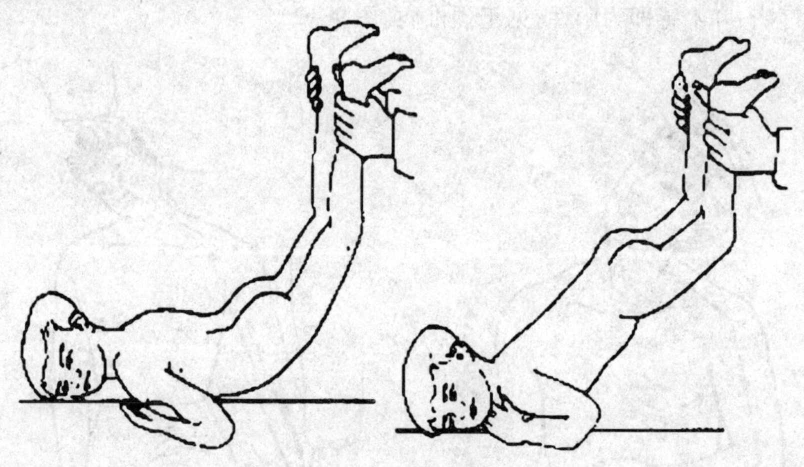

图 9-4 儿童腰部伸展试验

5. 4 字试验

又称 Feber 征。患者仰卧位,一侧髋膝关节屈曲,髋关节外展、外旋,小腿内收、外旋,足外踝放在对侧大腿之上,两腿相交成 4 字,检查者一手固定骨盆,一手将屈曲膝关节内侧向下压(图 9-5)。如能诱发骶髂关节部位疼痛,则为阳性,见于骶髂关节部位的劳损、类风湿性关节炎、结核、致密性骨炎等。

6. 床边试验

又称 Gaenslen 征。患者仰卧位,患侧靠床边使臀部能稍突出,大腿能垂下为宜。对侧下肢屈髋、屈膝，双手抱于膝前。检查者一手扶住髂嵴，固定骨盆，另一手将垂下床旁的大腿向地面方向加压，如能诱发骶髂关节处疼痛，则为阳性（图9－6）。

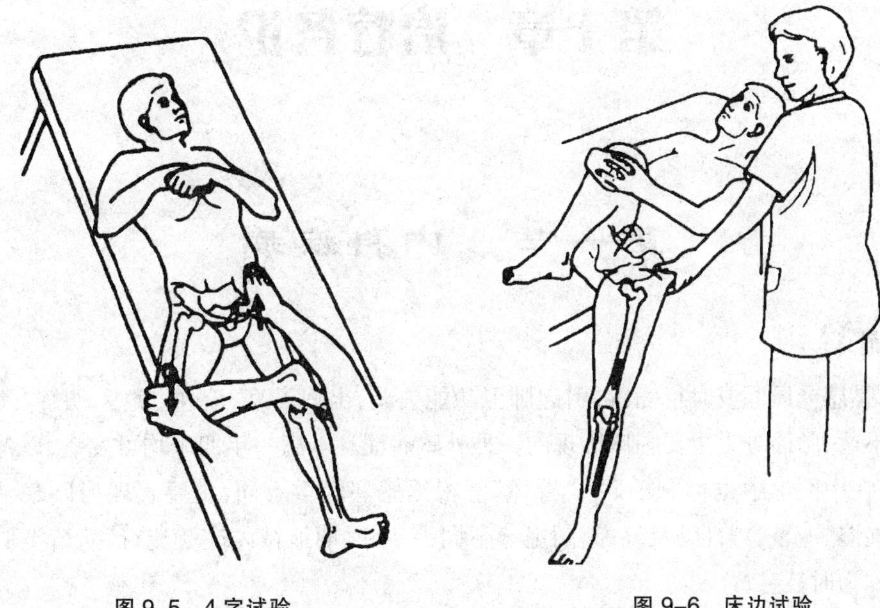

图9–5　4字试验　　图9–6　床边试验

7. 浮髌试验

伸直位，检查者右手虎口对着髌骨上极，手掌压在髌上囊上，使关节液集中于髌骨上下，另一手以垂直方向挤压髌骨，并迅速放开，如感觉髌骨浮动的感觉，即为阳性（图9－7）。一般成人液体在50mL以上才出现阳性。

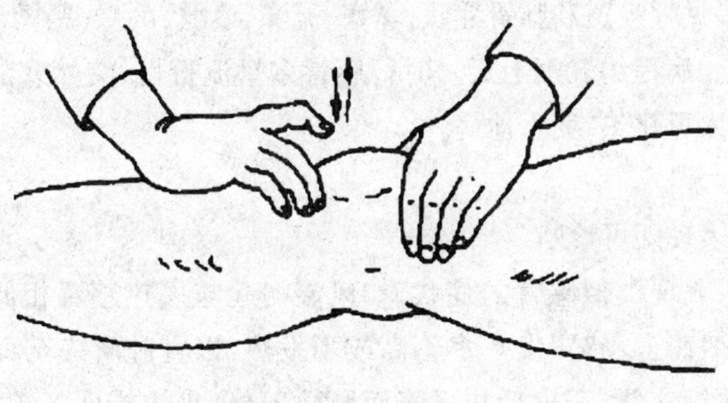

图9–7　浮髌试验

第十章 治疗各论

第一节 内科疾病

一、感冒

感冒是感受风邪或时行病毒,引起肺卫功能失调,出现鼻塞、流涕、喷嚏、头痛、恶寒、发热、全身不适、脉浮等为主要临床表现的一种外感病证。本病一年四季均可发病,以冬、春季节为多。在中医学中也称“伤风”、“冒风”。根据感邪轻重不同,主要表现为风寒、风热两类,又有夹湿、夹暑等兼证,及气虚、阴虚等不同;一个时期地域内广泛流行、病情类似、症状较重者,称为时行感冒。

西医学上呼吸道感染属本病范畴,流行性感冒属时行感冒的范畴。

中医学认为本病与外感风邪、起居失宜、寒温失调等因素有关。感冒的病机多为感受触冒六淫、时行之邪,侵袭肺胃,卫表不和,肺失宣肃所致。感冒以风邪为主因,在不同季节常与当令时气相合而伤人。外邪侵犯人体是否发病,与机体正气强弱和感邪轻重密切相关。

【临床表现】

感冒初起一般多见呼吸道和肺胃症状,鼻塞、流涕、喷嚏、声重、恶风,继则发热、咳嗽、咽痒或痛、周身不适等。病程约五至七天。时行感冒多呈流行性,突然寒战、高热、周身酸痛,全身症状明显,且可入里化热,变生他病。

【诊断与鉴别】

诊断:根据临床表现即可诊断。

鉴别:温病早期,表现类似感冒的症状,如风温初起与风热感冒相似,在温热病流行季节,应注意鉴别。一般而言,感冒发热多不高或不发热,以宣肺解表药即刻汗出热退,少传变;温病有高热、壮热等症状,汗出后热虽降而脉数不静,身热旋即复起,多有传变,甚则神昏、惊厥。

【治疗】

1. 针灸治疗

治法:解表达邪,宣肺和营

处方:风池、大椎、合谷、外关、列缺。

方义:风池为足少阳经和阳维脉交会穴,大椎为手足三阳经交会穴,外关为八脉交会穴痛阳维脉,三穴配合可以疏风解表。合谷为手阳明经原穴,可以祛风解表,配外关以疏调气机。列缺为手太阴经络穴,可以宣肺止咳,与合谷联用,原络配穴,宣肺解表之力更强。

加减:风寒、风热表证,加风门、肺俞以祛风散寒清热;暑湿感冒,加中脘、足三里以化湿和中;阴虚感冒,加复溜、太溪以滋阴降火;气虚感冒,加气海以益气解表。

操作:平补平泻法。

2. 推拿疗法

治法:解表散邪。

取穴:印堂、攒竹、迎香、太阳、百会、风池、肩井、肺俞、定喘、尺泽、曲池、合谷、外关、鱼际穴。

手法:一指禅推法、按揉法、抹法、分推法、拿法、扫散法、击法、擦法。

操作:

(1)头面及颈项部操作。患者坐位或仰卧位,术者行一指禅“小8字”和“大8字”推法,反复分推3~5遍。继之指按、指揉印堂、攒竹、迎香、太阳、百会,每穴一分钟;结合抹前额3~5遍;用分推法在前额、目眶上下及两侧鼻翼,反复推5~8遍;从前额发际处拿至风池穴处做五指拿法,反复3~5遍。行双手扫散法,约一分钟;指尖击前额部至头顶,反复3~6遍。患者取坐位,术者立其体侧,用拇、食两指指面在风池穴上做拿法,再缓慢向下移动拿颈项两侧直至颈项根部,如此,由上自下反复8~10遍;从前发际开始到后发际处用五指拿法5~8遍;拿肩井,稍用力以酸胀为度,反复8~10遍。

(2)背部操作。一指禅推法结合按揉,在双侧肺俞、定喘穴操作,每侧一分钟。擦大椎,擦背部膀胱经(重点擦大杼至膈俞部位),透热为度。

(3)上肢部操作。一指禅推法沿上肢太阴经和阳明经往返操作,结合按揉或拿揉尺泽、曲池、合谷、外关、鱼际穴,每穴0.5~1分钟;掌推上肢背侧手三阳经2~3分钟。

3. 其他疗法

(1)拔罐疗法:先在大椎、风门、肺俞闪罐,后沿督脉及两侧膀胱经走罐,以局部潮红为度;取大椎、风门、肺俞、身柱等2~3穴,留罐10分钟。主要适用于风寒束表证。

(2)耳穴疗法:取肺、支气管、内鼻、肾上腺、轮4、轮5、轮6,毫针浅刺,留针15~20分钟,或用王不留行籽按压。

【按语】

(1)发热时多饮开水,以补充水分。饮食宜清淡,忌油腻、辛辣、燥热,保持充足的睡眠。

(2)感冒轻浅之证,只要及时恰当处理,即可较快痊愈。对于老年、婴幼、体弱患者及时行感冒之重症,须加以重视,以防传变。

(3)保持室内外环境卫生和个人卫生,室内空气保持新鲜,并有充足的阳光照射。

二、咳嗽

咳嗽是指以咳嗽、咳痰为主要临床表现的一种肺系病证。咳指肺气上逆,有声无痰;嗽指咳吐痰液,有痰无声。临床痰声多并见,以咳嗽并称。本病相当于西医学中急慢性气管炎、支气管扩张、上呼吸道感染。

咳嗽病因有外感、内伤两大类。外感咳嗽为卫外功能减弱，六淫外邪侵袭肺系；内伤咳嗽为咳嗽反复发作，脏腑功能失调，内邪干肺。外感新病多属实证，内伤久病多属虚证，二者还可相互影响为病，久延则邪实转为正虚。

【临床表现】

以咳嗽、咳痰为主要临床症状。外感咳嗽可伴有寒热之表证，内伤咳嗽病程较长，多咳而伴喘。

检查：双肺闻及呼吸音增粗，或散在干湿性啰音。X线可见肺纹理正常或增粗。

【诊断与鉴别】

哮证、喘证：两证可兼见咳嗽，但以哮、喘为主要临床表现。哮证为喉间哮鸣有声，呼吸急促，甚则不能平卧。喘证主要表现为呼吸困难，甚则张口抬肩，仰息不能平卧，是多种急慢性疾病的一个症状。

【治疗】

1. 针灸治疗

治法：外感咳嗽理气化痰，宣肺止咳；内伤咳嗽驱邪止咳，扶正补虚。

处方：肺俞、膻中、天突、列缺。

方义：膻中调理气机，宣肺化痰；天突宣利肺气、止咳化痰；列缺为手太阴经络穴，与肺俞相配，宣肺止咳。

加减：风寒咳嗽，加风门、合谷以疏风散寒宣肺；风热咳嗽，加大椎以祛风散热；痰湿蕴肺加足三里、丰隆以健脾化痰；痰热郁肺，加鱼际、阴陵泉以清热化痰；肝火犯肺，加侠溪、行间以泻火；肺阴亏耗，加复溜、太溪以滋阴降火。

操作：平补平泻法。

2. 推拿疗法

治法：疏风解表、宣肺止咳。

取穴：肺俞、中府、列缺、太渊。

手法：按法、揉法。

操作：用食、中二指端在肺俞上按揉，约揉15～30次；两手大拇指腹自肺俞穴沿肩胛骨后缘向下分推，约分推30～50次；以拇指指腹点按太渊穴，使感到酸麻胀痛为宜；以拇指按住中府穴，逆时针旋转按揉3～5分钟；以拇指尖掐按列缺3～5分钟，向手指方向用力，手法要重而强。

3. 其他疗法

（1）拔罐疗法：在风门、肺俞闪罐，后沿督脉及两侧膀胱经走罐，以局部潮红为度；取大椎、风门、肺俞等穴，留罐10分钟。

（2）耳穴疗法：肺、神门、气管、交感，毫针中等强度刺激，留针10～15分钟，或用王不留行籽按压。

【按语】

（1）咳嗽的治疗，除直接治肺外，还应注意治脾、治肝、治肾。外感咳嗽忌敛涩留邪，内伤咳嗽应防宣散伤正。

(2)忌食辛辣、香燥、肥甘厚味及寒凉之品。保持心情舒畅,避免性情急躁、郁怒化火伤肺。发病后注意休息,清淡饮食。多饮水,以利排痰。

(3)改善环境卫生,消除烟尘和有害气体的危害。

三、哮喘

哮喘俗称"吼病"。哮指喉中有痰鸣音,喘指呼吸困难而急促,两者相兼,名为哮喘。本病属于中医学"哮证"、"喘证"、"痰饮"范畴。

西医学认为哮喘是由嗜酸性粒细胞、肥大细胞和T淋巴细胞等多种炎症细胞参与的气道慢性炎症。这种炎症使患者对各种激发因子具有气道高反应性,并引起气道缩窄。临床上表现反复发作性喘息、呼气性呼吸困难、胸闷或咳嗽等症状,常在夜间和清晨发作或加剧。本病形成与体质的特异反应性有关,哮喘患者中约有50%有过敏疾病的家族史。

中医学认为,痰饮内伏是本病的基本病因。宿痰内伏于肺,复加外感、饮食、情志等因素,致痰阻气道,肺气上逆而发为哮喘。

【临床表现】

本病通常表现为发作性伴有哮鸣音的呼气性呼吸困难或发作性胸闷、咳嗽,严重者呈端坐呼吸,干咳或咳大量白色泡沫痰。哮喘症状可在数分钟内发作,经服药或自行得到缓解。某些患者在缓解后再次发作。

检查:痰涂片检查可见嗜酸性粒细胞明显增多,X线检查可见两肺纹理增粗或见透亮度增高。

【诊断与鉴别】

诊断:反复发作的喘息、呼吸困难、胸闷或咳嗽,多与接触变应原、冷空气、物理、化学性刺激、运动有关。发作时呈桶状胸,肺部叩诊呈清音,听诊呼吸音减弱,呼气延长,两肺满布哮鸣音,血嗜酸性粒细胞明显增多。

鉴别:气短同为呼吸异常,气短不足以息。喘证是以呼吸困难,张口抬肩,甚则不能平卧为特征;气短是少气,呼吸微弱而喘促,或气短不足以息,可平卧。

【治疗】

1.针灸治疗

(1)哮证

治法:宽胸理气,化痰止哮。

处方:肺俞、膻中、天突、丰隆。

方义:肺俞为手太阴经背俞穴,膻中为八会穴之气会,肺俞配膻中、天突,采用前后配穴法,旨在理气、化痰止哮;膻中、天突宽胸理气、降逆止哮;丰隆为足阳明络穴,起到化痰的功效。

加减:寒哮证加风门、列缺以疏风散寒;热哮证加大椎、曲池以祛风清热;哮证日久,肺脾气虚证加脾俞、足三里益气健脾;肺肾两虚证加肾俞、太溪以滋阴固肾。

操作:肺俞、膻中平刺或斜刺 0.8 ~1 寸,天突沿胸骨向下直刺 0.5 ~1 寸,采用平补平泻法。

(2)喘证

治法:实证以宣肺平喘;虚证以扶正培本。

处方:肺俞、膻中、天突、定喘。

方义:肺俞与膻中、天突前后配穴,理肺平喘;定喘为夹脊穴,是平喘的特效穴。

加减:风寒壅肺证加风门、合谷以宣肺散寒;表寒肺热证加大椎、风门、尺泽以解表清里;痰热郁肺证加曲池以清热化痰,或配大椎放血;痰浊阻肺证加中脘、足三里以降逆化痰;喘证日久,肺肾亏虚加肾俞、气海、太溪以补肾纳气。

操作:肺俞、膻中平刺或斜刺 0.8 ~1 寸,天突沿胸骨向下直刺 0.5 ~1 寸,采用平补平泻法。

2. 其他疗法

穴位贴敷法:取大椎、肺俞、膏肓、膻中等穴,于夏季三伏天以药物调制药膏贴敷于上述穴位,每 10 日敷 1 次。

【按语】

(1)哮喘可见于多种疾病,发作缓解后,应积极治疗原发病。哮喘持续状态应配合药物治疗。

(2)日常应注意保暖,防止感冒,忌食易引起发作的食物,避免接触诱发因素。

四、头痛

头痛是指以患者自觉头部疼痛为主要临床表现的一种病证。头痛可单独出现,也可出现于多种急、慢性疾病中。本节讨论的是因外感六淫、内伤杂病而引起的,以头痛为主要表现的一类病证。

中医学将头痛的病因分为外感与内伤两类。外感多因外邪侵袭,上扰清窍,壅滞经络,脑络不通则痛;内伤多责之于情志、饮食、体虚、外伤等因素,致使肝、脾、肾三脏虚损,脑络失养,不荣则痛。

头痛可见于西医学内、外、神经、精神、五官等各科疾病中。本节所讨论主要为内科常见的头痛,如血管性头痛、紧张性头痛、三叉神经痛、外伤后头痛、部分颅内疾病、神经官能症及某些感染性疾病、五官科疾病的头痛等。

【临床表现】

以头痛为主要表现,疼痛可发生在前额、两颞、巅顶或全头部,疼痛可呈胀痛、刺痛、隐痛等。发作形式有突然发作、反复发作或时痛时止,发作时间不定。

检测血压,必要时做经颅多普勒、颅脑 CT 或 MRI 等检查以明确病因。

【诊断与鉴别】

眩晕:头痛与眩晕可以单独出现,也可以同时出现,头痛的病因有外感和内伤两方面,眩晕以内伤为主。临床表现头痛以疼痛为主,实证较多;眩晕以昏眩为主,虚证较多。

真头痛：真头痛为头痛的特殊重症，特点是起病急骤，头痛剧烈，持续不解，手足逆冷至肘膝，甚则呕吐如喷，肢厥。真头痛常见于现代医学中因颅内压升高而导致的以头痛为主要表现的各类危重病症，如高血压危象、蛛网膜下腔出血、硬膜下出血等。

【治疗】

1. 针灸治疗

治法：通络止痛。

处方：风池、太阳、头维、印堂、百会、合谷、外关。

方义：风池穴善治一切内风、外风，为疏风散邪、清利头目的常用穴。太阳通经和络、善治头痛，头维、印堂局部刺激可以通络止痛，合谷、外关祛风和络。

加减：外感风寒、风热头痛，加曲池以疏风解表；风湿头痛，加阴陵泉以清热利湿；肝阳头痛，加太冲以疏肝降火；痰浊头痛，加中脘、足三里、丰隆以化痰降浊；瘀血头痛加血海以活血祛瘀；血虚头痛，加三阴交、气海以益气养血；肾虚头痛，加太溪、肾俞以补肾填精。

操作：平补平泻法。

2. 推拿治疗

治法：舒经通络止痛。

取穴：印堂、睛明、阳白、太阳、百会、风池、率谷、合谷、涌泉。

手法：拿法、揉法、抹法、扫散法。

操作：

(1)基本操作。患者取仰卧位，头偏向健侧，医生先选用指揉法自风池穴起沿颈项部夹肌而下至颈根，如此上下往返3～5分钟；拿风池穴，拿颈项夹肌3～5遍。用手指按揉印堂、睛明、阳白、太阳、百会、率谷等穴各20～30次。抹前额、上下眼眶，3～5次。指揉合谷30～50次。用扫散法在头侧部足少阳胆经循行路线自前上向后下方操作30～50次。患者取坐位于床边，以五指拿法（拿五经）自前发际起经头顶、后脑部改为三指法、拿风池；如此往返3～5遍。最后按揉两侧涌泉穴结束治疗。

(2)辨证治疗。对有面色潮红、恶心、呕吐等症状者，可加指揉内关、丰隆、胃俞等穴。对视觉障碍明显者，可加强抹上下眼眶、指揉眼周穴位、指揉光明穴。

3. 其他疗法

拔罐疗法：沿两侧膀胱经第1侧线、督脉闪火法走罐，以皮肤发红为度。风热头痛取大椎、肺俞刺络拔罐；肝阳头痛取大椎、肝俞、胆俞刺络拔罐；瘀血头痛取心俞、膈俞刺络拔罐；风寒或风湿头痛加大椎、风门、膈俞施灸；痰浊头痛加丰隆、足三里、气海施灸；肾虚头痛加肾俞、命门施灸。

【按语】

头痛病因繁多，机理复杂，了解头痛的病因及发作机理对头痛的防治有重要意义。走罐法、刺络拔罐法、艾灸法均为治疗方法，须分清病因和证型选择使用。

五、偏头痛

偏头痛，又称偏头风。其特点是疼痛暴作，痛势甚剧，半侧头痛，或左或右，或连及眼齿，呈胀痛、刺痛或跳痛，可反复发作，经年不愈，痛止如常人。可因情绪波动，或疲劳过度而引发。本病相当于西医学中血管性头痛。

血管性头痛，又称血管神经性头痛、血管舒缩性头痛，是头痛病中最常见的一种。可分为原发性和继发性两类。头痛可见于内、外、神经、精神、五官等各科疾病，血管性头痛约占头痛的95%。

中医认为头为诸阳之会，五脏六腑的清扬之气皆上输于头。血管性头痛可继发于外感，也与禀赋、情志、劳倦、饮食等多种因素有关，病程久迁，常引起肝、脾、肾虚损，功能失调而转变为不同证型的头痛。偏头痛的病因虽多，但与肝阳偏亢、肝经风火上扰关系最为密切。

【临床表现】

本病常有家族史，多见于女性，呈周期性发作，部分与月经周期有关。

由外感引起的头痛，发病较急，痛势较剧，半侧头痛，或连及眼齿，初起常伴有恶寒、发热、鼻塞、咳嗽等症状。内伤头痛起病缓慢，时作时止，病程迁延。肝阳上扰、痰浊、瘀血所致的头痛，痛势剧烈，呈胀痛、重痛、刺痛，伴有全身症状。正气虚损所致的头痛，多呈空痛、隐痛，痛势绵绵，劳时加重。

【诊断与鉴别】

诊断：了解发病年龄，是否为反复发作性头痛，是否在疲劳、紧张、月经期等特殊时期发作。根据典型症状，以及在服用麦角胺等药物后可以缓解的特点可诊断本病。参照经络循行区别不同部位的头痛所涉及的经络。

鉴别：真头痛起病急暴，病情危重，预后凶险，若抢救不及时，可迅速死亡。真头痛常见于现代医学中因颅内压升高而导致的以头痛为主要表现的各类危重病症，如高血压危象，蛛网膜下腔出血、硬膜下出血等。

【治疗】

1. 针灸治疗

治法：平肝疏风，通络止痛。

处方：风池、太阳、百会、印堂、合谷。

方义：风池疏风散邪，太阳。百会刺激局部，通络止痛。合谷行气止痛。局部取穴与远端取穴相结合，共奏通络止痛之功。

加减：前额痛加攒竹；侧头痛加头维；后头痛加后溪、昆仑；巅顶痛加太冲。

操作：平补平泻法。

2. 其他疗法

（1）耳穴疗法：取皮质下、脑干、额、枕、神门、肝、肾，每次选3～5穴，毫针强刺激捻转1～2分钟，留针30分钟。头痛持续者，于刺激点埋针2～3天。

（2）拔罐疗法：依据头痛部位选穴，查找瘀血小静脉。用酒精消毒后，持三棱针迅速刺破瘀血脉络,使血液流出。待出血停止后,局部配合火罐,出血以3~5mL为宜。

【按语】

本病患者应注意起居有常,劳逸适度,生活规律。戒烟、酒,饮食清淡。注意陶冶心情,防止焦虑、急躁等情绪。

六、眩晕

眩晕,又称“头眩”、“掉眩”、“冒眩”、“风眩”等。“眩”意在眼花,“晕”意在头晕,是一种以自觉头晕目眩、视物旋转为主要表现的症状。常见于西医学的美尼埃病、颈椎病、椎-基底动脉系统血管病及贫血、高血压病、脑血管病等。

【病因病机】

本病病位在脑,起因多与忧郁恼怒、恣食厚味、劳伤过度等有关。情志不舒,气郁化火,风阳升动,或急躁恼怒,肝阳暴亢,而致清窍被扰;恣食肥甘厚味,滞脾而痰湿中阻,清阳不升,浊阴上蒙清窍;素体薄弱,或病后体虚,气血不足,清窍失养;过度劳伤,肾精亏耗,脑髓不充;上述因素均可导致眩晕。

【临床表现】

本病以头晕目眩、视物旋转、泛泛欲吐,甚则昏眩欲仆为主要表现。轻者如坐车船,飘摇不定,闭目少顷即可复常;重者两眼昏花缭乱,视物不清,旋摇不止,很难站立,昏昏欲倒,甚至跌仆。可能伴有恶心呕吐、眼球震颤、耳鸣耳聋、面色苍白等症状。

(1)风阳上扰:证见眩晕耳鸣,头目胀痛,烦躁易怒,失眠多梦,面红目赤,口苦,舌红、苔黄,脉弦数。

(2)痰浊上蒙:证见头重如裹,视物旋转,胸闷恶心,呕吐痰涎,口黏腻,食欲缺乏,舌淡、苔白腻,脉弦滑。

(3)气血不足:证见头晕目眩,面色淡白或萎黄,神倦乏力,心悸少寐,腹胀纳呆,舌淡、苔薄白,脉弱。

(4)肝肾阴虚:证见眩晕久发不已,视力减退,失眠少寐,健忘,心烦口干,耳鸣,疲倦乏力,腰酸膝软,舌瘦色红、苔薄,脉弦细。

【诊断与鉴别】

根据临床表现即可诊断。颈性眩晕可摄颈椎正侧位平片,考虑颅内占位性病变、脑血管病变等可选择做头颅CT或MRI。

【治疗】

1. 针灸治疗

(1)实证

治法:平肝化痰,定眩。以足少阳、督脉和手、足厥阴经穴为主。

处方:风池、百会、内关、太冲。

方义:肝经为风木所寄,与胆经相表里,取胆经风池和肝经太冲,清泄肝胆,平抑肝阳。内关宽胸理气,和中化痰止呕。百会用泻法,可清利脑窍而定眩。

加减:肝阳上亢者,加行间、侠溪、太溪;痰湿中阻者,加头维、丰隆、中脘、阴陵泉。

操作:毫针泻法。

(2)虚证

治法:益气养血,定眩。以足少阳、督脉和背俞穴为主。

处方:风池、百会、肝俞、肾俞、足三里。

方义:肝俞、肾俞可滋补肝肾,养血益精,培元固本以治本。足三里补益气血。风池用平补平泻法,可疏调头部气血;百会用补法可升提气血,二穴配合以充养脑髓而缓急治标。

加减:气血两虚者,加气海、脾俞、胃俞;肾精亏虚者,加太溪、悬钟、三阴交。

操作:风池平补平泻,肝俞、肾俞、足三里用补法。

2. 推拿治疗

治法:补虚泻实,调整阴阳。肝阳上亢证者,治以平肝潜阳,清利头目;痰湿中阻证者,治以祛湿化痰,健脾和胃;瘀血阻窍证者,治以活血化瘀,通窍活络;气血亏虚证者,治以益气养血,健运脾胃;肾精不足证者,治以滋补肝肾,填精补髓。

取穴:印堂、太阳、睛明、攒竹、鱼腰、四白、迎香、百会、风池、风府、头维、肾俞、肝俞、心俞、脾俞、膈俞、曲池、神门、内关、阳陵泉、涌泉、膻中、中府、云门、中脘、胃俞、足三里、丰隆、哑门、气海、关元、血海、三阴交、太溪。

手法:一指禅推法、抹法、按揉法、拿法、扫散法、推法、擦法、按揉法。

操作:

(1)基本操作。①头面颈项部操作。用一指禅推印堂至发际、印堂沿眉弓至太阳,6~8遍;分推额部、眼眶部8~10遍;抹太阳至头维6~8遍;用拇指按揉睛明、攒竹、太阳、鱼腰、角孙、迎香、四白,每穴约1分钟;用扫散法在头两侧胆经循行部位自前上方向后下方操作,每侧约10~15遍;拇指按揉风池、风府,约5分钟。②腰背部操作。用掌推法直推背部膀胱经6~8遍;用擦法横擦腰背部心俞、肝俞、肾俞、脾俞及膈俞,以透热为度。③四肢部操作。用拇指按揉曲池、神门、阳陵泉,每穴约1分钟;擦涌泉,以透热为度;拿上肢约3分钟,屈侧力量重,伸侧宜轻;用掌按揉下肢内侧约3分钟。

(2)辨证治疗。①肝阳上亢证。用拇指推法交替推桥弓,先推左侧,后推右侧,每侧约1分钟;用拇指按揉心俞、肝俞、肾俞、命门、曲池、三阴交、太冲,每穴约1分钟;用擦法直擦背部两侧膀胱经,以透热为度。②痰湿中阻证。摩腹约3分钟;用指按揉膻中、中府、云门、中脘、足三里、丰隆,每穴约1分钟;用一指禅推法推脾俞、胃俞,每穴约1分钟。③瘀血阻窍证。用拇指按揉风府、风池、哑门,每穴约1分钟;用拿法拿风池、肩井、合谷,每穴约1分钟。④气血亏虚证。用掌摩法摩腹约3分钟;用拇指按揉中脘、气海、关元、血海、足三里,每穴约1分钟;用一指禅推法推心俞、脾俞、胃俞,每穴约1分钟。⑤肾精不足证。用一指禅推法推气海、关元、三阴交、太溪,每穴约1分钟;擦肾俞、命门。

3. 其他疗法

(1)头针法:选顶中线,沿头皮刺入,快速捻转,每日1次,每次留针30分钟。

(2)耳穴疗法:选肾上腺、皮质下、额。肝阳上亢者,加肝、胆;痰湿中阻者,加脾;气血两虚者,加脾、胃;肾精亏虚者,加肾、脑。毫针刺或用王不留行籽贴压。

(3)中成药:全天麻胶囊口服。

【按语】

(1)针灸治疗本症具有较好的临床疗效,但应先完善检查,明确诊断,注重原发病的治疗。

(2)眩晕发作时,应嘱患者闭目或平卧,保持安静,伴呕吐应防呕吐物误入气管。

(3)本病痰湿较重者,应少吃肥腻厚味之品。

七、中风

本病是以卒然昏仆,不省人事,伴口眼㖞斜,半身不遂,语言不利,或不经昏仆而仅以㖞僻不遂为主症的一种疾病。中风又名卒中。因本病起因急骤、症见多端、变化迅速,与风性善行变数的特性相似,故以中风名之。临床表现有一定局限性神经症状,发生在一侧大脑半球者,有对侧三瘫,即对侧的偏瘫、偏身感觉障碍、偏盲症状,或同时有失语。发生在脑干、小脑者则有同侧脑神经麻痹、对侧偏瘫或偏身感觉障碍、同侧肢体共济失调。严重病例有头痛、呕吐、意识障碍,甚至发生脑疝或死亡。

【病因病机】

中风的发病突然,与肝、肾、心、脾的关系最为密切,其病因与虚、风、痰、火四者密切相关。情志所伤,致阴阳失调,发为本病。或因暴努伤肝,使肝阳暴动,引起心火、风火相扇,气热郁逆,气血并走于上,心神昏冒而发病;过食肥甘或劳倦伤脾,或肝阳素旺,横逆犯脾,脾失健运,痰湿内生,或肝火内灼,灼烁液成痰,痰郁化火,蒙敝清窍,流窜经络而卒然发病;脉络空虚,风邪内侵,中于经络气血痹阻,肌肉筋脉失于濡养,;或形盛气衰,痰湿素盛,外风引动痰湿,闭阻经络而致㖞僻不遂。

【临床表现】

根据有无意识障碍分为中经络及中脏腑。

1. 中经络

(1)经脉空虚,风邪入中:半身不遂,口舌歪斜,舌强语塞或不语,偏身麻木,头晕目眩,舌质暗淡,苔薄白或白腻,脉弦滑。

(2)肝肾阴虚,风阳上扰:平素头晕头痛,耳鸣目眩,少寐多梦,突然发生口眼㖞斜,舌强语塞,偏身麻木,烦躁失眠,少寐多梦,眩晕耳鸣,舌质红,苔腻,脉弦细数或弦滑。

(3)气虚血瘀:半身不遂,口眼㖞斜,言语塞涩,偏身麻木,面色苍白,气短乏力,口角流涎,自汗出,心悸便溏,手足肿胀,舌质暗淡,苔薄白或白腻,脉沉或细弦。

2. 中脏腑

(1)闭证:突然昏仆,不省人事,牙关紧闭,口噤不开,双手握固,大小便闭。根据有无热象,又有阳闭和阴闭之分。①阳闭。除上述闭证的症状外,还有面赤身热,气粗口臭,躁扰不宁,苔黄腻,脉弦滑而数。②阴闭。除上述闭证的症状外,还有面白唇暗,静卧不烦,四肢不温,痰涎壅盛,苔白腻,脉沉滑缓。

(2)脱证:突然昏仆,不省人事,目合口张,鼻鼾息微,手撒肢冷,汗多,大小便自遗,肢体软瘫,舌痿,脉细弱或脉微欲绝。

【诊断与鉴别】

根据临床表现及头颅 CT 或 MRI 即可明确诊断。

【治疗】

1. 针灸疗法

(1)中经络

治法:以醒脑开窍针刺法为主。

处方:主穴为上星、百会、内关(双侧)、三阴交(患侧);辅以极泉(患侧)、尺泽(患侧)、委中(患侧)。

方义:上星居于头上,与百会同属督脉,百会位于巅顶,为足三阳经、肝经及督脉等多经交汇之所,督脉循行入脑,上巅与肝经相汇,上星透百会可调阴阳,平肝熄风,填精益髓,醒神开窍;内关为八脉交会穴之一,通于阴维,属厥阴心包经之络穴,有养心安神、疏通气血之功;三阴交,系足太阴脾、足厥阴肝、足少阴肾经之交会,该穴有补肾、滋阴、生髓的功能。髓主精,精生髓,脑为髓海,髓海有余与脑有益。

加减:痰热腑实者,加丰隆、曲池、合谷,以化痰通腑泄热;阴虚风动者,加太溪、太冲以育阴潜阳,平肝熄风。

操作:内关用泻法,上星、百会、三阴交用补法,辅穴均用泻法;配穴以虚补实泻为原则操作。

(2)中脏腑:闭证

治法:以醒脑开窍针刺法为主

处方:主穴为人中、上星、百会、内关(双侧)、三阴交(患侧);辅以极泉(患侧)、尺泽(患侧)、委中(患侧)。

方义:人中,为督脉、手足阴阳之合穴,督脉起于胞中,上行入脑达巅,故泻人中可调督脉,开窍启闭以健脑宁神,余同上。

加减:风火上扰者,加合谷、劳宫以清热熄风;痰湿蒙神者,加中脘、阴陵泉、丰隆以健脾化湿,豁痰开窍。

操作:水沟用雀啄术,内关用泻法,三阴交用补法,配穴以虚补实泻为原则操作。

(3)中脏腑:脱证

治法:醒脑开窍,回阳救逆。

处方:主穴为人中、上星、百会、内关(双侧)、三阴交(患侧);辅以极泉(患侧)、尺泽(患侧)、委中(患侧)。

方义:同上。

操作:水沟用雀啄术,内关用泻法,三阴交用补法,配穴以虚补实泻为原则操作。灸神阙、关元以回阳固脱至四肢转温为止。

2. 推拿治疗

本病以早期治疗为主，一般在中风后 2 周适宜推拿治疗。平肝熄风、行气活血、疏经通络、滑利关节为本病的治疗原则。

取穴：大椎、肩井、臂臑、曲池、手三里、合谷、居髎、环跳、殷门、承扶、委中、承山、昆仑、血海、足三里、阳陵泉、风市、梁丘、肾俞、大肠俞、名门等穴。

手法：㨰法、一指禅推法、按法、揉法、拿法、摇法、捻法、配合患肢关节的被动运动。

操作：

(1) 患者取坐位，用拇指指腹端按揉百会、大椎、风池、风府、太阳、颊车穴各 1 分钟；再用禅推法从印堂经阳白、迎香、下关推至地仓穴，往返来回操作 10 分钟；最后用拇指、食指、中指捏拿颈项两侧及肩井穴 2 分钟。

(2) 患者取坐位，家人用㨰法㨰肩关节周围 2 分钟；再用拇指、食指、中指从肩部拿至腕部，并配合活动肩、肘、腕关节，反复进行 5 遍；再用拇指指腹端按揉肩髃、尺泽、曲池、手三里、合谷穴各 2 分钟；最后用双手掌及指，自肩部搓至腕部，往返进行 3 次，并用捻法捻手指关节 5 分钟。

(3) 患者取仰卧位，用㨰法自患侧下肢髂前上棘向下沿大腿前面至踝关节及足背部，重点在伏兔、膝眼（屈膝，在髌韧带的侧凹陷处，在内侧的称内膝眼，在外侧的称外膝眼）、解溪（在足背与小腿交界处的横纹中央凹陷中，拇长伸肌与趾长伸肌腱之间），往返操作 3 遍，并配合被动伸屈活动髋关节、膝关节、踝关节和内旋整个下肢；再用拇指、食指、中指拿患侧下肢内侧，以大腿内侧中部及膝部周围为重点，往返操作 3 遍，并用拇指指腹端按揉风市、膝眼、阳陵泉、解溪穴各 1 分钟；最后用双手掌搓整条患侧下肢 2 分钟，并用捻法捻足趾关节 2 分钟。

(4) 患者取侧卧位，健侧在下，患侧在上，用㨰法自患侧臀部沿大腿外侧经膝关节、小腿外侧㨰至踝关节，以髋关节、膝关节为重点，往返操作 3 遍。

(5) 患者取俯卧位，用掌按法按揉背部脊柱两侧，重点在天宗、肝俞、胆俞、膈俞、肾俞，自上而下重复操作 3 遍；再用㨰法㨰脊柱两侧，并向下至臀部、股后部、小腿后部，以腰椎两侧、环跳、委中、承山及跟腱部为重点，并配合腰后伸和患侧髋后伸的被动活动，反复操作 5 分钟。

3. 其他治疗

(1) 头针法：取对侧运动区为主，并可配足运感区，失语者用语言区。

(2) 电针：选取上述四肢穴位 2 ~ 3 对，进针后做提插行针，使针感向远端扩散，然后用电针通电，采用疏波或断续波，电流刺激量逐渐增强，通电半分钟，稍停后再通电半分钟，可重复 3 ~ 4 次，使患者出现麻胀感，并有肌群出现收缩。

(3) 拔罐疗法：采用小口径火罐，选取臂臑、曲池、阳池、秩边、环跳、风市、阳陵泉等穴，分组轮换应用。

【按语】

中风是由多种因素共同作用引起的疾病,发病机制复杂,严重影响了人们的正常生活。中风恢复期要加强偏瘫肢体的被动活动,进行各种锻炼。严重者防止患肢发生变形;言语不利者宜加强语言训练;长期卧床者,保护局部皮肤,防止发生褥疮。严重者需要久卧病床,且行动困难,病程漫长,导致很多患者悲观失望,丧失治疗信心,甚至拒绝治疗。因此,帮助偏瘫患者树立自信也是十分重要的。

八、面瘫

面瘫是以口眼向一侧歪斜为主症的病证,又称为口眼㖞斜。本病可发生于任何年龄,多见于冬季和夏季。发病急速,以一侧面部发病为多。手、足阳经均上头面部,当病邪阻滞面部经络,尤其是手太阳和足阳明经筋功能失调,可导致面瘫的发生。

本病相当于西医学的周围性面神经麻痹,最常见于贝尔麻痹。认为局部受风或寒冷刺激,引起面神经管及其周围组织的炎症、缺血、水肿,或自主神经功能紊乱,局部营养血管痉挛,导致组织水肿,使面神经受压而出现炎性变化。

【病因病机】

中医学认为,劳作过度,机体正气不足,卫阳不固,脉络空虚,风寒之邪乘虚侵袭面部阳明、少阳脉络,以致经气阻滞,气血运行迟涩,经筋失养,经筋功能失调,筋肉失于约束,出现㖞僻,即为面瘫。

周围性面瘫包括眼部和口颊部筋肉症状,由于足太阳经筋为"目上冈",足阳明经筋为"目下冈",故眼睑不能闭合为足太阳和足阳明经筋功能失调所致;口颊部主要为手太阳和手、足阳明经筋所主,因此,口歪主要系该三条经筋功能失调所致。

【临床表现】

本病多发病突然,常见于睡眠醒来时,发现一侧面部肌肉板滞、麻木、松弛或瘫痪,额纹消失,眼裂变大,露睛流泪,鼻唇沟变浅,口角下垂歪向健侧,患侧不能皱眉、蹙额、闭目、露齿、鼓颊;有些患者初起时有耳后疼痛,或有患侧舌前2/3味觉减退或消失,听觉过敏等症。部分患者病程迁延日久,可因瘫痪肌肉出现挛缩,口角反牵向患侧,甚则出现面肌痉挛,形成"倒错"现象。

风寒证:兼见面部有受凉史,舌淡苔薄白。

风热证:多继发于感冒发热,舌红,苔黄腻。

【诊断与鉴别】

通过对面容和面肌的运动状态即可进行诊断。虽然颞骨CT和颅脑MRI检查并非面瘫患者所必需的检查,但对于怀疑有颞骨占位病变或其他神经疾病可能的患者,影像检查是必要的。本病应与中枢性面神经麻痹相鉴别,中枢性面神经麻痹表现为面上部肌肉运动存在,蹙额、闭眼、抬眉功能正常,而面下部肌肉瘫痪,不能完成耸鼻、示齿、鼓腮等动作,而味觉、泪腺分泌、唾液分泌等功能正常;其次,通过询问病史、耳部及头颈部检查排除其他引起周围性面瘫的疾病;第三,对不能确定的患者可以进行临床听力学、前庭功能及头颈部影像学检查,以进一步排除其他中枢神经系统疾病或耳部、后颅窝疾病。

【治疗】

1. 针灸治疗

治法:祛风通络,疏调经筋。针刺取穴以手足阳明和手、足太阳经穴为主。

处方:攒竹、鱼腰、阳白、四白、颧髎、翳风、颊车、地仓、合谷、昆仑。

方义:面部腧穴可疏调局部筋络气血,活血通络。合谷、昆仑为循经远端选穴,急性期用泻法可祛除阳明、太阳筋络之邪气,祛风通络。在恢复期,加足三里用补法,可补益气血,濡养经筋。

加减:风寒证加风池;风热证加曲池;恢复期加足三里和三阴交;人中沟歪斜加水沟;鼻唇沟浅者加迎香;闭眼困难加丝竹空;颏唇沟歪加承浆;舌麻、味觉消失加廉泉。

操作:面部腧穴均行平补平泻法,恢复期可加灸法。在急性期,面部不取穴或手法不宜过重,肢体远端的腧穴行泻法且手法宜重;在恢复期,肢体远端的足三里施行补法或用灸法,合谷、昆仑行平补平泻法。

2. 推拿治疗

治法:舒筋通络,活血化瘀。

取穴:印堂、睛明、阳白、太阳、攒竹、四白、迎香、颧髎、下关、听会、地仓、颊车、水沟、承浆、翳风、风池、合谷。

手法:一指禅推法、按揉法、拿法、擦法、抹法。

操作:以患侧颜面为主。用一指禅推法自印堂开始,经睛明、阳白、攒竹、太阳至四白,循环往返操作约 5 分钟;用一指禅推法自太阳开始,经下关、翳风、颊车、颧髎、地仓、迎香、水沟至承浆,往返操作约 5 分钟;用拇指按揉上述各穴,每穴约半分钟,以酸胀为度;用双手拇指抹法自印堂左右抹至两侧太阳 6 ~ 8 遍,从印堂向左右抹上下眼眶 6 ~ 8 遍,从迎香沿两侧颧骨抹向耳前听会 6 ~ 8 遍;拿风池、肩井、曲池、合谷(对侧),每穴约 1 分钟;用大鱼际揉面部前额及颊部 3 ~ 5 分钟;用擦法在患侧颜面部操作,以透热为度。

3. 其他疗法

(1)皮肤针法:用梅花针叩刺阳白、颧髎、地仓、颊车,以局部潮红为度,每日或隔日治疗 1 次,适合在恢复期使用。

(2)罐疗:用三棱针点刺阳白、颧髎、地仓、颊车,拔罐,每周 2 次,适用于恢复期。也可在以上穴位行闪罐法。

(3)电针法:选太阳、阳白、地仓、颊车,接通电针仪,选择低频率、疏密波,通电 10 ~ 20 分钟,强度以患者面部肌肉微见跳动而能耐受无不适感为度。如通电后,见牙齿咬嚼者,为针刺过深,刺中咬肌所致,应调整针刺的深度。本疗法适应于恢复期。

(4)穴位贴敷法:选太阳、阳白、颧髎、地仓、颊车,将马钱子研成粉末,撒于胶布上,然后贴于穴位处,5 至 7 日换药 1 次。或用蓖麻仁捣烂加少许麝香,取绿豆粒大一团,贴敷穴位上,每隔 3 至 5 日更换 1 次。或可用白附子研细末,加少许冰片作面饼,贴敷穴位,每日

1 次。

【按语】

(1)针灸治疗面瘫具有卓效,是目前治疗本病安全有效的首选方法,但注意急性期在面部需慎重取穴。

(2)患者面部应避免风寒,必要时应戴口罩、眼罩;因眼睑闭合不全,灰尘、颗粒等容易侵入,每天需点眼药水 2 ~3 次,以预防感染。

(3)周围性面瘫的预后与面神经损伤程度有关,一般而言因无菌性炎症导致的面瘫预后较好,而由病毒导致的面瘫(如亨特氏面瘫),多预后较差。

九、三叉神经痛

三叉神经痛以三叉神经分布区的眼、面颊部出现放射性、烧灼样抽掣疼痛为主症,属中医学“面痛”、“面风痛”、“面颊痛”等范畴。三叉神经分眼支、上颌支和下颌支,第二支、第三支同时发病者最多,多发于 40 岁以上,女性多见,以右侧面部为主(占 60% 左右)。本病可分为原发性和继发性。

中医学认为本病发病多与外感邪气、情志不调、外伤等因素有关。风寒之邪侵袭面部阳明、太阳经脉,寒性收引,凝滞筋脉,气血痹阻;或因风热毒邪,侵淫面部,经脉气血壅滞,运行不畅;外伤或情志不调,或久病成瘀,使气血瘀滞;上述因素皆可导致面部经络气血痹阻,经脉不通,产生面痛。

【临床表现】

面部疼痛突然发作,呈闪电样、刀割、针刺、电灼样剧烈疼痛,持续数秒到数分钟,发作次数不定,间歇期无症状,痛时面部肌肉抽搐,伴面部潮红、流泪、流涎、流涕等,常因说话、吞咽、刷牙、洗脸、冷刺激、情绪变化等诱发。

面部主要归手、足三阳经所主,尤其是内外因素使面部手、足阳明及手、足太阳经脉的气血阻滞,不通则痛,导致本病。眼部痛,主要属足太阳经病证;上颌、下颌部痛,主要属手、足阳明和手太阳经病证。

(1)风寒证:兼见面部有感受风寒史,遇寒则甚,得热则轻,鼻流清涕,苔白,脉浮。

(2)风热证:兼见痛处有灼热感,流涎,目赤流泪,苔薄黄,脉数。

(3)气血瘀滞:兼见有外伤史,或病变日久,情志变化可诱发,舌暗或有瘀斑,脉细涩。

【诊断与鉴别】

根据临床表现即可诊断。继发性三叉神经痛需要做头颅 CT 或 MRI 检查。

【治疗】

1. 针灸治疗

治法:疏通经络,祛风止痛。针刺为主,泻法。

处方:取手、足阳明经穴为主。

攒竹:四白、下关、地仓、合谷、内庭、太冲、阿是穴。

方义:攒竹、四白、下关、地仓,疏通面部经络;合谷为手阳明大肠经原穴,“面口合谷收”,

与太冲相配可祛风、通络、止痛;内庭可清泻阳明经热邪,阿是穴祛邪通络止痛。

加减:眼部痛者,加丝竹空、阳白、外关;上颌部痛者,加颧髎、迎香;下颌部痛者,加承浆、颊车、翳风;风寒证者,加列缺疏散风寒;风热证者,加曲池、尺泽疏风清热;气血瘀滞者,加内关、三阴交活血化瘀。

操作:针刺不宜太深,可配合刺络拔罐。针刺时宜先取远端穴。

2. 推拿治疗

治法:疏通经络,调和气血,解痉止痛。

取穴:阳白、头维、太阳、鱼腰、睛明、上关、下关、四白、颧髎、颊车、翳风、听宫、听会、耳门、外关、合谷。

手法:一指禅推法、按揉法、扫散法、揉法、拿法。

操作:用一指禅推法从阳白推至鱼腰、睛明、头维、太阳、上关、下关,反复操作5遍;用拇指按揉四白、颧髎、颊车、翳风、太阳、听宫、听会、耳门,每穴约2分钟,以酸胀为度;用扫散法在患侧颞部足少阳胆经循行路线,自前上方向后下方操作,约3分钟;用大鱼际揉患侧颜面部约3分钟;用指揉法揉触发点约1分钟,强刺激;拿外关、合谷,每穴约1分钟,以酸胀为度。

3. 其他疗法

(1)皮内针:在面部寻找扳机点,将揿针刺入,外以胶布固定,埋藏2~3天,更换揿针。

(2)耳针:取面颊、颌、额、神门,毫针刺法,或用埋针法。

(3)中成药:汉桃叶片口服。

【按语】

(1)三叉神经痛是一种顽固难治之症,针刺推拿治疗有一定的止痛效果。对继发性三叉神经痛要查明原因,采取适当措施,根除原发病。

(2)针刺治疗时,局部穴宜久留针,在发作时可用重刺激手法。

(3)注意御寒保暖。

十、心悸

心悸是指患者自觉心中悸动,甚则不能自主的一类症状。本病证可见于多种疾病过程中,多与失眠、健忘、眩晕、耳鸣等并存,凡各种原因引起心脏频率、节律发生异常,均可导致心悸。

本病多见于西医学的心脏神经官能症、风湿性心脏病、冠状动脉硬化性心脏病、肺原性心脏病、贫血、甲状腺功能亢进、低血钾症等。

【病因病机】

中医学认为,本病的病位在心,无论是心脏本身的原因如心气不足、心血亏虚、心阳不振,还是其他脏腑的病变影响到心脏,均可使心失濡养或心脉痹阻而导致心悸。平素体质不强,心气怯弱,或久病心血不足,或忧思过度,劳伤心脾,使心神不能自主,发为心悸;或肾阴亏虚,水火不济,虚火妄动,上扰心神而致病;或脾肾阳虚,不能蒸化水液,停聚为饮,上犯于心,心阳被遏,心脉痹阻,而发本病。

【临床表现】

患者自觉心跳异常,或快速,或缓慢,或跳动过重,或出现忽跳忽止,呈阵发性或持续不解,神情紧张,心慌不安。有的伴头晕、胸闷不适、心烦失眠、颤抖乏力等。中老年患者还可伴有心胸闷痛、喘促不安、汗出肢冷、晕厥等症状。脉象可见数、促、结、代、缓、迟等。本病常因情志刺激、惊恐、紧张、劳倦、饮酒等因素诱发。

(1)心阳不振:心悸动则为甚,头晕不适,面色苍白,胸闷气短,畏寒肢冷,舌胖大色淡、苔白,脉沉细迟或结代。

(2)心胆气虚:心悸常因惊恐而发,气短自汗,神倦乏力,少寐多梦,舌淡、苔薄白,脉细弦。

(3)心脾两虚:心悸不安,失眠健忘,面色淡白或萎黄,头晕乏力,胸闷气短,自汗,食欲缺乏,舌淡、苔薄白,脉弱无力。

(4)阴虚火旺:心悸不宁,思虑劳心,五心烦热,失眠多梦,头晕目眩,耳鸣,口干,面颊燥热,舌红、苔薄黄少津,脉细弦数。

(5)心血瘀阻:心悸怔仲,胸闷心痛阵发,或面唇紫暗,舌有紫气或见瘀斑,脉细涩或结代。

(6)水气凌心:心悸怔忡不已,胸闷气喘,不能平卧,咳吐大量泡沫痰涎,面浮足肿,尿少,苔白腻或白滑,脉弦滑数。

【诊断与鉴别】

本病应在临床表现基础上结合血压测量、胸部平片、心电图和超声心动检查等手段进行诊断。

本病与真心痛鉴别:真心痛相当于西医所指的心绞痛或急性心梗,以心前区或胸骨后剧痛为主症,可同时出现心悸、脉结代,严重者心痛不止、心痛彻背、唇甲发绀或手足青至节、呼吸急促、大汗淋漓甚至晕厥,病情危笃,通过心电图及做心肌酶学检查可进一步区别。

本病与卑惵鉴别:卑惵虽有心慌,其病因为"心血不足",一般无促、结、代、疾、迟等脉象出现,心电图检查一般无异常,是以神志异常为主的疾病。

【治疗】

1. 针灸治疗

治法:调理心气,安神定悸。以手厥阴心包经、手少阴心经穴和相应俞、募穴为主。

处方:内关、郄门、神门、厥阴俞、巨阙。

方义:手厥阴心包经的内关穴及郄穴郄门可调理心气,疏导气血。手少阴心经原穴神门,宁心安神定悸。心包之背俞厥阴俞配心之募穴巨阙,可补心气、宁心神,调理气机。诸穴配合有镇惊宁神之效。

加减:心阳不振加关元、足三里振奋心阳;心虚胆怯加百会、胆俞补心壮胆;心脾两虚加脾俞、足三里补益心脾:阴虚火旺加劳宫、太溪滋阴降火;心血瘀阻加曲泽、膈俞活血化瘀;水气凌心加水分、阴陵泉行水降逆、宁心定悸。

操作：所有腧穴可用平补平泻法；背部穴位应平刺，需注意针刺的角度、方向和深度。急性发作可用泻法，留针30分钟或更长，以症状消失或减缓为度。

2. 推拿治疗

治法：定悸安神。心虚胆怯证者，治以镇惊定志，养心安神；心血不足证者，治以补血益气，养心安神；阴虚火旺证者，治以滋阴降火，养心安神；心阳不振证者，治以温补心阳，安神定悸；水饮凌心证者，治以振奋心阳，化气利水；心血瘀阻证者，治以活血通络，宁心安神。

取穴：印堂、鱼腰、太阳、风池、百会、桥弓、膻中、中府、云门、心俞、肺俞、膈俞、内关、神门、巨阙、风府、脾俞、胃俞、华佗夹脊、中脘、气海、足三里、血海、翳风、哑门、肾俞、听宫、听会、太冲、行间、三阴交、八髎、命门、章门、期门。

手法：抹法、推法、按揉法、揉法、一指禅推法、摩法、拿法、按法、点法、擦法。

操作：

(1)基本操作。①头面部操作：用抹法分抹印堂至鱼腰、太阳6~10遍；用拇指推法自上而下推桥弓，先推左侧，后推右侧，每侧约1分钟；用拇指按揉法按揉百会、风池，每穴约1分钟。②胸背部操作：用一指禅推法推心俞、肺俞、膈俞，每穴约1分钟；用指摩法摩膻中、中府、云门，每穴约1分钟。③上肢部操作：用拇指按揉法按揉双侧内关、神门，每穴约2分钟；拿双上肢，每侧约1分钟。

(2)辨证治疗。①心虚胆怯证：延长拇指按揉双侧内关、神门时间；拇指按巨阙、风府各约1分钟；用拇指推法从胸部正中线沿肋间隙分别向两侧分推，至腋中线为止，约3分钟。②心血不足证：用一指禅推法推心俞、脾俞、胃俞各约2分钟；用拇指按华佗夹脊约5分钟；用拇指按揉中脘、气海、足三里、血海各约1分钟。③阴虚火旺证：用拇指按揉翳风、风池、哑门、肾俞、听宫、听会，每穴约1分钟，以酸胀为度；用拇指点太冲、行间，每穴约1分钟。④心阳不振证：摩小腹约3分钟；用一指禅推法推气海、关元、中极，每穴约1分钟；拿三阴交约1分钟；用擦法横擦八髎、肾俞、命门，以透热为度。⑤水饮凌心证：用拇指分推法分推胸部3分钟，重点推中府、膻中；用拇指按揉章门、期门，每穴约1分钟；斜擦两胁，以透热为度。⑥心血瘀阻证：用拇指按揉心俞、膈俞、三阴交，每穴约1分钟，以酸胀为度；用掌擦法直擦背部膀胱经第一侧线，以透热为度。

3. 其他疗法

(1)穴位注射法：选穴参照基本治疗，用维生素B_1或维生素B_{12}注射液，每穴注射0.5mL，每日或隔日1次。

(2)耳穴疗法：选交感、神门、心、脾、肝、胆、肾，毫针轻刺激。亦可用揿针埋藏或用王不留行籽贴压。

(3)皮肤针：取气管两侧、颌下部、后颈、骶部及内关、膻中、三阴交、人迎，中度刺激至局部出现红晕略有出血点为宜。发作时可每日2次。

(4)中成药：稳心颗粒口服。

【按语】

(1)针灸治疗心悸效果较好。本病可发生于多种疾病,治疗必须明确诊断。

(2)针灸治疗心悸不仅能控制症状,而且对疾病的本身也有调整、治疗作用。但在器质性心脏病出现心衰倾向时,则应及时采用综合治疗措施,以免延误病情。

(3)患者在治疗的同时,应注重心情舒畅,避免忧思、愤怒、惊恐等情志刺激。

十一、失眠

失眠,中医病名为"不寐",是以经常不能获得正常的睡眠,或入睡困难,或睡眠时间不足,或睡眠不深,严重者彻夜不眠并有头晕健忘等症为主要表现的疾病。

本病可见于西医学的神经衰弱和神经官能症。

【病因病机】

本证与饮食、情志、劳倦、体虚等因素相关。情志不遂,肝阳扰动;思虑过度,劳神太过,内伤心脾,生血之源不足;惊恐、房劳伤肾,肾水不能上济于心,心火独炽,心肾不交;体质较弱,心胆气虚;饮食不节,宿食停滞,胃不和则卧不安;上述因素最终导致邪气扰动心神或心神失于濡养、温煦,心神不安,阴跷脉、阳跷脉功能失于平衡,而出现不寐。

【临床表现】

患者表现为难以入睡或睡而易醒,醒后不易再睡,亦有时睡时醒甚或彻夜不能入睡等。

肝阳上扰:兼见情志波动,急躁易怒,头晕头痛,胸胁胀满,舌红,脉弦。

心脾亏虚:兼见心悸健忘,面色无华,易汗出,食欲缺乏、倦怠,舌淡,脉细弱。

心肾不交:兼见头晕耳鸣,腰膝酸软,五心烦热,遗精盗汗,舌红,脉细数。

心胆气虚:兼见心悸多梦,善惊恐,多疑善虑,舌淡,脉弦细。

脾胃不和:兼见脘闷不适嗳气,嗳腐吞酸,心烦口苦,苔厚腻,脉滑数。

【诊断与鉴别】

本病根据临床表现即可诊断。

【治疗】

1. 针灸治疗

治法:调理跷脉,安神利眠。选穴以手厥阴经、督脉穴和八脉交会穴为主。

处方:照海、申脉、神门、印堂、四神聪。

方义:心藏神,神门为心经原穴;脑为元神之府,印堂分布在督脉上,督脉入络脑,两穴相配可安神利眠。四神聪有镇静安神之功。照海、申脉为八脉交会穴,其分别与阴跷脉、阳跷脉相通,阴、阳跷脉主睡眠,若阳跷脉功能亢盛则失眠,故补阴泻阳使阴、阳跷脉功能协调,不眠自愈。

加减:肝火扰心者,加行间、侠溪、太冲;痰热内扰者,加丰隆、内庭、曲池;心脾两虚者,加心俞、脾俞、足三里、三阴交;心肾不交者,加太溪、水泉、心俞、脾俞;心胆气虚者,加丘墟、心俞、内关;脾胃不和者,加太白、公孙、内关、足三里。

操作:神门、印堂、四神聪,针刺时应注意进针角度及深度,并施平补平泻法;对于较重的不寐患者，四神聪可留针过夜；照海用毫针补法，申脉用毫针泻法。

2. 推拿治疗

治法：调理脏腑，镇静安神。心脾两虚证者，治以补益心脾，养血安神；心肾不交证者，治以滋阴降火，交通心肾；肝火扰心证者，治以疏肝泻火，镇心安神；痰热扰心证者，治以清化痰热，和中安神。

取穴：太阳、印堂、攒竹、鱼腰、百会、肝俞、脾俞、胃俞、肾俞、命门、神门、足三里、三阴交、天枢、桥弓、涌泉、期门、章门、内关、丰隆。

手法：按揉法、按法、拿法、抹法、扫散法、摩法、一指禅推法、推法、擦法、点法、搓法。

操作：

(1)基本操作。用拇指按揉法按揉太阳约 2 分钟；用中指按法按印堂、攒竹、鱼腰、百会各 1 分钟；用五指拿头法在头部施用约 2 分钟；用拇指分抹法或三指分抹法分抹前额约 3 分钟；用扫散法在头两侧颞部操作约 1 分钟；用掌摩法摩腹部约 5 分钟；用一指禅推法推肝俞、脾俞、胃俞、肾俞、命门各 1 分钟左右。

(2)辨证治疗。①心脾两虚证：用拇指按揉神门、足三里、三阴交各约 2 分钟；用三指按揉天枢约 2 分钟。②心肾不交证：用拇指推法推桥弓，先推一侧桥弓 20 次，再推另一侧桥弓 20 次；用小鱼际擦法擦涌泉，以透热为度。③肝火扰心证：用拇指端点法点按期门、章门、太冲各约 2 分钟；用掌搓法搓两胁，时间约 1 分钟；痰热扰心证用拇指端点法点神门、内关、丰隆、足三里各约 1 分钟。

3. 其他疗法

(1)耳穴疗法：选皮质下、心、肾、肝、神门、垂前、耳背心。毫针刺，或揿针埋藏，或王不留行籽贴压，隔日 1 次。

(2)皮肤针法：自项部至腰部督脉和足太阳经背部第 1 侧线，用梅花针自上而下叩刺，叩至皮肤潮红可见少量出血点为度，每日或隔日 1 次。

(3)电针法：选四神聪、太阳，接通电针仪，用较低频率，每次刺激 20～30 分钟。

(4)罐法：自项部至腰部足太阳经背部侧线，用火罐自上而下行走罐，以背部潮红为度。

【按语】

(1)针灸治疗不寐效果良好，如有条件可在下午或晚上针灸治疗，效果更好。

(2)由其他疾病引起不寐者，应同时治疗其原发病。

(3)治疗本病的中成药品种较多，应看清药物成分，辨证使用。

十二、冠心病

冠心病，亦称胸痹，是指以胸部闷痛，甚则胸痛彻背，喘息不得卧为主症的一种疾病，轻者仅感胸闷如窒，呼吸欠畅，重者则有胸痛，严重者心痛彻背，背痛彻心。

胸痹病位在心，涉及肝、脾、肾三脏。基本病机为心脉痹阻。病理性质为本虚标实，虚实夹杂。本虚有气虚、阴伤、阳衰及气阴两虚，阴阳两虚；标实为瘀血、寒凝、痰浊、气滞，痹阻胸阳。病理演变：轻者多为胸阳不振，阴寒之邪上乘。重者则为痰瘀交阻，壅塞胸中，气机痹阻。严重者部分心脉突然闭塞，气血运行中断，可见心胸猝然大痛，而发为真心痛。

【诊断及鉴别诊断】

1. 诊断

（1）膻中或心前区憋闷疼痛，甚则痛彻左肩背、咽喉、胃脘部、左上臂内侧等部位，呈反复发作性或持续不解，常伴有心悸、气短、自汗，甚则喘息不得卧。

（2）胸闷胸痛一般几秒到几十分钟可缓解。严重者可见疼痛剧烈，持续不解，汗出肢冷，面色苍白，唇甲青紫，心跳加快，或心律失常等危重证候，可发生猝死。

（3）多见于中年以上，常因操劳过度，抑郁恼怒或多饮暴食，感受寒冷而诱发。

2. 鉴别

（1）胸痹与悬饮的鉴别：悬饮、胸痹均有胸痛，但胸痹当为胸闷痛，并可向左肩或左臂内侧等部位放射，常因受寒、饱餐、情绪激动、劳累而突然发作，历时短暂，休息或用药后可缓解。悬饮为胸肋胀痛，持续不解，多伴有咳唾，转侧，呼吸时疼痛加重，肋间饱满，并有咳嗽、咳痰等肺系证候。

（2）胸痹与胃痛的鉴别：心在脘上，脘在心下，故有胃脘当心而痛之称，以其部位相近；胸痹之不典型者，其疼痛可在胃脘部，极易混淆。但胸痹以闷痛为主，为时极短，虽与饮食有关，但休息、服药常可缓解。胃痛与饮食相关，以胀痛为主，局部有压痛，持续时间较长，常伴有泛酸、嘈杂、嗳气、呃逆等胃部证候。

（3）胸痹与真心痛的鉴别：真心痛乃胸痹的进一步发展，症见心痛剧烈，甚则持续不解，伴有汗出、肢冷、面白、唇紫、手足青至节，脉微或结代等危重证候。

【治疗】

1. 针灸治疗

治法：扶正祛邪、标本兼顾。根据不同证型选用行气活血、补气养阴、化痰除湿等法。针刺为主。

处方：心俞、内关、厥阴俞、通里、神门、足三里。

方义：心俞为心之背俞穴，可散心中之瘀热，调节心脏功能；内关宁心安神、理气止痛；厥阴俞外泄心包之热；通里、神门补益心气，安定心神；足三里补益一身之气。

加减：气阴两虚者加气海、足三里、肾俞、三阴交、关元；血瘀者加膈俞、通里、血海、三阴交、气海；痰瘀互结者加中脘、丰隆；心阳不振者配关元、气海。

操作：内关、足三里直刺；心俞、厥阴俞向脊柱方向斜刺；通里、神门浅刺。

2. 推拿治疗

治法：活血化瘀，温通心阳，补气养心，改善心脏供血。

取穴：膻中、期门（左）、郄门、内关、阴郄、神门、心俞、膈俞、厥阴俞、至阳、太溪等穴，及左侧前胸部。

手法：揉法、摩法、擦法。

操作：

(1)基本操作。患者取仰卧位，医生坐于右侧，先施指摩法于膻中穴、左期门穴（起宽胸理气、解郁除烦）及左侧前胸部约5～8分钟，手法宜轻快柔和。

继上体位分别指揉上肢郄门、神门或内关、阴郄这两组穴位，每穴指揉1～2分钟。再指揉双侧太溪穴1～2分钟。

患者取坐位，双臂向前俯伏于桌子上，医生位于患者后侧方，以双指揉法分别对心俞、膈俞、厥阴俞等背俞穴进行按揉，每穴约1～2分钟。再以指揉法于至阳穴约1～2分钟。最后取擦法于心俞穴及至阳穴（均为左右横向摩擦），以热为度，具温煦心阳之功效。

(2)辨证治疗。心痛急性发作时，当然首选各类中西急救药物。在应用药物治疗的同时，可在背部膀胱经俞穴上寻找压痛点或敏感点（酸胀最明显处），施以指揉法，待心痛缓解后，再按上述基本治法操作。

心悸胸闷甚者，可先指揉郄门、阴郄穴，每穴各1～2分钟，再指揉膻中穴1分钟左右。

3.灸法

取心俞、内关；膻中、足三里；关元、气海。每次选一组，每次10～20分钟，每日一次，多用于心阳不振者。

4.耳针

取心、神门、交感、皮质下、肝、脾、肾、胸、肾上腺。每次3～4穴，王不流行压丸法。

【按语】

胸痹缓作者，渐进而为，日积月累，应注意调摄精神，避免情绪波动。注意生活起居，寒温适宜。注意饮食调节，禁烟限酒。注意劳逸结合，坚持适当活动。

十三、原发性高血压

高血压是指体循环动脉压增高，可使收缩压或舒张压高于正常或两者均高。其本身可引起一系列症状，并降低患者的生活、工作质量，重者甚至可威胁生命，长期高血压可影响重要脏器尤其是心、脑、肾的功能，最终导致脏器功能衰竭。高血压病是最常见的心血管疾病之一，又与人类死亡的主要疾病如冠心病、脑血管疾病等密切相关，因此，世界各国均十分重视本病从发病机制至临床防治的研究。

本病属于中医“眩晕”、“头痛”等病范畴，主要是由于情志、饮食、内伤、失血、劳倦过度等因素。

祖国医学认为，本病与“肝”、“肾”两脏有关。体质的阴阳偏盛或偏虚、气血功能失调是发病的内在因素。其发病机制主要为上实下虚，上实为“肝”气郁结，“肝”火、“肝”风上扰，气血并走于上。下虚为“肾”阴虚损，水不涵木，“肝”失去滋养，而至“肝”阳偏盛。患病日久，阴损及阳，又导致阴阳两虚，出现相应的征候。一般说来，病的早期多为“肝”阳偏盛，中期多数属“肝”、“肾”阴虚，晚期多属阴阳两虚。

【临床表现】

头晕目眩，视物旋转，轻者闭目即止，重者如坐车船，甚者仆倒。可伴有恶心呕吐，眼球震颤,耳鸣耳聋,汗出,面色苍白等。慢性起病,逐渐加重,或反复发作。

(1)肝阳上亢型:头晕、头痛、面红、目赤、烦躁、易怒、口干苦、尿赤、便秘、舌红、苔黄、脉弦。

(2)阴虚阳亢型:头晕、头痛、视物模糊、耳鸣、心悸、健忘、睡眠不实、腰膝酸软、手足心热,甚则四肢麻木。舌红、苔少,脉细弦数。

(3)阴阳两虚型:眩晕、头痛、耳鸣、心悸、气短、腰腿酸软、失眠、多梦、面色淡白、肢冷麻木、阳痿、早泄、夜尿频多。舌淡或红、苔少,脉弦细。

(4)痰湿壅盛型:眩晕、头痛、头重如裹、心烦、胸闷、食少、呕恶痰涎。苔白腻,脉滑。

【诊断与鉴别】

WHO/ISH 高血压治疗指南中将高血压定义为,未服抗高血压药物情况下,收缩压≥140mmHg 和(或)舒张压≥90mmHg。高血压病属中医"眩晕"、"头痛"、"肝风"、"肝阳"等病证的范畴。

【治疗】

1. 针灸治疗

(1)肝阳上亢

治法:以清浅肝阳为主。

处方:风池、肝俞、肾俞、行间、侠溪。

方义:本证为肾阴不足而肝阳上亢,故取胆经风池、侠溪,肝经行间,用泻法清泄肝胆上亢之阳,是急则治标执法;更取背俞穴肝俞、肾俞,用补法实肝肾之阴,而治其本。

操作:毫针刺用泻法。

(2)阴虚阳亢

治法:滋阴潜阳。

处方:三阴交、太溪、肾俞、大椎。

方义:三阴交为足三阴交会穴,可调整一身之阴;太溪、肾俞滋补肾阴以潜上亢之阳;大椎清利头目,清散亢盛之阳。

操作:毫针直刺 0.8 ~1 寸,针用补法。

(3)阴阳两虚

治法:阴阳双补。

处方:足三里、关元。

方义:阴阳两虚,气血不足,脑脉失养,当补足三里、关元以资气血生化之源。

操作:毫针直刺 1 寸,针用补法。

(4)痰湿壅盛

治法:燥湿化痰。

处方:丰隆、阴陵泉。

方义:丰隆为祛痰要穴,阴陵泉为脾经合穴,利湿降浊。

操作:毫针直刺1～1.5寸,针用泻法。

2.推拿治疗

治法:平肝潜阳,安神降浊。

取穴:百会、印堂、风池、桥弓、率谷、曲池、丰隆、太冲、涌泉诸穴,以及少腹、腰骶部。

手法:按法、揉法、抹法、拿法、扫散法、擦法等。

操作:

(1)基本操作。患者取坐位,医生在一侧站立,用拇指罗纹面施直推法推桥弓(桥弓位于颈侧部相当于胸锁乳突肌部位,为推拿特有的穴名),约20～30次;然后再以同样方法和次数去推另一侧桥弓穴。接着在前额部治疗,先以双手拇指罗纹面从印堂穴直上至前发际做交替的向上抹法约5～10次;再从印堂沿眉弓至两侧太阳施以抹法5～10次;再在前额做由中线向两侧颞部和颞部向中线方向的横向往返抹动5～10次。用指端按揉印堂、睛明、头维、太阳诸穴。在头顶部用五指拿法,至后枕部改为三指拿法,拿风池、拿颈项部两侧夹肌而至大椎两侧,如此左右手重复操作各3～5遍。在头颞侧部施扫散法各约半分钟至1分钟。最后按揉百会、率谷、曲他各50次。

继而患者取俯卧位,医生坐于患者右侧以指揉法施于命门、肾俞各1分钟;然后在腰骶部再施以擦法(横向),以热为度;最后直擦足底涌泉穴,以热为度。

(2)辨证治疗。①有心悸失眠者,加指揉内关、神门、心俞、三阴交诸穴等1分钟。②有气短、精神呆滞者,加摩少腹,指揉气海、关元约5～10分钟。

3.其他疗法

耳针:取肾、神门、枕、内耳、脑,取穴2～3个,中、强刺激,留针20～30分钟,间歇运针。

【按语】

(1)生活规律。安排好自己的作息时间,早睡早起,尽量不要熬夜,这有利于血压稳定。

(2)适当运动。将血压控制在正常范围以后,可以适当运动,但不宜剧烈运动。

(3)睡眠要充足。保持充足的睡眠,有利于高血压的恢复。

(4)养成良好的饮食习惯。三餐要有节制,食勿过饱,提倡“食惟半饱无兼味,酒至三分莫过频”,宜低盐、低脂、高蛋白、富营养饮食,多吃水果等含维生素高的食品,以素食为主,避免酒、咖啡、浓茶。

(5)按时服药。高血压患者必须接受正规综合治疗,高血压患者的治疗不光是要控制血压,还要防止诱发和加重高血压的各类因素发生。

(6)劳逸要结合。高血压患者应避免过于劳累,体力劳动后应注意充分休息,脑力劳动后应注意精神松弛。

(7)稳定情绪。遇事平常心对待,勿暴喜暴怒,避免情绪的波动。

十四、郁证

郁证是以精神抑郁、情绪不宁、胸胁胀满,或易怒易哭,或咽中如有异物堵塞等为主症的一类病证。本病多发于青中年女性,近年来随着现代社会的竞争和精神压力的增大,发病率不断上升。本病主要见于西医学的忧郁症、神经官能症及焦虑症等,也可见于更年期综合征等。常因情志刺激、意欲不遂等因素而诱发,或有家族史。

中医学认为,郁证的发病多因情志所伤,思虑太过,气机不畅,肝气郁结;思虑过度,或肝郁横犯脾土,使脾失健运,水湿停聚,而成痰郁;情志过极,损伤心神,心神失守,日久损及肝肾心脾,使心脾两虚,或肝肾不足。

【临床表现】

精神抑郁善忧,情绪不宁或易怒易哭。

(1)肝气郁结:兼见急躁易怒,胸胁胀满,嗳气吞酸,或头痛、目赤、耳鸣,大便不调,舌红,苔黄,脉弦。

(2)痰气郁结:兼见咽中如有物堵塞,吞之不下,咳之不出,苔白腻,脉弦滑。

(3)心脾两虚:兼见多疑多虑,头晕神疲,心悸、失眠、健忘,食欲缺乏,舌淡,脉细。

(4)肝肾亏虚:兼见眩晕耳鸣,目干畏光,心悸不安,五心烦热,盗汗,口干咽燥,脉细数。

【诊断与鉴别】

根据临床表现即可诊断。

【治疗】

1. 针灸治疗

治法:调神理气,疏肝解郁。疏肝解郁、涤痰开窍,以针为主,泻法或平补平泻;心脾两虚、肝肾亏虚针灸并用,补法。

处方:以督脉、手厥阴、手少阴和足厥阴经穴为主。取水沟、内关、神门、太冲。

方义:脑为元神之府,督脉入络脑,水沟可醒脑调神。心藏神,神门为心经原穴,内关为心包经络穴,二穴可调理心神而安神定志;内关又可宽胸理气。太冲疏肝解郁。

加减:肝气郁结者,加曲泉、膻中、期门;气郁化火者,加行间、侠溪、外关;痰气郁结者,加丰隆、阴陵泉、天突、廉泉;心神惑乱者,加通里、心俞、三阴交、太溪;心脾两虚者,加心俞、脾俞、足三里、三阴交;肝肾亏虚者,加太溪、三阴交、肝俞、肾俞。

操作:水沟用雀啄泻法,以眼球湿润为佳;神门用平补平泻法;内关、太冲用泻法。

2. 推拿治疗

治法:疏通气机,怡情易性。肝气郁结证者,治以疏肝理气解郁;气郁化火证者,治以清肝泻火,解郁和胃;痰气郁结证者,治以行气化痰开郁;心神失养证者,治以养心安神;心脾两虚证者,治以健脾养心,补益气血;阴虚火旺证者,治以滋阴清热,补心安神。

取穴:肝俞、脾俞、胃俞、章门、期门、太冲、行间、胆俞、三焦俞、阳陵泉、丰隆、天突、中脘、心俞、神门、足三里、内关、外关、肾俞、气海、关元、三阴交、涌泉。

手法:一指禅推法、按揉法、摩法、搓法、拿法、揉法、擦法。

操作:

(1)基本操作。用㨰法施于脊柱两侧膀胱经约 5 分钟;用一指禅推肝俞、脾俞、胃俞,每穴约 2 分钟;用指按揉法施于章门、期门各约 1 分钟;指摩胁肋部、掌摩腹部各约 3 分钟。

(2)辨证治疗。①肝气郁结证,拇指按揉太冲、行间,每穴约1分钟;搓胁肋部1分钟左右。②气郁化火证,拇指按揉胆俞、三焦俞、阳陵泉,每穴约1分钟;用拿法施于大腿内侧肌肉,约2分钟。③痰气郁结证,拇指按揉胆俞、丰隆,每穴约1分钟;用勾点法勾点天突约1分钟;掌揉中脘2分钟左右。④心神失养证,拇指按揉心俞、神门、足三里,每穴约1分钟;用拿法拿下肢内侧和前侧的肌肉,约5分钟。⑤心脾两虚证,拇指按揉心俞、内关、外关、足三里,每穴约1分钟;掌揉中脘5分钟左右。⑥阴虚火旺证,拇指揉肾俞、气海、关元、三阴交,每穴约1分钟;擦涌泉,以透热为度。

3. 其他疗法

(1)耳穴疗法:选神门、心、交感、肝、脾。毫针刺,或揿针埋藏,或王不留行籽贴压。

(2)穴位注射法:选风池、心、内关。用丹参注射液,每穴每次0.3~0.5mL,每日1次。

【按语】

(1)针灸治疗郁证有良好的疗效。在治疗过程中,针对具体情况,解除情志致病的原因可大大提高针灸的疗效。

(2)对患者应做好精神治疗的工作,使患者能正确对待疾病,增强战胜疾病的信心。应鼓励患者进行适度的体育锻炼。

十五、胃痛

胃痛,又称"胃脘痛",以胃脘部疼痛为主症。由于疼痛位于近心窝部,古人又称"心痛"、"胃心痛"、"心下痛"等。常见于西医学的急慢性胃炎、消化性溃疡、胃肠神经官能症、胃黏膜脱垂等病。

中医学认为,本病多由寒邪客胃、饮食伤胃、肝气犯胃、脾胃虚弱等各种病因引发。其中,实证多因于肝,虚证多涉及脾。胃气失和、胃络不通、胃失濡养是其基本病机。常因饮食不慎、情志不畅、劳累、受寒等因素而诱发或加重,且常反复发作。

【临床表现】

本病以上腹胃脘部疼痛为主症,常伴有胃脘部痞闷或胀满、恶心呕吐、食欲缺乏、吞酸嘈杂等症状。

1. 实证

(1)寒邪犯胃:胃痛暴作,脘腹得温痛减,遇寒痛增,恶寒喜暖,苔薄白,脉弦紧。

(2)饮食停滞:胃痛胀满拒按,嗳腐吞酸,或呕吐不消化食物,吐后痛减,苔厚腻,脉滑。

(3)肝气犯胃:胃脘胀满而痛,连及两胁,每因情志因素而诱发,嗳气反酸,喜叹息,苔薄白,脉弦。

(4)气滞血瘀:胃痛拒按(多呈刺痛),痛有定处,按之痛甚,或有呕血便黑,舌质紫暗或有瘀斑,脉细涩。

2. 虚证

(1)脾胃虚寒:胃脘部疼痛隐隐,泛吐清水,喜暖,大便溏薄,手足不温,舌淡苔白,脉虚弱或迟缓。

(2)胃阴不足:胃脘灼痛,似饥而不欲食,咽干口燥,大便干结,舌红少津,脉弦细或细数。

【诊断与鉴别】

根据临床表现结合上消化道X线钡餐透视或纤维胃镜等检查,可见胃、十二指肠黏膜炎症、溃疡等病变。

【治疗】

1. 针灸治疗

治法:和胃止痛。以足阳明、手厥阴经穴及募穴为主。

处方:足三里、内关、中脘为主穴。

方义:足三里乃足阳明胃经下合穴,"合治内腑",可疏调胃腑气机,和胃止痛。中脘为胃之募穴,腑之所会,可健运中州,调理气机。内关宽胸解郁,行气止痛。

加减:寒邪犯胃者,加胃俞;饮食停滞者,加下脘、梁门;肝气犯胃者,加太冲;气滞血瘀者,加膈俞;脾胃虚寒者,加气海、关元、脾俞、胃俞;胃阴不足者,加三阴交、内庭。

操作:足三里用平补平泻法,疼痛发作时,持续行针1~3分钟,直到痛止或缓解。内关、中脘均用泻法。寒气凝滞、脾胃虚寒者,可用灸法。

2. 推拿治疗

治法:理气,和胃止痛。寒邪客胃证者,治以温中散寒;饮食伤胃证者,治以消食导滞;肝气犯胃证者,治以疏肝理气;脾胃虚弱证者,治以温中健脾。

取穴:中脘、天枢、气海、肝俞、胆俞、脾俞、胃俞、三焦俞、手三里、内关、肩井、合谷、足三里、大肠俞、八髎、膈俞、太冲、阳陵泉、关元、肾俞、命门。

手法:一指禅推法、摩法、按揉法、擦法、拿法、捏脊法。

操作:

(1)基本操作。①胃脘部操作,用一指禅推法推中脘、天枢、气海,每穴约3分钟;用掌摩法摩脘腹部,约5分钟;用指按揉法按揉中脘、气海、天枢,每穴约3分钟。②背部操作,用一指禅推法推肝俞、胆俞、脾俞、胃俞、三焦俞,每穴约2分钟;用拇指按揉法较重按揉肝俞、胆俞、脾俞、胃俞、三焦俞,每穴约3分钟,以酸胀为度。③四肢部操作,用拇指按揉法按揉手三里、内关、合谷、足三里,每穴约2分钟,以酸胀为度;用拿法拿肩井,约2分钟。

(2)辨证治疗。①寒邪客胃证,用掌擦法在背部沿膀胱经循行自上而下施用,重点在脾俞、胃俞,以透热为度;适当延长摩腹时间。②饮食伤胃证,用掌摩法顺时针方向摩腹,重点在中脘、天枢,每穴约2分钟;用拇指按揉大肠俞、八髎,每穴约1分钟,以酸胀为度。③肝气犯胃证,用轻柔的一指禅推法或揉法,自天突向下至中脘操作,重点在膻中,约3分钟;用拇指按揉章门、期门、肝俞、胆俞、膈俞、太冲、阳陵泉,每穴约1分钟;用擦法斜擦两胁,以透热为度。④脾胃虚弱证,用指按揉法轻柔按揉气海、关元、足三里,每穴约2分钟;用擦法直擦背部脾俞、胃俞、肾俞、命门,以透热为度;用捏脊法捏脊3~5遍。

3. 其他疗法

(1)穴位注射法:选中脘、足三里、肝俞、胃俞、脾俞。每次选2穴,诸穴可交替使用。以黄芪、丹参或当归注射液，每穴注入药液1mL，每日或隔日1次。

(2)耳穴疗法：选胃、肝、脾、神门、交感、十二指肠。毫针刺用中等强度，或用揿针埋藏或用王不留行籽贴压。

(3)指针：取中脘、至阳、足三里等穴，以双手拇指或中指点压、按揉，用力以患者能耐受为度，同时令患者行缓慢腹式呼吸，连续按揉3～5分钟即可止痛。

(4)兜肚法：取艾叶30g，荜拨、干姜各15g，甘松、山萘、细辛、肉桂、吴茱萸、元胡、白芷各10g，大茴香6g，共研为细末，用40cm的柔软棉布折成15cm直径的兜肚形状，将以上药末均匀放入，紧密缝好，日夜兜于中脘穴或疼痛处。适用于脾胃虚寒胃痛。

【按语】

(1)针灸对胃脘疼痛、上腹胀满不适、嗳气、恶心等症状效果较好。

(2)胃痛的临床表现有时可与肝胆疾患及胰腺炎相似，须注意鉴别。

(3)出现溃疡病、出血、穿孔等重症时，应及时采取措施或外科治疗。

(4)饮食调理、生活规律和精神调节对胃痛的康复具有重要意义。饮食宜定时，勿过饥、过饱，忌食生冷、刺激性食物，力戒烟酒，保持心情舒畅。

十六、呕吐

呕吐是临床常见病症，既可单独为患，亦可见于多种疾病。古代文献以有声有物谓之呕，有物无声谓之吐，有声无物谓之干呕。因两者常同时出现，故称呕吐。呕吐可见于西医学的急慢性胃炎、胃扩张、胃黏膜脱垂症、胃神经官能症、胆囊炎、胰腺炎等。

中医学认为，胃主受纳，腐熟水谷，以和降为顺，若气逆于上则发为呕吐。呕吐的基本病机是胃失和降，胃气上逆，虚者因胃腑自虚，胃失和降；实者因外邪、饮食、痰饮、瘀血等邪气犯胃，胃气上逆。多由饮食不慎、晕车晕船、寒暖失宜、情志不畅等因素诱发。

【临床表现】

以呕吐食物、痰涎、水液、胆汁诸物或干呕无物为主症，常伴有脘腹不适、恶心纳呆、吞酸嘈杂等症状。

1. 实证

凡呕吐发病急骤、病程短、呕吐量多、吐物酸腐臭秽或伴有表证者多属实证。

(1)外邪犯胃：突发呕吐，伴有发热恶寒、头身疼痛等表证，舌苔白，脉濡缓。

(2)饮食停滞：暴饮暴食或饮食不洁后吐酸胀满，吐后反快，苔厚腻，脉滑实。

(3)肝气犯胃：每因情志不畅而呕吐或吐甚，嗳气吞酸，胸胁胀满，脉弦。

(4)痰饮内停：呕吐清水痰涎，脘痞纳呆，眩晕心悸，苔白滑或白腻，脉滑。

2. 虚证

凡呕吐起病缓慢、病程较长、呕而无力者多属虚证。

(1)脾胃虚弱：素来脾虚胃弱，饮食稍有不慎即发呕吐，面色无华，少气懒言，纳呆便溏，舌淡苔薄，脉弱。

(2)胃阴不足：呕吐反复发作，呕量不多或时作干呕，饥不欲食，咽干口燥，舌红少津，脉细数。

【诊断与鉴别】

上消化道X线检查及内镜检查,有助于诊断及鉴别诊断。

【治疗】

1. 针灸治疗

治法:理脾和胃、降逆止呕,实证以针刺为主,泻法;脾胃虚弱针灸并用,补法;胃阴不足只针不灸,平补平泻。

处方:中脘、胃俞、内关、足三里。

方义:呕吐病变在胃,总由胃气上逆所致,故首取胃的募穴中脘配胃之背俞为俞募配穴法,以和胃止呕;内关功擅理气降逆,为止呕要穴;足三里为胃腑下合穴,"合治内腑",通调腑气、降逆止呕。

加减:外邪犯胃加外关、大椎解表散邪;饮食停滞加梁门、天枢消食止呕;肝气犯胃加太冲、期门疏肝理气;痰饮内停加丰隆、公孙化痰消饮;脾胃虚弱加脾俞、公孙健脾益胃;胃阴不足者加脾俞、三阴交滋胃养阴。

操作:常规针刺,脾胃虚弱者可行艾条灸、隔姜灸或温针灸;上腹部穴和背俞穴针后可加拔罐。每日1次,呕吐甚者可每日2次。

2. 推拿疗法

治法:和胃降逆

取穴:中脘、下脘、神阙、天枢、足三里、内关、合谷、脾俞、胃俞、大肠俞、巨阙、不容、章门、太冲、肝俞、胆俞、三阴交、三焦俞。

手法:按揉法、摩法、一指禅推法。

操作:

(1)外邪犯胃。①取仰卧位,用掌揉法按揉中脘穴3分钟;再用掌摩法顺时针、逆时针摩胃脘部各60下;最后用拇指指腹端按揉足三里、内关、合谷穴各2分钟。②取俯卧位,用一指禅推法推背部两侧脾俞、胃俞穴各1分钟。

(2)饮食停滞。①取仰卧位,用掌按法持续按压中脘、下脘、神阙穴各2分钟;再用掌摩法顺时针摩胃脘部;最后用拇指指腹端按揉足三里、内关、天枢穴各1分钟。②取俯卧位,用一指禅推法推背部两侧脾俞、胃俞、大肠俞穴各1分钟。

(3)肝气犯胃。①取仰卧位,用掌按法持续按压中脘、神阙穴各2分钟;再用拇指指腹端推巨阙、不容、天枢、章门穴各1分钟,按揉足三里、太冲、内关穴各1分钟;最后用掌擦法横擦两胁2分钟。②取俯卧位,用一指禅推法推背部两侧肝俞、胆俞、胃俞、脾俞穴各1分钟。

(4)脾胃虚弱。①取仰卧位,用掌按法持续按压中脘、神阙、关元穴各1分钟;再用掌摩法顺时针摩胃脘部3分钟;最后用拇指指腹端按揉三阴交、足三里、内关穴各1分钟。②取俯卧位,用一指禅推法推背部两侧脾俞、胃俞、三焦俞穴各1分钟。

3. 其他疗法

(1)耳针:根据病变部位取胃、贲门、幽门、十二指肠、胆、肝、脾、神门、交感。每次选用2～4穴,毫针浅刺;也可埋针或王不留行籽贴压。

(2)穴位注射:选取足三里、至阳、灵台等穴,每穴注射生理盐水1～2mL。

(3)穴位敷贴:取神阙、中脘、内关、足三里等穴,切2～3cm厚生姜片如五分硬币大,贴于穴上,用伤湿止痛膏固定。本法也可预防晕车、晕船引起的呕吐,临乘车船前半小时贴药即可(不用生姜,只贴伤湿祛痛膏也有良效)。

【按语】

(1)针灸治疗呕吐效果良好,因药物反应或妊娠引起的呕吐也可参照本节疗法。

(2)上消化道严重梗阻、癌肿引起的呕吐及脑源性呕吐,除用针灸止吐外,还应高度重视原发病的治疗。

(3)平时宜注意饮食调理,忌暴饮暴食,忌食厚味、生冷、油腻、辛辣食物。

十七、呃逆

呃逆,古称"哕",又称"哕逆",是以气机逆郁动膈,致喉间呃呃连声,声短而频,不能自制为主要特征的病症。常见于西医学的膈肌痉挛,除单纯性膈肌痉挛外,胃肠神经官能症、胃炎、胃扩张、胃癌、肝硬化晚期、脑血管病、尿毒症、胃或食管术后等亦可引起膈肌痉挛,均可参照本节治疗。

中医学认为,本病病位在膈,基本病机为气逆动膈。凡上、中、下三焦诸脏腑气机郁逆或冲气上逆均可动膈而致呃逆。如上焦肺气或虚或郁,失于肃降;中焦胃气失于和降,气机上逆,或胃肠腑气不通,浊气上逆;下焦肝气郁结,怒则气上;肾不纳气,虚则厥逆等均可动。

【临床表现】

呃逆以气逆上冲、喉间呃呃连声、声音短促、频频发出、不能自制为主症。偶然发作者,多短时内不治自愈;若持续数日不止,或屡屡发作者,则需治疗。

1. 实证

凡呃逆初起、呃声响亮、气冲有力、持续不止者多属实证。

(1)胃寒积滞:呃逆常因感寒或饮冷而暴作,呃声沉缓有力,得热则减,遇寒则重,苔薄白,脉迟缓。

(2)胃火上逆:呃声洪亮有力,冲逆而出,口臭烦渴,喜冷饮,尿赤便秘,苔黄燥,脉滑数。

(3)气机郁滞:呃逆常因情志不畅而诱发或加重,呃声连连,胸胁胀满,苔薄白,脉弦。

2. 虚证

凡呃声低小、气冲无力、时断时续者多属虚证。

(1)脾胃阳虚:呃声低沉无力,气不得续,脘腹喜暖喜按,身倦食少,四肢不温,舌淡、苔薄,脉细弱。

(2)胃阴不足:呃声短促而不得续,口干咽燥,饥不欲食,舌红、少苔,脉细数。

【治疗方法】

1. 针灸治疗

治法：实证通调腑气、和胃降逆，以针刺为主，寒证加灸，泻法；虚证健脾益胃、降逆止呃，脾胃阳虚者，针灸并用，补法；胃阴不足者，只针不灸，平补平泻。

处方：膈俞、内关、中脘、足三里、天突、膻中。

方义：本病病位在膈，故不论何种呃逆，均可用膈俞利膈止呃；内关穴通阴维，且为手厥阴心包经络穴，可宽胸利膈，畅通三焦气机，为降逆要穴；中脘、足三里和胃降逆，不论胃腑寒、热、虚、实所致胃气上逆动膈者用之均宜；天突位于咽喉，利烟止呃；膻中穴位近膈，又为气会穴，功擅理气降逆，使气调则呃止。

加减：胃寒积滞、胃火冲逆、胃阴不足等胃气上逆者加胃俞和胃止呃；脾胃阳虚者加脾俞、胃俞温补脾胃；肝气郁滞者加期门、太冲疏肝理气。

操作：毫针常规刺，膈俞、期门等穴不可深刺，以免伤及内脏；胃寒积滞、脾胃阳虚者，诸穴可用艾条灸或隔姜灸，中脘、内关、足三里、胃俞亦可用温针灸，并可加拔火罐。

2. 推拿疗法

治法：和胃，降气，平呃。胃寒者加温中祛寒；胃热者泄热通腑；气郁痰阻者辅以降气化痰；气血亏虚者温补脾胃。

取穴：缺盆、天突、膻中、中脘、章门、期门、膈俞、胃俞、内关等穴。

手法：按法、摩法、揉法、擦法、点法。

操作：患者取仰卧位，医生坐于右侧，以中指端按揉缺盆穴，以酸胀为度，每侧1分钟；然后按揉天突穴半分钟，再揉、摩膻中1分钟。此三穴均能宽胸降逆；继以上体位，揉中院1~2分钟；摩章门、期门左右各1~2分钟；再指揉双上肢内关穴。患者取坐位，医生立于后侧以双指揉法施于膈俞、胃俞，各1分钟。以有酸胀得气感为佳。最后搓背及胁助；对胃寒者，加强揉中脘，以胃脘有温热感为佳。并在背部胃俞加横向擦法以热为度；对胃燥热者，加按、点上、次髎，按压涌泉穴，以酸胀为度；对气郁痰阻者，加摩中府、云门穴，并加强揉摩章门、期门；按揉丰隆穴；对气血亏虚者，加揉摩气海、关元；背部加捏脊法；按揉内关、足三里；对呃逆频者，加强膈俞、胃俞穴的点、压法。

3. 其他疗法

（1）指针：翳风、攒竹、鱼腰、天突，任取一穴，用拇指或中指重力按压，以患者能耐受为度，同时令患者深吸气一口后屏住呼吸。连续按揉3~5分钟，常能立即止呃。

（2）耳针：取膈、胃、神门、相应病变脏腑（肺、脾、肝、肾）。毫针强刺激；也可耳针埋藏或用王不留行籽贴压。

（3）鼻疗：用猪牙皂角（也可用白胡椒）研末，放于瓶内密贮备用。用时打开瓶口，让患者鼻孔对准瓶口用力吸嗅数次，以打喷嚏为度。对上焦气机不利、肺失清肃或寒邪直入肺胃引起的呃逆，有嚏后呃止之效。若无药物，也可用草茎刺鼻取嚏。

（4）穴位贴敷：麝香粉0.5g，放入神阙穴内，用伤湿止痛膏固定，适用于实证呃逆，尤其以肝气郁滞者取效更捷;吴茱萸 10g,研细末,用醋调成膏状,敷于双侧涌泉穴,用胶布或伤湿止痛膏固定,可引气火下行。适用于各种呃逆,对肝、肾气逆引起的呃逆尤为适宜。

【按语】

(1)针灸治疗呃逆有显著疗效。

(2)呃逆停止后,应积极治疗引起呃逆的原发病。

(3)急重症患者出现呃逆,可能是胃气衰败、病情转重之象,宜加以注意。

十八、获得性进行性智能障碍综合征(痴呆)

获得性进行性智能障碍综合征,中医病名为痴呆,又称呆病,是指意识清楚的患者由于各种躯体疾病而引起持续性高级神经功能的全面障碍,包括记忆力、解决日常生活问题的能力、已习得的技能、正确的社交技能和控制情绪反应能力的障碍,最终导致精神功能衰退的一组后天获得的综合征。多发于老年人或儿童,常见于西医学的老年性痴呆(真性老年痴呆)、早老性痴呆和脑血管性痴呆、小儿大脑发育不全等病。

本篇在此主要给出针对先天性或精神病之后出现的痴呆或老年性痴呆的参考治疗。

【病因病机】

本病多因禀赋不足、痰浊阻窍、肝肾亏虚引起。先天性痴呆者多因其先天禀赋不足,或者与出生时产伤有关,损及脑髓,使瘀血阻滞清窍而成痴呆。中老年人多因五脏皆虚,尤其是肝肾亏虚,精血不足,使髓海空虚,神明失用;或因脾虚失于运化,痰浊内生,上蒙清窍;或因体质虚弱,气血不足,瘀血阻滞脑络所致。本病病位在脑,涉及五脏,尤其与肾、脾、心、肝密切相关,病变有虚有实,多见虚实夹杂证。

【临床表现】

本病起病缓慢,主要是精神功能障碍及伴随出现的神经系统症状。早期病情较轻者神情淡漠,寡言少语,记忆力和思维敏捷性和创造性的轻度减退,难以维持专注力,不能长时间从事某一工作或劳动,易于疲劳、焦虑和精力不充沛等。病情较重者可出现记忆障碍、认知障碍、人格改变、情感障碍、言语障碍和精神异常,终日不语,或闭门独处,或口中喃喃,或言辞颠倒,举动不经,或忽哭忽笑,或不欲食,数日不知饥饿。并可伴随各种神经功能障碍,如肢体失用、震颤麻痹、共济失调、癫痫、锥体束征等。甚至最后生活完全不能自理,无自主运动,缄默不语,不能抵御伤害。

(1)肝肾亏虚:记忆障碍,暴发性哭笑,易怒,易狂。伴有头昏眩晕、手足发麻、振颤、失眠,重者发作癫病。舌红、苔薄黄,脉弦数。

(2)气血不足:行为表情失常,终日不言不语,或忽笑忽歌,喜怒无常,记忆力减退甚至丧失,步态不稳,面色淡白,气短乏力,舌淡、苔白,脉细弱无力。

(3)痰浊上扰:表情呆板,行动迟缓,终日寡言,坐卧不起。记忆力减退或丧失,二便失禁,舌胖嫩而淡、边有齿印、苔白厚而腻,脉滑。

(4)瘀血阻络:神情淡漠,反应迟钝,常默默无语,或离奇幻想,健忘易惊,舌质紫暗、有瘀点或瘀斑,脉细涩无力。

【诊断与鉴别】

本病通过临床表现即可诊断。血管性痴呆可通过脑电图、头部 CT、MRI 进一步确诊。

【治疗】

1. 针灸治疗

治法:醒脑调神,活血通络。以督脉、足少阳、足少阴经穴为主。

处方:印堂、四神聪、百会、神庭透上星、风池、太溪、悬钟、合谷、太冲。

方义:督脉入络脑,百会、神庭、上星及印堂可醒脑调神。风池通调头部气血。太溪、悬钟可补益脑髓。合谷、太冲可活血通络。四神聪是健脑益聪的效穴。

加减:肝肾亏虚者,加肝俞、肾俞、三阴交;痰浊上扰者,加丰隆、中脘、足三里;瘀血阻络者,加内关、膈俞,可委中刺络放血。

操作:合谷、太冲用泻法,太溪、悬钟用补法,余穴用平补平泻法,头部穴位间歇捻转行针,或加用电针。

2. 推拿治疗

治法:醒脑开窍。

取穴:肺俞、心俞、肝俞、脾俞、肾俞、命门、委中、关元、中脘、天枢、伏兔、足三里、丰隆、风市、阳陵泉、三阴交、太冲、印堂、神庭、丝竹空、太阳、头维、四神聪、脑户、头维、太阳、风池、曲池、合谷。

手法:点法、按法、擦法、揉法、一指禅推法。

操作:

(1)患者俯卧,术者用双手拇指指端分别点按肺俞、心俞、肝俞、脾俞、肾俞、委中诸穴,每穴持续时间 1 至 2 分钟。

(2)患者俯卧,术者用手掌小鱼际侧在患者腰部左右肾俞、命门穴之间做横向擦法,以透热为度。

(3)患者仰卧,术者用双手拇指指端分别点揉关元、中脘及天枢、伏兔、足三里、丰隆、风市、阳陵泉、三阴交、太冲各穴,使局部产生较强的酸胀感。每穴点揉 1 分钟。

(4)以印堂至神庭之连线为中线,术者以一指禅推法,由下而上,自中线向前额两侧分别推至丝竹空、太阳、头维穴处,推 30 ~50 次。

(5)患者取坐位,术者以拇指或中指指端分别按揉印堂、神庭、四神聪、脑户及两侧头维、太阳、风池,上肢曲池、合谷,每穴按揉 1 至 2 分钟,使局部产生较强的酸胀感。

3. 其他疗法

(1)穴位注射法:选风府、风池、肾俞、足三里、三阴交,用复方当归或丹参注射液,或用胞二磷胆碱,或用乙酰谷酰胺注射液,每穴注入药液 0.5 ~1.0mL,隔日 1 次。

(2)头针法:选额中线、顶中线、顶颞前斜线、顶颞后斜线,将 2 寸长毫针刺入帽状腱膜下,快速行针,使局部有热感,或用电针刺激,留针 30 ~40 分钟。

(3)耳穴疗法:选皮质下、额、枕、颞、心、肝、肾、内分泌、神门,每次选 3 ~5 穴,毫针刺用轻刺激。或用王不留行籽贴压。

【按语】

(1)现代医学研究表明痴呆与神经递质、受体、神经肽有关,实验表明针灸可调节神经递质和神经肽,能控制和延缓疾病的进展,有一定的治疗作用,然而本病症较为顽固,需要的针灸疗程一般较长。

(2)本病早期的针灸治疗效果较好,晚期疗效较差。有明确病因者在针灸治疗的同时还应积极治疗原发病。

(3)应加强优生教育,分娩时防止可能造成不利于胎儿的有害因素,避免产伤。

(4)注重情志调节,防止头部外伤及中毒。

(5)病情轻者应进行耐心训练和教育,合理安排生活和工作,尽量避免独自一人外出。

(6)重症要注意生活护理,防止跌倒、迷路、褥疮及感染等异常情况发生。

十九、胆囊炎

胆囊炎是由于胆囊管梗阻、化学性刺激和细菌感染等原因引起的胆囊急性炎症性病变,根据其发病缓急可分为急性胆囊炎和慢性胆囊炎。在中医学中,急性胆囊炎可归于“胁痛”范畴,慢性胆囊炎归属于“胆胀”范筹。

本病的基本病机是胆失通降,“不通则痛”。情志不遂、饮食失节、感受外邪、虫石阻滞,均致胆腑不通,发病多为实证。若久病体虚,劳欲过度,精血亏损,肝阴不足,胆络失养,则“不荣则痛”。本病病位在胆腑,与肝失疏泄、脾失健运、胃失和降密切相关。急性胆囊炎以实证为主,慢性胆囊炎以虚实夹杂证多见。急性胆囊炎因病情反复发作可以转化为慢性胆囊炎。

【临床表现】

(1)急性胆囊炎临床症见发热、右上腹疼痛,或右胁肋胀痛放射至肩背部,伴恶心呕吐、轻度黄疸、墨菲征阳性、外周白细胞计数增高等表现。

(2)慢性胆囊炎临床表现为反复右上腹疼痛或不适、腹胀、嗳气、厌油腻,右上腹部有轻度压痛及叩击痛等体征。

【诊断与鉴别诊断】

根据临床表现及白细胞及中性粒细胞计数增高,血清黄疸指数和胆红素可能增高。B超可见胆囊肿大、胆囊壁增厚或毛糙等可进行诊断。

鉴别诊断:本病与消化性溃疡、慢性胃炎、慢性病毒性肝炎、胃肠神经功能症相鉴别。

【治疗】

1. 针灸治疗

治法:疏肝利胆,行气止痛。

处方:以足少阳胆经经穴及相应俞募穴为主,包括胆俞、胆囊穴、阳陵泉、期门、足三里。

方义:胆俞为胆之背俞穴,功以疏肝利胆而止痛;阳陵泉为胆之下合穴,以利胆腑;胆囊穴为治疗胆腑疾病的经验穴;期门利胆疏肝,理气活血;足三里和胃利胆,补气健脾。

加减:肝郁气滞者加太冲,疏肝理气;瘀血阻络者加膈俞,化瘀止痛;肝胆湿热者加行间,疏泄肝胆;肝阴不足者加肝俞、肾俞,补益肝肾。

操作:毫针泻法。

2. 推拿治疗

治法:舒肝利胆,解郁止痛。

取穴:日月(右)、章门(右)、膈俞、肝俞、胆俞、阳陵泉、胆囊穴、丘墟等穴,及右侧季肋部、上腹部。

手法:按法、摩法、揉法、分推法、擦法、搓法等。

操作:

(1)基本操作。患者取左侧卧位,医生坐于其背部,在右侧季肋部用轻快的摩法摩3~5分钟,并分别对日月、章门、期门诸穴用指揉法各1分钟。

患者取仰卧位,医生坐其右侧对上腹部及右侧季肋部用鱼际揉法或全掌揉法各1分钟。并对下胸及上腹部施以分推法20~30次。再按揉阳陵泉、胆囊、丘墟诸穴各1分钟以有酸胀得气感为度。

患者取俯卧位或坐位均可,用食指、中指或拇指对膈俞、肝俞、胆俞等背穴施以指揉法,每穴约1分钟。最后擦胆囊部,以热为度,搓两肋结束治疗。

(2)辨证治疗。对胆囊炎疼痛甚者,先在肢体远端阳陵泉、胆囊穴附近寻找敏感的压痛点,找到痛点后以相对重而揉的按压或按揉法予以刺激,可达缓急止痛之功效。对消化道症状明显者可加强揉中脘和按揉足三里穴。

3. 耳穴疗法

选取胰、胆、肝、神门、交感、十二指肠、内分泌、三焦、胃、脾、皮质下。一般采用针刺或用王不留行籽常规消毒后用胶布将王不留行籽固定于耳穴上,每日按5~7遍,每次每穴按压15~20次。每次贴压单侧耳穴,每次贴3天,两侧交替使用。换贴10次为1个疗程,一般治疗3~5个疗程。

【按语】

1. 饮食调摄

胆囊炎患者以低脂肪、低胆固醇、适量蛋白和高维生素饮食为宜。急性发作期应禁食或无脂饮食,充分休息,以缓解疼痛。慢性期或缓解期的患者以低脂肪、低胆固醇饮食为主,适量摄入蛋白质和碳水化合物,丰富维生素,避免进食辛辣刺激性食物,要注意卫生,防止肠道寄生虫和细菌感染,注意营养的均衡,规律饮食。

2. 预防调护

注意劳逸结合,寒温适宜,限烟限酒,心情舒畅。已患有急慢性胆囊炎的患者,应积极治疗,按时服药,预防复发。注意起居有常,防止过劳,避免过度紧张,适当运动,忌恼怒忧思,保持心情舒畅。

二十、胆结石

胆结石是指在人体胆道系统内形成的凝结物,属于常见消化系统疾病。依据结石成分的不同，胆结石包括胆固醇结石、胆色素结石或混合型结石等类型；根据结石形成和存在部位，临床上主要分为胆囊结石、胆管结石和肝胆管结石。

中医理论认为，胆为人体中精之腑，附属于肝，主疏泄，人体胆腑功能以疏泄通降为顺。胆石发病缘于肝气郁结、情志不畅、寒温不调、外邪内侵、饮食不节，以致肝胆气滞、湿热瘀阻、通降失常、疏泄不条，从而引起胆气郁结，日久成石。

【临床表现】

临床上胆囊结石以饱餐后突发性剧烈绞痛为特征，临床表现主要决定于结石的部位、动态和并发症，如肝内胆管结石症状多以右上腹部肝区出现反复性疼痛闷胀为主，伴有畏寒、发热等症状；胆总管结石的典型特征是绞痛、高热、寒战、黄疸。

【诊断与鉴别】

根据临床典型的绞痛病史，影像学检查可确诊。首选 B 超检查，结合 X 线、CT 等可与右肾结石鉴别。

【治疗】

1. 针灸治疗

治法：疏肝利胆，行气止痛。

处方：以足少阳胆经经穴及相应俞募穴为主，有日月、期门、胆俞、肝俞、胆囊穴、阳陵泉。

方义：胆俞配日月，肝俞配期门为俞募配穴，每次用一组，选取右侧，以疏肝利胆而止痛。阳陵泉为胆之下合穴，以利胆腑。胆囊穴为治疗胆腑疾病的经验穴。

加减：呕吐加内关、足三里；黄疸加至阳；发热加曲池、大椎。

操作：毫针泻法。

2. 其他疗法

耳穴疗法：选取肝、胰胆、交感、神门、耳迷根。急性发作时用毫针刺，强刺激，持续捻转；剧痛缓解后再行耳穴压丸法，两耳交替进行。

【按语】

(1)胆石症是一种常见胆腑疾病，可发展为急腹症，临床上需查明病因及结石位置，采取适当措施，必要时手术治疗，根除原发病。

(2)针刺治疗时局部穴宜久留针，在发作时可用重刺激手法。

(3)注意防寒保暖。

二十一、便秘

便秘是指大便秘结不通，患者粪质干燥坚硬，排便坚涩难下或没有便意，常常数日一次，甚至必须用泻药、栓剂或灌肠才能排便。便秘可见于多种急慢性疾病。

【病因病机】

便秘的病位在大肠，但与肾、脾、胃、肺、肝等多脏腑功能活动密切相关。基本病机是邪滞于肠胃，闭塞不通，或肠失温润，推动无力，大肠传导功能失常，粪便在肠内停留时间过久，水液被吸收，以致便质干燥难下。

【临床表现】

排便时间延长,次数减少,三天以上一次;或粪质干燥坚硬,便下困难;或排出无力,出而不畅。可伴腹胀、腹痛、纳呆、头晕、口臭、肛裂、痔疮、排便带血及汗出气短、头晕心悸等症。发病常与外感寒热、饮食情志、脏腑失调、坐卧少动、年老体弱等因素有关。起病缓慢,多表现为慢性病变过程。本病证中老年多发,女性多见,并应除外其他内科疾病中所出现的便秘症状。

(一)实秘

1. 热秘

大便干结,腹胀腹痛,口干口臭,面红心烦,或有身热,小便短赤,舌红、苔黄燥,脉滑数。

2. 气秘

欲便不得,嗳气频作,腹中胀痛,纳食减少,胸胁痞满,舌苔薄腻,脉弦者。

3. 冷秘

大便艰涩,腹痛拘急,胀满拒按,胁下偏痛,手足不温,呃逆呕吐,舌苔白腻,脉弦紧。

(二)虚秘

1. 气虚秘

虽有便意,临厕努挣乏力,挣则汗出气短,便后疲乏,大便并不干硬,面色㿠白,神疲气怯,舌淡嫩,苔薄,脉虚细者。

2. 血虚秘

大便秘结,面色无华,头晕心悸,唇舌色淡,脉细者。

3. 阴虚秘

大便干结,如羊屎状,形体消瘦,头晕耳鸣,两颧红赤,心烦少眠,潮热盗汗,腰膝酸软,舌红少苔,脉细数。

4. 阳虚秘

大便干或不干,排出困难,小便清长,面色苍白,四肢不温,腹中冷痛,或腰膝酸冷,舌淡苔白,脉沉迟。

【诊断与鉴别】

临床表现为本病的主要鉴别诊断,可通过纤维结肠镜等有关检查排除肠道器质性病变。

1. 便秘与肠结鉴别

两者主症皆为大便秘结不通,但肠结多是急病,因大肠通降受阻所致,表现为腹部疼痛拒按,大便完全不通,无矢气或肠鸣音,严重者可吐出粪块,便秘多为慢性久病,因大肠传导失调所致,表现为腹部胀满,大便干结难行,有矢气或肠鸣音,或有恶心欲吐,食欲缺乏。

2. 积聚与便秘鉴别

两者均有小腹部包块症状。但便秘常出现在小腹左侧,积聚则腹部各处均可出现;便秘多能触及索条状物,积聚则形状不定;便秘之包块为燥屎内结,通下排便或经灌肠后消失或减小,积聚的包块则与排便无关。

【治疗】

1. 针灸治疗

治法:调理肠胃,导滞通便。以足阳明大肠经、手少阳三焦经穴为主。

处方:天枢、支沟、水道、归来、丰隆。

方义:天枢乃大肠之募穴,疏通大肠腑气,腑气通则大肠传导功能恢复正常。支沟通三焦气机,三焦气通,则肠腑通调。水道、归来、丰隆,可调理脾胃,行滞通腑。

加减:热秘者,加合谷、内庭;气秘者,加太冲、中脘;气虚者,加脾俞、气海;血虚者,加足三里、三阴交;阳虚者,加神阙、关元。

操作:主穴用毫针泻法。

2. 推拿治疗

治法:行气导滞,润肠通便。胃肠燥热证者,治以清热降浊;气机郁滞证者,治以疏肝理气;气血亏虚证者,治以健脾和胃,调和气血;阴寒凝结证者,治以温阳散寒。

取穴:中脘、天枢、大横、关元、肝俞、肾俞、脾俞、胃俞、大肠俞、八髎、长强、足三里、上巨虚、支沟、曲池、合谷、下巨虚、中府、云门、膻中、章门、期门、肺俞、膈俞、内关、心俞、命门。

手法:一指禅推法、摩法、按揉法、擦法。

操作:

(1)基本操作。①腹部:用一指禅推法推中脘、天枢、大横、关元,每穴约1分钟;用掌摩法顺时针方向摩腹,约6分钟;用指按揉中脘、天枢、大横、关元,每穴约1分钟。②背部:用一指禅推法推肝俞、脾俞、胃俞、肾俞、大肠俞、八髎,每穴约1分钟;用㨰法施于背部脊柱两侧膀胱经,从肝俞水平开始向下至八髎为止,反复操作约5分钟;用拇指按揉肾俞、大肠俞、八髎、长强,每穴约1分钟,以酸胀为度;用擦法横擦骶部八髎,以透热为度。

(2)辨证治疗。①胃肠燥热证,用拇指按揉足三里、上巨虚、支沟、曲池、合谷,每穴约1分钟,以酸胀为度;用推法从足三里向下推至下巨虚,约3分钟。②气机郁滞证,用拇指按揉中府、云门、膻中、章门、期门、肺俞、膈俞,每穴约1分钟,以酸胀为度;用掌摩法摩气海2分钟;斜擦两胁,以透热为度。③气血亏虚证,用拇指按揉法轻手法按揉足三里、内关、心俞、肺俞,每穴约1分钟,以酸胀为度;用擦法横擦腰骶部,以透热为度;捏脊3~5遍。④阴寒凝结证,用擦法横擦肩背部及腰骶部肾俞、命门,以透热为度;用擦法直擦背部督脉,以透热为度。

3. 其他疗法

(1)耳穴疗法:选大肠、直肠、交感、皮质下。毫针直刺,中等强度或弱刺激,或用揿针或使用王不留行籽贴压。

(2)穴位注射法:选穴参照基本治疗穴位。用生理盐水或维生素 B_1、维生素 B_{12} 注射液,每穴注射0.5~1.0mL,每日或隔日1次。

【按语】

(1)针灸治疗本病有较好疗效,如经治疗多次而无效者需查明原因。

(2)平时应坚持体育锻炼,多食蔬菜、水果,养成定时排便习惯。

(3)患者应保持心情舒畅,避免长期从事高度紧张的劳动,适当增加体力活动,注重饮食调节,多食含纤维、维生素丰富的食物,适当摄入油脂,并按时如厕。此外,还要积极治疗肛门直肠疾病。

二十二、尿失禁

尿失禁是在清醒状态下小便不能控制而自行流出的一种疾病。

本病在西医学上可分为充溢性尿失禁、无阻力性尿失禁、反射性尿失禁、急迫性尿失禁及压力性尿失禁五类。充溢性尿失禁是由于尿路有较严重的机械性(如前列腺增生)或功能性梗阻引起尿潴留,当膀胱内压上升到一定程度并超过尿道阻力时,尿液自尿道中滴出;无阻力性尿失禁是由于尿道阻力完全丧失,膀胱内不能储存尿液,患者站立时尿液全部由尿道流出;反射性尿失禁是由上运动神经元病变导致患者不自主地间歇排尿(间歇性尿失禁),排尿无感觉;急迫性尿失禁是由于逼尿肌无抑制性收缩而发生尿失禁;压力性尿失禁是当腹压增加时(如咳嗽、打喷嚏、上楼梯或跑步)即有尿液从尿道排出。

【病因病机】

本病属中医学“小便不禁”范畴。多由禀赋不足、病后体弱、劳伤、忧思、下元不固、膀胱失约而致;或病后脾肺气虚,水道制约无权,因而发生遗尿。病变部位主要在肾,病变性质以虚证为主。其他如湿热、瘀血积于膀胱、产后伤脬等亦可致尿失禁。

【临床表现】

在清醒状态下小便不能控制而自行流出,或因咳嗽、喷嚏、行走、直立、用力、心情急躁、激动、大笑、高声呼叫、受到惊吓或听到滴水声时,小便自行流出。

1. 肾气不固

小便不禁,尿液清长,神疲怯寒,腰膝酸软,两足无力,舌淡、苔薄,脉沉细无力。

2. 脾肺气虚

尿意频急,时而有尿自遗,甚则咳嗽、喷嚏、谈笑时也可出现尿失禁,小腹时有坠胀,面白气短,舌淡红,脉虚软无力。

3. 湿热下注

小便频数,排尿灼热,时而有尿自遗,溲赤味臭,舌质偏红、苔黄腻,脉细滑数。

4. 下焦瘀滞

小便不禁,小腹胀满隐痛,或可触及肿块,舌质暗或有紫斑、苔薄,脉涩。

【诊断与鉴别】

本病可通过临床表现进行初步诊断,还应记录患者规定时间内的排尿情况(一般记录2~3天),如每次排尿量、排尿时间、伴随伴随症状等,此外可借助实验室检查和尿动力学检查进行进一步确诊。

【治疗】

1. 针灸治疗

治法:健脾益气,温肾固摄。以任脉、足太阴脾经及背俞穴为主。

处方:关元、中极、膀胱俞、三阴交。

方义:关元培补元气,益肾固本。中极、膀胱俞促膀胱气化功能。三阴交可健脾益气。

加减:肾气不固加关元、命门补肾固本;脾肺气虚加肺俞、脾俞、足三里补益肺脾;湿热下注加阴陵泉、行间清利湿热;下焦瘀滞加次髎、太冲活血行滞。

操作:中极、关元针刺时针尖朝向会阴部;肺俞、脾俞不可直刺、深刺;关元、命门多用灸法;其他腧穴应常规针刺。

2. 推拿治疗

治法:健脾补肾,固涩小便。

取穴:悬枢、命门、天枢、腰俞、八髎、阴交、气海、关元、肺俞、脾俞、足三里、三阴交。

手法:捏法、揉法、擦法、一指禅推法、振法。

操作:

(1)背部综合手法。先以捏法施术于督脉经,自下而上,反复三遍,三捏一提,继以指揉法施术于悬枢、命门、天枢,每穴 3 分钟,得气为度;配以横擦带脉,以热透为佳。

(2)骶部综合手法。先以㨰法施术于腰俞及八髎穴,继以擦法,增强㨰法的效果,使热感向小腹内放射。

(3)腹部一指禅推法。先以一指禅推法推阴交、气海、关元,每穴三分钟,配以中指点,每穴三次。

(4)辨证加减。①脾肺气虚,揉肺俞、脾俞;点足三里、三阴交。②下元虚寒,掌颤关元、气海。

3. 其他疗法

(1)耳穴疗法:选肾、膀胱、皮质下、尿道。每次选 2~3 个穴位,用毫针刺,轻度刺激。或用揿针埋藏,或用王不留行籽贴压,于睡前按压以加强刺激。

(2)电针:取气海、关元、中极、足三里、三阴交。腹部三穴针刺时要求针感放射至前阴部。电针用疏密波或断续波刺激 30 分钟。每日 1~2 次。

(3)皮肤针法:选夹脊穴、气海、关元、中极、膀胱俞、八髎。用皮肤针轻叩,使皮肤微微潮红,也可叩刺后加拔火罐,隔日 1 次。

【按语】

(1)针灸治疗遗尿疗效较好,但对器质性病变引起者,应治疗其原发病。

(2)加强锻炼,增强体质。经常做收腹、提肛练习。

(3)饮食要清淡,多食含纤维素丰富的食物,防止因便秘而引起的腹压增高。

二十三、糖尿病

糖尿病是由于胰岛素分泌绝对或相对不足,以及靶器官对胰岛素敏感性降低引起的以血糖水平升高,可伴有血脂异常等症状为特征的代谢性疾病。糖尿病属于中医"消渴"范畴。

中医认为,本病与五脏关系密切,其中以脾(胃)、肝、肾为主,涉及心肺;阴虚或气虚为本,痰浊血瘀为标,多虚实夹杂。初期为情志失调,痰浊化热伤阴,以标实为主;继之,为气阴两虚，最后阴阳两虚，兼夹痰浊瘀血，以本虚为主。

【临床表现】

多饮，多尿，烦渴，渴喜冷饮；小便频数最多，有泡沫，或有甜味。多食易饥；食欲亢进，易饥饿，进食量多，倍于常人；体重下降。

【诊断与鉴别】

1. 诊断标准

随机血糖≥11.1mmol/L，或空腹血糖≥7mmol/L，或糖耐量实验中2小时血糖≥11.1mmol/L。

2. 鉴别诊断

甲状腺功能亢进症表现为多食、易饥、口干口渴、怕热多汗、急躁易怒等高代谢状态，血甲状腺激素水平升高。

【治疗】

1. 针灸治疗

治法：清热润燥，养阴生津。以相应背俞穴及足太阴、足少阴经穴为主。

处方：胰俞、肺俞、脾俞、肾俞、三阴交、太溪。

方义：胰俞为经外奇穴，位于第8胸椎棘突旁开1.5寸，是治疗糖尿病的经验穴；肺俞补益肺阴；肾俞、太溪滋补肾阴。三阴交滋补肝肾、脾俞健脾而促进津液的化生。

加减：烦渴、口干舌燥加廉泉、承浆或金津、玉液；多食善饥加合谷、上巨虚、丰隆、中脘；便秘加天枢、腹结、足三里；多尿、盗汗加复溜、关元；阴阳两虚关元、命门；合并视物模糊加头维、光明；头晕加百会、上星等。

操作：主穴用毫针补法或平补平泻法。配穴按虚补实泻法操作。注意严格消毒，防止感染。

2. 推拿治疗

治法：清热润燥、养阴生津。上消者，治以清热润肺、生津止渴；中消者，治以清胃泻火，养阴增液；下消者，肾阴亏虚治以滋阴固肾，阴阳两虚治以滋阴温阳、补肾固涩。

取穴：肺俞、胰俞、肝俞、胆俞、脾俞、胃俞、三焦俞、肾俞、中脘、气海、关元、曲池、三阴交、足三里、神阙、命门、心俞、膈俞、阳陵泉、中府、云门、膻中、期门、章门、血海、太溪、然谷、八髎。

手法：一指禅推法、按揉法、按法、揉法、摩法、搓法、擦法、点法。

操作：

（1）基本操作。术者以一指禅推法或按揉法，依次施于肺俞、胰俞、肝俞、胆俞、脾俞、胃俞、肾俞、三焦俞、中脘、气海、关元等穴，重点在胰俞，每穴约1分钟；用拇指按曲池、三阴交、足三里各约1分钟；掌揉神阙约2分钟，掌摩腹约3分钟；掌搓两胁肋部约1分钟；横擦肾俞、命门，以透热为度。

（2）辨证治疗。①上消。拇指按揉心俞、膈俞各1分钟；拇指点足三里、阳陵泉各1分钟；指摩中府、云门、膻中各约2分钟。②中消。用拇指按揉期门、章门各2分钟左右；用拇指点按血海、三阴交、太溪各约1分钟。③下消。拇指按揉然谷、三阴交、太溪各约2分钟；掌擦骶部八髎，以透热为度。

3. 耳针

耳针、耳穴贴压以内分泌、肾上腺等穴位为主。耳针疗法取穴胰、内分泌、肾上腺、缘中、三焦、肾、神门、心、肝，配穴偏上消者加肺、渴点；偏中消者加脾、胃；偏下消者加膀胱。

【按语】

(1)针灸对糖尿病有一定的疗效，并对其并发症亦有很好的效果。

(2)因糖尿病患者的皮肤容易感染化脓，用穴要少，并注意严格消毒。

(3)患者应该控制饮食，多食粗粮和蔬菜，节制肥甘肥肉而节食。

二十四、肥胖症

肥胖是由于先天禀赋不足、饮食不节、劳逸失常、情志失调、脏腑功能失调等原因导致体内膏脂堆积过多，体重异常增加，并伴有胸闷胸痛、头晕头痛、乏力神疲、懒言少动等症状的一类病证。

《内经》即认识到肥胖与人的体质有关，现代已明确认识肥胖的发生具有家族性。本病病位主要在脾和肌肉，病变可波及心、肝、脾、肺、肾诸脏，但多以脾肾虚弱为本，水湿痰瘀为标，胃热气滞贯穿其间，三焦气化失常随行，虚实、寒热、阴阳兼杂，从而形成恶性循环，痰湿内停日久，阻滞气血运行，可致气滞或血瘀。

【临床表现】

临床症见身体重着、神疲乏力、腹大胀满、头沉胸闷，或有恶心、痰多者，病变主要在脾。病久累及于肾，症见腰膝酸软疼痛，动则气喘，嗜睡，形寒肢冷，下肢水肿，夜尿频多。病在心肺者，则见心悸气短、少气懒言、神疲自汗等。

1. 胃热滞脾证

胃热脾湿，精微不化，膏脂瘀积。

多食，消谷善饥，形体肥胖，脘腹胀满，面色红润，心烦头昏，口干口苦，胃脘灼痛嘈杂，得食则缓。舌红、苔黄腻，脉弦滑。

2. 痰湿内盛证

痰湿内盛，困遏脾运，阻滞气机。

形盛体胖，身体重着，肢体困倦，胸膈痞满，食肥甘醇酒，神疲嗜卧。苔白腻或白滑，脉滑。

3. 脾虚不运证

肥胖臃肿，神疲乏力，身体困重，胸闷脘胀，四肢轻度水肿，晨轻暮重，劳累后明显，饮食如常或偏少，既往多有暴饮暴食史，小便不利，便溏或便秘。舌淡胖，边有齿印，苔薄。

4. 脾肾阳虚

脾肾阳虚，气化不行。

形体肥胖，颜面虚浮，神疲嗜卧冷，下肢水肿，尿昼少夜频。舌淡胖。

【诊断与鉴别】

1. 诊断

根据症状及体重即可诊断。

2. 鉴别

(1)肥胖与水肿:水肿严重时,体重亦增加,也可出现肥胖的伴随症状,但水肿以颜面及四肢为主,严重者可见腹部胀满,全身皆肿,与本病症状有别。

(2)肥胖与黄胖:黄胖由肠道寄生虫与食积所致,以面部大为特征,与肥胖迥然有别。

【治疗】

1. 针灸治疗

治法:祛湿化痰,活络通经。以手足阳明经及足太阴经为主。

处方:中脘、天枢、曲池、阴陵泉、太冲、丰隆。

方义:曲池、天枢可疏通阳明经气,调畅肠腑;中脘、阴陵泉、丰隆健脾利湿,化痰消脂;太冲舒理肝气,调畅气机。

加减:腹部肥胖加归来、下脘、中极;便秘加支沟、天枢。

操作:毫针泻法;嘱患者适当控制饮食及加强运动。

2. 推拿治疗

治法:健脾利湿,解郁化脂。

取穴:中脘、神阙、中府、云门、气海、关元、脾俞、胃俞、肾俞。

手法:揉法、点法。

操作:让患者取仰卧位,施术者站其旁,先用双手掌着力,反复推揉按摩腹部,以中脘、神阙穴为中心,自上而下地做顺时针急速不停的摩动5~10分钟,每日1次,以肠鸣、失气、胀消为佳。接着点按中府、云门、气海、关元等穴,各30秒至1分钟。最后换成俯卧位,按摩膀胱经,点脾俞、胃俞、肾俞等穴。每日1次,每7日为一疗程。

3. 耳穴疗法

选取胃、内分泌、三焦、脾。用毫针刺,或用王不留行籽贴压,每次餐前30分钟压耳穴3~5分钟,以灼热感为宜。

第二节 妇科、男科疾病

一、更年期综合征

更年期综合征属内分泌-神经功能失调导致的以绝经或月经紊乱、情绪不稳定、潮热汗出、失眠、心悸、头晕等为特征的功能性疾病。

本病属中医学“绝经前后诸证”的范畴。妇女在绝经前后,肾气渐亏,天癸将竭,精血不足,阴阳平衡失调,出现肾阴不足,阳失潜藏,或肾阳虚衰,经脉失于温养等肾阴肾阳偏盛偏衰现象，致脏腑功能失常。肾阴不足则肝阳上亢，肾阳虚弱，脾失健运而生痰湿，其中肾虚是致病之本，肾虚不能濡养温煦其他脏器。由于体质因素的差异，临床上有肾阳虚、肾阴虚或肾中阴阳俱虚，或有肝阳上亢、痰气郁结等不同表现。

【临床表现】

月经紊乱，性欲减退，阵发性潮热，出汗，心悸，情绪不稳定。

1. 肾阴虚

兼见头晕耳鸣，失眠多梦，心烦易怒，烘热汗出，五心烦热，腰膝酸软，或皮肤感觉异常，口干便结，尿少色黄，舌红苔少，脉数。

2. 肾阳虚

面色晦黯，精神萎靡，形寒肢冷，食欲缺乏，腹胀，大便溏薄，或面浮肿胀，尿意频数，甚或小便失禁，舌淡苔薄，脉沉细无力。

3. 肝阳上亢

头晕目眩，心烦易怒，烘热汗出，腰膝酸软，经来量多，或淋漓漏下，舌质红，脉弦细而数。

4. 痰气郁结

形体肥胖，胸闷痰多，脘腹胀满，恶心呕吐，食少，水肿便溏，苔腻，脉滑。

【诊断与鉴别】

本病通过患者病史和临床表现可进行初步诊断，还应进一步做内分泌测定：雌二醇（E2）降低，促卵泡激素（FSH）、促黄体生成激素（LH）增高。除此还应先排除精神、神经性疾病，甲状腺功能亢进，心血管疾病等病的可能。

【治疗】

1. 针灸治疗

治法：滋补肝肾，调理冲任。以任脉、足太阴脾经及背俞穴为主。

处方：气海、三阴交、肝俞、脾俞、肾俞。

方义：本病涉及肝、脾、肾三脏及冲任二脉。气海为任脉穴，可补益精气，调理冲任。三阴交为肝脾肾三经交会穴，与肝俞、脾俞、肾俞三穴，可调补肝脾肾三脏。

加减：肾阴虚者，加太冲、太溪、照海；肾阳虚者，加关元、命门、足三里；肝阳上亢者，加百会、风池、太冲；痰气郁结者，加中脘、阴陵泉、丰隆；心神不宁者，加通里、神门、心俞。

操作：本病虚实夹杂，以虚为本。各穴均常规针刺，先泻后补或平补平泻。

2. 推拿治疗

治法：疏肝理气，补益心脾。肾阴不足者，滋补肾阴；肾阳亏损者，温助肾阳。

取穴：中脘、肓俞、气海、关元、子宫、内关、足三里、三阴交、太冲、涌泉、心俞、肝俞、脾俞、肾俞、印堂、太阳、百会、风池、大椎、肩井、内关、合谷、阴陵泉、三阴交、复溜、太溪、建里、梁门、水道、命门、手三里、阳池、神门。

手法：摩法、一指禅推法、按法、揉法、点法、捏法、拿法、擦法、推法。

操作：

（1）基本操作。①患者仰卧位，摩腹约 5 分钟；一指禅推、按、揉中脘、肓俞、气海、关元、子宫穴各 1 分钟；按、揉内关、足三里、三阴交、太冲、涌泉各 1 分钟。②患者俯卧位，按、揉脊柱两侧膀胱经循行部位 5～6 遍；点、按、揉心俞、肝俞、脾俞、肾俞各 1 分钟；擦命门 3 分钟；捏脊 3～5 遍。③患者坐位，按、揉印堂 1～2 分钟；推印堂至前发际 5～6 遍；按、揉、推印堂至太阳 5～6 遍；分推前额至后头部 5～6 遍；点、揉印堂、太阳、百会 1～2 分钟；拿、揉项部、肩部 3～4 遍；点、揉风池、大椎各 1 分钟；拿肩井 3～5 次；拿、揉两上肢 3～4 遍；按、揉内关、合谷各 1 分钟。

（2）辨证施治。①肾阴不足，推、擦两腿内侧 1～3 分钟；掐、按、揉阴陵泉、三阴交、复溜、太溪、涌泉各 1.5 分钟；推、按、掖、揉腰背部 2～3 遍；按、揉肝俞、肾俞各 1 分钟；分运腰骶部 1～3 分钟，横擦腰骶部 1～3 分钟。②肾阳亏损，点、按建里、梁门、气海、关元、水道各 1 分钟；拿、捏三阴交两分钟；叩、按脾俞、胃俞、命门、肾俞、大椎各 1 分钟，拿、捏肩井 3～5 次，横擦腰、骶部，以透热为度；点、按手三里、阳池、神门各 1 分钟。

3. 其他疗法

（1）耳针：取皮质下、内分泌、内生殖器、肾、神门、交感。每次选 2～3 穴，针刺或用埋针、压籽或压磁法。每日或隔日 1 次，两耳交替。

（2）电针：取三阴交、太溪。针刺得气后接电针仪，用疏密波弱刺激，以患者稍有刺激感为度，通电 20～30 分钟。每日 1 次。

【按语】

（1）针灸对本病疗效较好，但治疗时应对患者加以精神安慰，畅达其情志，使患者乐观、开朗，避免忧郁、焦虑、急躁情绪。

（2）患者应劳逸结合，保证充足的睡眠，注意锻炼身体，多进行室外活动如散步、打太极拳、观花鸟鱼虫等。

（3）以食疗辅助能提高疗效。如伴有高血压、阴虚火旺者，宜多吃芹菜、银耳等。

二、阴痒

阴痒是指以妇女外阴或阴道内瘙痒甚至奇痒难忍、坐卧不宁为主要表现的一种病证，又称“阴门瘙痒”。可发生于任何年龄，但以更年期妇女较多见。常见于西医学的外阴瘙痒症、外阴炎、滴虫性阴道炎、霉菌性阴道炎、老年性阴道炎、外阴白斑和外阴营养不良等。主要由各种阴道炎所致，也有因精神因素引起的。

中医学认为，本病与肝、脾、肾有关，并涉及任督二脉。主要机理有虚、实两端。因肝经湿热下注，带下浸渍阴部，属实证；因肝肾阴虚，精血亏损，外阴失养，为虚证。阴痒常与带下病交错互见，严重者还可并发阴痛。

【临床表现】

外阴部或阴道内瘙痒或有烧灼样疼痛，甚则波及肛门周围，奇痒难忍，心烦少寐，坐立不安，同时出现外阴及肛门处皮肤颜色变白、增厚、干燥、溃疡。妇科检查可见外阴皮肤色素脱失变白，或增厚，或萎缩，或皲裂破溃。阴道内可见灰黄色泡沫样分泌物、豆渣样或凝乳样分泌物，或大量脓性分泌物。

1. 肝经湿热

阴部瘙痒，甚则痒痛，坐卧不安，带下量多，或白或黄，或呈泡沫米泔样，质稠气臭，心烦胸闷，口苦而腻，脘闷纳呆，苔黄腻，脉弦数。

2. 肝肾阴虚

阴部干涩，灼热瘙痒，带下量少色黄，五心烦热，头晕目眩，时有烦热汗出，腰酸耳鸣，舌红、少苔，脉细数。

【诊断与鉴别】

根据临床表现结合妇科检查、阴道分泌物检查、B 超检查等，可诊断。

【治疗】

1. 针灸治疗

治法：肝经湿热者，清热利湿、杀虫止痒，只针不灸，泻法；肝肾阴虚者，调补肝肾、养阴止痒，以针为主，平补平泻。

处方：蠡沟、太冲、中极、三阴交。

方义：肝主筋，前阴乃宗筋之所聚，足厥阴肝经环绕阴器，蠡沟为足厥阴肝经之络穴，能疏泻肝胆湿热、杀虫止痒，为治疗阴痒常用要穴；太冲为肝经原穴，既可清肝经湿热，又可补肝肾阴虚；中极为任脉与足三阴之会，又为膀胱之募，清下焦湿热、调带止痒；三阴交调理脾、肝、肾。

加减：肝经湿热加行间、曲骨，清湿热、止带浊、疗阴痒；肝肾阴虚加曲泉、太溪、照海，养阴清热、调带止痒。

操作：蠡沟针尖向上斜刺，针感向大腿内侧放射；中极针尖稍向下斜刺，使针感向前阴放散；其他腧穴常规针刺。

2. 推拿治疗

治法：疏肝解郁，清利湿热。

取穴：蠡沟、归来、气冲、风市、曲泉。

手法：点法、按法。

操作：按照从下往上的顺序逐一点按上述穴位，每穴点按 1 ~ 2 分钟。

3. 其他疗法

(1)耳针：取神门、卵巢、外生殖器、脾、肝、肾、肾上腺。每次选 3 ~ 5 穴，毫针中等刺激，留针 15 ~ 30 分钟，每日或隔日 1 次。亦可埋针或药丸贴压。

(2)穴位注射：选长强、曲骨、环跳、足三里、三阴交。每次取 2 ~ 3 穴，每穴注射维生素 B_{12}(100μg/mL)0.2 ~ 0.3mL，隔日 1 次。

(3)中成药：湿毒清软膏外用，湿毒清胶囊口服。

【按语】

(1)针灸推拿对本病有一定疗效。推拿治疗主要在疏通肝脾肾经络。

(2)剧痒难忍或病程缠绵者可配合局部用药,但忌用刺激性大、有腐蚀性的药物。尤其是搔抓太过、局部皮肤黏膜破损者,更应注意。

三、阳痿

阳痿是指青壮年时期,由于虚损、惊恐或湿热等原因,使宗筋失养而弛纵,引起阴茎痿弱不起,临房举而不坚的病证。常见于西医学的性神经衰弱和某些慢性疾病表现以阳痿为主者。阳痿分先天性和病理性两种,前者不多见,不易治愈;后者多见,且治愈率高。

中医学认为,本病与心、脾、肾关系密切。主要机理有虚、实两端。因湿热下注,宗筋受灼而弛纵者为实证;因房劳纵欲过度,久犯手淫,以致精气虚损,命门火衰,引起阳事不举或因思虑忧郁,伤及心脾,惊恐伤肾,使气血不足,宗筋失养者为虚证。

【临床表现】

阳痿的临床表现以阴茎痿弱不起,临房举而不坚,或坚而不能持久为主。阳痿常与遗精、早泄并见。常伴有神疲乏力,腰酸膝软,头晕耳鸣,畏寒肢冷,阴囊阴茎冷缩,或局部冷湿,精液清稀冰冷,精少或精子活动力低下,或会阴部坠胀疼痛,小便不畅,淋漓不尽,或小便清白、频多等症。

1. 命门火衰

阳事不举,精薄清冷,阴囊阴茎冰凉冷缩,或局部冷湿,腰酸膝软,头晕耳鸣,畏寒肢冷,精神萎靡,面色㿠白,舌淡、苔薄白,脉沉细,右尺尤甚。

2. 心脾受损

阳事不举,精神不振,夜寐不安,健忘,胃纳不佳,面色少华,舌淡、苔薄白,脉细。

3. 恐惧伤肾

阳痿不举,或举而不坚,胆怯多疑,心悸易惊,夜寐不安,易醒,苔薄白,脉弦细。

4. 湿热下注

阴茎痿软,阴囊湿痒臊臭,下肢酸困,小便黄赤,苔黄腻,脉濡数。

【诊断与鉴别】

根据临床表现结合阴茎动脉造影检查、激素测定检查、神经系统检查等,可诊断。

【治疗】

1. 针灸治疗

治法:补益肾气。以任脉、足太阴经及背俞穴为主。

处方:关元、三阴交、肾俞。

方义:本病主要为肾气虚衰,肾虚宗筋弛缓,阳事不举。关元为元气所存之处,补之使真元得充,恢复肾之作强功能。三阴交为足三阴经交会穴,补益肝肾,健运脾土。肾俞以培补肾气。

加减:肾阳不足者,加命门;肾阴亏虚者,加太溪、复溜;心脾两虚者,加心俞、脾俞、足三里;惊恐伤肾者,加志室、胆俞;湿热下注者,加会阴、阴陵泉;气滞血瘀者,加太冲、血海、膈俞;失眠或多梦者,加内关、神门、心俞;食欲缺乏者,加中脘、足三里;腰膝酸软者,加命门、阳陵泉。

操作：主穴用毫针补法。可用灸。针刺关元，针尖略向下斜刺，使针感向前阴放散。

2. 推拿治疗

治法：益肾壮阳。

取穴：关元、气海、命门、肾俞、足三里、三阴交、涌泉、腰阳关、八髎。

手法：摩法、一指禅推法、㨰法、按法、揉法、点法、擦法。

操作：

(1)患者仰卧，摩脐下腹部，发热为度。

(2)一指禅推法在气海、关元、中极穴，操作6~8分钟。

(3)患者俯卧，㨰、按揉腰骶部，点按命门、肾俞、腰阳关、八髎穴。

(4)横擦腰骶部，以热透腹为好。

(5)点按足三里、三阴交、太溪，搓擦涌泉穴。

3. 其他疗法

(1)耳针：选肾、膀胱、尿道、盆腔、前列腺、神门。每次以2~3穴，针刺施以弱刺激，留针15~20分钟，或耳穴贴压疗法，每日治疗用一侧耳朵，交替进行。

(2)穴位注射：选关元、三阴交、肾俞、足三里。可以鹿茸精、胎盘组织液、黄芪注射液、当归注射液、丙酸睾丸酮5mg或维生素$B_1$50mg，每次每穴注入药液0.5~1.0mL，隔日1次。

(3)中成药：肾阳虚者可选用赞育丹；心脾两虚者选用归脾丸。

【按语】

(1)针灸对原发性阳痿可获满意疗效，对继发者，应治疗原发病。

(2)配合心理治疗，予以精神疏导，消除其紧张心理。

四、前列腺炎综合征

前列腺炎综合征是一种临床症候群，表现为尿频、尿急、尿痛、排尿不尽、排尿困难等排尿异常症状，会阴部、下腹部、阴囊、腰骶部等部位不适或疼痛，具有各种独特形式的综合征。临床大多将本病分为急性和慢性细菌性前列腺炎、慢性非细菌性前列腺炎和前列腺痛。本病属于中医的“精浊”、“劳淋”、“白浊”、“腰痛”等范畴，中医针灸在该病的治疗方面具有特色和优势。

中医学认为本病与思欲不遂或房劳过度、相火妄动，或酒色劳倦、脾胃受损、湿热下注、败精瘀阻等因素有关，与肝、脾、肾关系最为密切。湿热为病，瘀浊阻滞，或伤于阴或伤于阳是本病的病机特点，其病位在下焦“精室”，临床多为寒热、虚实夹杂之证。

【临床表现】

前列腺炎综合征的的临床表现主要以尿频，尿急，排尿无力、费劲，排尿中断，血尿，腰痛，以及水肿、恶心、呕吐等症状为主。常伴有发热、寒战、腰骶部及会阴部痛，同时又全身不适，虚弱无力或出现性功能不全和心理上的紧张、焦虑等。

1. 热毒内盛

小便频数，短赤涩痛，心烦易怒，口苦多饮，口舌生疮，舌红苔薄黄，脉弦数。

2. 湿热下注

小便频急，淋漓涩痛，小腹及肛门坠胀，或会阴胀坠不适，或尿脓、尿血，尿道灼热，口苦黏腻，渴不欲饮，肢体倦怠，舌红、苔黄腻，脉弦数。

3. 气滞血瘀

以疼痛为主，痛引下腹、睾丸、腰骶部、肛门、腹股沟及耻骨上区。小便淋漓涩痛，终末滴白，舌质暗或有瘀斑，苔白，脉弦紧或弦涩。

4. 肾阳不足

小便频数，余沥不尽，夜尿频多，尿末滴白，腰酸乏力，少腹拘急，手足欠温，性欲淡漠，阳痿不举或举而不坚，舌质淡胖或有齿痕，苔薄白，脉沉细无力。

5. 肾阴亏虚

腰膝酸软，五心烦热，失眠多梦，遗精早泄或有血精，尿后余沥不尽，茎中作痛，阳事易兴，甚或欲念萌动时常有乳白色分泌物溢出，舌质红、苔薄，脉细数。

【诊断与鉴别】

根据临床症状和体征结合 EPS 检查、经直肠前列腺超声检查、尿动力学等检查等可诊断。

【治疗】

1. 针灸治疗

治法：热毒内盛、湿热下注者，清热解毒、利湿排浊；气滞血瘀者，疏肝理气，祛瘀排浊；肾阴亏虚者，滋补肾阴，清热敛阳。以上只针不灸，泻法。肾阳不足者、温肾助阳，化气行水，针用补法，可灸。

处方：中极、膀胱俞、肾俞、三阴交。

方义：中极为任脉与足三阴之会，又为膀胱之募，清下焦湿热，配背俞穴膀胱俞，为俞募配穴，可促进膀胱气化功能；肾俞位于肾区，又为足太阳膀胱经经穴，可疏利膀胱气机，补益肾气，配合远端三阴交，既可以清利湿热、通淋止痛，还可调理脾、肝、肾。

加减：前列腺痛者，加肝俞、委中；泌尿系症状明显者，加关元、三焦俞；性功能障碍者加关元、蠡沟、命门；神经衰弱者，加内关、神门、足三里。

操作：中极针尖稍向下斜刺，使针感向前阴放散；关元、命门采用隔姜灸，其他腧穴常规针刺。

2. 推拿治疗

治法：祛瘀排浊。

取穴：肛周、前列腺区、中央沟等。

手法：按法、压法、揉法。

操作：患者取胸膝位，术者以右手食指戴橡皮手套，涂润滑的石蜡油先轻柔按摩肛周而后缓缓伸入直肠内，摸到前列腺后，用食指的最末指节对着前列腺的直肠面，从外向上、向内、向下顺序对前列腺进行按压，即先从腺体的两侧向中线各按压3～4次，再从中央沟自上而下向尿道外口挤压出前列腺液。一般一周按摩1～2次。按摩时手法应“轻、缓”，注意询问患者感受，切忌粗暴反复强力按压，以免造成不必要的损伤，另外，主张按摩完毕患者立即排尿，可使积留于尿道中的炎性分泌物随尿液排出。

3. 其他疗法

(1)耳针：取神门、卵巢、外生殖器、脾、肝、肾、肾上腺。每次选3～5穴，毫针中等刺激，留针15～30分钟，每日或隔日1次。亦可埋针或药丸贴压。

(2)穴位注射：选关元、中级、三阴交、归来，每次取1～2穴。非细菌性前列腺炎选用复方黄连素注射液2mL或5%当归注射液2mL；细菌性前列腺炎选用敏感抗生素加氯化钠注射液至20mL混匀，每次待有针感后注入1mL。

(3)中成药：辨证选用前列康片、当归龙荟丸、清淋颗粒等。

【按语】

(1)现代医学对本病病因、病理至今仍然不能明了，而且前列腺特殊的解剖结构位置及解剖结构导致药物难以在其局部形成足够的浓度，所以疗效不能令人满意。针灸推拿对于本病治疗上有一定优势。

(2)热水坐浴，生活方式的改变如避免或减少辛辣食物、酒类和咖啡类饮料，健康运动，规律的性生活，心理方面的咨询和治疗，对患者均有一定的益处。

第三节　骨伤科疾病

一、落枕

落枕又称“失枕”、“失颈”，即颈部伤筋，是指患者颈项部强痛、活动受限的一种病症。本病多见于成人，儿童少见。现代医学认为本病主要由颈部肌肉长时间过分牵拉而发生痉挛所致，也可见于颈椎小关节滑膜嵌顿、错位或颈部肌肉筋膜的炎症。

中医学认为本病多因睡卧体位不当，或枕头高低不适，引起颈部气血不和，筋脉痉挛拘急而致病。也可由颈部外伤、扭伤或风寒侵袭项背，局部经气不调所致。

【临床表现】

一般多在早晨起床后，突感颈项部强直不适，前后左右转动不便，或头向患侧歪斜。患侧颈项酸楚疼痛，可向肩背部及上肢放射。局部肌肉痉挛，压痛明显，无红肿，苔白，脉弦。一般起病较快，病程短，轻症3～5天即能缓解，但老年人容易反复发作。

本病的辨证主要是以经络辨证为主，凡痛连项背，头部以俯仰受限为主，项背部压痛明显者，病变以督脉、太阳经为主；凡痛连颈、臂，颈部不能侧弯和左右回顾，颈的侧部压痛明显者，病变以少阳经为主。

【诊断与鉴别】

落枕患者主诉颈部一侧或两侧肌肉酸痛，早晨起床后疼痛加重，稍活动后减轻，落枕反复出现。棘突上或棘突一侧韧带压痛或明显增厚,但无窜痛及手麻木症状。颈椎小关节紊乱症包括小关节骨膜嵌顿、小关节错缝、后关节炎。X光片显示有的可见到小关节轻度增生或关节间隙模糊。

【治疗】

1. 针灸治疗

治法:舒筋通络,活血止痛。以近取法配合手足太阳、少阳经循经远取为主。针用泻法。

处方:阿是穴、外劳宫、后溪、悬钟。

方义:落枕主要是局部气血失和,筋脉瘀阻,经气不利所致。病在督脉、手足太阳及少阳之分野,故取诸经之穴可以疏导诸经经气;阿是穴为局部近取,以疏通局部经气,活血通络;后溪通督脉、悬钟为足少阳之经穴,为循经远取,可疏调太阳、少阳经气,解痉止痛;落枕穴为治疗落枕的有效经验穴。

加减:风寒袭络,加风池或局部加灸;疼痛牵引至枕项部,加天柱;向肩胛区放射痛,加天宗、秉风;肩痛,加肩井、肩外俞。

操作:治疗本病一般先刺远端穴外劳宫、后溪、悬钟,按需要选其一,也可交替使用,毫针刺,用泻法,并嘱患者活动颈项,疼痛可明显减轻。若疼痛未解,再刺压痛点;压痛点可用温针或点刺出血,针后可加拔火罐。

2. 推拿治疗

治法:舒筋活血,通络止痛。

取穴:肩井、风池、天柱、阿是穴、手三里等。

手法:㨰法、拿法、揉法、点法、摇法、擦法、扳法等。

操作:①先用㨰法、揉法在肩、背、项部做轻柔的放松2分钟,尤其是患侧颈、肩、背部。②拿颈项部及肩背部肌肉1分钟,使之放松。③用拇指点按上述穴位2分钟,重点是阿是穴。④用摇法轻摇颈椎2分钟,使颈椎做前屈、后伸、侧屈、旋转等各个方向的运动。⑤用擦法擦颈项部1分钟,以透热为度。

3. 其他治疗

(1)拔罐

取穴:阿是穴、肩井、大椎。

方法:拔罐,每穴留罐10~15分钟,每日1次至症状消失。如疼痛呈条索状且较重者,可用皮肤针在局部叩刺出血,再拔火罐,每日1次至症状消失。

(2)耳针

取穴:颈、颈椎、肩、枕、神门。

方法:每次取2~3穴,毫针浅刺,行捻转泻法,并嘱患者活动颈项部,留针30分钟,间歇行针,每日或隔日治疗1次,10次为1疗程。

(3)灸法

取穴:阿是穴、大椎、肩井。

方法:每穴隔姜灸 3~5 壮,或温和灸 5~10 分钟。每日 1 次至症状消失。

(4)穴位注射

取穴:在压痛点及痉挛肌肉处取穴。

方法:注射 1% 普鲁卡因 2mL 或维生 B_1、维生素 B_{12} 1mg,每日或隔日 1 次。

【按语】

(1)落枕大多具有自愈能力,一般 5~7 天即能缓解,少数需治疗方可解除。目前治疗本病的方法主要是针灸和推拿。针灸方法与颈部运动的密切配合是取得疗效的关键。

(2)对反复落枕的患者,应查明病因。如颈椎病所致者,应参照颈椎病诊治。

(3)平时应注意劳逸结合,采用正确的睡眠姿势,枕头高低适中,注意气候变化,避免风寒等外邪的侵袭,防止复发。

二、颈椎病

颈椎病又称颈椎综合征,是指颈椎及周围的软组织,如椎间盘、黄韧带、脊髓鞘膜等发生病理改变,导致颈神经根、颈脊髓、椎动脉及交感神经受到压迫或刺激而产生的各种症状。临床以头、颈项、肩、手臂及前胸等部疼痛,并可有进行性肢体感觉及运动功能障碍,最后可导致四肢瘫痪为主要特征。其部分症状可分别见于中医学的"颈肩痛"、"肩背痛"、"项强"、"颈筋急"、"头痛"、"眩晕"等病症中。本病好发于 40 岁以上的中老年人,男性多于女性。

现代医学认为随着年龄的增长,颈椎间盘慢性退变(髓核脱水、弹性降低、纤维环破裂等),椎间隙变窄,椎间孔相应缩小,椎体后缘唇样骨质增生,引起颈脊髓、神经根及椎动脉压迫和刺激而致颈椎病。颈椎间盘退变好发于颈 4-5、颈 5-6,其次是颈 6-7 之间的椎间盘。颈椎病按其受压部位的不同,一般可分为神经根型、脊髓型、交感型、椎动脉型、混合型等。

中医学认为,本病因年老体弱,肝肾不足,气血渐衰,督脉空虚,筋骨失养;或久坐耗气,劳损筋肉;或感受外邪,客于经脉,或跌仆损伤,使项部经络受阻,气血瘀滞,导致颈部疼痛、僵硬、酸胀、上肢疼痛麻木等症状。本病主要与督脉和手足太阳经密切相关。

【临床表现】

颈椎病发病缓慢,以头枕、颈项、肩背、上肢等部位疼痛及进行性肢体感觉和运动功能障碍为主症。轻者可见头晕、头痛、恶心、颈肩疼痛、上肢疼痛麻木;重者可导致瘫痪。根据病因和临床症状的不同,中医分为风寒痹阻、劳伤瘀阻、肝肾亏虚型。

1. 风寒痹阻

夜寐露肩或久卧湿地而致颈项、肩臂疼痛,颈部活动受限,甚则上肢麻木,遇寒加重,得温痛减,苔薄白,脉弦紧。

2. 劳伤瘀阻

有外伤史或久坐垂首职业者,颈部僵直疼痛,甚则放射至前臂,劳累后加重,舌质紫暗有瘀点,脉涩。

3. 肝肾亏虚

颈项、肩臂疼痛，四肢麻木无力，伴有头晕目眩，耳鸣耳聋，腰膝酸软，遗精遗尿，舌红、少苔，脉细数。

【诊断与鉴别】

1. 诊断

根据临床表现和检查可诊断。

2. 鉴别

(1)神经根型颈椎病需与下列疾病鉴别：颈肋和前斜角肌综合征、椎管内髓外硬脊膜下肿瘤、椎间孔及其外周的神经纤维瘤、肺尖附近的肿瘤均可引起上肢疼痛、神经痛性肌萎缩、心绞痛、风湿性多肌痛。

(2)脊髓型颈椎病应与下列疾病鉴别：肌萎缩性侧索硬化、多发性硬化、椎管内肿瘤、脊髓空洞。

(3)椎动脉型颈椎病应与下列疾病鉴别：需与其他原因引起的椎基底动脉供血不足鉴别，如椎动脉粥样硬化和发育异常等。椎动脉造影是最可靠的鉴别方法。

(4)交感神经型颈椎病应与下列疾病鉴别：冠状动脉供血不足、神经官能症、更年期综合征、其他原因所致的眩晕。

(5)食管压迫型颈椎病应与下列疾病鉴别：需与食管炎、食管癌引起的吞咽困难鉴别。

(6)颈型颈椎病与慢性颈部软组织损伤鉴别：因长期低头工作，头经常处于前屈的姿势，使颈椎间盘前方受压，髓核后移，刺激纤维环及后纵韧带，从而产生不适症状。

【治疗】

1. 针灸治疗

治法：疏经通络，活血止痛。以颈部夹脊穴、手足太阳、足少阳经穴为主。以针为主，平补平泻法。

处方：颈夹脊、大椎、天柱、后溪。

方义：大椎为诸阳经之会，加颈夹脊穴以疏通局部经气，温经散寒，活血化瘀；取天柱配后溪，以疏通太阳经经气，且督脉和太阳经均循行颈项，故二穴与大椎可共奏行气通经之功。

加减 风寒痹阻，加风池、风府、外关；劳伤瘀阻，加膈俞、合谷；肝肾精亏，加肝俞、肾俞、足三里。

操作：诸穴用平补平泻法，中度刺激，间歇行针。颈夹脊穴，向颈椎斜刺，使针感向项、肩、臂部传导；大椎穴针尖向患侧微斜，使针感向肩、臂传导；天柱穴，微向颈部斜刺；后溪穴直刺，使针感向肘肩部传导。每次留针 20 分钟。

2. 推拿治疗

治法：舒筋活血，解痉止痛，整复错位。

取穴：风池、风府、肩井、天宗、曲池、手三里、小海、合谷等。

手法：㨰法、按法、揉法、拿法、拔伸法、拔伸旋转法、搓拿法、揉擦法。

操作:①患者取坐位,医生立于其后,用拇指指腹与中指指腹同时按揉风池穴 1 分钟,从风池穴起至颈根部,用拇指指腹与食、中指指腹对称用力拿捏颈项两旁的软组织,由上而下操作 5 分钟左右。随后用㨰法放松患者颈肩部、上背部及上肢的肌肉 5 分钟左右。②然后做颈项部拔伸法,医生两前臂尺侧放于患者两侧肩部并向下用力,双手拇指顶按在风池穴上方,其余四指及手掌托住下颌部,嘱患者身体下沉,术者双手向上用力,前臂与手同时向相反方向用力,把颈牵开,边牵引边使头颈部前屈、后伸及左右旋转。③提拿患者两侧肩井并拿揉患肢,以肱二头肌和肱三头肌为主,用多指横拨腋下臂丛神经分支,使患者手指有串麻感为宜。④牵抖患侧上肢 2 ~ 3 次,最后拍打肩背部和上肢,使患者有轻快感为宜。

3. 其他治疗

(1)灸法

取穴:可参照针刺法。

方法:在针刺的基础上采用温针灸,每穴灸 3 ~ 5 壮。或温和灸每穴 5 ~ 10 分钟左右,以局部皮肤潮红为度。隔日 1 次,10 次为 1 疗程。

(2)电针

取穴:可参照针刺法。

方法:每次选用 2 ~ 4 穴,针刺得气后,接通电针仪,选疏密波,每次治疗 15 ~ 20 分钟。隔日 1 次,10 次为 1 疗程。

(3)耳针

取穴:颈、颈椎、肩、神门、皮质下。

方法:每次选用 2 ~ 3 穴,毫针浅刺,强刺激,得气后留针 10 ~ 15 分钟,留针过程中间歇行针 2 ~ 3 次,并配合颈部活动,幅度由小到大。每周 2 ~ 3 次,10 次为 1 疗程。或以揿针型皮内针或王不留行籽贴压耳穴,每穴每日按压 3 ~ 5 次,使产生酸麻胀痛感。每周治疗 1 ~ 2 次,10 次为 1 疗程。

(4)刺络拔罐

取穴:颈项病变部位或毫针穴位。

方法:用皮肤针中等刺激循经叩刺后,再拔火罐 10 分钟左右,使局部出血少许。每周 1 ~ 2 次,10 次为 1 疗程。

(5)穴位注射

取穴:大杼、肩中俞、肩外俞。

方法:用 1% 的普鲁卡因 2mL 或维生素 B_1、B_{12} 各 2mL,每穴注射 0.5mL,每周 2 次。

【按语】

(1)颈椎病是退行性病变,针灸可缓解疼痛,改善症状,尤其对颈项痛、肩背痛、头痛、头晕等,治疗效果明显。但不能根除,常易复发。

(2)长期伏案或低头工作者要注意颈部保健,做到劳逸结合,工作 1 ~ 2 小时后要活动颈部,或自我按摩,放松颈部肌肉。

(3)平时要采用正确的睡眠姿势,枕头高低适中,枕于颈项部。要注意颈部保暖,避免外邪的侵袭。

三、急性腰扭伤

急性腰扭伤是指劳动或运动中因动作不慎用力过猛或跌仆、闪挫而造成腰部的关节、韧带、肌肉、肌腱、血管等软组织损伤,但未出现皮肤破损、骨折、脱臼等损害,受伤部位以肿胀、疼痛、关节活动受限为主要临床表现的病症。本病属中医学"伤筋"范畴,又称闪腰。现代医学认为腰部容易受到外力作用而发生扭伤。腰部用力不当,如过度负重、弯腰取物,或剧烈转动躯体、腰部肌肉用力失调、肌肉强烈收缩而引起腰部肌肉或筋膜损伤、撕裂,损伤多见于骶棘肌及腰背筋膜附着处,也可引起腰椎小关节错位或滑膜嵌顿。

中医学认为气滞血瘀是本病的主要病机。多因剧烈运动、负重或劳动时腰部突然受力,或强烈扭转、牵拉而使腰部筋脉受损,使经过腰部的督脉和足太阳经经气阻滞,气血失和,而致"不通则痛";或咳嗽、喷嚏、哈欠时,使腰部经气逆乱所致。

【临床表现】

本病多有明显扭伤史或诱因。轻者扭伤后数小时或 1 ~2 天后,腰部逐渐出现疼痛,重者即刻发生腰部剧痛,活动受限,坐卧转侧起立均感困难,甚至卧床不能翻身,咳嗽、喷嚏时疼痛加重。腰部呈僵硬感,有明显压痛。少数患者经常反复发作。

【诊断与鉴别】

根据发病的诱因和外伤史并结合临床表现可诊断。

【治疗】

1. 针灸治疗

治法:行气活血,通络止痛。以阿是穴、督脉及足太阳膀胱经经穴为主。针用泻法结合刺络拔罐。

处方:阿是穴、肾俞、腰痛点、委中。

方义:腰为肾之府,取肾俞以益肾气,强腰脊;取阿是穴能疏通局部经气而止痛;人中系督脉经穴,后溪为手太阳经穴,通于督脉,泻此二穴,能疏通督脉、太阳经经气,可治腰脊强痛;委中为治腰痛的循经远道取穴;腰痛点是经外奇穴,为治急性腰扭伤的经验有效穴。

加减:腰部正中疼痛重,加人中、后溪。

操作:阿是穴用泻法,或刺络拔罐。体质强者,疼痛剧烈可先刺腰痛点,向掌心方向斜刺,当局部出现胀痛或麻胀感时,行捻转泻法,并嘱患者由小到大范围地活动腰部,留针 15 ~20 分钟,间歇行针 2 ~3 次;局部穴位可用较强刺激或用电针 10 ~15 分钟;委中穴可用三棱针点刺放血。针刺远端穴位时,应嘱患者同时前后活动腰部;局部肿胀用梅花针叩刺轻微出血后拔火罐。

2. 推拿治疗

治法:舒筋通络,活血散瘀,消肿止痛。

取穴:肾俞、命门、腰阳关、大肠俞、环跳、委中等。

手法：㨰、按、揉、点压、弹拨、扳法、擦法等。

操作：①患者取俯卧位，自然放松。医者站于一侧，用㨰、揉等轻柔手法在局部施术 3～5 分钟。②医者用拇指点压、弹拨等稍重刺激手法依次点压肾俞、阳关、志室、大肠俞、环跳及阿是穴，在点压穴位时应加以按揉或弹拨，以产生酸、麻、胀感觉为度。③医者先施腰椎后伸扳法扳动数次，然后用腰部斜扳法，常可听到患者腰部有“咯嗒”声响。腰椎关节突关节滑膜嵌顿者，可实施背法。④骶髂关节错位向前扭转错位者，患者健侧卧位，身体靠近床边，健侧下肢伸直，患侧屈膝屈髋，医者面对面站立，一手按住患肩向后固定其躯体，另一手按住患膝向前向下做最大限度揿压，借助杠杆作用，可使骶髂关节错动而复位。患者复仰卧位，医者站于患侧，在做髋膝关节屈曲至最大限度的同时，于屈髋位做快速伸膝和下肢拨伸动作，反复 3～5 次。骶髂关节向后半脱位者，患者健侧卧位，健侧下肢伸直，患侧屈髋屈膝，医者站在身后，一手向前抵住患侧骶髂关节，一手握住患侧踝部，向后拉至最大限度的同时，两手做相反方向的推拉。患者再取俯卧位，医者站于患侧，一手向下压住患侧骶髂部，一手托起患侧下肢，两手对称用力，使患侧下肢后伸至最大限度，然后两手同时用力做相反方向的骤然扳动，此时，可听到复位关节的响声。⑤以推拿揉捏法自上而下施术 3～5 遍，最后直擦腰部两侧膀胱经，横擦腰骶部，以透热为度。

3. 其他疗法

（1）刺络拔罐

取穴：阿是穴。

方法：皮肤针重叩疼痛明显的部位，叩至微出血后加拔火罐 10～15 分钟，或用三棱针点刺委中穴出血后加拔火罐，使局部出血 3～5mL，隔日可再治疗 1 次，一般 1～2 次即可见效。

（2）穴位注射

取穴：压痛点（阿是穴）

方法：可选用当归注射液，或 10% 葡萄糖注射液、氢化可的松加入 0.5%～1% 普鲁卡因适量注入压痛点深部，隔日或每日 1 次。

（3）耳针

取穴：腰椎、骶椎等相应扭伤部位，神门、皮质下。

方法：毫针中等刺激，留针 20～30 分钟，其间可捻转 1～2 次以加强刺激，并配合腰部活动。

【按语】

（1）本病在排除了骨折、脱位等明确诊断后，可采用针灸疗法。针灸被认为是急性腰扭伤最理想的治疗方法之一。

（2）本病治疗主要以循经远取穴位结合腰部活动，腰部活动由小到大，如配合呼吸则效果更好。早期治疗效果良好，治疗不及时会留有长期腰背痛，影响正常的工作及劳动，给患者带来痛苦。

（3）平时要加强腰部运动，搬运重物时采用正确的姿势，避免用力过猛造成腰部扭伤。

注意腰部保暖，避免风寒等外邪的侵袭。睡卧硬板床，有利于脊柱的保健与康复。

四、慢性腰肌劳损

慢性腰肌劳损是指因慢性损害性病变所引起的腰部积累性的肌肉、筋膜、韧带、骨与关节等组织的慢性损伤，是引起慢性腰痛的常见疾患。临床特征为反复发作性慢性腰痛，时轻时重，有时可牵引下肢，病程迁延日久，腰部功能活动受限。本病好发于中青年，与职业特点有关。本病属中医学之“腰痛”、“痹证”的范畴。

现代医学认为如长期的弯腰劳动，使腰肌持续处于高张力状态，久之则引起腰肌及其附着点处的过度牵拉而损伤；或腰部外伤后，腰肌受损的组织未能完全恢复或残留后遗症；或因先天畸形，使局部组织对正常活动和负荷承受力下降而产生慢性劳损；或因身体虚弱、感受风寒湿邪，均可引起慢性腰肌劳损。

中医学认为本病因积劳成损、肾气亏虚、外感风寒湿邪侵袭，以致经气阻滞、筋脉失和。因平素体虚，汗出当风，感受寒湿，或湿热内蕴，使经脉阻滞，气血不通，经筋拘挛，而致慢性腰痛；或闪挫跌仆，损伤经脉，气滞血瘀，迁延不愈；或久坐久立，劳伤筋骨，气血耗损；或年老体弱，或禀赋不足，肾气亏虚，精血不足，筋骨失养所致。

【临床表现】

腰部酸痛反复发作，时轻时重，迁延日久，每在气候变化或劳累后加重，尤其是保持弯腰姿势稍久即引起疼痛，并可向臀部及下肢放射，休息后减轻。腰部大多能找到明显的压痛点，劳损肌群触之有紧张感，X 线检查无异常。

1. 寒湿

腰部酸痛拘急板滞，俯仰转侧不利，每遇阴雨天诱发或加重，两膝无力或胀重而痛，周身倦怠，嗜卧，饮食乏味，大便不爽，苔白腻，脉濡缓。

2. 瘀血

腰部刺痛，痛有定处，轻则俯仰不便，重则不能转侧，舌紫暗或有瘀斑，脉涩者。

3. 肾虚

腰部隐痛，喜按喜揉，腰膝无力，腰腹有下坠感，卧则减轻，劳则加重，夜尿频数，或余沥未尽，神疲乏力，舌淡，脉多沉而无力。

【诊断与鉴别】

1. 诊断

(1)有急性腰扭伤史或积累性损伤史，主诉腰痛，劳动后加重，休息后减轻及反复发作史。

(2)大多数患者腰部疼痛明显，少数患者有臀部、大腿后上部胀痛之感，这是因为下腰部肌肉筋膜、韧带或其他组织病变刺激骶神经后支、感觉前支所致。

(3)腰肌及筋膜损伤后，损伤处的腰肌有明显压痛，肌痉挛压之如棒，腰部活动受限，腰屈曲时更为明显。

(4)棘间、棘上韧带损伤，本症多发生于长期从事持力弯腰活动的工种，使棘间、棘上韧带长时间受到牵拉刺激,致两韧带慢性损伤。检查时,可发现在损伤处的棘突上有明显的压痛,屈腰试验阳性;若病变在腰骶关节或韧带时,腰骶关节过伸试验阳性;骶髂韧带损伤时,骶髂关节处有压痛,骶髂关节斜扳试验阳性。

(5)X 线片常为阴性,有时能见到腰骶处解剖缺陷或先天异常,例如峡部不连、隐性脊柱裂、腰椎骶化等。

2. 鉴别

(1)增生性脊柱炎:腰痛主要表现为休息痛,即夜间、清晨腰痛明显,而起床活动后腰痛减轻。脊柱可有叩击痛。X 线检查可见腰椎骨钙质沉着和椎体边缘增生骨赘。

(2)陈旧性腰椎骨折:有外伤史和不同程度的腰部功能障碍。X 线检查可发现椎体压缩或附近骨折。

(3)腰椎结核:有低热、盗汗、消瘦等全身症状。血沉加快,X 线检查可发现腰椎骨质破坏或椎旁脓肿。

(4)腰椎间盘突出症:有典型的腰腿痛伴下肢放射痛、腰部活动受限、脊柱侧弯、直腿抬高试验阳性、挺腹试验阳性、腱反射异常和皮肤感觉障碍等神经根受压表现。可做腰椎 CT 或 MRI 检查助诊。

【*治疗*】

1. 针灸治疗

治法:疏经通络,活血止痛。以阿是穴及足太阳膀胱经穴为主。以针为主,施平补平泻法。

处方:肾俞、大肠俞、阿是穴、委中。

方义:肾俞可补肾壮腰,散寒化湿;大肠俞、阿是穴为局部取穴,以疏通局部经气、行气止痛;委中为足太阳合穴,循经远取有疏通足太阳经气、活血通络止痛的作用,是主治腰背之疾的要穴。

加减:寒湿,加灸腰阳关;瘀血,加膈俞、次髎;肾虚,加命门、志室、太溪。

操作:以阿是穴为重点针刺部位,行平补平泻法,亦可同时使用电针疗法,以加强疗效;命门、志室、太溪均施补法,余穴均施以泻法,或针后加灸。

2. 推拿治疗

治法:舒筋通络,温经活血,解痉止痛。

取穴:肾俞、腰阳关、大肠俞、八髎、秩边、委中、承山。

手法:㨰法、按法、揉法、点压、弹拨、擦法及被动运动手法。

操作:①患者取俯卧位,医者先用深沉而柔和的㨰法、揉法沿两侧足太阳膀胱经从上向下施术 5 ~6 遍,然后用掌根在痛点周围按揉 1 ~2 分钟。②医者以双手拇指依次按揉两侧三焦俞、肾俞、气海俞、大肠俞、关元俞、膀胱俞、志室、秩边等穴位,以酸胀为度。③患者取侧卧位,医者与患者面对面,施腰部斜扳法,左右各 1 次,再取仰卧位,做屈髋屈膝被动运动。④患者取俯卧位,医者用掌擦法直擦腰背两侧膀胱位,横擦腰骶部,以透热为度。最后用桑枝棒拍击腰骶部,结束治疗。

3.其他治疗

(1)拔罐法

取穴:肾俞、大肠俞、阿是穴。

方法:可在肾俞、大肠俞、阿是穴针刺后,用火罐吸拔,每穴5~10分钟;也可用闪罐法或针罐法。气血瘀阻者可用刺络拔罐法,在腰部疼痛区,用皮肤针循足太阳膀胱经叩刺,中或重刺激,使微微渗血,再拔罐,留罐5~10分钟。

(2)穴位注射

取穴:阿是穴或有关体穴2~3个。

方法:用10%葡萄糖注射液5~10mL加维生素B_{12}注射液100mg或复方当归注射液2~4mL,由深层向浅层注入穴区,每周2次,10次为1疗程。

(3)耳针

取穴:肾、肾上腺、腰椎、骶椎、神门、皮质下。

方法:每次选2~3穴,毫针刺得气后留针15~20分钟,间歇行针2~3次,隔日治疗1次;或用埋针、压籽法,每周更换2次,10次为1疗程。

(4)电针

取穴:同毫针取穴,每次选2~4穴。

方法:得气后通电,采用连续波,电流强度以患者能忍受为度,每次20分钟。每日1次,10次为1疗程。

(5)灸法(对本病尤其辨证为肾虚型和寒湿型的患者)

取穴:同毫针取穴。

方法:可采用直接灸和间接灸,每日1次,10次为1疗程。

【按语】

(1)慢性腰肌劳损为较难治疗的病证之一。现临床常用的治疗方法有物理疗法、按摩疗法、药物疗法、神经阻滞疗法及针灸疗法等。针灸疗法因其操作方便,经济安全,疗效可靠而常用。但仍存在疗程长、易复发的缺点,故针灸疗法在选穴、施术方法上有待进一步改进与提高。

(2)要加强腰肌锻炼,平时睡硬板床,避免风寒湿刺激。劳动中注意不断更换腰的体位,避免静力性损伤。

五、坐骨神经痛

坐骨神经痛是指沿坐骨神经通路及其分布区的局部或全长的疼痛,典型表现为从一侧腰或臀部开始,沿大腿后面、腘窝、小腿外侧向远端放射,呈烧灼样或刀割样疼痛。本病为多种疾病所引起的一种症状。其病因有原发性和继发性(症状性)两大类。多发生于成年男性,起病多为急性或亚急性,每因气候变化和劳累诱发。本病属于中医学"痹证"、"腰腿痛"范畴。

中医认为本病多由正气不足，腠理不密，风寒湿邪等乘虚侵袭，气血运行不畅，不通则痛，寒为阴邪，其性凝滞，合黏腻重着之湿邪，阻滞气血运行，而见腰腿部冷痛重着，风寒湿痹郁久化热，湿热之邪侵淫筋膜，亦可致病；或由于跌打负重、腰臀部经筋损伤气血瘀阻，发为本病，或由肝肾亏虚劳损，筋脉失养，疼痛乃作。

【临床表现】

1. 寒湿内侵

腰腿部冷痛重着，活动不利，喜暖喜按，遇寒或气候变化时加剧。舌苔白腻，脉沉而迟。

2. 湿热蕴结

腰腿疼痛为烧灼样或酸麻胀痛，遇热加重，伴口苦、潮热、心烦、溲赤，舌红、苔黄腻，脉弦数或濡数。

3. 血瘀痹阻

腰腿疼痛，痛有定处，日轻夜重，不能俯仰、转侧，痛处拒按，或有外伤史，舌质紫暗，或有瘀斑，脉弦涩。

4. 肾虚劳损

腰腿痛以酸软为主，喜按喜揉，遇劳更甚，卧息减轻，反复发作，偏阳虚者，见手足不温，少腹拘急，面色㿠白，舌淡，脉沉迟；偏阴虚者，见五心烦热，失眠，口燥咽干，面色潮红，舌红，脉弦细数。

【诊断与鉴别】

1. 诊断

坐骨神经痛临床表现有患肢明显疼痛，疼痛特点为在持续性钝痛的基础上沿坐骨神经干呈触电样或针刺样剧痛；小腿外侧和足背有针刺、发麻、感觉减退等感觉异常；臀部、大腿后侧肌肉松弛和萎缩；行走时可加重腰椎管和椎间孔变小，坐骨神经受压疼痛而产生的跛行；不同病因生的腰椎及髋关节内旋、外旋、外展的活动受限等。

2. 鉴别

坐骨神经痛与腰椎间盘突出症的鉴别诊断：二者在病情上两者都有及其相似的表现，但还是要注意区分二者的病因病机。坐骨神经痛是一种表现症状，多数情况下是腰椎间盘突出所引起的，并且多为第 4 至 5 椎间盘或第 5 腰椎至骶骨间的椎间盘突出。引起坐骨神经痛的疾病还有腰椎管狭窄、腰椎滑脱、强直性脊柱炎、腰椎管肿瘤、梨状肌综合征等。根据临床症状辅助以 X 线片、CT、MRI 等可准确鉴别。

【治疗】

1. 针灸治疗

(1)寒湿内侵

治法：散寒除湿，通络止痛，以足太阳膀胱经、足少阳胆经穴为主。

处方：水沟、大肠俞、肾俞、环跳、委中、阳陵泉、昆仑。

方义：水沟为止痛要穴，对于剧烈疼痛止痛之效显著。大肠俞、环跳、委中通络止痛。肾俞、阳陵泉、昆仑针灸并用以温化寒湿，通经止痛。

加减：下肢冷痛恶寒，加秩边、关元俞。

操作：水沟穴用雀啄手法，肾俞施补法，余穴均用泻法，令针感沿患肢向下传导。肾俞、阳陵泉、昆仑可针后施灸。

（2）湿热蕴结

治法：清热利湿，通经活络，以足太阳膀胱经、足太阴脾经穴为主。

处方：大肠俞、环跳、阴陵泉、阳陵泉、飞扬、承山、脾俞、胃俞、足三里、丰隆。

方义：大肠俞、环跳、承山通调经气，活血行气止痛；飞扬为足太阳膀胱经络穴，是治疗下肢疼痛常用有效穴，可清热泻火；丰隆祛湿化痰，再加用阴陵泉、足三里、脾俞、胃俞，共行健脾利湿之功。

操作：阴陵泉向阳陵泉方向对刺，飞扬直刺 0.5～1 寸，承山针尖略向上，进针 1～1.5 寸，足三里、丰隆直刺 1 寸左右，脾俞、胃俞直刺 0.5～1 寸，局部酸胀。

（3）血瘀痹阻

治法：活血化瘀，通经止痛，以足太阳膀胱经、足太阴脾经穴为主。

处方：血海、膈俞、大肠俞、环跳、三阴交、承山、阿是穴。

方义：血海、膈俞用以活血化瘀，大肠俞、环跳、三阴交、承山以疏通经脉，阿是穴刺络放血以活血祛瘀。诸穴合用，共奏活血化瘀，通经止痛之功。

加减：肌萎无力，加阿是穴、阳陵泉。

操作：阿是穴可用刺络拔罐法。诸穴均用泻法。

（4）肾虚劳损

治法：偏阳虚者，补肾助阳；偏阴虚者，补肾滋阴。以足太阳、足少阳经穴为主。

处方：肾俞、腰阳关、环跳、秩边、委中。

方义：肾俞能调益肾气，为治疗肾虚劳损之要穴。因膝阳关是督脉穴位，既可疏通督脉之气，平益肾气，又是局部取穴。环跳、秩边既可通经行气，又能荣养筋脉。委中为足太阳膀胱经之合穴，可舒筋通络，利腰膝。肾阳虚加命门、志室可补肾振奋阳气，用膀胱经经穴昆仑配肾俞以助阳温经止痛；肾阴虚加飞扬、太溪，原络相配，调补肾气，益经通络；三阴交可滋补肝、肾、脾三脏之阴，濡润经脉以止痛。

加减：偏阳虚，加志室、命门、昆仑；偏阴虚，加飞扬、三阴交、太溪。

操作：肾俞、志室直刺 0.5～1 寸，飞扬直刺 0.5～1 寸，三阴交针尖稍向下刺 1～1.5 寸，昆仑、太溪直刺 0.5～1 寸。用捻转或提插补法。

2. 推拿治疗

治法：舒筋通络，活血化瘀，松解粘连，理筋整复。

取穴：腰阳关、大肠俞、环跳、委中、承山、阳陵泉、绝骨、丘墟。

手法：㨰法、按法、揉法、点压、推法、扳法、踩跷、背法。

操作：①患者取俯卧位，医者用㨰、按、揉手法在患者脊柱两侧膀胱经及臀部和下肢后外侧施术 3～5 分钟，以腰部为重点。然后医者用双手掌重叠用力，沿脊柱由上至下按压腰骶部，反复 2～3 遍。②医者先用拇指或肘尖点压腰阳关、肾俞、居髎、环跳、承扶、委中及阿是穴，力度以患者能耐受为度。然后在助手配合拔伸牵引的情况下，用拇指顶推或肘尖按压患处（与突出物方向相反）。③患者侧卧位，实施腰部斜扳法，左右各一次；如果条件许可，也可采用坐位旋转定点扳法。④患者仰卧位，医者强制实施直腿抬高至极限位，停顿数秒钟，反复3～5 次。⑤轻柔屈伸、摇转膝髋，拿揉下肢两侧，由上及下，结束治疗。

3. 其他治疗

（1）电针

取穴：可按循经取穴原则配方施针，也可按神经节段理论选用腰部夹脊穴。

方法：行较强的高频脉冲电刺激。每日 1 次，每次 10 分钟，10～15 次为 1 疗程。

（2）头针

取穴：顶中线。

方法：进针 1～2 寸，施捻转 180～220 次/分钟，留针 15 分钟。10～15 次为 1 疗程。

（3）耳针

取穴：神门、腰、膝、臀、坐骨及耳穸背面相应处。

方法：用半寸针施捻转泻法或用药籽按压，隔日 1 次，用于发作期或缓解期治疗。每次选取 3～4 穴，每日或隔日 1 次，10～15 次为 1 疗程。

【按语】

（1）本病为针灸适应证，单独采用针灸疗法或针刺加拔火罐、刺络放血、穴位注射等均有较好的疗效。

（2）本病急性期宜卧硬板床，注意休息，有助于缓解病情。

（3）注意防寒保暖。

六、腰椎间盘突出症

腰椎间盘突出症，又称腰椎间盘纤维环破裂髓核突出症。它是腰椎间盘发生退行性变后，在外力作用下，纤维环破裂，髓核突出，刺激或压迫神经根、血管或脊髓等组织所引起的腰腿部放射性疼痛及运动障碍为特征的一种病变。本病好发于 20～30 岁的青壮年，男多于女。其发病部位以腰 4/5 为多，腰 5 至骶 1 次之，腰 3/4 较少见。本病归属于中医“腰痛”、“痹证”的范畴。

大多数的腰椎间盘突出为单侧发病，髓核自后纵韧带一侧突出，压迫神经根，产生同侧症状。纤维环破坏髓核突出后，椎间关节的位置多有改变，如椎间隙变窄、椎间韧带松弛、椎间小关节错缝、椎体间的活动度增加等，久之则加重椎骨的退变，可使腰腿痛加重。这是由于坐骨神经由腰 4/5 和骶 1、2、3 五条神经根的前支组成的，腰椎间盘突出症多发生在腰4/5 和腰 5 至骶 1 之间，并以刺激神经根为主，因而表现为坐骨神经痛。

中医学认为主要与感受外邪、跌仆劳损等因素有关。感受风寒湿邪、闪挫跌仆，均可导致气血运行不畅、经络郁滞闭阻而引发疼痛，即“不通则痛”。或素体禀赋不足，或房劳伤肾，腰为肾府,肾虚则筋脉失养,肾府空虚,亦可引起腰部及肢体的疼痛、麻木、痿软无力。

【诊断与鉴别】

1. 诊断

大多数患者在一般情况下依据有腰痛加腿痛、压痛放射痛等症状,结合病史、临床表现与体征,可以初步考虑腰椎间盘突出症的可能,再配合 X 线片、CT 或 MRI、肌电图、脊髓造影所见做出诊断,突出的间隙也易于定位。

2. 鉴别

凡可出现腰痛、腿痛或腰腿痛并存的疾病都应与之相鉴别。如腰椎结核、马尾神经瘤、椎弓峡部裂和脊柱滑脱、强直性脊柱炎、梨状肌综合征,根据症状及影像学证据可鉴别。

【临床表现】

腰痛伴下肢放射痛是腰椎间盘突出症的主要症状。腰痛常局限于腰骶附近,腰 3/4 棘突间有局限性深压痛,并向患侧下肢放射,并沿患侧大腿后侧向腘窝及足部放射。若腰 3/4 多在小腿前面痛,若腰 4/5 多在小腿后面痛,若腰 5 至骶 1 多在跟部足底胀痛或麻木。咳嗽、喷嚏、用力排便时均可加重压迫神经根。步行、弯腰、伸膝起坐等,因牵拉神经根也可使疼痛加剧。疼痛多为间歇性,少数为持续性,且经卧床休息后可明显减轻,但易复发。病程长者,其下肢放射部位感觉麻木。

主要体征:腰部畸形,侧弯与生理弧度消失,在腰椎棘突旁有压痛,并引起和加重下肢放射痛。

神经系统检查:坐骨神经分布区可见感觉障碍,直腿抬高试验阳性。影像检查:CT 检查提示神经压迫征象,可显示突出部位和类型,腰椎 MRI 则可更直观地反映腰椎间盘突出情况和神经根受压情况。根据病因和临床症状的不同,中医分为血瘀、寒湿、肾虚型。

1. 血瘀

腰腿痛如刺,痛有定处,日轻夜重,腰部板硬,俯仰旋转受限,痛处拒按。舌质暗紫,或有瘀斑,脉弦紧或涩。

2. 寒湿

腰腿冷痛重着,转侧不利,静卧痛不减,受寒及阴雨天加重,肢体发凉。舌质淡、苔白或腻,脉沉紧或濡缓。

3. 肾虚

腰酸痛,腿膝乏力,劳累更甚,卧则减轻。偏阳虚者面色㿠白,手足不温,少气懒言,腰腿发凉,舌质淡,脉沉细;偏阴虚者口干口渴,面色潮红,心烦失眠,舌红少苔,脉细数。

【治疗】

1. 针灸治疗

治法:散寒除湿,补肾壮腰。以足太阳和足少阳经穴为主。

处方:相应夹脊穴、肾俞、大肠俞、秩边、环跳、委中、阳陵泉。

方义:“腰为肾之府”,肾俞为肾之经气输注之处,能益肾健腰,配合大肠俞、夹脊穴又为近部取穴,能够疏通局部经气,化瘀止痛;环跳为足少阳、足太阳之会,能疏调两经之气血,以达通则不痛的目的;秩边、委中均为足太阳膀胱经穴,膀胱经夹脊入循膂抵腰中,故以上两穴能通调膀胱经之气血,取通经止痛之效;阳陵泉为足少阳经之合穴,皆为循经取穴,以治其经脉循行所过之处的疾患。

加减:腰痛明显,加压痛点、气海俞、次髎;股前痛明显,加风市、梁丘;小腿部疼痛明显,加飞扬、承山、昆仑;血瘀,委中挑刺放血;寒湿,肾俞、大肠俞加灸;肾虚,加志室、命门。

操作:肾俞、大肠俞向脊柱方向刺入;环跳穴深刺,以有下肢放电感为佳。其他穴位行针得气后,施以平补平泻法,刺激量以中等为宜。在急性期每日针刺1次,症状好转后可隔2天针刺1次,10次为1疗程。

2.其他治疗

(1)刺血疗法

取穴:相应夹脊穴、委中、阳陵泉、环跳、至阴。

方法:以三棱针在委中穴刺取血脉,出黑血20~50mL,血色变红乃止,若色不变,针后拔罐。腰臀部穴位可以用梅花针叩刺,使其出血,然后拔火罐,至阴穴点刺出血。如在针刺治疗后再加施本法,疗效更好,本法对急性期尤宜。

(2)穴位注射

取穴:肾俞、大肠俞、环跳、委中。

方法:药物可取用利多卡因、普鲁卡因、维生素 B_1、B_{12}或当归注射液,腰部穴位要深刺,得气后,每穴注药1~2mL,急性期每日1次,缓解后隔2天1次,5次为1疗程。

(3)耳针

取穴:坐骨神经、肾上腺、臀、神门、腰骶椎。

方法:每次选取2~3穴,中强刺激,留针20~30分钟,留针期间每隔5分钟行针1次,每日或隔日治疗1次,10次为1疗程。也可在上述穴位埋压王不留行籽。

(4)头针

取穴:对侧顶颞后斜线。

方法:顶旁1线缓慢进针,捻针频率要快,每分钟达200次以上,且幅度要大,留针20分钟,间歇行针1次。

(5)电针

取穴:大肠俞、阿是穴(腰椎棘突旁压痛处)、环跳、委中。

方法:针刺得气后接通电针仪,选疏密波,强度以患者耐受为度,留针20分钟。每日针1次,10次为1疗程。

【按语】

(1)针灸对本病的止痛作用明显,且具有促进血液循环、解除局部肌肉痉挛、消除神经根部水肿的作用。尤以针灸配合推拿、牵引、手术、理疗等综合方法进行治疗效果更佳。本病宜早治疗,以使断裂的纤维韧带复位,避免疤痕形成,防止粘连。

（2）本病在急性期应卧硬板床休息，如病情有好转应适当活动，但须避免过度屈伸和弯腰负重，以免复发。下肢及腰部保暖，不宜受寒。

七、肩关节周围炎

肩关节周围炎以肩部长期固定疼痛、活动受限为主症的疾病。由于风寒是本病的重要诱因，故常称为“漏肩风”；因本病多发于50岁左右的成人，故称为“五十肩”；因肩局部常畏寒怕冷，尤其后期常出现肩关节的粘连，肩部呈现固结状，活动明显受限，故又称“肩凝证”、“冻结肩”等。

本病在中医学属于“痹症”、“肩痹”的范畴，其发病多因体虚、劳损、风寒侵袭肩部，使经气不利所致。肩部感受风寒，阻痹气血，或劳作过度、外伤，损及筋脉，气滞血瘀，或年老气血不足，筋脉失养，皆可使肩部脉络气血不利，不通则痛。其中风寒湿邪外袭为外因，而气血虚损，血不荣筋为内因。

【临床表现】

本病早期单侧肩部酸痛，偶见两侧同时受累。其痛可向颈部和上臂放射，或呈弥散性疼痛。静止痛为本病的特征，表现为日轻夜重，晚间常可痛醒，晨起肩关节稍活动后疼痛可减轻，并常因天气变化及劳累而诱发或加重，病变早期患者肩前、后及外侧均有压痛，主动和被动外展、后伸、上举等功能明显受限，局部按压出现广泛性压痛。后期疼痛程度减轻，肩关节因肩周软组织广泛粘连，活动范围极小，外展及前屈运动时，肩胛骨随之摆动而出现耸肩的现象。因此本病早期以疼痛为主，后期以功能障碍为主。

肩部主要归手三阳经所主，内外因素导致肩部经络阻滞不通或失养，是本病的主要病机。

【诊断与鉴别】

根据临床表现即可诊断。本症需与肩部骨或关节软组织损伤相鉴别，两者均可导致肩关节活动受限。后者多有明显的外伤史，且可查到原发损伤部位，恢复程度一般较差。此外，本症还应与颈椎病相鉴别，因颈椎病也可导致肩部的放射痛，但是肩部往往无明显的压痛点，可见颈部活动障碍但肩部活动尚好。

【治疗】

1. 针灸治疗

治法：舒筋活络，活血通经，祛风止痛。针刺为主，泻法。

处方：以阿是穴及手阳明、手少阳、手太阳经血为主。

肩髃：肩髎、肩贞、肩前、阿是穴。

方义：肩髃、肩髎、肩贞分别为手阳明经、手少阳经、手太阳经穴。加阿是穴和奇穴肩前，均为局部选穴，可疏通肩部经络气血，活血祛风而止痛。

加减：手太阳经证加后溪、昆仑；手阳明经证加合谷、条口；手少阳经证加外关、阳陵泉。外邪内侵加合谷、风池；气滞血瘀加内关、合谷；气血虚弱加足三里、气海。

操作：足三里、气海用补法，其余穴均用泻法。先刺远端配穴，做较强的刺激，行针时鼓励患者运动肩关节;肩部穴位要求有强烈的针感,直达病变部位。

2. 推拿治疗

治法:初期疏通经络、活血止痛;后期松解粘连,滑利关节,促进关节功能恢复。

取穴:肩井、秉风、天宗、肩内陵、肩贞、肩髃。

手法:擦法、拿揉、点压、弹拨、扳法、摇法、拔伸、抖法、搓揉等。

操作:①初期疼痛剧烈,宜采用轻柔手法在局部治疗,如擦法、拿揉、点压、弹拨等,改善局部血液循环,以加速渗出物的吸收,促进病变组织的修复。②对后期患者或感觉迟钝者,治疗以改善肩关节功能为主。可用较重手法,如扳法、摇法、拔伸、抖法等,并着重配合肩关节内收、外展、后伸及内旋的扳动,以松解粘连,滑利关节,促进关节功能的恢复。③最后都使用上肢的牵拉提抖,从肩部到前臂反复上下搓动 3 ~5 遍结束手法,以放松肩臂,从而达到舒筋活血的作用。

3. 其他疗法

(1)刺络拔罐法:用三棱针在肩部压痛点点刺,使少量出血,加拔火罐;或用皮肤针叩刺肩部压痛点,使少量出血,加拔火罐。

(2)穴位注射法:在肩部压痛点注射当归注射液,每处注射 5mL。隔日 1 次,10 次为 1 疗程。

(3)小针刀疗法:肩关节出现粘连时在局部麻醉后将针刀刺入痛点,可触及硬结及条索状粘连,顺肌纤维走向方向进行剥离、松解。

(4)物理疗法:急性期过后,可以经皮电刺激、红外线及超声波照射、磁疗等。

(5)耳针:取肩关节、肩、肾上腺等穴,用王不留行籽做穴位埋压。

【按语】

(1)针灸是治疗肩关节周围炎的最有效的方法之一,可明显缓解甚至消除肩部疼痛,目前临床上常用于肩部和肩周选穴,并配合手足阳明经穴位进行治疗。

(2)肩周炎的患者在针灸治疗的同时,还必须进行积极的功能锻炼,常见的方法有:①爬墙锻炼:面对墙壁,用双手或单手缓缓向上爬动,使上肢尽量高举,然后再缓慢向下回到原处,反复进行。②体后拉手:双手向后反背,由健手拉住患者腕部,渐渐向上抬拉,反复进行。③外旋锻炼:背部靠墙而立,双手握拳屈肘,做上臂外旋动作,尽量使拳背靠近墙壁反复进行。

(3)本病在治疗之还应排除肩关节结核、肿瘤等疾患。

(4)肩部注意御寒保暖。

八、肱骨外上髁炎

肱骨外上髁炎俗称"网球肘",是指肱骨外上髁、桡骨头、肱桡关节滑囊处的无菌性炎症。本症多见于从事旋转前臂和屈伸肘关节的特殊工种,如网球运动员、木工、钳工、水电工、矿工等。

本病属于中医"筋痹"、"肘劳"和"肘痛"的范畴。认为是由于肘部长期过劳,使肘部筋脉慢性损伤,迁延日久,气血阻滞,脉络不通,不通则痛。或加之风寒湿邪积聚肘节,风寒敛束脉道,流注关节,经筋瘀阻,脉络不和所致疼痛。

【临床表现】

本病的主要表现为肘关节外侧疼痛、无力,进行性加重。一般以右侧发病为多。可因用力不当而诱发,但多数起病缓慢,并逐渐出现方向性的疼痛。前臂旋转功能受限,握拳旋转时疼痛。患者握力减弱,前臂有无力感,如提水瓶、拧毛巾和扫地时均感到疼痛无力,但在安静时疼痛会有缓解。

肘外部主要归手三阳经所主,故手三阳经筋受损时本病的主要病机。

【诊断与鉴别】

多有前臂伸肌群反复牵拉刺激的劳损史,好发于中年人。如患者是上述的特殊工种,则更倾向于本病的诊断。根据肘外侧疼痛、无力,局部有明显的压痛点,尤其是肱桡关节间隙处为主,但无明显肿胀等特征,临床不难诊断。

临床上应与肱骨内上髁炎、尺骨鹰嘴炎等相鉴别;若肘关节外上方(肱骨外上髁周围)有明显的压痛点,属于手阳明经筋病证("网球肘");若肘关节内下方(肱骨内上髁周围)有明显的压痛点,属于受太阳经筋病证("高尔夫球肘");若肘关节外部(尺骨鹰嘴处)有明显的压痛点,为手少阳经筋病证("学生肘"或"矿工肘")。

【治疗】

1. 针灸治疗

治法:舒筋通络,止痛。针刺为主,泻法。

处方:以局部阿是穴为主。

方义:阿是穴疏通局部经络气血,舒筋通络止痛。

加减:手阳明经筋症加曲池、合谷;手太阳经筋证加小海、阳谷;手少阳经筋证加天井、外关。

操作:在局部压痛点采用多向透刺,或做多针齐刺,得气后留针,局部可加温和灸或加低频电针。"网球肘"局部疼痛明显者,可用隔姜灸。

2. 推拿治疗

治法:舒筋活血,通络止痛。

取穴:曲池、手三里、尺泽、少海、合谷。

手法:𢶏法、揉法、拿法、擦法、点法、按法、弹拨法、推法。

操作:①𢶏法、按法、揉法、拿法治疗上述部位,意在放松肘部及患肢前臂肌腱,以疏筋通络。应反复交替操作,时间不少于5分钟。②用拇指点、按曲池、手三里、尺泽、少海、合谷等穴,意在活血止痛,每穴不少于半分钟。点穴法体质壮实者,可每次应用,体质虚弱者,可隔日应用。③弹拨法用屈曲的拇指端,弹拨时配合肘关节屈伸及前臂旋后,以患者有桡侧三指麻木感及疼痛减轻为度,反复操作1分钟。④回旋伸肘顶推法对肱桡关节滑膜嵌顿及桡骨小头半脱位有整复作用,操作时一手握持患侧肘部,拇指紧压外上髁,另手握持患侧腕部,屈肘至最大限度，将前臂充分内旋，继而缓慢伸肘，待肘关节将伸直时，在牵拉下迅速外旋前臂，使肘关节过伸，同时托肘之手拇指用力向上顶推，再屈肘。⑤气血虚弱宜用擦法，沿肘部及患肢前臂伸腕肌治疗，以透热为度，结束治疗。

3. 其他疗法

(1)刺络拔罐法：选取局部压痛点，用皮肤针叩刺出血，加拔火罐。2～3日1次。

(2)小针刀疗法：用小针刀松解肱骨外上髁部位肌腱附着点的粘连。

(3)穴位注射法：选取局部压痛点，注射当归注射液，每处注射5mL，隔日1次。

(4)耳针：取肘关节、肾上腺、皮质下、神门等穴，用王不留行籽埋压，每2日更换耳穴一次，5次为1疗程。

【按语】

(1)针灸治疗肘劳有很好的临床疗效。

(2)治疗期间应注意休息，勿提重物，减少患部的活动。针灸治愈后仍需避免再度劳伤，否则极易复发。

九、腱鞘炎

腱鞘炎是以手腕部(或足背部)肌腱和腱鞘由于受到外伤、劳损而逐渐肿胀、疼痛为主的常见疾病。多发于桡骨茎突、屈指肌腱、桡侧伸腕肌腱及肱二头肌长头肌腱。根据发病的具体部位有桡骨茎突部狭窄性腱鞘炎、指屈肌腱狭窄性腱鞘炎和先天性拇长屈肌腱鞘炎等。

腱鞘炎属中医经筋病，病在经筋，属于中医“筋痹”或“筋凝症”的范畴。中医学认为，局部过劳、血不荣筋或受凉时，引起气血凝滞，不能濡养经筋而发病。

【临床表现】

桡骨茎突部狭窄性腱鞘炎症见桡侧疼痛，不能提重物，疼痛可向前臂放射；握拳(拇指屈在掌心)尺屈时患处有剧痛。屈指肌腱狭窄性腱鞘炎多发于指部，以拇指多见，局部疼痛，有时向腕部放射；手指伸屈时常发生弹响声，故又称“弹响指”。

【诊断与鉴别】

根据临床表现即可诊断。必要时可做X线检查。

【治疗】

1. 针灸治疗

治法：舒筋活络、消肿止痛，针灸并用，平补平泻。

处方：以局部阿是穴为主，有列缺、合谷、阳溪穴。

方义：腱鞘炎好发于桡骨茎突周围，累及手太阴、手阳明经脉，局部阿是穴采用点刺法，可起到活血散结、舒调经筋的作用。列缺正在桡骨茎突之上，合谷、阳溪二穴也在病变周围，均可通经活络、舒筋止痛。

操作：阿是穴因所在部位肌肉的厚薄程度灵活掌握针刺深浅；其他穴位按照常规操作针刺，同时可配合艾灸。

2. 推拿治疗

治法:舒筋通络,滑利关节。

取穴:①桡骨茎突部狭窄性腱鞘炎取曲池、手三里、列缺、合谷。②指屈肌腱腱鞘炎取内关、外关、阿是穴。③挠侧伸腕肌腱周围炎取手三里、外关、内关。

手法:㨰法、按揉法、捻法、抹法、擦法、热敷法和关节被动运动法。

操作:

(1)挠骨茎突部狭窄性腱鞘炎。患者取坐位,患肢置于治疗桌上,腕下垫枕,医生立于其一侧在前臂桡骨茎突处施以㨰法,由轻而重,继而在㨰法治疗的同时,配合做握拳尺偏的被动运动约 10~15 次。然后在列缺、合谷、曲池、手三里诸穴分别给予指揉法约每穴 1 分钟。再在压痛处做垂直于该肌腱方向的弹拨手法约 10~15 次。最后以擦法施于桡骨茎突部。

(2)指屈肌键腱鞘炎。体位同上,在前臂掌侧,尤其是手掌病变部施以㨰法,可适当配合屈腕和诸指的屈伸运动,约 5~10 分钟。继而在掌指关节的掌侧指屈肌腱压痛膨大部位施以指揉和弹拨并配合掌指关节屈伸的被动运动;抹指屈肌腱,捻指屈肌腱,摇动掌指关节。

(3)桡侧腕伸肌腱周围炎。体位同上,在前臂伸肌腱处施以㨰法,从肘关节至腕关节,同时配合前臂旋前、旋后和腕关节屈伸的被动运动约 10 分钟左右,指揉内关、外关、手三里和阿是穴。指揉时手法刺激不宜太大。最后以弹拨和擦法结束治疗。

3. 其他疗法

(1)穴位贴敷:取阿是穴。将腱鞘炎膏(白芷 90g,肉桂、没药、煨南星各 30g,炒草乌 24g,乳香、细辛各 15g,炒赤芍 10g,干姜、炒大黄各 4.5g,麝香 3g。共研细末,用凡士林调成糊状)贴于压痛最明显的部位,覆盖油纸,纱布包扎。隔日换贴 1 次。

(2)穴位注射:取阿是穴。用 0.25%~0.5% 的盐酸普鲁卡因 1~3mL(注射前须做皮试,对于慢性型的患者可加入氟美松 0.5~1mg)缓缓注入。每 2~3 日 1 次。

(3)火针法:用火针迅速点刺痛点。

【按语】

(1)针灸对本病有较好的疗效。

(2)治疗期间患部应注意保暖,避免寒湿。

十、膝关节骨性关节炎

膝关节骨性关节炎多见于中老年女性,肥胖导致膝关节长期超负荷是本病的主要原因。本病是关节软骨的非炎症退行性病变,并在关节边缘有骨赘形成,临床上可产生关节疼痛、活动受限和关节畸形等症状。

中医学认为本病是由于年老体虚,气血不足,或因感受寒湿之邪,经脉瘀阻,不能荣养关节所致,属于中医"痹症"的范畴。

【临床表现】

膝关节有喀喇音，行走时感到疼痛，休息后好转，久坐、久站时觉关节僵硬，走路及放松肌肉可使关节僵硬感消失。症状时轻时重。关节肿大常由于骨质增生，亦可由少量渗出液所致，急性肿胀提示关节腔内出血，病情进展时膝关节活动受限，可引起废用性及萎缩，甚至关节畸形。

【诊断与鉴别】

根据临床表现和 X 线即可诊断。需与类风湿性关节炎相鉴别。后者多发于青年女性，常常伴有全身系统症状，多累及周身小关节为主，病后遗留畸形。同时本病活动期血沉加快，类风湿因子阳性。

【治疗】

1. 针灸治疗

治法：活血行气，疏通经络。针刺为主，泻法。

处方：取膝关节局部穴位为主，有膝眼、阳陵泉、阴陵泉、膝阳关、梁丘。

方义：疼痛局部选穴，可疏通经络气血。另外，肝主筋，肝与胆襄表里，脾主四肢肌肉，阴陵泉、阳陵泉和膝阳关等穴属于胆经和脾经腧穴并配合膝关节局部穴位，共同达到舒筋活络止痛的效果。

操作：毫针泻法或平补平泻法，局部穴位可配合拔罐。

2. 推拿治疗

治法：舒筋活络，通经止痛，松解粘连，滑利关节。

取穴：内外膝眼、梁丘、血海、阴陵泉、阳陵泉、犊鼻、足三里、委中、承山、太溪。

手法：㨰法、按揉法、弹拨法、摇法

操作：①患者仰卧位，医者应用㨰法、按揉法、提拿法作用于大腿股四头肌及髌骨周围，至局部发热为度，然后医者站在患膝外侧，用双拇指将髌骨向内推挤，力量由轻逐渐加重。②单手掌根部按揉髌骨下缘，反复多次。③膝关节摇法，同时配合膝关节屈伸、内旋、外旋的被动活动。④患者俯卧位，医者施㨰法于大腿后侧、腘窝及小腿一侧约 5 分钟。⑤最后在膝关节周围擦热结束。

3. 其他疗法

(1)电针法：选择上述穴位，针刺得气后通电针仪，先用连续波 5 分钟，后改为疏密波连续通电 10 ~ 20 分钟。

(2)刺络拔罐法：在阿是穴处叩刺，使少量出血，加拔火罐。

(3)穴位注射法：用当归、丹皮酚、威灵仙等注射液在疼痛部位选穴，每穴注入 0.5 ~ 1mL，注意勿注入关节腔内。每隔 1 ~ 3 日注射 1 次。

【按语】

(1)针灸治疗膝关节骨性关节炎有较好的疗效。

(2)本病应注意排除骨结核、骨肿瘤等恶性疾病，以免延误病情。

(3)患者平时应注意膝关节的保暖,避免风寒湿邪的侵袭。

十一、踝关节扭伤

踝关节扭伤主要是指踝关节韧带损伤,多数由于在不平的道路上行走,或上下楼梯、骑车时不慎跌倒等,使踝关节过度地内翻或外翻所致。临床上一般分为内翻扭伤和外翻扭伤两大类,其中以过度内翻使外侧韧带损伤更为常见。

中医学认为由于外因导致的过度牵拉或扭转等原因,引起某一部位的皮肉筋脉受损,以致于经络不通、经气受阻、瘀血壅滞局部而导致疼痛、肿胀等症状。属于中医"经筋病"的范畴。

【临床表现】

有明确的踝关节扭伤史,伤后踝部即觉疼痛,或有功能障碍。损伤轻者仅见局部肿胀;重者可见整个关节均肿胀,并有明显的皮下积瘀,皮肤呈青紫色,跛行步态,足部不敢用力着地,活动时疼痛加重。

【诊断与鉴别】

(1)有明确的踝部扭伤史,伤后踝关节即有肿胀、疼痛,功能障碍,损伤局部疼痛明显,跛行或不能正常着地步行,X 线检查多无骨折征象。

(2)X 线摄片:踝关节正侧位片,可以帮助排除内外踝撕脱性骨折,若损伤较重者,应做强力内翻和外翻的摄片,可见到距骨倾斜的角度加大,甚至可见到移位现象。

(3)陈旧性踝关节外侧副韧带损伤,患者有反复的踝关节内翻损伤史,每次扭伤后患者外踝下方有局限性的疼痛及压痛,足内翻时,外侧韧带有明显的松弛感,结合 X 线检查可以帮助诊断。

【治疗】

1. 针灸治疗

治法:活血化瘀,疏通经络,消肿止痛。

处方:以局部阿是穴为主,有阿是穴、丘墟、申脉、解溪。

方义:踝关节扭伤属于经筋病,"在筋守筋",故治疗当以局部阿是穴和踝关节附近腧穴为主,以疏通经络,散除局部气血壅滞,通则不痛。

加减:外侧副韧带损伤,加绝骨、丘墟;内侧副韧带损伤,家三阴交、商丘。

操作:先刺阿是穴,行中强刺激,得气后提插捻转,泻法为主。

2. 推拿治疗

治法:急性期活血化瘀,消肿止痛;慢性期宜理筋通络,滑利关节。

取穴:风市、足三里、太溪、昆仑、绝骨、太冲。

手法:点按、揉法、摩法、摇法。

操作:在损伤的急性期,手法要轻柔灵巧,以免加重损伤性出血;外侧韧带损伤用力将足趾屈并内翻位拔伸,然后将足外翻,若是内侧韧带损伤则将足趾屈并外翻位拔伸,然后将足内翻;按压伤处的拇指则用力向下戳按,反复数次。恢复期手法宜稍重,特别是对血肿机化、产生粘连、踝关节功能受损的患者，应以较重手法剥离粘连，牵引摇摆、摇晃屈伸等法是常用的被动活动踝关节的手法。对伴有肌痉挛、关节粘连的患者，在上述手法的基础上，先予踝关节拔伸、跖屈，然后做突然背屈动作（手法需适宜，不要用力太猛），最后外翻或内翻足背，以解除肌肉痉挛。再于局部行轻度摩法、擦法，以透热力度。一般术后疼痛即可减轻。

3. 其他疗法

（1）刺络拔罐：用三棱针在阿是穴点刺出血，可选刺 2～3 点，使血从针孔外流，然后加拔火罐，可留罐 10 分钟。本法适用于急性期血肿明显者或陈旧伤瘀血久留、寒邪袭络等证，同时本法具有较好的止痛作用。

（2）耳针：选取踝、神门，用王不留行籽埋压。

（3）艾灸：在阿是穴、三阴交、绝骨、太溪、昆仑等穴位上以艾条悬灸 15～20 分钟。灸至皮色潮红为度。但本法建议在损伤 24 小时后实行，以防引起肿胀，慢性踝关节扭伤可用本法长期治疗。

【按语】

（1）针灸治疗踝关节扭伤有较好的疗效，同时也可配合药物熏洗等疗法。

（2）本病宜尽早治疗，以使断裂的纤维韧带复位，防止粘连。治疗后应将患足固定，避免站立和行走，以加速组织修复。24 小时内，用冷敷以助止血，24 小时后热敷以助活血化瘀。

（3）休息时适当抬高患肢。若出现韧带断裂等情况，应由外科处置。

第四节　五官皮外科疾病

一、目赤肿痛

目赤肿痛为多种眼部疾患中的一个急性症状，以目赤而痛、羞明多泪为主症，多发于春夏季。根据发病原因、症状急重和流行性，又称“暴风客热”、“天行赤眼”等。目赤肿痛常见于西医的的急性结膜炎、流行性结膜炎等，认为由细菌或病毒感染，或过敏导致。

多因外感风热之邪或淬感时邪疫毒，血壅气滞交攻于目；或因肝胆火盛，循经上扰，气血壅滞于目，使目睛肿痛。

【临床表现】

白睛突然红赤，流泪刺痒，羞明涩痛，重症白睛肿胀高出风轮，胞睑水肿，眼痛剧烈，每易并发风轮生翳。

1. 外感风热

起病较急，患眼灼热，流泪，羞明，眼睑肿胀，白睛红赤，痒痛皆作，眵多黄黏，伴头痛、鼻塞，苔薄白或微黄，脉浮数。

2. 肝胆火盛

起病稍缓，病初眼有异物感，视物模糊不清，畏光羞明，涩痛，白睛混赤肿胀，伴口苦咽干，便秘，耳鸣，苔黄，脉弦数。

【诊断与鉴别】

根据临床表现即可诊断。本病应与瞳神紧小、绿风内障相鉴别。

【治疗】

1. 针灸治疗

治法：清泄风热，消肿止痛。

处方：以手阳明、足厥阴、足少阳经穴为主，包括睛明、太阳、风池、合谷、太冲。

方义：目为肝之窍，阳明、少阳、太阳的经脉均循于目部。睛明宣散眼部之邪热，有通络明目的作用；太阳以泄热消肿止痛；风池以疏散上焦风热；合谷调阳明经气、疏散风热；太冲通导厥阴经气、泄火疏肝。四穴相配名曰"开四关"，以疏散一身热邪。

加减：外感风热配少商、上星；肝胆火盛配行间。

操作：毫针刺，用泻法。少商、太阳、上星可点刺出血。

2. 其他疗法

(1)耳穴疗法：选眼、神门、耳尖或耳背静脉。眼、神门可毫针刺，留针 20 分钟，间歇运针。亦可在耳尖或耳后静脉点刺出血。

(2)挑治法：肩胛间敏感点或大椎旁开 0.5 寸处。所选穴位常规消毒后，用 6 号注射针头挑断皮下白色纤维 2 ~3 根，用 2% 碘酒棉球按压伤口。

(3)艾灸法：患侧耳背上三角窝处，耳背静脉上部分叉处各取 1 点为穴。取灯芯草 1 根，蘸上植物油点燃，将穴位常规消毒，点燃的灯芯草迅速灼在所取穴位上，每次点一下，每日 1 ~2 次。

【按语】

(1)本病流行时，注意洗脸用具要隔离，以防接触感染。

(2)针灸治疗本病效果较好。

(3)取眼眶内穴位时，针具应严格消毒，以防止感染；进出针需缓慢，不宜捻转提插。

二、耳鸣、耳聋

耳鸣、耳聋都属于听觉异常。耳鸣是指自觉耳内鸣响，如蝉如潮，是多种耳科疾病的症候群之一，也可单独成为一个疾病。耳聋多由耳鸣发展而来。两者的病因病机大致相同，故合并而论。现代医学中的多种耳疾所致的耳鸣、耳聋，均可参考本篇论治。

本病的发生原因，可分为虚实两方面。虚者，多因饮食劳倦，损伤脾胃，使气血生化之源不足，经脉空虚不能上承于耳，或素体不足或病后精气不充，恣情纵欲等使肾气耗伤，髓海空虚，导致耳窍失聪。实者，可因外感风寒、壅遏清窍，或因情志不舒，肝气郁结，久则化火生风，或暴怒伤肝，肝阳上亢而化风化火，风火循经上扰，轻窍被蒙而发耳鸣、耳聋。或饮食不节，水湿内停，聚而为痰，痰郁化火，痰火上壅，蒙蔽清窍发为本病。

【临床表现】

1.实证

暴病耳聋或耳中觉胀，鸣响不断，按之不减，常于恼怒后加重。外感风邪多见寒热头痛、脉浮等证。肝胆火逆多见面赤、口干、烦燥、善怒、舌红苔黄、脉弦数等症。痰火郁结者可见胸腕痞闷、痰多、二便不爽、舌苔腻、脉滑数等症。

2.虚证

耳内常有蝉鸣之声，时作时止，或昼夜不息，操劳时加剧，可伴有听力逐渐减退。脾胃虚弱者可兼见食欲缺乏、面色萎黄等症，肾精亏虚者，可兼见虚烦失眠头昏、腰酸、遗精带下等症。

【诊断与鉴别】

若患者自觉耳内有声音为主要症状者，可诊断为耳鸣。患者以听力障碍、减退甚至消失为主要症状，客观检查也有听力障碍表现者，可诊为耳聋。耳鸣、耳聋需与耵聍、异物、脓耳加以鉴别。耵聍、异物可根据病史及局部检查明确诊断。脓耳以耳膜穿孔、耳内流脓为主要临床表现。

【治疗】

1.针灸治疗

治法：通利耳窍。

处方：以足少阳、手少阳经穴为主，包括听官、听会、翳风、中渚、侠溪。

方义：手、足少阳两经经脉均入于耳中，因此取手少阳之中渚、翳风，足少阳之听会、侠溪，疏通少阳经络。听官为手太阳与手足少阳经交会穴，气通耳内，加强疏通耳窍作用。

加减：外感风邪者，加风池、外关、合谷；肝胆火盛者，加太冲；痰火郁结者，加丰隆、内庭；脾胃虚弱者，取脾俞、足三里、气海以调脾胃补中气，取百会以升清阳；肾精亏虚者，取太溪、照海填补肾精或取肾肝俞同补，加关元充实下元，填精益肾，加三阴交调补三阴之不足。

操作：实者用毫针泄法，虚者用毫针补法。

2.其他治疗

(1)耳穴疗法：选心、肝、肾、内耳、皮质下。暴聋者毫针强刺激，每次取2~3穴，每次留针30~60分钟，间歇运针；一般耳聋中等刺激量，亦可埋针。

(2)穴位注射法：选听宫、翳风、完骨、风池。采用654-2注射液，每次两侧各选一穴，每穴注射5mg；或用维生素B_1、B_{12}100μg注射液，每穴0.2~0.5mL。进针0.5~1寸。

(3)头针法：选取两侧颞后线，毫针刺，间歇运针，留针20分钟，每日或隔日1次。

【按语】

针灸对神经性耳鸣、耳聋效果较佳。

三、过敏性鼻炎

过敏性鼻炎又称变态反应性鼻炎，是指过敏原作用于鼻腔黏膜引起的一种变态反应性疾病。过敏性鼻炎分常年性与季节性两类。常年性过敏性鼻炎的致敏物多为屋内尘土、螨、霉菌、动物脱屑、禽毛等。季节性过敏性鼻炎的致敏原多为花粉、蒿类植物,故又称花粉病。其主要临床特征为阵发鼻、打喷嚏、流清水样涕、鼻塞。本病属于中医"鼽嚏"的范围,又称"鼻鼽"。本病无论年龄大小均可发病,除鼻和鼻窦受累外,部分病例还可引起哮喘。

中医学认为本病与肺、脾、肾有关。肺气虚,卫气不固,腠理疏松,风寒乘虚而入,犯及鼻窍,邪正相搏,肺气不得通调,津液停聚,鼻窍壅塞,遂致打喷嚏、流清涕。肺气的充实有赖于脾气的输布,而气之根在肾,故本病的表现在肺,但病理变化与脾肾亦有一定关系。

【临床表现】

突发性鼻痒、打喷嚏、流涕清稀量多、鼻塞,起病急,消失快,常反复发作,病程一般较长,鼻内肌膜多呈淡白肿胀。

(1)肺气虚型:先阵发鼻痒,酸胀不适,喷嚏频作,流涕清稀量多,鼻塞不通。鼻黏膜色淡或灰蓝,下鼻甲肿胀,可兼有怕风、咳嗽痰稀、舌淡红苔薄白、脉濡等症。

(2)肺脾两虚型:除有肺气虚表现外,可兼有纳呆、腹胀、倦怠嗜卧、大便溏泄、形体消瘦、舌淡有齿印、脉濡弱。

(3)肺肾两虚型:除有肺气虚表现外,可兼有畏寒肢冷、腰膝酸软、遗精早泄、阳痿不举、夜尿多、舌质淡嫩、苔白润、脉沉细等肾虚症候。

【诊断与鉴别】

1. 诊断

(1)阵发性鼻内作痒,可伴目痒、咽痒。

(2)喷嚏频作,继之鼻流清涕,发作时量多不止。

(3)起病急,消失快,常反复发作,发作后常伴有鼻塞不通,或伴有嗅觉减退。

(4)鼻腔检查发现鼻黏膜色淡或灰蓝,肿胀。久则下鼻甲可呈桑葚样变或中鼻甲息肉样变。鼻道中可有多量清稀性分泌物。

(5)实验室检查发现血液或鼻分泌物 IgE 偏高或变应原鼻激发试验阳性,或特异性皮肤试验阳性。

2. 鉴别

本病症状与嗜酸性细胞增多性非变应性鼻炎、自主神经性鼻炎和血管运动性鼻炎相似,临床表现也无多大差异,鉴别诊断仍有一定困难。

【治疗】

1. 针灸治疗

治法:通鼻利窍。

处方:风池、迎香、肺俞、合谷。

方义:风池穴可散外感之风邪;合谷穴具有解表祛风之功能;肺俞穴为肺之背俞穴,与风池、合谷相配可宣通鼻窍;迎香为治疗鼻病的经验穴。肺气虚者加太渊,太渊为肺的原穴,可补宜肺气。脾虚者加脾俞和足三里,健益脾气。肾虚加命门、肾俞,补肾益气。

操作:毫针补法。

2. 其他疗法

(1)灸法:选足三里、三阴交、合谷、曲池、列缺、鱼际。每次选3到4个穴,温和灸30~40分钟,每日1次。

(2)耳针疗法:选肺、肾、内分泌、鼻、皮质下。中等刺激,每日1次,留针30分钟,间断行针。

(3)梅花针疗法:选鼻部、迎香、风池、肺俞、颈椎2-4两侧、合谷。中强刺激,重点叩刺颈椎2-4两侧和鼻部。

【按语】

找出致病的过敏原,避免接触是最有效的预防方法。若伴有鼻息肉、鼻甲肥大或鼻中隔偏曲时,应考虑手术治疗。

四、牙痛

牙痛为口腔疾病中最常见的症状之一,遇冷、热、酸、甜等刺激时发作或加重,属中医的"牙宣"、"骨槽风"范畴。现代医学中的龋齿、牙髓炎、根尖炎、牙周炎和牙本质过敏等多有本症状出现,任何年龄和季节均可发病。

牙痛主要与手足阳明经和肾经有关。手足阳明经脉分别入下齿、上齿。胃腑积热,或过食辛辣,或风热邪毒外犯,郁于阳明而化火,火邪循经上炎,伤及龈肉,损伤络脉而生牙痛。肾主骨,齿为骨之余。平素体虚,或年老体弱,骨髓空虚,牙失荣养,致牙齿松动而引起牙痛或肾阴不足,虚火上炎亦可引起牙痛。亦有多食甘酸之物,口齿不洁,垢秽蚀齿而作痛者。

【临床表现】

牙痛可分为虚实两种情况。实者多因风热、胃火所致。虚者多因肾虚火旺引起。

1. 风热牙痛

牙痛呈阵发性,龈肿,遇风发作,患处受热则痛重,兼有形寒身热,口渴,舌红苔红,脉浮数。

2. 胃火牙痛

牙痛剧烈,齿龈红肿,或出脓血,甚则痛连腮颊,咀嚼困难,或牵连头痛,并兼有口臭,便秘,舌红苔黄而燥,脉弦数。

3. 肾虚牙痛

牙痛隐隐,时作时止,午后加重,牙龈微红肿,久则龈肉萎缩,牙齿松动,咬物无力,兼有腰脊酸软,手足心热,舌红少苔,脉细数。

【诊断与鉴别】

凡以牙痛为主要症状者,均可诊断为牙痛。

牙痛应与下列病证相鉴别。

（1）牙痈：牙痈病以牙龈的局限性痈肿为特征，常伴有疼痛溢脓，牙痛病一般无溃脓。

（2）牙疳：初期牙龈红肿疼痛，继之腐烂，流腐臭血水，牙痛病一般无齿龈坏死。

【治疗】

1. 针灸治疗

治法：疏风清热，通络止痛。

处方：手足阳明经为主，包括合谷、颊车、下关。

方义：合谷为手阳明经的原穴，可清手阳明之热。颊车、下关局部取穴，通调局部壅滞之经气，并能疏泄足阳明经气，通经止痛。

加减：外感风热者，加风池，加强疏散风热之功；胃火牙痛者加内庭以清泄胃火；肾虚牙痛者，加太溪以滋阴益肾，加然谷以降虚火。

操作：毫针针刺。实者用泄法，虚者用补法。

2. 其他疗法

（1）耳穴疗法：选咽喉、心、下屏尖、扁桃体、轮1～6。毫针刺，每次取2～3穴，强刺激，每日1次，每次留针30分钟。

（2）穴位注射法：合谷、下关用柴胡或鱼腥草注射液，每穴注射0.5mL，每日或隔日注射1次。

【按语】

（1）针刺除龋齿暂时止痛外，对一般牙痛效果良好。

（2）平时注意口腔卫生。加强牙齿锻炼，可在晨起及睡前叩齿36次。

五、带状疱疹

带状疱疹是由水痘－带状疱疹病毒感染引起的，在皮肤上出现簇集的水疱，多沿身体一侧或呈带状分布的疼痛如火燎的急性疱疹性皮肤病。属中医“蛇串疮”、“腰缠火丹”、“蜘蛛疮”、“火带疮”、“蛇丹”等范畴，带状疱疹以皮肤上出现红疹、水泡、丘疱疹，聚集成簇，排列呈带状，沿一侧周围神经分布，局部灼热、刺痛、感觉过敏或伴核肿大为主症。多发于春秋季节，好发于成人，老年患者病情较危重。

中医认为本病多为情志内伤，肝郁气滞，久而化火，肝经火毒，外溢肌肤；或饮食不节，脾失健运，水湿内停，蕴而化热，湿热内蕴，外溢肌肤；或感染毒邪，湿热火毒蕴结于肌肤。年老体虚者，常因血虚肝旺，湿热毒盛，气血凝滞，经络阻塞不通，以致疼痛剧烈，病程迁延。该病初期以湿热火毒为主，后期以正虚血瘀兼夹湿为患。

【临床表现】

发病初期有轻度发热、倦怠、食欲缺乏，以及患部皮肤灼热感或神经痛等先驱症状，但亦有无前驱症状即发疹者。患部出现红色斑丘疹，多数呈粟粒至绿豆大小，迅速变为水疱，累累如串珠，聚集一处或数处，排列成带状，疱液透明，数日后转为浑浊、化脓，或部分破溃、糜烂和渗液。轻者，不发出典型水疱，仅仅出现刺痛感或稍潮红；重者有出血点、血疱或者坏死。皮疹多发生于身体一侧，不超过正中线，但有时在患部对侧，亦可出现少数皮疹。皮损好发于腰肋、胸部、头面、颈部,亦可见于四肢、阴部及眼、鼻、口等处。一般儿童患者疼痛较轻微或无痛,年龄愈大疼痛愈重;头面部较其他部位疼痛剧烈,尤以眼部及耳部病情为重;皮疹为出血或坏死者,常疼痛严重。部分老年患者在皮疹完全消退后,仍遗留顽固性神经疼痛,持续数月,甚至更久。此外,少数患者还有可能出现运动麻痹、脑炎甚至死亡等不良预后。儿童及青年人,病程一般为2~3周,老年人一般为3~4周。愈后很少复发。

【诊断与鉴别】

根据临床表现即可诊断。但在带状疱疹前驱期及无疹性带状疱疹,有时容易误诊为肋间神经痛、胸膜炎等,应特别注意。

【治疗】

1. 针灸治疗

治法:本病以清热利湿、行气止痛为治疗原则,针刺为主,泻法。肝经郁热者,清泄肝火,解毒止痛;脾虚湿蕴者,健脾利湿,解毒止痛;气滞血瘀者,理气活血,通络止痛。

处方:阿是穴、夹脊、曲池、外关、太冲、血海、支沟。

方义:阿是穴与夹脊穴合用疏通局部气机,祛邪散热;曲池手阳明经合穴,疏风解表,泄阳明热邪;外关疏利少阳经气,配支沟泻肌表火毒;太冲肝经原穴,配血海,疏肝理气活血。

加减:肝经郁热加行间、侠溪;脾虚湿蕴加内庭、阴陵泉;气滞血瘀加委中、三阴交。

操作:阿是穴在患处围刺,夹脊穴取皮损处相应神经节段之穴位,委中可用三棱针点刺放血拔罐,余穴泻法。

2. 其他治法

(1)耳针:取肺、肝、脾、胃、屏间、神门,每次3~4穴,每次2~3天,两耳交替取穴。

(2)点刺放血:对于后遗神经痛,可于痛处重度点刺放血后拔罐。

(3)艾灸:辨证循经取穴、阿是穴艾灸至局部潮红。

(4)穴位注射:于体针穴位处,急性期注射维生素 B_1 或 B_{12} 注射液,后遗症期注射当归注射液。

(5)外用药:玉露膏、三黄洗剂外用。

【按语】

(1)本病针刺效果良好,止痛效果最为明显,配穴方法为局部、邻近与循经远端配穴法。

(2)畅情志,节饮食,忌吃肥甘厚腻及发性之物,保持患部干燥清洁,减少对患处的刺激。

六、荨麻疹

荨麻疹是一种皮肤出现红色或苍白色风团块,发无定处,时隐时现,伴瘙痒的过敏性皮肤病。属中医"瘾疹"范畴。临床上可分为急性和慢性两种。该病无年龄和季节的限制,消退后不留任何痕迹。

中医认为此病因先天禀赋不受,人体对某些物质过敏所致。因卫外不固,风寒、风热之邪趁虚客于肌表;或因饮食不洁,肠胃湿热,内热不能疏泄,郁于肌肤;或因情志内伤,冲任不调,肝肾不足,气血不足,血虚生风,而致风邪搏结于肌肤而发病。本病以卫外不固为本,风寒、风热、湿滞为标,血虚生风为变。

【临床表现】

皮肤突然出现红色或苍白色风团块,成批出现,时隐时现,灼热瘙痒;形态不一,大小不等;发无定处,边界清楚,持续时间长短不一,但一般不超过24小时,消退后不留任何痕迹;自觉剧痒、烧灼或刺痛。病邪侵犯消化道可出现恶心呕吐、腹痛腹泻;侵犯咽喉,可出现喉头水肿、呼吸困难、气闷窒息甚至晕厥。

【诊断与鉴别】

根据临床表现及皮肤划痕试验、血常规等相关检查,可明确此诊断。

【治疗】

1.针灸治疗

治法:本病应采用祛除病因,并对症祛风止痒的疗法。风寒束表者,疏风散寒止痒;风热犯表者,疏风清热止痒;胃肠湿热者,疏风解表,通腑泄热;血虚风燥者,养血祛风,润燥止痒。

处方:曲池、血海、三阴交、大椎、足三里。

方义:曲池手阳明经合穴,疏散风邪,配三阴交调和营卫;佐大椎,增强疏散风邪之功力;血海理血合营止痒;足三里胃经合穴,调寒热。

加减　风寒加合谷、肺腧;风热加阳溪、风门、鱼际;肠胃湿热可腹针合谷穴;血虚风燥加风门、气海、血海、膈腧。

操作:大椎穴处禁用提插法,余穴随症加减、补泻。

2.其他治法

(1)耳针:取肺、脾、神门、内分泌、肾上腺、风溪,耳尖放血。

(2)点刺放血拔罐:血海、曲池、足三里、阿是穴点刺放血拔罐。

(3)穴位注射:于风池、血海、曲池、足三里、三阴交,注射当归注射液。

(4)外用药:炉甘石洗剂,香樟木、蚕砂各30g,煎汤熏洗。

【按语】

(1)针刺对本病有很好的疗效,一般2~4次即可止痒退疹。

(2)畅情志,节饮食,忌吃肥甘厚腻及发性之物,忌葱、酒等,保持患部干燥清洁,减少对患处的刺激。

(3)查出过敏原,减少或避免与之接触。对于无法查出过敏原的,采取对症治疗的方法。

七、神经性皮炎

神经性皮炎是一种以患部阵发性瘙痒和皮肤苔藓样变为特征的慢性瘙痒性皮肤病。在中医中属“牛皮癣”、“摄领疮”的范畴。本病以皮肤局限性苔藓样变,皮厚而坚,伴剧烈瘙痒为临床特征。本病分为局限性和泛发性两种,好发于18~45岁的青壮年。病情时轻时重,多在夏季加重，冬季好转。

中医认为此病初起多为风湿热之邪郁滞肌肤，或外物机械刺激、摩擦等所致；病久耗伤阴液，营血不足，血虚肝旺，情志不遂，郁闷不舒，或紧张劳累，心火上炎，以致气血运行失职，凝滞肌肤；或血虚生风化燥，肌肤失养而成。本病初起风湿热邪瘀滞；久病血虚生风化燥；诱因为情志内伤，风邪侵扰；病机为营血失和，气血凝滞。

【临床表现】

好发于颈部、额部、肘部、骶部及小腿伸侧等处。常呈对称性分布，亦可沿皮神经分布呈线状排列。

皮损初起为瘙痒，挠抓后有聚集倾向的多角形扁平丘疹，皮色正常或略潮红，表面光泽或覆有菲薄的糠皮状鳞屑，以后由于不断地搔抓或摩擦，丘疹逐渐扩大，互相融合成片，继之则局部皮肤增厚，纹理加深，互相交错，表面干燥粗糙，并有少许灰白色鳞屑，而呈苔藓样变，皮肤损害可呈圆形或不规则形斑片，边界清楚，触之粗糙。由于搔抓，患部及其周围可伴有抓痕、出血点或血痂，其附近也可有新的扁平小丘疹出现。自觉阵发性奇痒，被衣摩擦与汗渍时更剧，入夜尤甚，搔之不知痛楚。情绪波动时，瘙痒也随之加剧。因瘙痒剧烈可影响工作和休息。本病病程缓慢，常数年不愈，易反复发作。

【诊断与鉴别】

本病根据皮疹颜色、大小、形状、边界清晰与否、是否渗出及好发部位等区别于其他皮肤病。

【治疗】

1. 针灸治疗

治法：本病以疏风清热、养血润燥为治疗原则，如若继发感染，应予消炎抗感染治疗。

处方：曲池、血海、三阴交、大椎、足三里、合谷。

方义：曲池手阳明经合穴，疏散风邪，调和营卫；血海养血润燥止痒，大椎督脉之会，疏散风邪外出；血海理血合营止痒；足三里胃经合穴，生化气血；三阴交祛风健脾，调血利湿；合谷大肠经原穴，疏风通络。

加减：肝郁化火加太冲、阳陵泉；风湿蕴肤加风门、脾腧；血虚风燥加风室、膈腧。

操作：对症补泻，2 日 1 次。

2. 其他治法

(1)耳针：取肺、心、脾、神门、皮质下，耳尖放血。

(2)点刺放血拔罐、艾灸：阿是穴点刺放血拔罐。艾灸患处。

(3)穴位注射：于体穴处，注射 0.25% 盐酸布鲁卡因 2mL。

(4)外用药：三黄洗剂、油膏热烘、羊蹄根散醋调。

【按语】

(1)畅情志，节饮食，忌吃肥甘厚腻、辛辣、发性之物，忌烟、酒等。

(2)保持患部干燥清洁，减少对患处的刺激，穿柔软、宽松、舒适的衣服。

八、斑秃

斑秃又称瘢痕性脱发，为一种头部毛发突然发生斑块状脱落的慢性皮肤病。属中医“鬼剃头”、“油风”等的范畴。本病以头部毛发突然发生斑块状脱落，脱发区皮肤感觉正常，无自觉症状为临床特征，好发于青年，男女均可。

中医认为此病因过食辛辣、肥甘厚味或情志郁而化火，血热生风，上窜巅顶，毛发失于濡养；或跌扑损伤，瘀血阻络，血不畅达，清窍失养，发脱不生；或气血两虚，肝肾不足，精不化血，血不生发，毛发脱落。本病的病因病机为血虚、血瘀、肝肾不足。

【临床表现】

头发突然成片状迅速脱落，脱发区皮肤光滑，边缘的头发松动，易拔出。脱发区呈圆形、椭圆形或不规则形状。数目不等，大小不一，可相互连接成片，或头发全部脱光，而呈全秃。严重者，眉毛、胡须、腋毛、阴毛甚至毳毛等全身毛发脱落而呈普秃。

本病一般无自觉症状，多在无意中发现。常在过度劳累、睡眠不足、精神紧张或受刺激后发生。病程较长，可持续数月或数年，多数能自愈，但也有反复发作或边长边脱者，开始长新发时，往往纤细柔软，呈灰白色，类似毫毛，以后逐渐变粗变黑，最后恢复成正常毛发。

【诊断与鉴别】

本病可通过判断脱发部位、脱发区是否光滑、有无毛发、有无真菌等鉴别要点与其他类似病症相区分。

【治疗】

1. 针灸治疗

治法：本病实证清、通为主，虚证补、摄为要。

处方：阿是穴、生发穴、百会、风池、太渊。

方义：阿是穴直达病所；生发穴生发；太渊肺经原穴，主皮毛；百会配风池疏风散邪。

加减：血热风燥加太冲、膻中；气滞血瘀加气海、血海、太冲、神门；肝肾不足加太溪、翳风、肾俞、关元。

操作：对症补泻，1 日 1 次。

2. 其他治法

（1）耳针：取肺、脾、肾、内分泌、肾上腺、神经系统皮质下。

（2）点刺放血拔罐：阿是穴点刺放血拔罐。或梅花针叩刺至局部潮红。

（3）艾灸：阿是穴熏灸至微红热。

（4）外用药：鲜毛姜烤热涂于脱发区，或 5% ~10% 斑蝥酊，10% 辣椒酊等，每日数次。

【按语】

（1）本病配合中药治疗，效果更好。

（2）畅情志，加强营养，补充维生素，注意毛发卫生，减少对头发的吹拉染烫等不良刺激。

九、老年性皮肤瘙痒症

老年性皮肤瘙痒症是一种多见于60岁以上的老年人，由于皮脂腺萎缩，皮脂分泌减少，继而皮肤干燥引起的，无原发性皮损且自觉瘙痒剧烈的常见慢性皮肤病。本病具有阵发性瘙痒、昼轻夜重，睡前加剧，瘙痒难忍，有时搔破流血而痒不止的特点。在中医中属“风瘙痒”和“痒风”范畴。与季节、天气、冷热变化和机体代谢的变化有密切关系。可分为全身性和局部性两种。此外老年性皮肤瘙痒症也是一些慢性疾病，如糖尿病、甲状腺功能亢进、尿毒症、胆管疾病、贫血、肿瘤、神经系统疾病、干燥综合征、风湿性疾病等的伴发症状。以小腿及背部疹痒最为明显，尤其在夜间入睡前瘙痒最剧烈。

中医认为老年人气血虚弱，精血不足，血虚生风，生风化燥，燥则肌肤失养，血虚生风而痒；或年老体衰，肝肾阴亏，精血无以充养肌肤，阴虚血燥风动而致痒；或情志抑郁，肝失疏泄，气机阻滞，郁而化火，血热内蕴，化热动风；或饮食不节，过食辛辣油腻、酒类，损伤脾胃，运化失常，湿热内生，化热动风，内不得疏泄，外不得透达，郁于皮肤而痒；又或风热、风寒、湿热之邪蕴于肌肤，不得疏泄而导致瘙痒不止。

【临床表现】

患者症状轻重不一，痒甚而常常不断搔抓，甚至抓破出血至感到灼热疼痛为止，故在皮肤上常可见有抓痕、潮红、血痂、表皮剥脱等继发性损害。如果病程迁延日久，会出现皮肤粗糙、增厚、色素沉着等，久治不愈的患者皮肤有湿疹样变。若遇干燥气候、冬季或室温过高等环境，可使皮肤角层所含水分过度丢失，造成皮肤干燥，减弱对外界刺激的防御能力。皮肤瘙痒症初起是阵发性发作，随后呈持续性存在，尤其是夜间剧痒使人难以入睡，痛苦不堪。局部性瘙痒症好发于外阴、肛门等部位，以女性为多见，一部分人可转变为慢性湿疹。

【诊断与鉴别】

本病可通过以发病年龄、部位、有无原发皮损及伴随症状等为鉴别要点与其他类似病症相区分。

【治疗】

1. 针灸治疗

治法：以祛风清热凉血为主，内外兼顾，标本兼治。

处方：阿是穴、风市、曲池、血海、膈腧。

方义：风市凉血活血；曲池胃经合穴，祛风散邪；血海理血合营；膈腧和血理血。

加减：血热风燥加大椎、委中；肝肾阴虚加关元、内关、肾俞；气滞血瘀加气海、血海、太冲、神门；湿热内蕴加脾俞、足三里、阳陵泉、日月；风热、风寒、湿热蕴于表加风门、肺腧、中脘。

操作：对症补泻，1日1次。

2. 其他治法

(1)耳针：取肺、肝、脾、肾、膈、枕、神门、内分泌、肾上腺、过敏区，耳尖放血。

(2)点刺放血拔罐:阿是穴点刺放血拔罐。

(3)穴位注射:于肩髎、曲池、风门、血海、足三里注射0.1% ~0.25%盐酸普鲁卡因注射液5mL。

(4)外用药:百部酊、三黄洗剂、黄连膏外涂。

【按语】

(1)畅情志,节饮食,多吃蔬菜,注意休息。

(2)穿宽松、柔软、舒适的衣服以减少刺激。

(3)禁止搔抓、摩擦、热水烫洗等。

附录一

小儿推拿

第一节 概述

小儿推拿，亦称小儿按摩，是以中医理论为指导，应用推拿手法于小儿机体表面及其特定穴位，以调整脏腑气血功能，从而达到防治疾病的目的。小儿推拿学是在中医推拿学和中医儿科学的基础上，在长期的临床实践中逐渐形成的一种专门用于防治小儿疾病的自成体系的推拿治疗方法。它对小儿保健、预防和医疗均有重大意义。

一、小儿推拿发展概况

推拿治疗小儿疾病历史悠久。马王堆西汉古墓出土的《五十二病方》中有以汤勺边括（刮）擦患儿病变部位治疗小儿抽搐的记载。《针灸大成》中的《小儿按摩经》是现存最早的小儿推拿著作。其从诊法、辨证、穴位、手法、治疗方法等方面对小儿推拿进行了全面系统的论述，对后世小儿推拿的发展具有重要作用。

二、小儿生理病理特点

（一）生理特点

（1）脏腑娇嫩，形气未充。小儿出生后，五脏六腑均较娇嫩脆弱，中医学称其为“稚阴稚阳”之体。具体表现为气血未充，内脏稚弱，阴阳两气均属不足，是为“稚阳未充，稚阴未长”。

（2）生机蓬勃，发育迅速。古代医家认识到了小儿这种生机蓬勃、发育迅速的动态变化，提出了小儿为“纯阳”之体的观点。在机体阴长阳生的新陈代谢过程中，常常表现为阳气的旺盛，而阴液相对不足。

（二）病理特点

（1）发病容易，传变迅速。《小儿药证直决》将其概括为“脏腑柔弱，易虚易实，易寒易热”。

（2）脏腑清灵，易趋康复。这种易于康复的特点，除了生理上的因素外，与病因单纯、少七情影响等也有关。

三、小儿推拿特点

传统的小儿推拿主要用于 6 岁以下的儿童，年龄越小疗效越好。3 岁以下小儿疗效显著；7 岁以上的儿童运用推拿疗法时需要配合脏腑点穴或成人推拿手法。

小儿皮肤娇嫩，故手法要特别强调轻快柔和，平稳着实，力量小、频率快。常需配合介质以防止擦破皮肤。根据患儿的体质和病情特点辨证施治，运用补泻手法。通常手法力量大、频率快、时间短、顺时针方向、离心方向操作为泻法，手法力量小、频率慢、时间长、逆时针方向、向心方向操作为补法。手法操作顺序，一般按照取穴及部位，从上而下，自前而后，先重点后一般或先一般后重点。

小儿推拿穴位，包括经穴、经外奇穴、特定穴、经验穴、阿是穴等。小儿推拿特定穴不仅有点状，还有线状（如“三关”、“六腑”）、面状（如“脾经”、“腹”）。小儿推拿特定穴位多数分布于双手，其次为头面，胸腹腰背及下肢则较少，方便取穴和手法操作，操作时习惯推拿左手。

小儿发病以外感病和饮食内伤居多，多为肺脾病证。通常以解表（推攒竹、推坎宫、运太阳、拿风池）、清热（清天河水、推六腑、推脊）、消导（推脾经、揉板门、揉中脘、揉天枢）手法多用。另外，小儿病症发展转变迅速，因此需要治疗恰当及时，必要时中西医结合治疗，以免贻误病情。

第二节 小儿推拿手法

小儿推拿手法是医生以手或借助特定器具、介质，依照特定的技巧和规范化的动作，以力的形式在小儿体表进行的手法操作。小儿脏腑娇弱，形气未充，肌肤柔弱，手法不仅同成人手法一样要求持久、有力、均匀、柔和、深透，同时还要求轻快、平稳、着实，适达病所而止，不可竭力攻伐。小儿推拿手法通常是在具体穴位上操作一定的时间，不同的手法操作的时间不同。推法、揉法、运法次数多，按法、捣法次数少，摩法时间长，掐法则要快、重、少，掐后通常继用揉法，按法与揉法也常配合使用。手法与穴位的结合体现治疗目的，如补肺经即旋推或向心直推肺经穴，清肺经则离心直推肺经穴。一般刺激重的手法放在最后操作，如掐、拿、捏，以免小儿哭闹影响治疗。

一、推法

以拇指或食指、中指指腹在一定部位或穴位上沿一定方向往返移动，称推法。推法在小儿推拿临床应用广泛，有直推法、分推法、合推法和旋推法四种。

1. 直推法

以拇指桡侧缘或食、中两指罗纹面在某一穴位上做单方向的直线推动（图 1 和图 2）。

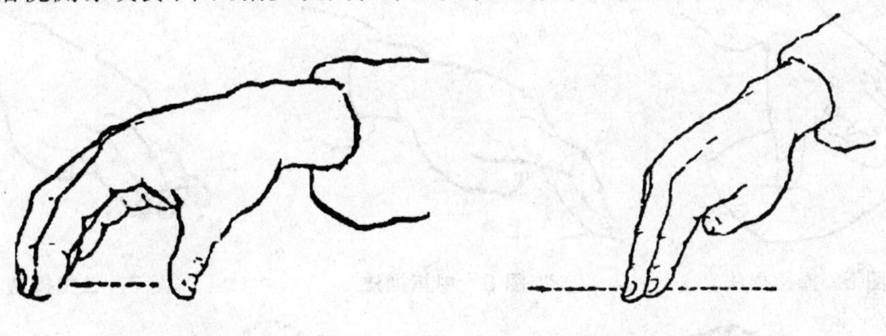

图 1 拇指直推　　图 2 食、中指直推

2. 旋推法

以拇指罗纹面在某一穴位上做旋转推动（图 3）。

3. 分推法

用双手拇指桡侧或罗纹面，或食、中两指罗纹面从穴位向两旁分向推动，或做“∧”字形推动，称为分推法，又叫分法（图 4）。

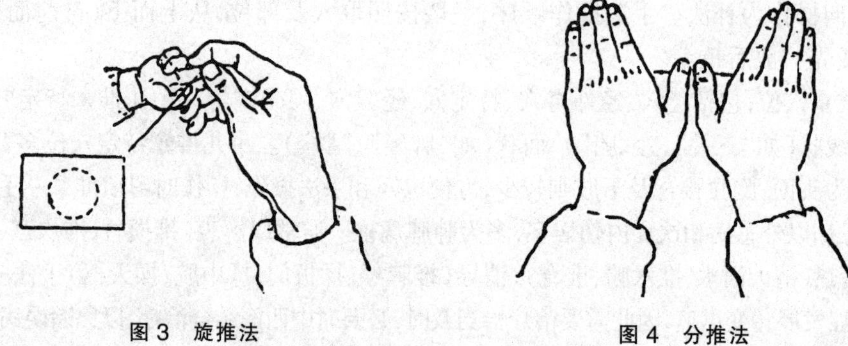

图3 旋推法　　图4 分推法

4. 合推法

用双手拇指桡侧或罗纹面，或食、中两指罗纹面从穴位两旁向中间推动，称为合推法，又叫合法、和法。与分推法方向相反。

(1)动作要领：推法动作要轻快连续，用力柔和，平稳均匀，一拂而过，力量宜轻不宜重，以推后皮肤不红为佳。手法频率约 250～300 次/分钟。除单手操作外，亦可双手交替进行。除旋推法外，推动时均宜行直线，不可歪斜，以恐动别经而招患。

(2)应用部位：直推法常用于推拿特定穴中的“线状穴位”和“五经”穴等；旋推法主要用于“五经”穴；分推法、合推法常用于额前、胸部、腹部、背部、腕掌部。

(3)临床应用：直推法、分推法、合推法常用于治疗外感发热、腹泻、便秘、惊惕烦躁等症。临床上合推法常与分推法配合使用，一分一合起到相辅相成的作用。旋推法多用来治疗脾胃虚弱、消化不良、肺虚咳嗽等小儿虚证。

二、揉法

以中指或拇指指端，或掌根，或大鱼际，吸定于一定部位或穴位上，做顺时针或逆时针方向的环旋揉动，称为揉法。可分为指揉法(图5～图7)、鱼际揉法(图8)、掌揉法(图9)。

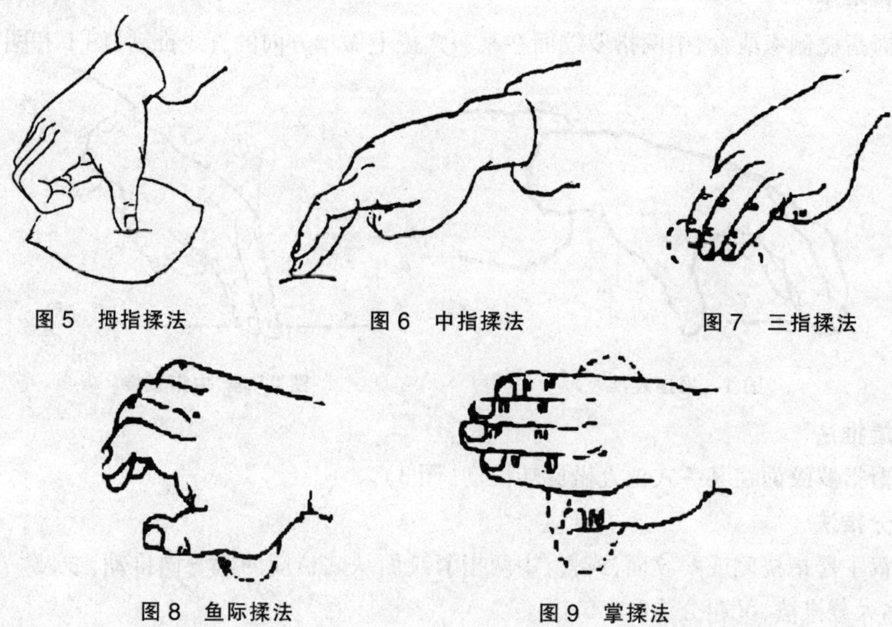

图5 拇指揉法　　图6 中指揉法　　图7 三指揉法

图8 鱼际揉法　　图9 掌揉法

(1)动作要领:动作柔和,用力均匀,手指、掌面不可离开接触的皮肤,并带动皮下组织,不要在皮肤上摩擦。快慢适宜,频率为约200~280次/分钟。

(2)使用部位:指揉法多用于点状穴,鱼际揉法、掌揉法多用于面状穴。

(3)临床应用:常用于外感发热、咳嗽、胸闷、头痛、近视、腹泻、便秘、腹痛、脾胃虚弱、消化不良等症。

三、按法

以拇指或掌根在一定部位或穴位上,逐渐用力向下按压,称为按法。可分为指按法和掌按法。

(1)动作要领:垂直方向,徐徐用力,按而留之,逐渐放松,稳而持续,切忌粗暴,可与揉法配合使用。

(2)使用部位:指按法多用于点状穴;掌按法多用于面状穴、胸腹部。

(3)临床应用:常用于痛症、夜卧不宁等症。

四、摩法

用掌或食、中、无名指罗纹面附着于一定的部位和穴位上,以腕关节连同前臂做顺时针或逆时针方向的环形移动称为摩法。可分为指摩法和掌摩法。

(1)动作要领:在体表做环行而有节奏的抚摩,不带动皮下组织,手法轻柔,压力大小适中,速度均匀协调,约120~160次/分钟。

(2)使用部位:多用于面状穴及腹部。

(3)临床应用:常用于痛症、胃肠疾患、急性扭挫伤等。

五、掐法

用指甲垂直方向用力重刺穴位称为掐法(图10)。本法刺激强,力量集中,有以指代针之意,故亦称为"指针法"。

(1)动作要领:以拇指指甲为着力点,对体表穴位进行按压。掐法操作时,宜垂直用力按压,不宜抠动,以免损害皮肤。掐时逐渐用力,以求深透,不可掐破皮肤。当掐法施用后常继以揉法,以缓和手法刺激,缓解局部不适。掐法施用次数一般以5~6次为宜,或中病即止,不宜反复长时间的应用。

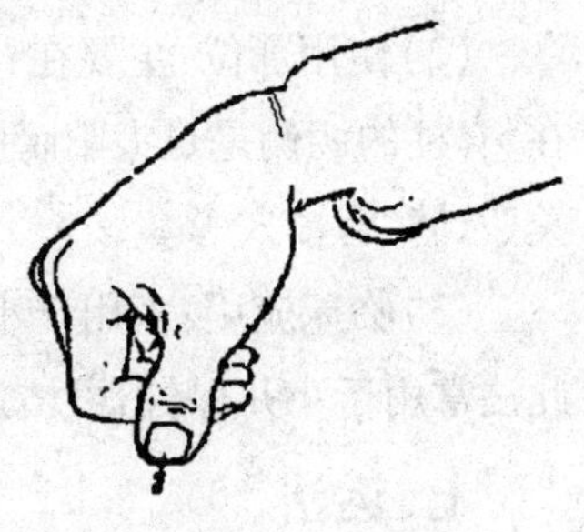

图10 掐法

(2)使用部位:适用于头面及手足部痛觉敏感的穴位,如人中、老龙、十王、内关、合谷等穴。

(3)临床应用:多用于急救。常用于小儿惊风、昏厥、癫痫发作等症。

六、捏脊法

以拇指和其他手指在治疗部位相对用力的挤压、捻动,称为捏法。若以捏法施于脊柱,就称为捏脊法。此法善治小儿"疳积",故又称"捏积法"。

方法一:医生双手呈握拳状,用食指中节桡侧缘顶住皮肤,拇指前按,两指同时对称用力提拿皮肤,双手交替轻轻挤压、捻动,缓慢移动向前(图11)。

方法二:医生双腕下垂拇指伸直,指面向前,用拇指桡侧缘顶住皮肤,食、中指前按,三指同时对称用力捏拿皮肤,双手交替轻轻挤压、捻动,缓慢移动向前(图12)。

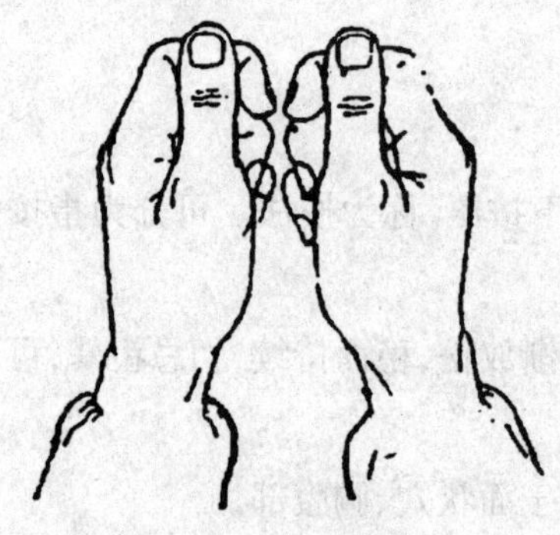

图11 捏脊法一

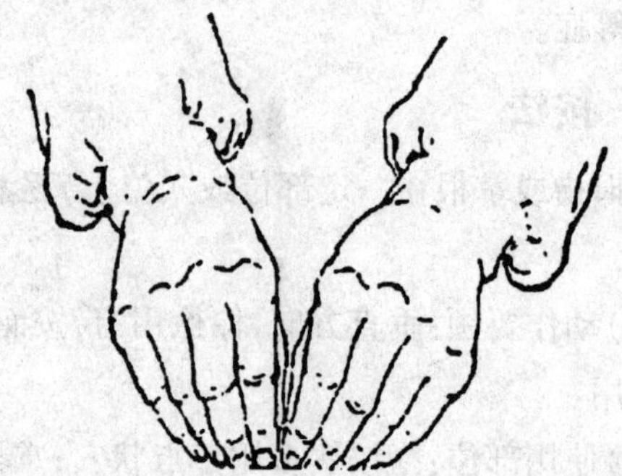

图12 捏脊法二

(1)动作要领:用指相对着力于脊柱两侧自龟尾捏、提、捻、推至大椎。一般连续操作5~6遍。对需加强手法刺激的患儿,常在捏至最后一遍时每捏三次,双手就在同一平面同时用力向上提拉一次,谓之"捏三提一"法,或者对重要穴位如肾俞、脾俞、肺俞诸穴位处进行提拉。在提拉皮肤时,常听到较清脆的"嗒嗒"声,这属于正常的筋膜剥离声。另外在捏法应用时以拇指指端掌面为力点,而不能单纯以拇指指端为力点,更不能将皮肤拧转。捏起皮肤的多少要适宜,动作要连贯。捏起肌肤过多,捏得太紧,则动作呆滞不易向前推进,过少则不易提起皮肤;用力过重易疼痛,过轻又不易取得疗效。捻动向前时要做直线前进,不可歪斜。

(2)使用部位:主要在背部脊柱线状穴及两旁,脊柱在背部的正中,是经络中的督脉所在,脊柱的两侧是足太阳膀胱经循行的路线,经络穴位有风府、大椎、腰俞、至阳、命门、腰阳关、八髎、背俞穴等。

(3)临床应用:多用于小儿疳积、消化不良、厌食、营养不良、佝偻病、腹泻、呕吐等病症。此法常用于小儿保健,可增进食欲,强壮体质。

七、运法

以拇指或中指罗纹面,附着于穴位上,做由此穴向彼穴的弧形或环形推动,称运法(图13)。

(1)动作要领:运法在操作时,宜轻不宜重,仅是皮肤表面旋转绕动摩擦推动,而不带动皮下深层的肌肉组织。宜缓不宜急,频率约80~120次/分钟。

(2)使用部位:宜用于弧线状穴、面状穴。

(3)临床应用:多用于发热、胸闷、呕吐等症。

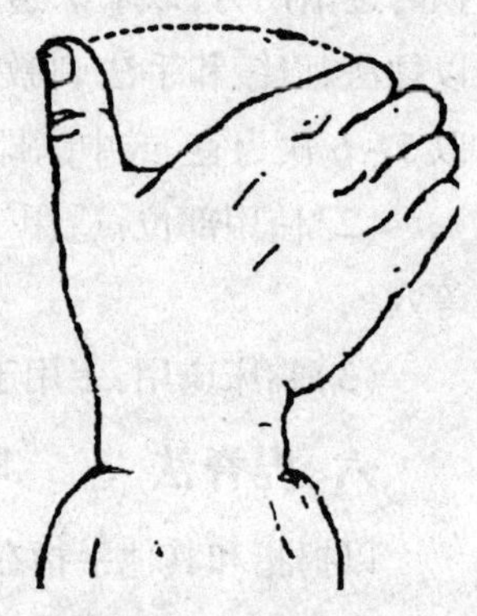

图13 运法

八、捣法

以中指指端或食指、中指屈曲后的第一指间关节突起部位在穴位上做有节律的叩击,称为捣法(图14)。

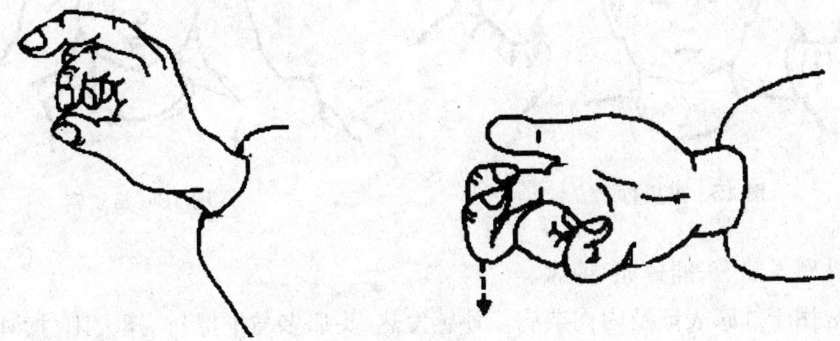

图14 捣法

(1)动作要领:操作时腕关节放松、自然灵活,以腕关节的屈伸活动带动指端或指间关节叩击穴位,力量要灵活柔和、有弹性,动作协调,叩击后迅速抬起。叩击位置要准确。每次捣30~50次。

(2)使用部位:宜用于点状穴,如小天心。

(3)临床应用:多用于小儿惊风、抽搐、惊惕不安、夜啼等症。

第三节 小儿特定穴位

一、头面颈项部穴位

1.天门(攒竹)

定位:两眉中点至前发际成一直线。

操作:两拇指自下而上从两眉中点交替直推至前发际,称推攒竹,又称开天门(图15)。推30~50次。

功效:疏风解表,镇静安神,开窍醒脑,止头痛。

主治:外感发热、头痛、精神不振、惊惕不安等。

应用:常用于风寒感冒、发热、头痛等症,多与推坎宫、揉太阳、揉耳后高骨等合用;若惊惕不安,烦躁不宁多与清肝经、捣小天心、掐揉五指节、按揉百会等合用。

2.坎宫(眉弓)

定位:自眉头起沿眉向眉梢成一横线。

操作:两拇指自眉心向两侧眉梢做分推(余双手四指分别固定于头部两侧),称推坎宫,亦称分头阴阳、推眉弓(图16)。推30~50次。

功效:疏风解表,醒脑明目,止头痛。

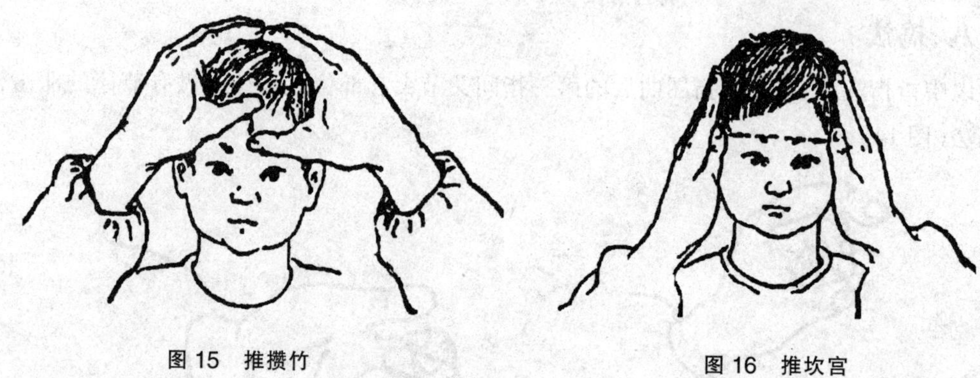

图15 推攒竹　　图16 推坎宫

主治：外感发热、头痛目赤、惊风。

应用：常用于外感表证及内伤杂病。外感发热、头痛多与推攒竹、揉太阳、揉耳后高骨等合用；目赤肿痛多与清肝经、掐揉小天心、清天河水等合用。

3. 太阳

定位：两眉梢后凹陷处。

操作：两拇指桡侧自前向后直推，称推太阳；用中指罗纹面揉该穴，称揉太阳或运太阳（图17）。向眼方向揉为补，向耳方向揉为泻。推或揉30～50次。

功效：疏风解表，清热，明目，止头痛。

主治：外感发热、头痛、惊风、目赤肿痛、近视、弱视等。

应用：推、揉太阳主要用于外感表证。外感头痛表实用泻法；外感表虚、内伤头痛用补法。目赤肿痛可加用点刺放血，以增强疗效。

4. 印堂（眉心）

定位：两眉头连线的中点处。

操作：中指指端点按该穴，称按印堂；拇指指端揉该穴，称揉印堂；拇指指甲掐该穴，称掐印堂。按5～10次；掐3～5次；揉10～20次。

功效：清头明目，通鼻开窍。

主治：外感头痛、惊风、鼻塞。

应用：掐眉心治疗惊风；揉眉心治疗感冒、头痛。

5. 山根（山风、二门）

定位：两目内眦中间，鼻梁上低凹处。

操作：拇指指甲掐该穴，称掐山根（图18）。掐3～5次。

功效：开关通窍，醒目定神。

主治：惊风、昏迷、抽搐。

应用：掐山根开窍、醒目定神，治疗惊风、昏迷、抽搐等症，多与掐人中、掐老龙等合用。

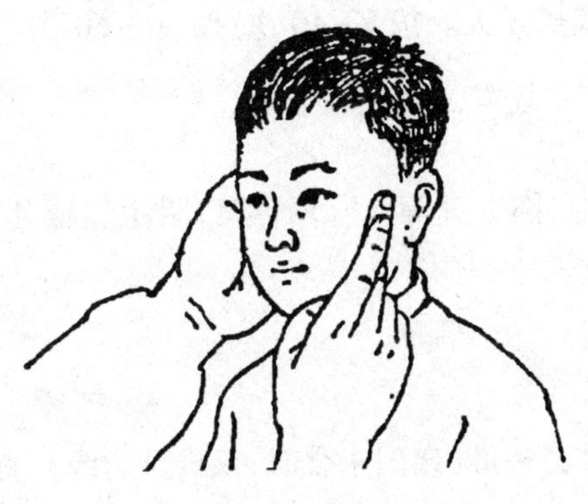

图 17　揉太阳

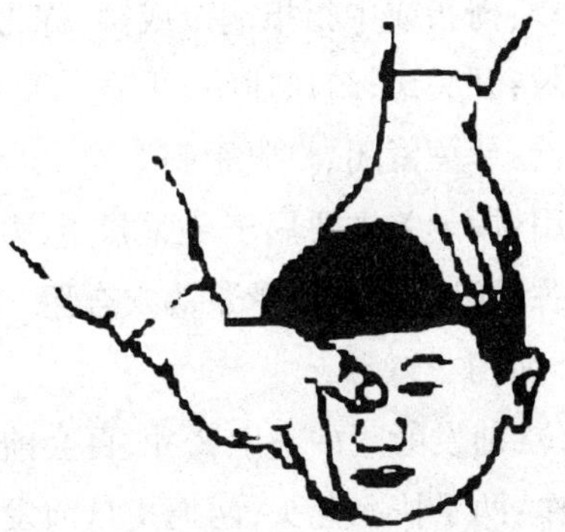

图 18　掐山根

6. 准头(鼻准)

定位:鼻尖端。

操作:用拇指指甲掐,称掐准头,掐 3~5 次。

功效:祛风镇惊。

主治:惊风、鼻出血、昏厥。

应用:治疗惊风,与掐人中、掐老龙同用;治鼻出血,与掐上星、掐迎香合用;治昏厥,与按揉内关、足三里合用。

7. 人中(水沟)

定位:人中沟正中线上 1/3 与下 2/3 交界处。

操作:拇指指甲掐该穴,称掐人中(图 19)。掐 5~10 次或醒后即止。

功效:醒神开窍,常用于急救。

主治:惊风、昏厥、抽搐、不省人事。

应用:掐人中能醒神开窍,常用于急救。对于人事不省、窒息、惊厥或抽搐,多与掐十宣、掐老龙等合用。

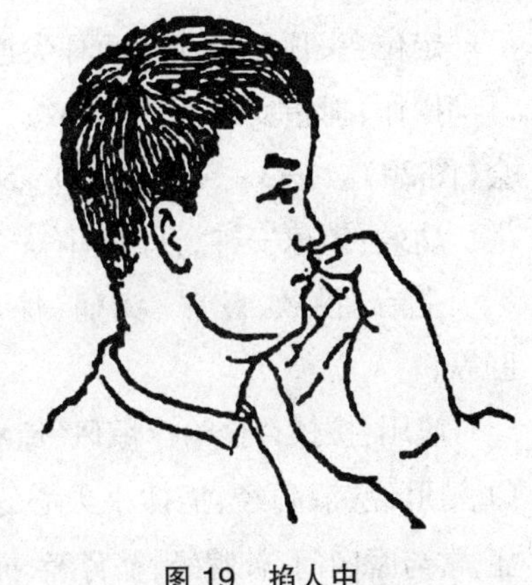

图 19　掐人中

8. 迎香

定位:鼻翼外缘中点旁,鼻唇沟中。

操作:食指、中指指端或两拇指桡侧按揉该穴,称揉迎香;用食指和中指分开在鼻翼两侧迎香上做上下搓摩动作,称黄蜂入洞法。揉 20~30 次。

功效:宣肺发汗,开通鼻窍。

主治:伤风感冒、发热无汗、鼻塞流涕、鼻炎。

应用:按揉迎香,治疗感冒发热、鼻塞流涕、呼吸不畅效果较好,多与清肺经、拿风池等合用;黄蜂入洞法多用于治疗鼻炎。

9. 牙关(颊车)

定位:下颌角前上方约一横指,用力咀嚼时,咬肌隆起按之凹陷处。

操作:拇指或中指指端按或揉,称为按牙关或揉牙关。按5~10次;揉30~50次。

功效:开关窍,疏风通络,止痛。

主治:牙关紧闭、口眼歪斜。

应用:按牙关主要用于牙关紧闭,多与掐人中、掐十宣等穴合用;若口眼歪斜揉牙关,多与揉迎香、揉地仓、按揉承浆等穴合用。

10. 囟门

定位:前发际正中直上2寸,百会前骨陷中。

操作:两手扶小儿头,两拇指自前发际向该穴交替推(囟门未合时,仅推至边缘),称推囟门;拇指端或掌心轻揉本穴称揉囟门。推或揉均30~50次。

功效:镇静安神,升阳举陷。

主治:惊风、烦躁、神昏、头痛、久泻、脱肛、遗尿等。

应用:推、揉囟门穴多用于治疗头痛、惊风、神昏烦躁、鼻塞等症,多与清肝经、清心经、掐揉小天心等合用;摩法多治疗久泻、脱肛、遗尿等虚证,常与按揉百会、补脾经、补肾经、推三关、揉丹田等合用。正常前囟在出生后12~18个月间闭合,故临床操作时手法需轻,不可用力按压。

11. 百会

定位:头顶正中线与两耳尖连线的交点处。

操作:拇指罗纹面或掌心按、揉该穴,称按百会或揉百会(图20)。按3~5次;揉30~50次。

功效:镇惊安神,升阳举陷。

主治:昏厥、眩晕、头痛、惊风、惊痫、久泻、遗尿、脱肛等。

应用:按揉百会治疗惊风、惊痫、烦躁等症,多与推按囟门、清肝经、清心经、掐揉小天心等合用;治疗遗尿、脱肛等症,常与摩囟门、补脾经、补肾经、推三关、揉丹田等合用。

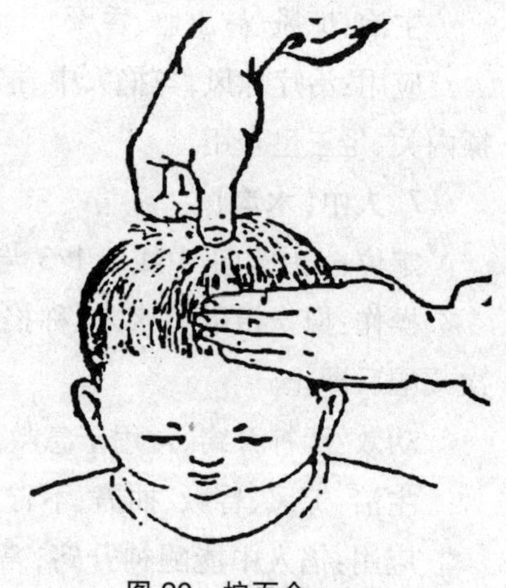

图20 按百会

12. 耳后高骨

定位:耳后入发际,乳突后缘下凹陷中。

操作:拇指或中指指端揉该穴,称揉耳后高骨(图21);拇指推运该穴,称运耳后高骨;揉或运30~50次。

功效:疏风解表,止头痛,安神除烦。

主治:外感发热、头痛、神昏烦躁、惊风等。

应用:揉、运耳后高骨具有疏风解表的作用,主治感冒头痛、发热,多与推攒竹、推坎宫、揉太阳等合用;治神昏烦躁、惊风等症,多与清肝经、清心经、按揉小天心合用。

13. 风池

定位:项后枕骨之下,胸锁乳突肌与斜方肌之间,平风府穴。

操作:单手拇指与食指或两手中指分别放在两侧风池上拿之,称拿风池。拿 5~10 次。

功效:发汗解表,祛风散寒。

主治:感冒、头病、发热、眩晕、颈项强直。

应用:拿风池,多用于治疗风寒感冒头痛、发热无汗或项背强痛等症,配合推攒竹、掐揉二扇门等穴,能加强发汗解表之功。表虚者不宜使用本法。

14. 天柱骨

定位:颈后发际正中起至大椎成一直线。

操作:拇指或食指、中指指腹自上而下直推,称推天柱(图 22);或用汤匙边蘸水自上而下刮,刮至皮下轻度瘀血即可,称刮天柱。推 100~300 次。

功效:祛风散寒,降逆止呕。

主治:恶心呕吐、溢乳、项强、外感发热、咽痛、惊风。

应用:推、刮天柱骨治疗恶心呕吐、溢乳,多与横纹推向板门、揉中脘等合用;治疗外感发热、颈项强痛等症多与拿风池、掐揉二扇门等同用;用刮法多以汤匙边蘸姜汁或凉水自上而下刮至局部皮下有轻度瘀血,可治暑热发痧、惊风等症。

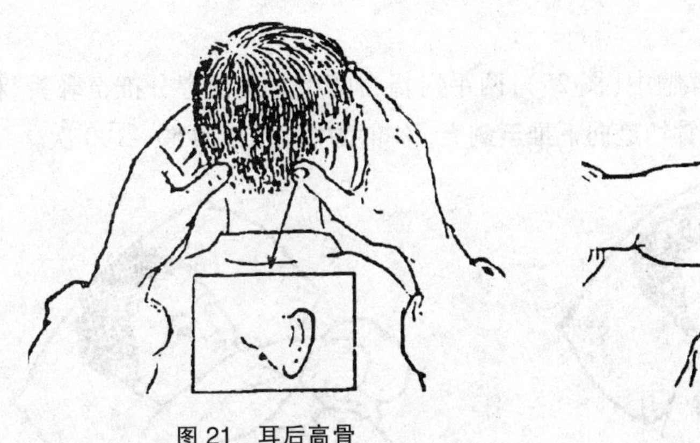

图 21　耳后高骨

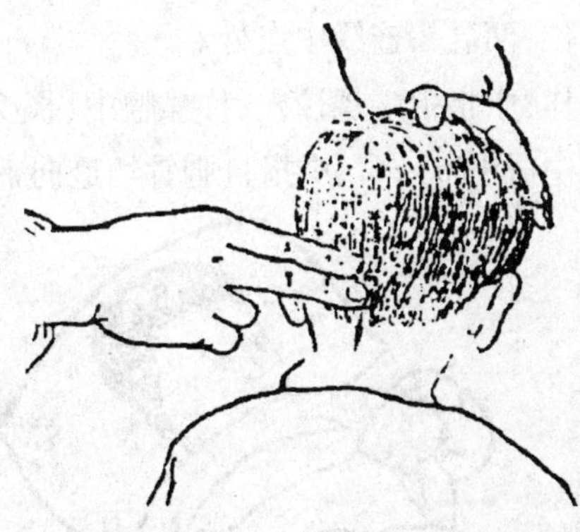

图 22　推天柱

15. 桥弓

定位:在颈部两侧,沿胸锁乳突肌成一直线。

操作:拇指罗纹面自上而下推抹该处,称抹桥弓;拇指罗纹面与食、中二指罗纹面相对用力拿捏该处,称拿桥弓;食、中、无名指揉该处,称揉桥弓。揉 30 次;抹 50 次;拿 3~5 次(图 23)。

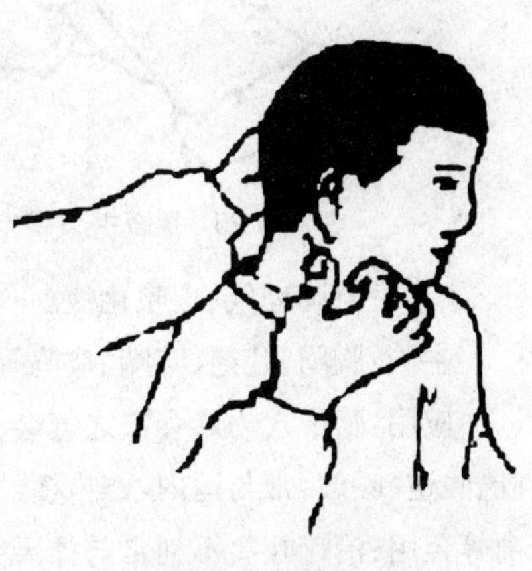

图 23　揉桥弓

功效:活血化瘀,软坚消肿。

主治:小儿肌性斜颈。

应用:抹桥弓、拿桥弓和揉桥弓,三法配合用于治疗小儿先天性肌性斜颈,常与颈项摇法、扳法、揉法、肩背部揉法等同用。

二、胸腹部穴位

1. 天突

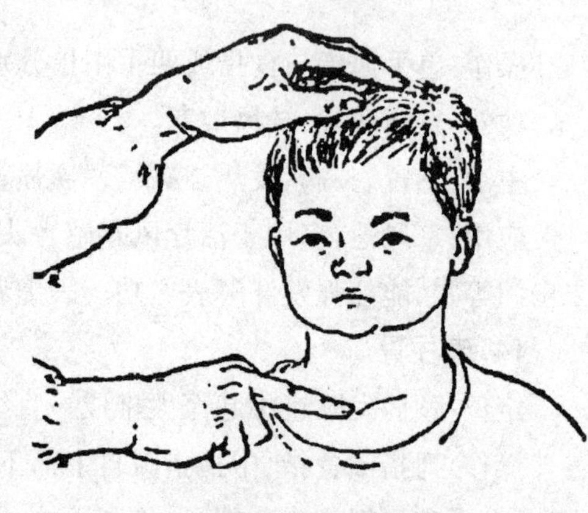
图 24 按天突

定位：胸骨上窝中央凹陷处。

操作：中指指端按或揉该穴，称按天突或揉天突（图 24）。食指或中指指端微屈，向下用力点该穴，称点天突；两手拇指、食指捏挤天突穴，至皮下瘀血成红紫色为止，称捏挤天突。按揉 10 ~ 30 次；点 3 ~ 5 次。

功效：理气化痰，止咳平喘，降逆止呕。

主治：咳喘胸闷、痰壅气急、恶心呕吐。

应用：按揉天突，常用于治疗气机不畅、痰涎壅盛或胃气上逆所致之痰喘、呕吐，多与推揉膻中、按揉中脘、运内八卦等合用；中指指端微屈向下，向里按，动作要快，可催吐；中暑引起的恶心、呕吐、头晕等症，捏挤天突，再配合捏挤大椎、膻中、曲池等穴，疗效佳。

2. 膻中

定位：两乳头连线中点处。

操作：中指指端揉该穴，称揉膻中（图 25）；两手拇指自膻中穴向两旁分推至乳头，称为分推膻中（图 26）；食、中指自胸骨切迹向下推至剑突，称推膻中。推或揉 50 ~ 100 次。

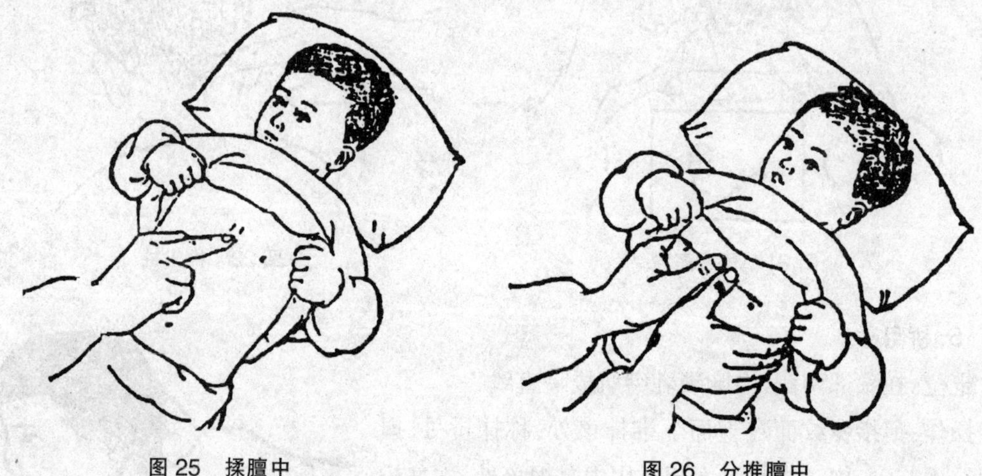
图 25 揉膻中　　图 26 分推膻中

功效：宽胸理气、止咳化痰。

主治：胸闷、吐逆、咳喘、痰鸣等。

应用：膻中穴为八会穴之气会，居胸中，为治疗呼吸系统疾病首选穴。推、揉膻中治疗呕吐、呃逆、嗳气，常与运内八卦，横纹推向板门、分腹阴阳等合用；治疗咳喘常与推肺经、揉肺俞等合用；治疗吐痰不利常与揉天突、搓摩胁肋、按揉丰隆等合用。

3. 乳根

定位：乳头直下 0.2 寸，第五肋间隙。

操作：双手拇指或中指指端置于两侧穴位上，同时揉动，称揉乳根。揉30～50次。

功效：宣肺理气，止咳化痰。

主治：胸闷、咳喘、胸痛、痰鸣。

应用：该穴主要用于治疗呼吸系统疾病，多与揉乳旁、推揉膻中、揉天突等合用。

4. 乳旁

定位：乳头外旁开0.2寸。

操作：双手拇指或中指指端置于两侧穴位上，同时揉动，称揉乳旁。揉30～50次。

功效：宽胸理气，止咳化痰，降逆止呕。

主治：胸闷、咳喘、痰鸣、呕吐等。

应用：揉乳旁配合揉乳根，能加强理气化痰止嗽的作用；治疗呕吐可配合横纹推向板门、清胃经等合用。

5. 胁肋

定位：从两腋下两胁至天枢处。

操作：两手掌从两腋下自上而下搓摩至两侧天枢穴处，称搓摩胁肋，又称按弦走搓摩（图27）。搓摩50～100次。

功效：破气化痰，除闷消积。

主治：胸闷、胁痛、腹胀、痰喘、气急、疳积、肝脾肿大等。

应用：本穴专消有形之邪，为消积要穴，常与摩腹配用。本法消导之力较峻烈，故脾胃虚弱，中气下陷，肾不纳气之体虚小儿慎用。

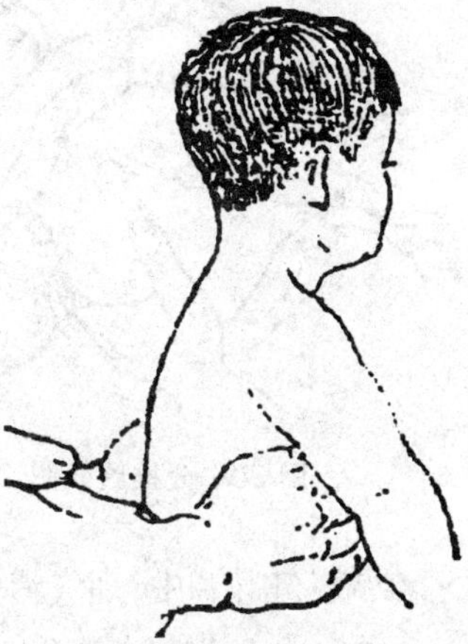

图27　搓摩胁肋

6. 中脘（太仓）

定位：脐中上4寸。

操作：指端或掌根按揉该穴，称揉中脘（图28）；掌心或四指指腹摩该穴，称摩中脘；食指、中指罗纹面自中脘向上直推至喉下或自喉往下推至中脘称推中脘，又称推胃脘（图29）。揉100～300次；摩3～5分钟；推100～300次。

功效：健脾益气，消食和胃。

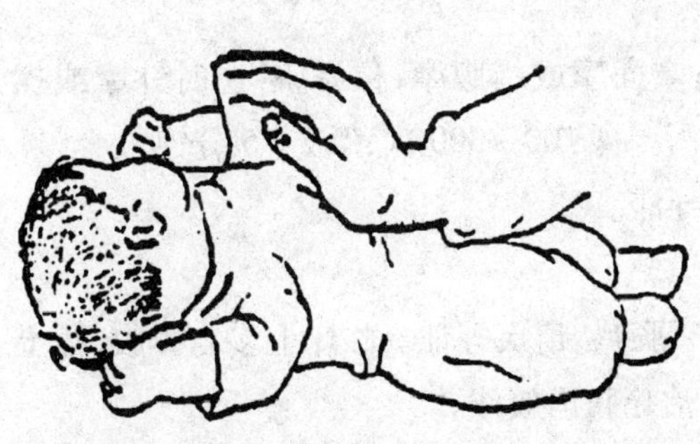

图28　揉中脘

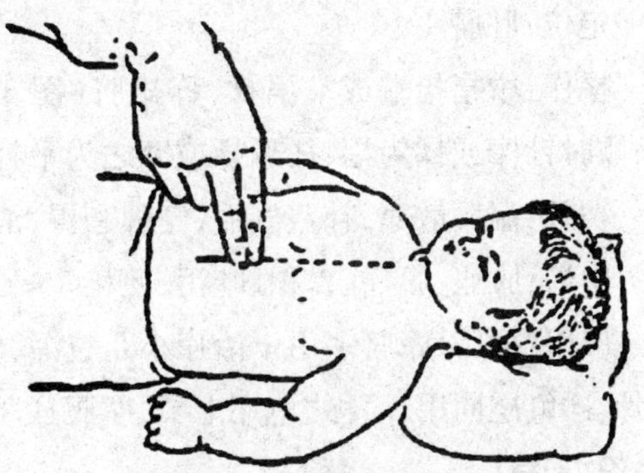

图29　推中脘

主治:呕吐、胃脘痛、嗳气、食欲缺乏、食积、腹胀、泄泻等。

应用:此穴为治疗消化系统疾病常用穴,多与摩腹、捏脊、按揉足三里、推脾经等穴合用;向下推中脘,多用于治疗恶心呕吐,可与推天柱骨合用。

7. 腹

定位:腹部。

操作:两手拇指沿肋弓角边缘或自中脘至脐,向两旁分推,称分推腹阴阳(图 30);用掌面或四指指腹摩腹部,称摩腹(图 31)。逆时针摩为补,顺时针摩为泻,往返摩之为平补平泻。分推 100 ~200 次,摩 3 ~5 分钟。

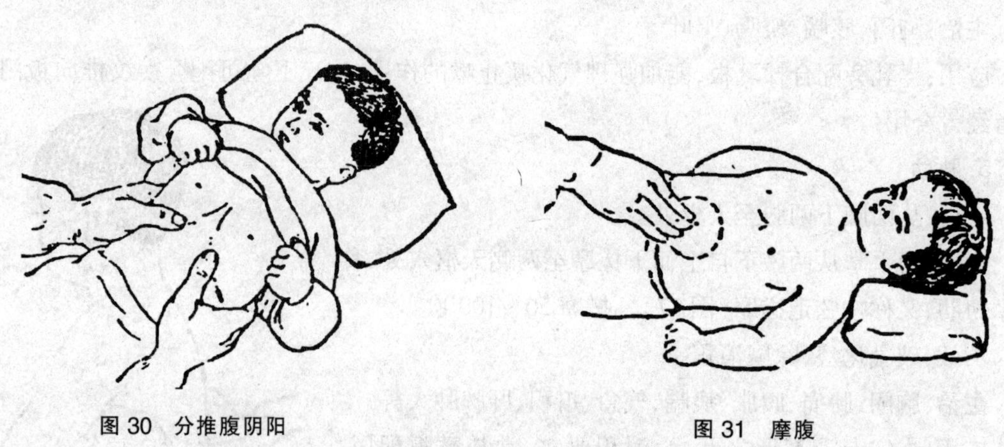

图 30　分推腹阴阳　　图 31　摩腹

功效:健脾和中,理气消食。

主治:食积、厌食、消化不良、腹胀、恶心、呕吐、疳积、腹泻、便秘等。

应用:分推腹阴阳善治乳食停滞,胃气上逆引起的恶心、呕吐、腹胀等症,临床上常与运内八卦、推脾经、按揉足三里等合用;治小儿厌食症多与清板门、运内八卦、摩腹、捏脊等合用。逆时针摩腹能健脾止泻,用于脾虚、寒湿型的腹泻;顺时针摩腹能消食导滞、通便,用于治疗便秘、腹胀、厌食等,多与分推腹阴阳同用;平补平泻则能和胃,久摩之有消食导滞,强壮身体的作用,常与补脾经、捏脊、按揉足三里合用,为小儿保健常用推拿手法。

8. 脐(神阙)

定位:肚脐

操作:中指指端或掌根揉,称揉脐(图 32);掌面摩或指腹摩,称摩脐,逆时针摩或揉为补;顺时针摩或揉为泻;往返揉或摩之为平补平泻。揉 100 ~300 次;摩 3 ~5 分钟。

功效:温阳散寒,补益气血,健脾和胃,消食导滞。

主治:腹胀、腹痛、食积、吐泻、便秘。

应用:揉脐、摩脐多用于治疗小儿腹泻、便秘、肠鸣、疳疾等证。临床上多与摩腹、推上七节骨、揉龟尾同用,简称“龟尾七节,摩腹揉脐”,治疗腹泻效佳。

9. 天枢

定位:脐中旁开 2 寸。

操作：食指或中指指端按揉，称揉天枢。揉 50～100 次（图 32）。

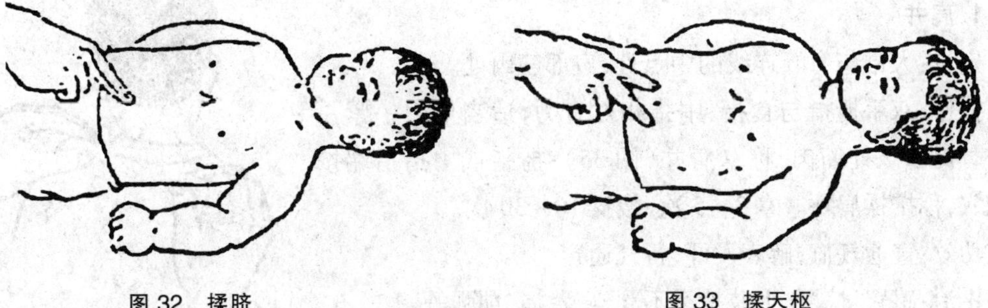

图 32　揉脐　　　　图 33　揉天枢

功效：疏调大肠，理气消滞，化痰止咳。

主治：腹胀、腹痛、腹泻、便秘、食积不化、喘咳等。

应用：天枢为大肠的"募穴"，常用于治疗急慢性胃肠炎及消化功能紊乱引起的腹泻、呕吐、食积、腹胀、大便秘结等症。临床上，天枢与脐常同时操作，中指按脐，食指与无名指各按两侧天枢穴同时揉动。治疗腹痛时，常配合拿肚角。揉天枢与清肺经、掐揉五指节等同用可治痰喘、咳嗽。

10. 丹田

定位：小腹部，脐中下 2 寸与 3 寸之间。

操作：掌面摩，称摩丹田；拇指或中指指端揉，称揉丹田。摩 3～5 分钟；揉 50～100 次。

功效：培肾固本，温补下元，分清别浊。

主治：腹痛、泄泻、遗尿、脱肛、疝气。

应用：揉、摩丹田多用于治疗小儿先天不足、寒凝少腹之腹痛、疝气、遗尿、脱肛等症，常与补肾经、推三关、揉外劳宫等合用。揉丹田对尿潴

关元等合用。

11. 肚角

定位：脐中下 2 寸，旁开 2 寸两大筋。

操作：用拇、食、中三指作拿法，称拿肚角（图 34）；或用中指指端按该处，称按肚角。拿 3～5 次。

功效：止腹痛。

主治：腹痛、腹泻。

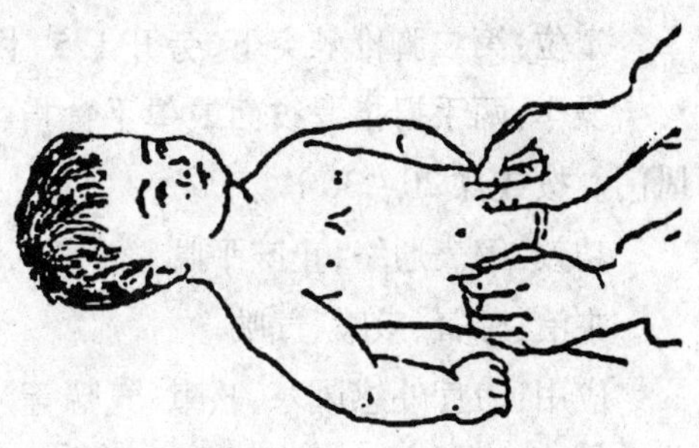

图 34　拿肚角

应用：肚角是止腹痛的要穴，拿肚角刺激量较强，不可多拿。本穴常与摩腹、掐揉一窝风合用以治疗腹痛；治疗便秘时，常与推下七节骨、摩腹合用。为防患儿哭闹，应放在其他手法结束后再用。

三、腰背骶部穴位

1. 肩井

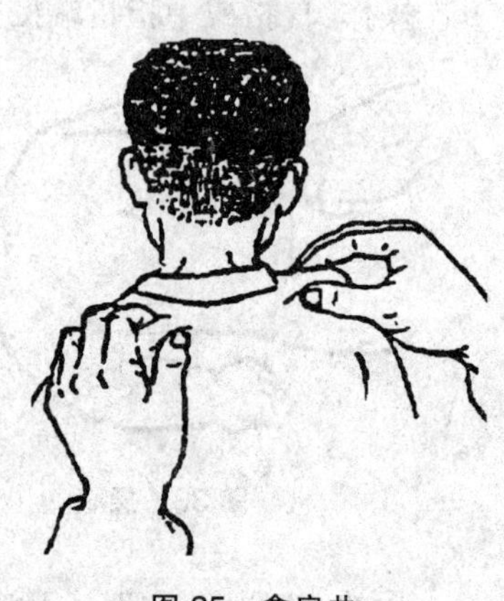
图 35 拿肩井

定位：大椎与肩峰连线的中点处，肩部筋肉处。

操作：双手拇指与食指、中指相对着力，适当用力一紧一松交替提拿该处筋肉，称拿肩井（图 35）；拇指或中指指端按揉该穴，称按揉肩井。拿 3～5 次；按揉 10～30 次。

功效：宣通气血，解表发汗，行气通窍。

主治：感冒、惊厥、上肢抬举不利、肩背痛、项强等。

应用：治疗外感发热无汗、肩臂酸痛、颈项强直、肌性斜颈等病症，常与推攒竹、分推坎宫、运太阳、揉耳后高骨等合用。还可作为治疗的结束手法。

2. 大椎（百劳）

定位：第七颈椎棘突下凹陷中。

操作：拇指、中指指端或罗纹面揉该穴，称揉大椎；双手拇指与食指对称着力，用力将大椎穴周围的皮肤捏起，至局部皮肤出现紫红瘀斑为度，称提捏大椎；屈曲的食指、中指蘸水，在大椎穴上提挤其肌肤，至局部皮肤出现紫红瘀斑为度，称提挤大椎；用汤匙或钱币光滑边缘蘸水或油，在大椎穴上下刮动，至局部皮肤出现轻度瘀血为度，称刮大椎。揉 30～50 次。

功效：清热利咽，解表发汗。

主治：感冒、发热、咳嗽、气喘、咽喉肿痛、项强。

应用：按揉大椎常用于治疗感冒发热、项强等病症。提捏、提挤大椎对治疗百日咳有一定的疗效。刮大椎用于中暑发热。

3. 风门（热府）

定位：第二胸椎棘突下，旁开 1.5 寸。

操作：两手拇指罗纹面或单手食指、中指指端在风门穴上作按法或揉法，称按风门或揉风门。按或揉 20～30 次。

功效：解表通络，止咳平喘。

主治：感冒、咳嗽、气喘。

应用：治疗外感风寒、咳嗽、气喘等症，多与清肺经、揉肺俞、推揉膻中等相合用；治疗骨蒸潮热、盗汗等症，常与揉上马、揉肾顶、分手阴阳等相配合；用于治疗腰背肌肉疼痛，多与拿委中、拿承山、拿昆仑等合用。

4. 肺俞

定位：第三胸椎棘突下，旁开 1.5 寸。

操作：两手拇指或单手食、中二指指端按揉该穴，称按揉肺俞；两手拇指罗纹面分别沿肩胛骨内缘自上而下做分向推动，称推肺俞，又称分推肩胛骨（图 36）。按揉 50～100 次；推 100～300 次。

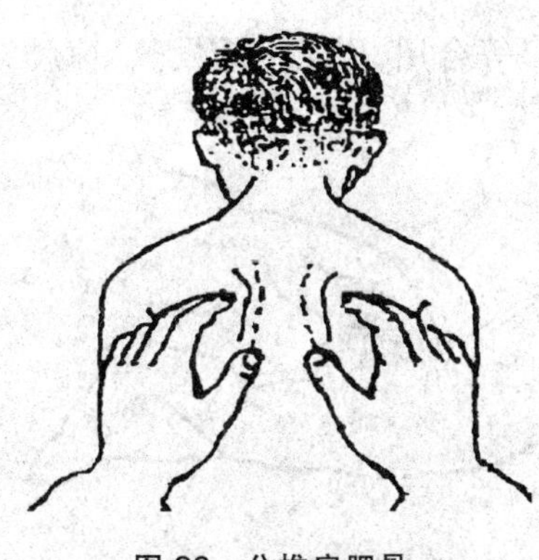

图 36　分推肩胛骨

功效:益气补肺,止咳化痰。

主治:咳喘、痰鸣、胸闷、胸痛、感冒、发热。

应用:按揉肺俞、分推肩胛骨能调肺气、补虚损、止咳嗽,常用于治疗呼吸系统疾病,如外感发热、咳嗽、痰鸣等病症,多与推攒竹、分推坎宫、运太阳、揉耳后高骨等合用;如久咳不愈可加推脾经以培土生金,或按揉肺俞时加少许盐粉,以增强效果。

5. 脾俞

定位:第十一胸椎棘突下,旁开 1.5 寸。

操作:拇指罗纹面在一侧或两侧脾俞穴上揉动,称揉脾俞。揉 50 ~ 100 次。

功效:健脾助运,调中化湿。

主治:腹泻、疳积、食少、呕吐、黄疸、水肿、慢惊风、四肢无力等。

应用:治疗脾胃虚弱、乳食内伤、消化不良等症,常与推脾经、按揉足三里等相合用,并能治疗脾虚所引起的气虚、血虚、津液不足等。

6. 肾俞

定位:第二腰椎棘突下,旁开 1.5 寸。

操作:两手拇指或单手食、中指指端按揉该穴,称按揉肾俞。按揉 50 ~ 100 次。

功效:补肾培元。

主治:久泻、少腹痛、虚性便秘、下肢痿软无力、脑瘫等。

应用:治疗肾虚腹泻、阴虚便秘,多与揉上马、补脾经、补肾经、推三关等合用;治疗肾虚遗尿,与揉丹田、揉三阴交、按揉百会等合用;治疗下肢痿软乏力、慢性腰痛等症,与揉腰俞、拿委中、按揉足三里等合用。

7. 脊柱

定位:后正中线上,大椎至长强成一直线。

操作:食、中指指腹自上而下做直推,称推脊柱(图 37)双手用捏法自下而上称捏脊,每捏三下将背脊皮肤提一下,称捏三提一法。捏之前先在背部轻轻按摩几遍,使肌肉放松。推 100 ~ 300 次;捏 3 ~ 5 次。

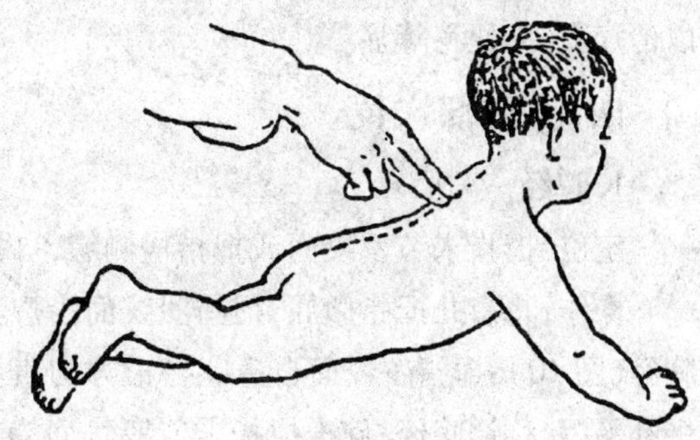

图 37　推脊柱

功效:调阴阳,通经络,理气血,和脏腑,强健身体。

主治:发热、惊风、夜啼、疳积、腹泻、腹痛、呕吐、便秘等。

应用:临床上捏脊多与补脾经、补肾经、推三关、摩腹、按揉足三里等相配合应用,对治疗先天、后天不足的一些慢性病症均有一定的效果。捏脊法单用称捏脊疗法,可用于治疗小儿腹泻、疳积等病症。捏脊法具有强健身体的功能,是小儿保健推拿常用的主要手法之一。推脊柱自上而下，有清热的作用，多与清天河水、退六腑、推涌泉等合用，用于治疗发热、惊风等症。

8. 七节骨

定位：第四腰椎（腰阳关穴）至尾椎骨端（长强穴）成一直线。

操作：拇指桡侧面或食、中指指腹自下向上直推，称推上七节骨（图38）；自上向下直推，称推下七节骨。推100～300次。

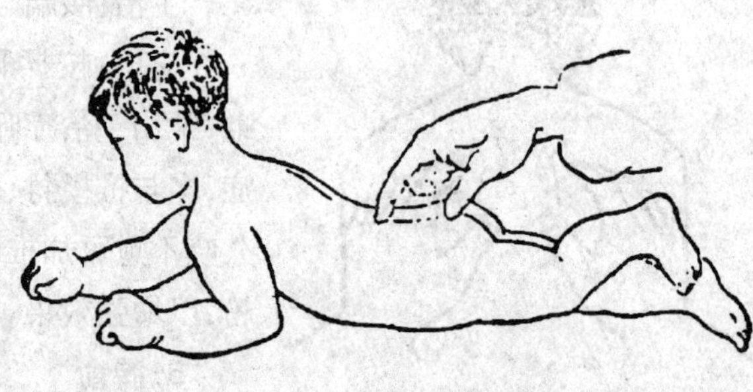

图38　推上七节骨

功效：温阳止泻，泻热通便。

主治：泄泻、便秘、痢疾、脱肛等。

应用：推上七节骨多用于治疗虚寒腹泻或久痢等症，临床上与按揉百会、揉丹田等合用，还可用于治疗气虚下陷、遗尿等病症。若属实热证，则不宜用本法，用后多令患儿腹胀或出现其他病症。推下七节骨多用于治疗肠热便秘或痢疾等症。若腹泻属虚寒者，不可用本法，以免引起滑脱。

9. 龟尾（长强）

定位：尾椎骨端。

操作：拇指或中指指端于龟尾穴上揉动，称揉龟尾（图39）；用拇指爪甲掐龟尾，称掐龟尾。揉100～300次，掐3～5次。

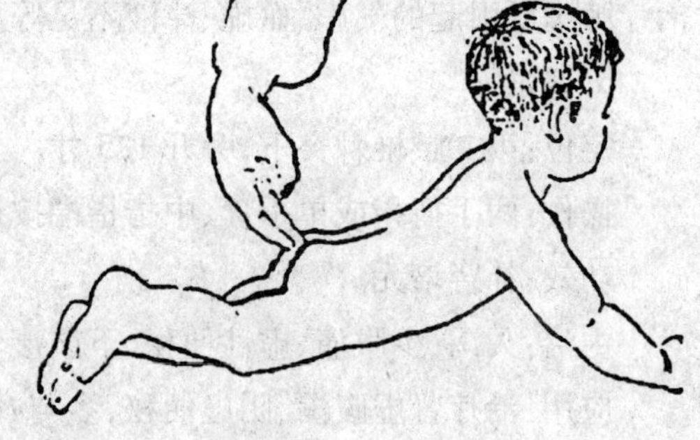

图39　揉龟尾

功效：通调督脉，调理大肠。

主治：泄泻、便秘、脱肛、遗尿等。

应用：龟尾穴性平和，重在调和，既能止泻又能通便，多与揉脐、推七节骨等相配合应用，以治疗腹泻、便秘等症。

四、上肢部穴位

1. 脾经

定位：拇指末节罗纹面或拇指桡侧缘，自指尖直至指根赤白肉际处。

操作：将患儿拇指微屈，拇指罗纹面沿患儿拇指指尖桡侧缘向指根方向直推为补，称补脾经（图40）；拇指罗纹面自患儿指根方向直推至指尖为清，称清脾经（图41）；往返直推为平补平泻，称调脾经；旋推拇指末节罗纹面为补，称旋推脾经（图42）。补脾经、清脾经和调脾经统称为推脾经。推100～500次。

功效：补脾经可健脾和胃、补益气血；清脾经可清热利湿、化痰止呕；调脾经可调和脾胃。

主治：腹泻、便秘、厌食、疳积、呕吐、黄疸、痢疾、斑疹不透等。

应用：补脾经多用于治疗脾胃虚弱、气血不足引起的腹泻、食欲缺乏、消化不良、疳积等症，多与推三关、捏脊、摩腹、运内八卦等合用；清脾经多用于治疗湿热、恶心呕吐、腹泻、痢疾等症，多与清天河水、清肺经、掐揉小天心、清小肠等清热利尿法合用；调脾经能和胃消食、增

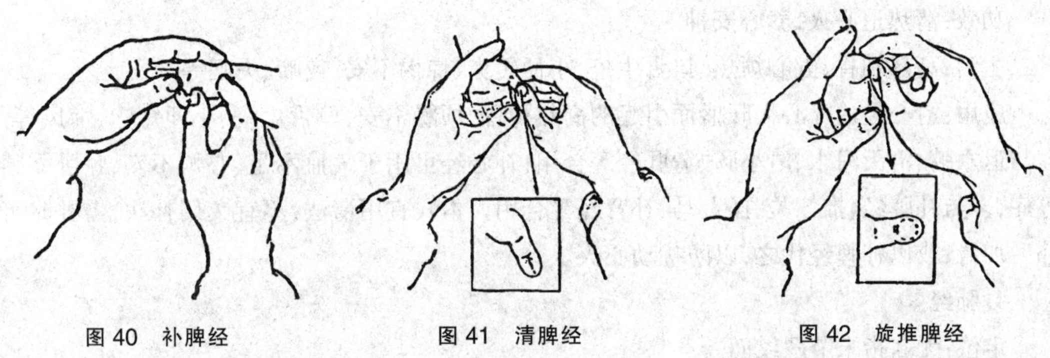
图 40　补脾经　　图 41　清脾经　　图 42　旋推脾经

进食欲,用于饮食停滞、脾胃不和引起的胃脘痞满、吞酸纳呆、腹泻、呕吐等症,常与运内八卦、揉板门、分推腹阴阳等合用。小儿脾胃薄弱,不宜攻伐太过,一般情况下,脾经多用补法,体壮邪实者方可用清法。另外,小儿体虚,疹出不透时,推补本穴,可使隐疹透出,但手法宜快宜重,具有补中有泻之意。

2. 肝经

定位:食指末节罗纹面。

操作:拇指罗纹面自患儿食指尖向掌面末节指纹方向直推为补,称补肝经;拇指罗纹面自患儿食指掌面末节指纹向指尖方向直推为清,称清肝经(图 43);补肝经和清肝经统称为推肝经。推 100 ~ 500 次。

功效:平肝熄风,泻火除烦。

主治:烦躁不安、夜啼、惊风、抽搐、五心烦热、口苦、咽干、目赤等。

应用:清肝经治疗惊风抽搐、烦躁不安、目赤肿痛、五心烦热等症,多与清心经、掐揉小天心、退六腑合用。肝经宜清不宜补,若肝虚应补则须补后加清或以补肾经代之,称为滋肾养肝法。

3. 心经

定位:中指末节罗纹面。

操作:拇指罗纹面自患儿指尖向中指掌面末节指纹方向直推为补,称补心经;拇指罗纹面自患儿中指掌面末节指纹向指尖方向直推为清,称清心经(图 44);补心经和清心经统称为推心经。推 100 ~ 500 次。

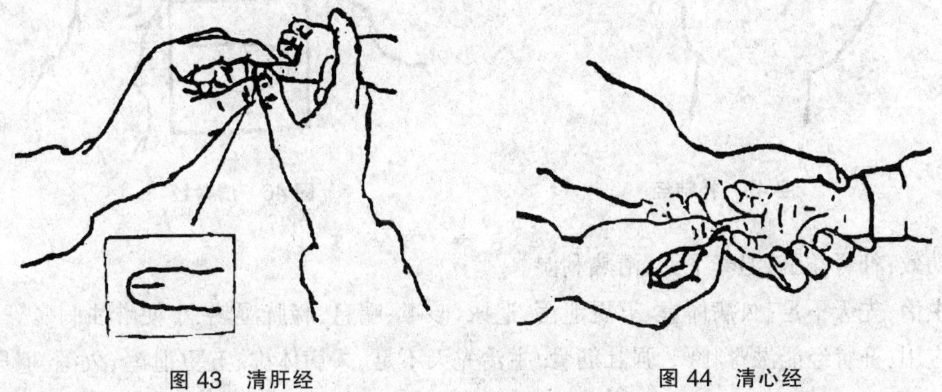
图 43　清肝经　　图 44　清心经

功效:清热退心火,养心安神。

主治:高热神昏、五心烦热、口舌生疮、小便短赤、惊惕不安、夜啼、失眠等。

应用:清心经治疗心火旺盛而引起的高热神昏、烦躁不安、口舌生疮、小便短赤、惊风等,多与退六腑、清天河水、清小肠、清肝经等合用;补心经可用于气血不足、心烦不安、睡卧露睛等症,多与补脾经、推三关、揉上马、补肾经等合用。本穴宜用清法,不宜久用补法,需补时可补后加清,或以补脾经代之,以防扰动心火。

4. 肺经

定位:无名指末节罗纹面。

操作:拇指罗纹面自患儿无名指指尖向掌面末节指纹方向直推为补,称补肺经(图45);拇指罗纹面自患儿无名指掌面末节指纹向指尖方向直推为清,称清肺经;补肺经和清肺经统称为推肺经。推100~500次。

功效:宣肺解表,益气固表,化痰止咳。

主治:感冒、发热、咳嗽、气喘、胸闷、虚汗怕冷等。

应用:补肺经用于虚性咳喘、遗尿、自汗、盗汗等,常与补脾经、补肾经、揉肺俞、推三关等合用;清肺经常用于脏热喘咳、感冒发热、便秘等实证,多与清天河水、退六腑、推揉膻中、运内八卦等合用。

5. 肾经

定位:小指末节罗纹面。

操作:拇指罗纹面自患儿小指掌面末节指纹向指尖方向直推为补,称补肾经;拇指罗纹面自患儿小指指尖向掌面末节指纹方向直推为清,称清肾经(图46);补肾经和清肾经统称为推肾经。推100~500次。

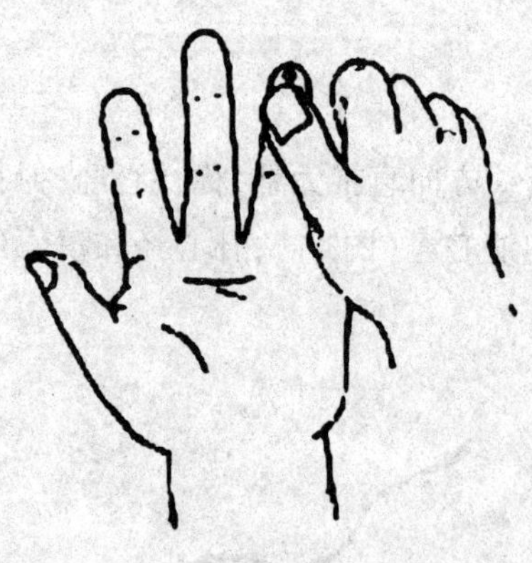

图45 补肺经

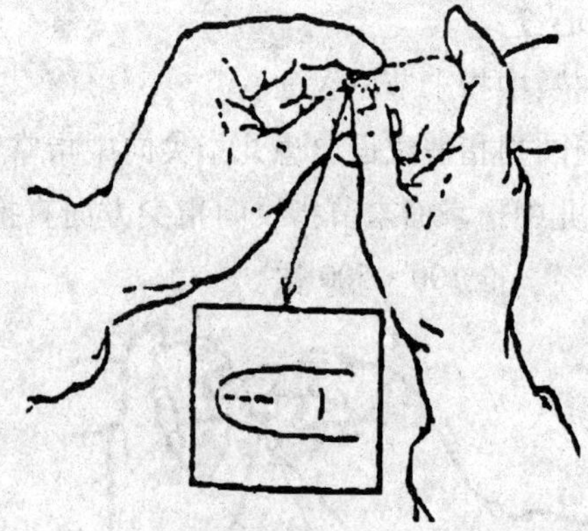

图46 清肾经

功效:补肾益脑,温养下元,清热利湿。

主治:先天不足、久病体虚、五更泄泻、遗尿、咳嗽、喘息、膀胱湿热、小便淋浊刺痛等。

应用:补肾经能滋肾壮阳、强壮筋骨,主治先天不足、久病体虚、五更泄泻、久泻、遗尿、喘息等,多与补脾经、揉命门、揉腰俞等合用;清肾经能清利下焦湿热,主治膀胱蕴热、小便赤涩、腹泻等,常配伍掐揉小天心、清小肠、推箕门等。本穴宜补不宜泻,需泻时,以清小肠代之。

6. 五经

定位:五手指末节罗纹面,即脾、肝、心、肺、肾经。

操作:术者以一手夹持患儿五指以固定,另一手以拇指或中指端由患儿拇指尖至小指尖作运法,或用拇指甲逐一掐揉,称运五经或掐揉五经;患儿俯掌且五指并拢,术者一手持患儿手掌,另一手拇指置患儿掌背之上,余四指在患儿掌面向指端方向直推,称推五经。运 50 ~ 100 次;掐揉 3 ~ 5 次;推 50 ~ 100 次。

功效:解表退热。

主治:外感发热,尤其是对 6 个月内的婴儿,疗效佳。

应用:与相关脏腑经穴相配伍,以治疗相应脏腑病症。

7. 大肠

定位:食指桡侧缘,自食指尖至虎口成一直线。

操作:拇指罗纹面由患儿食指指尖直推向虎口为补,称补大肠;拇指罗纹面由患儿虎口直推向食指尖,称清大肠。补大肠和清大肠统称为推大肠。推 100 ~ 300 次。

功效:补大肠可温中固脱、涩肠止泻;清大肠可除湿热、导积滞。

主治:腹痛、腹泻、痢疾、脱肛、便秘等。

应用:补大肠多用于治疗虚寒腹泻、痢疾、脱肛等症,多与补脾经、推三关、揉天枢、补肾经等合用。若水泻严重时,宜利小便,不可推补本穴,如推补,则止泻过急,易使患儿呕吐;清大肠能清热利湿、身热腹痛、赤白痢下、大便秘结等,多与清天河水、退六腑、分推腹阴阳、清脾经、清肺经等合用;推大肠能调理肠道功能,用于寒热错杂、虚实夹杂、便秘、泄泻、腹胀、纳呆等,多与运内八卦、推脾经等合用。

8. 小肠

定位:小指尺侧边缘,自指尖至指根成一直线。

操作:拇指罗纹面由患儿小指指尖直推向指根为补,称补小肠;拇指罗纹面由患儿指根直推向小指尖,称清小肠。补小肠和清小肠统称为推小肠。推 100 ~ 300 次。

功效:清热利湿,泌别清浊。

主治:小便不利、遗尿、尿频、癃闭、水泻、口舌生疮。

应用:补小肠常用于下焦虚寒、尿频、遗尿,常与补脾经、补肺经、补肾经、揉丹田、揉肾俞、擦腰骶部合用。清小肠多用于小便短赤不利、尿闭、水泻等症,若心经有热,移热于小肠可引起口舌生疮,配清心经、清天河水,可加强清热利尿的作用。

9. 肾顶

定位:小指顶端。

操作:中指或拇指指端按揉小指顶端,称揉肾顶(图 47)。揉 100 ~ 500 次。

功效:收敛元气,固表止汗。

主治:自汗、盗汗、解颅等。

应用:本穴为止汗要穴。对自汗、盗汗及大汗淋漓者有良效,阴虚盗汗配揉二人上马、揉肾经;气虚自汗配补脾经、补肺经等。

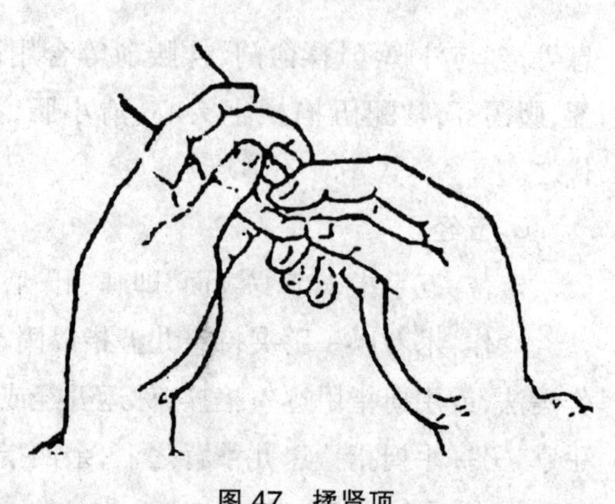

图47 揉肾顶

10. 肾纹

定位:手掌面,小指第二指间关节横纹处。

操作:中指或拇指指端按揉本穴,称揉肾纹。揉100~500次。

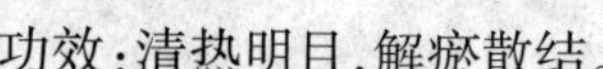

功效:清热明目,解瘀散结。

主治:目赤肿痛、鹅口疮、热毒内陷、高热惊厥、瘀结不散等症。

应用:揉肾纹治疗目赤肿痛,常与清心经、清肝经、推涌泉合用;治疗口舌生疮,常与清胃经、清心经、清天河水同用;治疗高热、手足逆冷等症,常与清肝经、清心经、清肺经、掐揉小天心、退六腑、打马过天河、推脊同用。

11. 四横纹(四缝穴)

定位:手掌面,第二至第五指节第一指间关节横纹处。

操作:患儿四指并拢,术者拇指桡侧从食指横纹推向小指横纹,称推四横纹;拇指指甲依次掐揉,称掐四横纹。推100~300次;掐3~5次。

功效:退热除烦,调和气血,消胀散结。

主治:疳积、腹胀腹痛、气血不和、消化不良、惊风、气喘、口唇破裂。

应用:本穴用于胸闷痰喘,多与运内八卦、推肺经、推膻中等合用;用于内伤乳食、消化不良、腹胀等,可与捏脊、摩腹、推脾经、揉板门合用。临床上也可用毫针或三棱针点刺本穴,配合捏脊治疗营养不良、泄泻、疳积等,效果较好。

12. 小横纹

定位:手掌面,第二至第五指节掌指关节横纹处。

操作:拇指桡侧自患儿食指或小指的掌指关节横纹处来回推,称推小横纹;拇指指甲依次掐揉,称掐小横纹。推100~300次;掐3~5次。

功效:退热,消胀,散结。

主治:口唇破裂、口疮、腹胀、发热、烦躁等。

应用:脾虚作胀者,兼补脾经;饮食所伤者,多与摩腹、清补脾经、运内八卦合用;口唇破裂、口舌生疮者,多与清脾经、清胃经、清天河水合用。临床上推小横纹治疗肺部干性啰音有一定疗效。

13. 掌小横纹

定位:手掌面,小指根下,尺侧掌纹头。

操作:中指或拇指指端按揉,称揉掌小横纹。揉100~500次。

功效:清热散结,宽胸理气,化痰止咳。

主治:口舌生疮、流涎、肺炎、百日咳及一切痰壅喘咳。

应用:本穴是治疗百日咳、肺炎的要穴,可治疗肺部湿性啰音。治疗肺热咳喘常与清肺经、推六腑、分推肩胛骨、揉肺俞等合用;治疗口舌生疮常与清心经、清小肠经、清天河水等合用。

14. 胃经

定位:大鱼际桡侧,赤白肉际处。

操作:术者拇指罗纹面自指根向掌根方向直推为补,称补胃经;掌根向指根方向直推为清,称清胃经。补胃经和清胃经统称推胃经。推 100~500 次。

功效:清胃经可清中焦湿热、和胃降逆、泻胃火、除烦止渴;补胃经可健脾胃、助运化。

主治:恶心呕吐、烦渴善饥、呃逆、嗳气、吐血、衄血、食欲缺乏、腹胀、口臭、便秘等症。

应用:清胃经用于治疗恶心呕吐、吐血、衄血、烦渴善饥、食欲缺乏等,多与清脾经、清大肠、揉天枢、推下七节骨等合用。补胃经治疗脾胃虚弱、消化不良、纳呆、腹胀等症,常与补脾经、揉中脘、摩腹、按揉足三里等合用。

15. 板门

定位:手掌大鱼际平面。

操作:拇指或食指在大鱼际平面作揉法,称揉板门(图 48);术者拇指桡侧自拇指根推向腕横纹,称板门推向横纹(图 49);术者拇指桡侧自腕横纹推向拇指根,称横纹推向板门。推 100~300 次;揉 50~100 次。

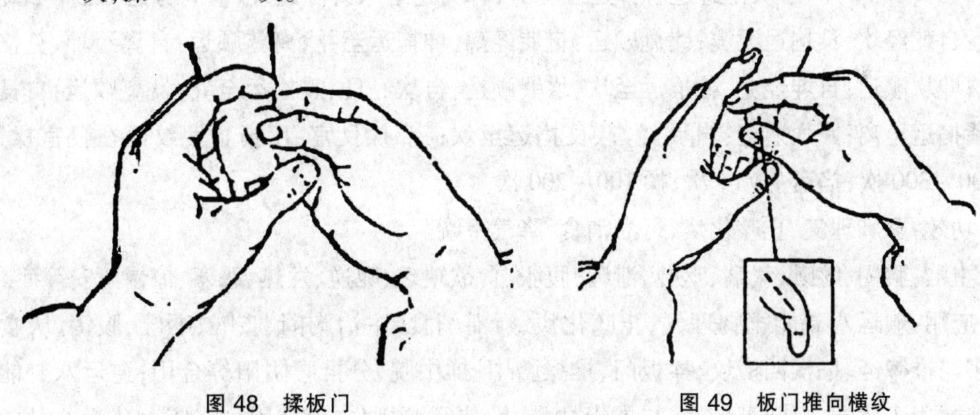

图 48　揉板门　　　图 49　板门推向横纹

功效:健脾和胃,消食化滞,调理气机,止吐止泻。

主治:食欲缺乏、乳食内伤、呕吐、泄泻、腹胀、嗳气。

应用:揉板门治疗乳食停积、呕吐、嗳气、食欲缺乏等症,多与推脾经、运内八卦、分推腹阴阳等合用;治疗腹泻、呕吐等亦可单用本穴治疗,但推拿时间宜长。板门推向横纹,能止泻,用于脾阳不振、乳食停滞引起的泄泻,多与推大肠、推脾经等合用;横纹推向板门能止呕,用于胃气不和所致呕吐,多与推脾经、推天柱骨、分推腹阴阳、运内八卦等合用。

16. 内劳宫

定位：手掌心中，握拳时中指端处。

操作：拇指或中指指端揉该穴，称揉内劳宫；拇指指端自小指根掐运，经掌小横纹、小天心至内劳宫，称运内劳宫（水底捞明月）。揉100～300次，运10～30次。

功效：清热除烦。

主治：发热、烦渴、口疮、齿龈糜烂、虚热、多梦、不寐、盗汗等。

应用：揉内劳宫善清心经实热，常配以清心经、清小肠、清天河水、掐揉小天心、推脊柱等；水底捞明月善清阴虚内热，心、肾两经虚热最为适宜，常配以运掌小横纹、清天河水、揉二人上马等。

17. 内八卦

定位：手掌面，以掌心为圆心，以圆心至中指根横纹内2/3和外1/3交界点为半径，画一圆圈，八卦穴即在此圆圈上，共八个方位即乾、坎、艮、震、巽、离、坤、兑（对小天心者为坎，对中指指根者为离，在拇指侧离至坎半圆的中点为震，在小指侧半圆的中点为兑）。

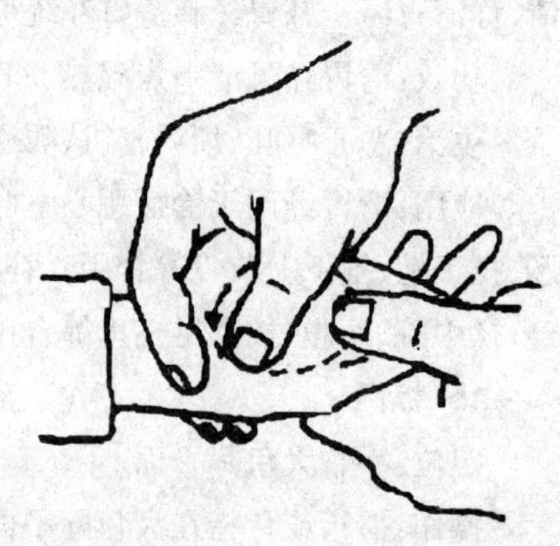
图50 运内八卦

操作：术者一手持患儿四指，拇指按在小儿离卦处，掌心向上，用另一手拇指罗纹面自乾向坎运至兑为一遍，途经离时轻轻而过，周而复始，顺时针运，称顺运八卦，又称运八卦（图50）。若从兑卦逆时针运至乾卦，称为逆运八卦。此外，尚有分运八卦（如乾震顺运：自乾经坎、艮掐运至震；巽兑顺运：自巽经离、坤掐运至兑；离乾顺运：自离经坤、兑掐运至乾；坤坎顺运：自坤经兑、乾掐运至坎；坎巽顺运：自坎经艮、震掐运至巽；艮离顺运：自艮经震、巽掐运至离；巽坎逆运：自巽经震、艮掐运至坎；）。揉艮宫：用拇指罗纹面在艮宫揉运。运100～300次；掐运7～14次；揉100～200次。

功效：宽胸理气，止咳化痰，行滞消食，降气平喘。

主治：胸闷、咳嗽、气喘、呕吐、泄泻、腹胀、食欲缺乏、呃逆、发热、恶寒、惊惕不安等症。

应用：顺运八卦能宽胸理气、止咳化痰、行滞消食，主治胸闷、咳喘、呕吐、腹泻、厌食等症，多与推脾经、掐揉四横纹、揉板门、推揉膻中、揉中脘、分推腹阴阳等合用；逆运八卦能降气平喘，用于痰喘、呕吐等症，多与推天柱骨、推肺经、揉膻中等合用。临床上分运八卦常与顺运或逆运八卦合用。乾震顺运能安神；巽兑顺运能镇静；离乾顺运能止咳；坤坎顺运能清热；坎巽顺运能止泻；艮离顺运能发汗；巽坎逆运能止呕；揉艮宫能健脾消食。

18. 小天心（鱼际交）

定位：手掌大小鱼际交接处凹陷中。

操作：中指指端揉该穴，称揉小天心（图51）；拇指指甲掐该穴，称掐小天心；中指指尖或屈曲的指间关节捣，称捣小天心。揉100～300次，掐3～5次，捣10～30次。

功效：镇惊安神，清热明目，通利小便。

主治：惊风、抽搐、夜啼不安、小便短赤、目赤肿痛、口舌生疮、小儿斜视等。

应用：本穴性寒，为清心安神之要穴。主治心经有热、惊风、夜啼等症，与清天河水、揉二人上马、清肝经等合用；若心经热盛，移热于小肠出现口舌生疮、小便赤涩等，多与清心经、清天河水、清小肠、揉二人上马合用；若惊风眼翻、斜视与掐老龙、掐人中、清肝经等合用。眼上翻者向下掐、捣；右斜视者向左掐、捣；左斜视者向右掐、捣。此外本穴对新生儿硬皮症、黄疸、遗尿、水肿、疹出不透者亦有效。

19. 运水入土、运土入水

定位：手掌面，拇指根至小指根，沿手掌边缘成一条弧形曲线。

操作：术者拇指或中指指腹自患儿拇指根沿手掌边缘，经板门、小天心运至小指根，称运土入水；反向运称运水入土。运 100 ~ 300 次。

功效：运土入水可清热化湿、利尿止泻；运水入土可健脾助运、润燥通便。

主治：纳呆、呕吐、腹胀、腹泻、便秘、痢疾、小便赤涩等。

应用：运土入水属清泻法，可治疗新病、实证，可与退六腑合用；运水入土属调补法，可治疗久病、虚证，可与推三关合用。

20. 总筋

定位：手掌面，掌后腕横纹中点。

操作：拇指或中指指端按揉该穴，称揉总筋；拇指指甲掐该穴，称掐总筋(图 52)。揉 100 ~300 次，掐 3 ~5 次。

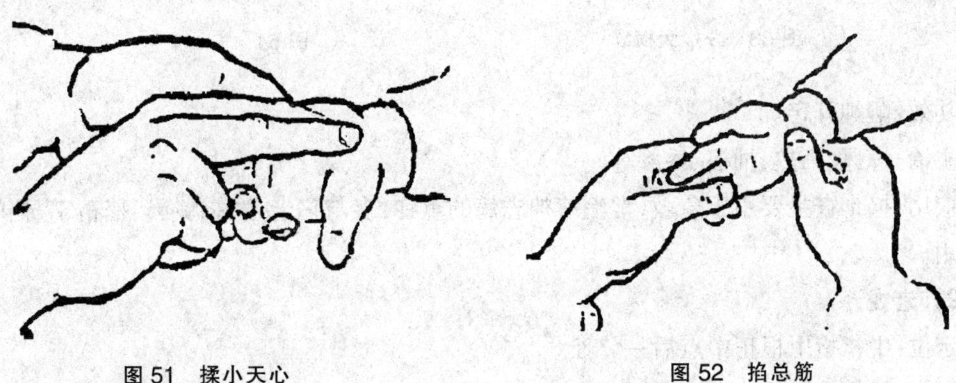

图 51 揉小天心　　图 52 掐总筋

功效：清心泻热，散结止痉，通调全身气机。

主治：惊风抽搐、口舌生疮、夜啼、潮热等。

应用：揉总筋治疗口舌生疮、潮热、夜啼等实热证，常与清天河水、清心经、清小肠、打马过天河等合用；掐总筋治疗惊风抽搐，常与掐人中、拿合谷、掐老龙、掐十宣等同用。

21. 大横纹(手阴阳)

定位：手掌面，掌后横纹处，近拇指端为阳池，近小指端为阴池。

操作：两手拇指指腹自掌后横纹中(总筋)向两旁分推，称分推大横纹，又称分阴阳(图 53)；自两旁(阴池、阳池)向总筋合推，称合阴阳。推 30 ~50 次。

功效：平衡阴阳、调理气血、消食导滞、化痰散结。

主治：寒热往来、乳食停滞、腹胀、腹泻、呕吐、烦躁不安、惊风、抽搐、痰涎壅盛、胸闷、喘嗽等。

应用：分阴阳多用于阴阳不调、气血不和所致寒热往来、烦躁不安及乳食停滞、腹胀、腹泻等症，多与推三关、摩腹、推脾经、退六腑合用。若实热证重分阴池，虚寒证重分阳池。合阴阳多用于痰结喘嗽、胸闷等症，与揉肾纹、清天河水合用。

22. 十宣（十王）

定位：手十指尖端，距指甲游离缘 0.1 寸，左右共十穴。

操作：患儿手指向上，术者拇指指甲逐一掐之，称掐十宣（图 54）。各掐 3 ~5 次，或醒后即止。

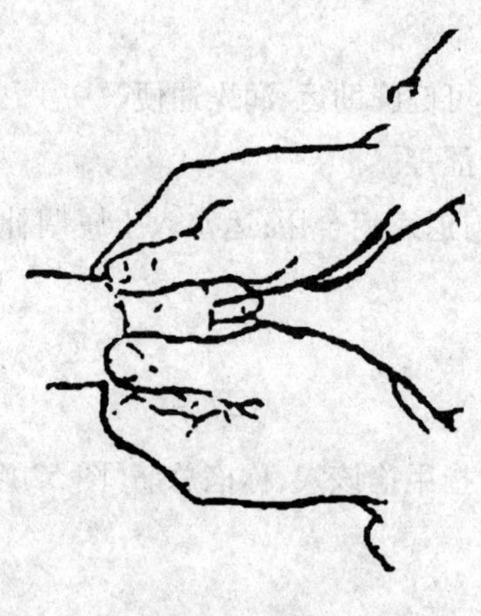

图 53 分推大横纹

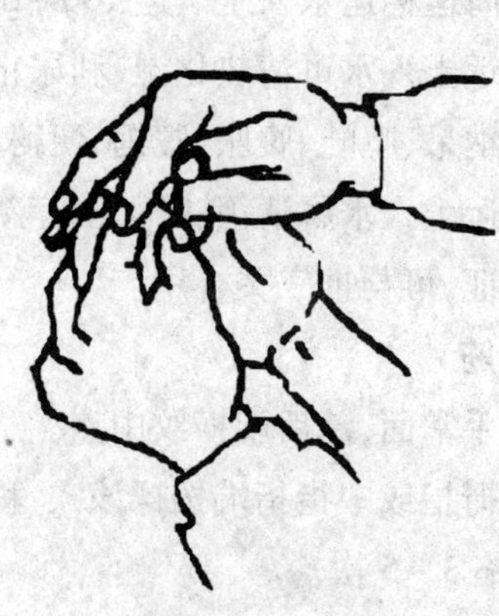

图 54 掐十宣

功效：醒神开窍。

主治：惊风、高热、抽搐、昏厥等。

应用：掐十宣主要用于急救，常治疗神志病的重症，多与掐老龙、掐威灵、掐精宁、掐端正等合用。

23. 老龙

定位：中指指甲根正中点后一分处。

操作：拇指指甲掐该穴，称掐老龙。掐 3 ~5 次，或醒后即止。

功效：醒神开窍。

主治：急惊风、高热抽搐、不省人事。

应用：掐老龙主要用于急救。掐之知痛有声者，较易治，不知痛而无声者，一般难治。多与掐人中、掐十宣、掐端正、掐威灵、掐精宁等合用。

24. 端正

定位：中指指甲根两侧赤白肉际处，桡侧称左端正，尺侧称右端正。

操作：拇指指甲掐或拇指罗纹面揉该穴，称掐、揉端正。掐 3 ~5 次；揉 30 ~50 次。

功效：揉右端正可降逆止呕；揉左端正可升提中气、止泻；掐端正可醒神开窍、止血。

主治:鼻出血、惊风、呕吐、泄泻。

应用:揉右端正常用于胃气上逆引起的恶心、呕吐等症,多与清胃经、横纹推向板门合用;揉左端正用于水泻、痢疾等症,多与推脾经、推大肠合用;掐端正常用于治疗小儿惊风,多与掐老龙、清肝经等合用。并可于中指第三节横纹起至端正处用线绕扎中指(不可太紧),以止鼻出血。

25. 五指节

定位:手背,第一至第五指第一指间关节横纹处。

操作:拇指指甲逐个掐该穴,称掐五指节;拇、食指逐个揉搓该穴称揉五指节。各掐3~5次;揉搓30~50次。

功效:安神镇惊,化痰通窍,降逆止咳。

主治:惊风、惊惕不安、喉中痰鸣、抽搐、夜啼、烦躁不安、吐涎、咳嗽痰多等。

应用:掐五指节主要用于惊惕不安、惊风等症,多与清肝经、掐老龙等合用;揉五指节主要用于胸闷、痰喘、咳嗽等症,多与运内八卦、推揉膻中等合用。经常揉捻五指节有利于小儿智力发育,常用于小儿保健。

26. 二扇门

定位:掌背,食指与中指及中指与无名指指根交接处。

操作:拇指指甲掐该穴,称掐二扇门;拇指偏峰按揉该穴,称揉二扇门(图56)。掐3~5次;揉100~300次。

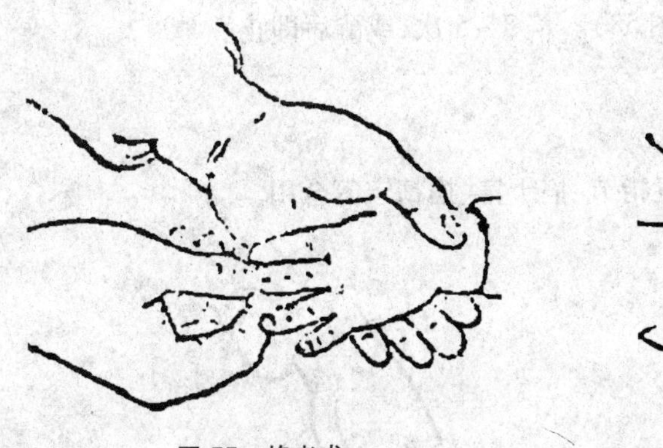

图55 掐老龙

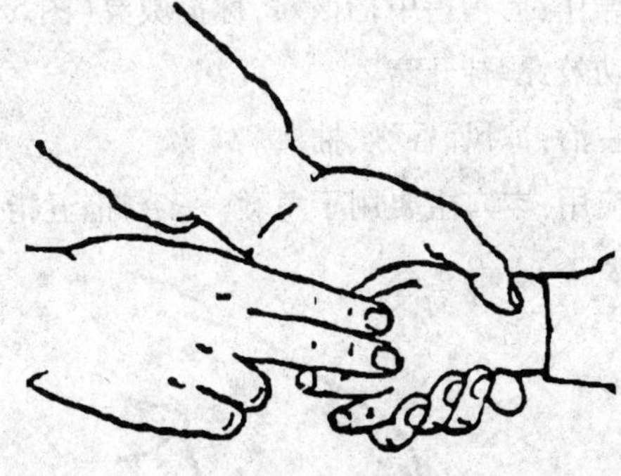

图56 揉二扇门

功效:发汗透表,退热平喘。

主治:惊风抽搐、伤风感冒、痰喘气粗、呼吸不畅、身热无汗。

应用:本穴为发汗特效穴,常与拿风池、推三关合用。治疗体虚外感常与揉肾顶、补脾经、补肾经等合用。揉两扇门要稍用力,速度宜快,多用于风寒外感;治疗惊风抽搐等症,多与掐五指节、掐老龙等合用。

27. 上马(二人上马)

定位:手背,无名指与小指掌指关节后凹陷中。

操作:拇指指甲掐该穴,称掐上马;拇指指端揉该穴,称揉上马。掐3~5次;揉100~

300 次。

功效:滋阴补肾,顺气散结,利水通淋。

主治:阴虚内热、烦躁不安、小便短赤、久热伤阴、牙痛、遗尿等。

应用:本穴为滋阴要穴,可治疗一切阴虚证,常与补肾经、运内劳宫等合用。揉上马对体质虚弱、肺部感染有一定疗效,有干性啰音者配揉小横纹;有湿性啰音者配揉掌小横纹,多揉有一定疗效。

28. 外劳宫

定位:手背正中央,与内劳宫相对处。

操作:中指指端揉该穴,称揉外劳宫(图 57)。拇指指甲掐该穴,称掐外劳宫。掐 3~5 次;揉 100~300 次。

功效:温阳散寒,升阳举陷,发汗解表。

主治:风寒感冒、身痛畏寒、咳嗽痰白、鼻塞流涕、肠鸣腹泻、腹胀腹痛、脱肛、遗尿、疝气、痢疾等。

应用:本穴性温,内达外散,温通而不失收敛之功,温散而不过,为温举之佳穴。治疗一切寒证多用揉法。治疗外感实寒证时,多与推坎宫、揉太阳、拿风池、推天柱骨等合用;治疗虚寒里证时,多与补脾经、补肾经、推三关、揉脐、揉丹田等合用。

29. 威灵

定位:手背,外劳宫旁,第二、三掌骨交接凹陷处。

操作:拇指指甲掐该穴,称掐威灵(图 58)。掐 3~5 次,或醒后即止。

功效:醒神开窍。

主治:惊风、昏厥、抽搐。

应用:本穴主要用于急救。多与掐五指节、掐十宣、掐精宁等合用。

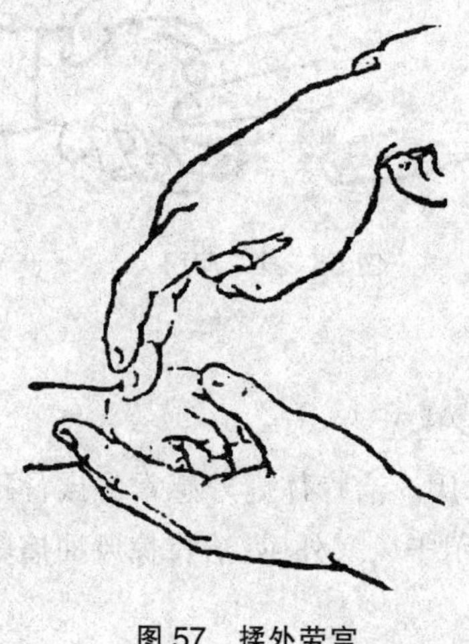

图 57　揉外劳宫

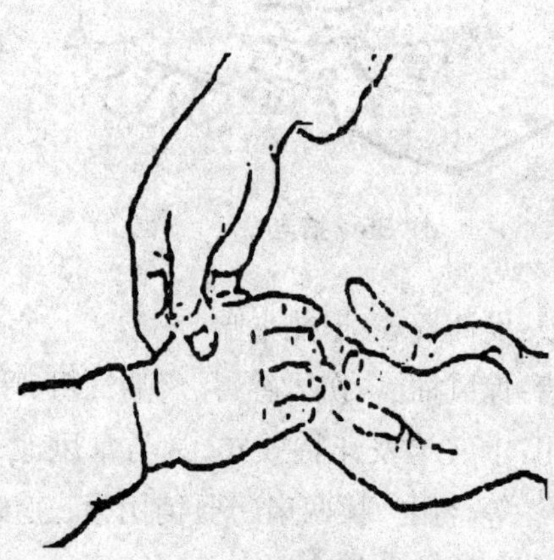

图 58　掐威灵

30. 精宁

定位:手背,第四、五掌骨交接凹陷处。

操作:拇指指甲掐该穴,称掐精宁。掐 5 ~ 10 次。

功效:醒神开窍,行气化痰。

主治:惊风、昏厥、抽搐、痰喘、气吼、干呕、疳积等。

应用:本穴用于急救时,多作为配穴使用,多与掐威灵、掐老龙等合用,加强醒神开窍的作用。治疗痰食积聚、干呕、疳积等症时,因本穴行气消坚之力较强,故体虚者慎用。若须应用,多与补脾经、补肾经、捏脊、摩腹等合用,以免损伤元气。

31. 外八卦

定位:手背,外劳宫周围,与内八卦相对的圆周。

操作:拇指在该穴上做顺时针方向的掐运,称运外八卦。运 100 ~ 300 次。

功效:宽胸理气,通滞散结。

主治:胸闷、腹胀、便秘、咳喘等。

应用:运外八卦临床上多与摩腹、推揉膻中等合用,治疗胸闷、腹胀、便秘等症。

32. 一窝风

定位:手背,腕横纹正中凹陷中。

操作:拇指或中指指端按揉该穴,称揉一窝风。揉 100 ~ 300 次。

功效:温中行气,宣通表里,发散风寒,止痹痛,利关节。

主治:腹痛、肠鸣、伤风感冒、惊风、关节屈伸不利。

应用:本穴主要功效是止腹痛,因受凉、食积等各种原因引起的腹痛,均可用揉一窝风治疗,常与拿肚角、推三关、揉中脘等合用。此外,该穴还有温经通络的作用,对于关节风寒痹痛,也有一定的疗效。

33. 膊阳池

定位:手背,一窝风后 3 寸处。

操作:拇指或中指指端揉该穴,称揉膊阳池;拇指指甲掐该穴,称掐膊阳池。掐 3 ~ 5 次;揉 100 ~ 300 次。

功效:疏风解表,通利二便。

主治:大便秘结、小便短赤、感冒头痛。

应用:本穴治疗便秘时,宜用揉法,常与推下七节骨、摩腹等合用。用于感冒头痛,或小便短赤多与其他解表、利尿法同用。

34. 三关

定位:前臂桡侧,腕横纹(阳池)至肘横纹(曲池)成一直线。

操作:拇指桡侧面或食、中指指腹自腕推向肘,称推三关(图 59)。患儿拇指屈曲,自拇指外侧端推向肘,称为大推三关。推 100 ~ 300 次。

功效:温阳散寒,补益气血,发汗解表。

主治:风寒感冒、腹泻、腹痛、疹出不畅、病后体弱、阳虚肢冷、气血虚弱、痿证等。

应用:推三关性温热,主治一切虚寒病症,常与补脾经、补肾经、揉丹田、摩腹、捏脊等合用;治疗感冒风寒、怕冷无汗或疹出不透等症,可与清肺经、掐揉二扇门、推攒竹等合用。

35. 天河水

定位:前臂掌侧正中,自腕横纹(总筋)至肘横纹(曲泽)成一直线。

操作:食、中二指指腹从腕横纹起推至肘横纹,称清天河水(图 60)。食、中二指蘸水自总筋处,一起一落弹打如弹琴状,至肘横纹(曲泽),同时一面用口吹气随之,称弹打河水或打马过天河。推 100 ~ 300 次;弹打 3 ~ 7 次。

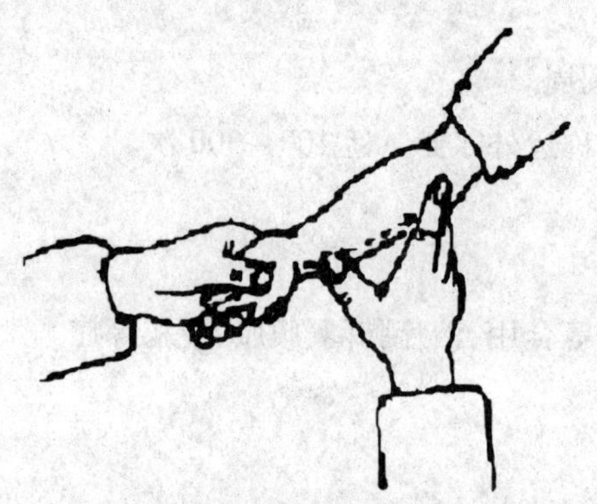

图 59 推三关

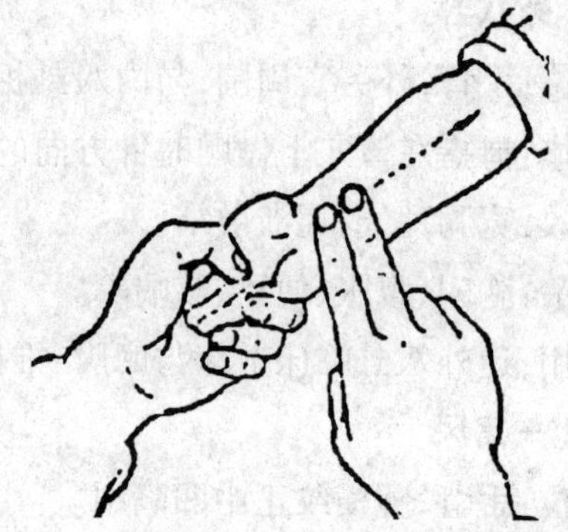

图 60 清天河水

功效:清热解表,泻火除烦。

主治:外感发热、内伤发热、阴虚潮热、烦躁不安、口渴、弄舌、重舌、惊风、口舌生疮等。

应用:本穴性微凉,主要用于治疗热性病症。清天河水清热而不伤阴,善清卫分、气分之热,虚热、实热均可用。治疗五心烦热、烦躁不安、惊风、口舌生疮、弄舌、重舌等,常与清心经、清肝经、揉小天心、揉上马等合用。治疗感冒、发热、头痛、恶风、汗出等,常与推攒竹、推坎宫、揉太阳等合用。打马过天河清热之力强于清天河水,多用于高热、实热等症。

36. 六腑

定位:前臂尺侧缘,肘横纹至腕横纹成一直线。

操作:拇指或食、中二指指腹自肘推至腕,称退六腑或推六腑(图 61)。推 100 ~ 300 次。

功效:清热,凉血,解毒。

主治:一切实热证。高热、烦渴、惊风、鹅口疮、重舌、木舌、咽痛、肿毒、热痢、便秘、痄腮等。

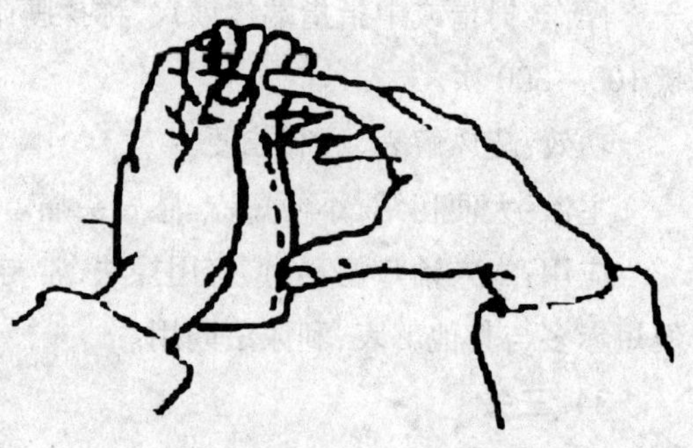

图 61 退六腑

应用:本穴性寒凉,善清营、血分之热,功专清热凉血解毒。对脏腑郁热积滞、壮热烦渴、痄腮、肿毒、大便干燥等实热证均可应用。本穴与补脾经合用止汗效果较好。

退六腑与推三关为大凉大热要穴,可单用,亦可两穴合用。若患儿阳气不足、下元虚冷、久泻等可单用推三关;若高热烦渴、大便干燥等可用退六腑。两穴合用能平衡阴阳,防止大凉、大热伤其正气。如寒热夹杂以热为主,则退六腑与推三关次数之比为三比一;若以寒为主,则退六腑与推三关次数比为一比三;推数相等能和调阴阳。

五、下肢部穴位

1. 箕门

定位:大腿内侧,髌底内侧端至腹股沟成一直线。

操作:食、中二指指腹自髌底内侧端至腹股沟部作直推法,称推箕门。推100~300次。

功效:利尿,清热。

主治:尿潴留(癃闭)、水泻、小便赤涩不利等。

应用:推箕门性平和,治疗尿潴留多与揉丹田、按揉三阴交合用;治疗小便赤涩不利多与清心经、清小肠等合用;治疗水泻无尿自下往上推,可配清小肠,有利小便的作用。

2. 百虫(血海)

定位:大腿内侧,髌底内侧端上2寸。

操作:拇指指端或罗纹面前1/3处稍用力按揉百虫,称按揉百虫法;拇指与食指、中指相对用力提拿百虫,称拿百虫法。按揉10~30次;拿3~5次。

功效:通经活络,平肝熄风。

主治:四肢抽搐、下肢痿躄。

应用:按、拿百虫多与拿委中、按揉足三里等合用,治疗下肢瘫痪、痹痛等症;若用于惊风、抽搐,则手法刺激宜重。

3. 膝眼(鬼眼)

定位:屈膝,髌韧带两侧凹陷中。外侧凹陷称外膝眼;内侧凹陷称内膝眼。

操作:拇指指端或拇指、食指指端同时稍用力按压一侧或内外两侧膝眼,称按膝眼;以单手或两手拇指罗纹面揉动一侧或两侧膝眼,称揉膝眼;拇指指甲掐一侧或两侧膝眼,称掐膝眼。按10~20次;揉50~100次,掐3~5次。

功效:舒筋活络,定惊止抽。

主治:下肢痿软、惊风抽搐、昏迷不醒等。

应用:用本穴治疗下肢痿软时,多与按揉足三里、拿委中、按揉百虫等合用。用于急救时,多与掐人中、掐十宣、掐五指节、揉百会等合用。

4. 足三里

定位:外膝眼下3寸,胫骨前缘旁开一横指。

操作:拇指指端或罗纹面按揉该穴,称按揉足三里。按揉50~100次。

功效:健脾和胃,行气导滞。

主治:恶心呕吐、腹胀、腹痛、泄泻、厌食、疳积、下肢痿软无力等。

应用:按揉足三里多用于消化系统疾病,多与推天柱骨、分推腹阴阳治疗呕吐;与推上七节骨、补大肠、运板门治疗脾虚泄泻；常与捏脊、摩腹等用于小儿保健。

5. 前承山

定位：胫骨前缘外侧，与后承山相对处。

操作：拇指指甲掐该穴，称掐前承山；拇指罗纹面揉该穴，称揉前承山。掐3~5次；揉30~50次。

功效：镇惊止抽。

主治：惊风、抽搐、角弓反张、昏迷不醒等。

应用：掐前承山多与拿委中、按百虫、掐解溪等合用，治疗角弓反张、下肢抽搐；揉前承山能通经络、行气血，纠正畸形，与揉解溪等合用，治疗下肢痿软无力、肌肉萎缩、足下垂等症。

6. 三阴交

定位：内踝尖直上3寸，胫骨后缘凹陷中。

操作：拇指或食指、中指罗纹面按揉该穴，称按揉三阴交（图62）。按揉20~30次。

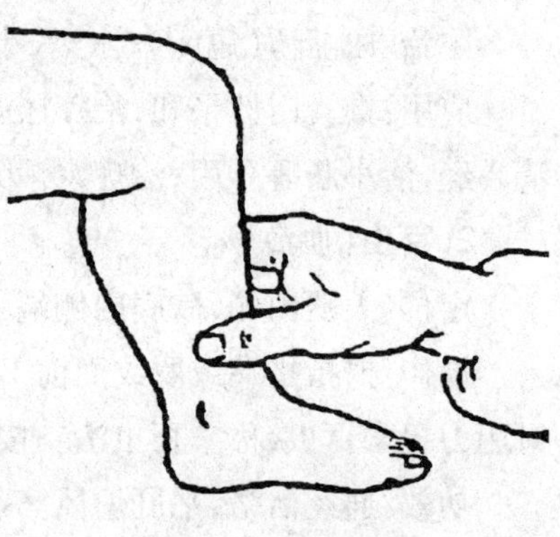

图62 按揉三阴交

功效：补益气血，通调水道。

主治：遗尿、癃闭、小便频数、尿赤涩痛、下肢痿软、消化不良、贫血乏力等。

应用：按揉三阴交主要用于治疗泌尿系统疾病，多与补脾经、揉丹田、推箕门、补肾经等合用，治疗遗尿、癃闭等症；亦常用于治疗下肢痹痛、瘫痪、惊风、消化不良等症；治疗气血不足诸症时，可与按揉足三里、捏脊、摩腹等合用。

7. 解溪

定位：足背踝关节前横纹中点，趾长伸肌腱与拇长伸肌腱之间的凹陷中。

操作：拇指指甲掐，称掐解溪；拇指指端或罗纹面揉该穴，称揉解溪。掐3~5次；揉50~100次。

功效：解痉，止吐泻，利关节。

主治：惊风、吐泻不止、踝关节屈伸不利等。

应用：掐解溪，主治惊风，多与掐十宣、掐涌泉等合用；治疗呕吐，多与推天柱骨、揉中脘、横纹推向板门等合用；治疗腹泻，多与推上七节骨、揉脐、摩腹、揉龟尾等合用。

8. 丰隆

定位：外踝尖上8寸，胫骨前缘外侧1.5寸，胫腓骨之间。

操作：拇指或中指指端揉该穴，称揉丰隆。揉50~100次。

功效：和胃气，化痰湿。

主治：痰鸣、咳嗽、气喘等。

应用：本穴为化痰要穴，多与揉膻中、运内八卦等合用，治疗痰涎壅盛，咳嗽气喘等症。

9. 委中

定位：腘窝中央，股二头肌腱与半腱肌腱之间。

操作：拇指、食指端在腘窝中提拿钩拨该处的筋腱，称拿委中。拿3～5次。

功效：疏通经络，息风止痉。

主治：惊风抽搐、下肢痿软无力等。

应用：拿委中治疗惊风抽搐多与按百虫、掐老龙等穴合用；治疗下肢痿软，与揉膝眼、揉阳陵泉等合用；用挤捏法或扯法至局部出现痧痕瘀斑，多用于治疗中暑痧症等。

10. 后承山

定位：腓肠肌肌腹下凹陷中。

操作：食指、中指端在后承山穴拨该处筋腱，称拿承山。拿3～5次。

功效：通经活络，息风止痉。

主治：腿疼转筋、下肢痿软无力。

应用：拿承山常与拿委中、按揉足三里、拿腓肠肌配合应用，治疗腓肠肌痉挛、下肢痿软等症。

11. 昆仑

定位：跟腱与外踝尖中点凹陷处。

操作：拇指指甲或指端掐该穴，称掐昆仑。掐3～5次。

功效：镇静定惊。

主治：惊风、抽搐。

应用：本穴主要用于急救，常与掐老龙、掐人中、掐后承山等合用。

12. 涌泉

定位：屈趾，足掌心前正中凹陷中。

操作：拇指罗纹面着力，向足趾方向作直推法或旋推法，称推涌泉（图63）；拇指罗纹面稍用力在涌泉穴上揉，称揉涌泉（图64）；拇指指甲稍用力在涌泉穴上掐，称掐涌泉。推100～300次；揉30～50次；掐3～5次。

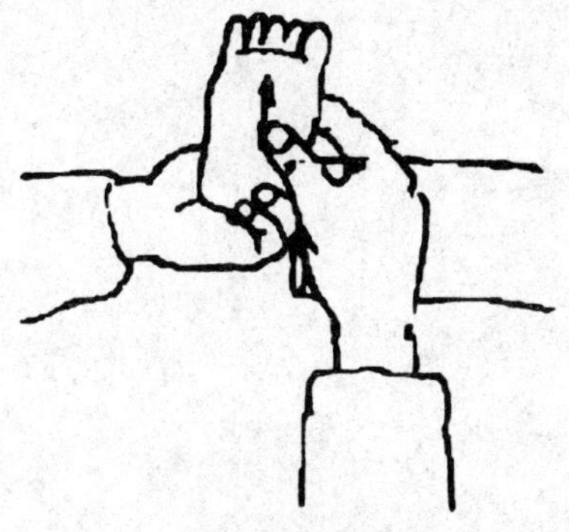

图63 推涌泉

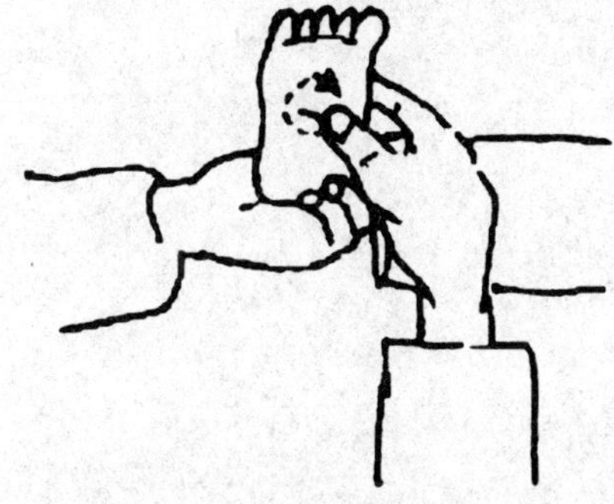

图64 揉涌泉

功效:滋阴退热、引热下行;降逆止呕、止泻。

主治:发热、呕吐、腹泻、五心烦热。

应用:推涌泉能引火归元、退虚热,多与揉上马、运内劳宫等合用,以治疗五心烦热、烦躁不安、夜啼等症;与退六腑、清天河水等合用,用于退实热;揉涌泉能治吐泻,左揉止吐,右揉止泻;掐涌泉能治惊风。

附录二

常用针灸歌诀

五输穴歌(井荥输原经合歌/六十六穴歌)

少商鱼际与太渊,经渠尺泽肺相连;商阳二三间合谷,阳溪曲池大肠牵。
历兑内庭陷谷胃,冲阳解溪三里随;隐白大都太白脾,商丘阴陵泉要知。
少冲少府属于心,神门灵道少海寻;少泽前谷后溪腕,阳谷小海小肠经。
至阴通骨束京骨,昆仑委中膀胱属;涌泉然谷与太溪,复溜阴谷肾所宜。
中冲劳宫心包络,大陵间使传曲泽;关冲液门中渚焦,阳池支沟天井索。
窍阴侠溪临泣胆,丘墟阳辅阳陵泉;大敦行间太冲看,中封曲泉属于肝。

十二经原穴歌

穴有十二原,都在四肢中。胆原丘墟穴,肝原号太冲,
小肠原腕骨,脾经太白容,心原神门过,胃经冲阳通,
膀胱原京骨,肺经太渊逢,大肠原合谷,肾原太溪从,
三焦阳池伴,心包大陵同。

十二背俞穴歌

胸三肺俞四厥阴,心五肝九十胆俞,十一脾俞十二胃,
腰一三焦腰二肾,腰四骶一大小肠,膀胱骶二椎外灵。

募穴歌

大肠天枢肺中府,小肠关元心巨阙,膀胱中极肾京门,肝募期门胆日月,
胃募中脘脾章门,三焦募在石门穴,膻中穴是包络募,从阴引阳是妙决。

下合穴歌

胃经下合三里乡,上下巨虚大小肠,膀胱当合委中穴,
三焦下合属委阳,胆经之合阳陵泉,腑病用之效必彰。

十五络穴歌《针灸聚英》

人身络穴一十五，我今逐一从头举。手太阴络为列缺，手少阴络即通里，
手厥阴络为内关，足少阳络为光明，足太阴络公孙寄，足少阴络名大钟，
足厥阴络蠡沟配，阳督之络号长强，阴任之络号尾翳，脾之大络为大包，
十五络脉君须记。

十六郄穴歌诀

郄穴孔隙义，气血深藏聚；病证反映点，临床能救急。
肺向孔最取，大肠温溜宜；胃经是梁丘，脾经乃地机；
心经取阴郄，小肠寻养老；膀胱求金门，肾向曲泉觅；
心包郄门主，三焦会宗依；胆郗在外丘，肝经中都立；
阳跷走跗阳，阴跷交信居；阳维郄阳交，阴维筑宾毕。

八会穴歌《针灸聚英》

腑会中脘脏章门，筋会阳陵髓绝骨，骨会大杼气膻中，血会膈俞太渊脉。

八脉交会八穴歌《医宗金鉴》

公孙冲脉胃心胸，内关阴维下总同，临泣胆经连带脉，阳维目锐外关逢，
后溪督脉内眦颈，申脉阳跷络亦通，列缺任脉行肺系，阴跷照海膈喉咙。

【注】

- 公孙二穴，是足太阴脾经穴也，通于冲脉；内关二穴，此二穴是手厥阴心包络穴也。
  四穴通于阴维脉。
  四经会合循行之处，在胃心胸之间，故主治胃与心、胸之病也。
- 临泣二穴，是足少阳胆经穴也，通于带脉；外关二穴，此二穴是手少阴三焦经穴也。
  四穴通于阳维脉。
  四经会合联系之处，在于目锐眦、耳后、颊、颈、肩之时，故主治目锐眦、耳后、颊、颈、肩之病也。
- 后溪二穴，是手太阳小肠经穴也，通于督脉；申脉二穴，此二穴是足太阳膀胱经穴也。
  四穴通于阳跷脉。
  四经会合别络之处，在于目内眦、颈、项、耳、肩、膊、小肠、膀胱之间，故主治目内眦、颈、项、耳、肩、膊、小肠、膀胱之病也。
- 列缺二穴，是手太阴肺经穴也，通于任脉；照海二穴，此二穴是足少阴肾经穴也，四穴通

于阴跷脉。

四经会合系络之处，在于肺系、咽喉、胸膈之间，故主治肺系、咽喉、胸膈之病也。

冲脉公孙穴主治歌

九种心疼病不宁，结胸翻胃食难停，酒食积聚肠鸣见，水食气疾膈脐疼，
腹痛胁胀胸膈满，疟疾肠风大便红，胎衣不下血迷心，急刺公孙穴自灵。

【注】

- 九种心疼者：曰饮、曰食、曰风、曰冷、曰热、曰悸、曰虫、曰注、曰去来补。
- 结胸者，胸满硬痛也。
- 翻胃者，朝食暮吐，食难停留也。
- 伤酒，伤食、积滞，肠胃雷鸣，水食，气疾，膈间脐腹疼痛，两胁作胀，胸膈满闷，疟疾肠风，大便下血，以及妇人胞衣不下，瘀血上攻迷心，皆宜刺此公孙穴，则立应也。

阴维内关穴主治歌

中满心胸多痞胀，肠鸣泄泻及脱肛，食难下膈伤于酒，积块坚硬横胁旁，
妇女胁疼并心痛，里急腹痛势难当，伤寒不解结胸病，疟疾内关可独当。

【注】

- 中满心胸痞胀，谓腹满胸痞胀不通快也。
- 肠鸣泄泻，谓暴泻脱肛也。
- 食难下膈伤于酒者，谓呕吐食不能下，或因酒伤也。
- 积块坚硬、横冲于胁、妇女心胁疼痛、里急胀痛、伤寒结胸硬痛、疟疾、里实等病，皆刺内关，无不愈矣。

带脉临泣穴主治歌

中风手足举动难，麻痛发热筋拘挛，头风肿痛连腮项，眼赤而疼合头眩，
齿痛耳聋咽肿证，游风搔痒筋牵缠，腿疼胁胀肋肢痛，针入临泣病可痊。

【注】

- 中风手足举动难，谓手足不随也。
- 若疼痛麻木拘挛，兼发热者，风热也。
- 头风旋晕及肿痛连腮、项、目、牙齿、两耳、咽喉皆赤肿痛，游风搔痒，筋脉牵引，腰、胁、四肢与肋疼痛等证，皆宜刺此临泣穴，立时有奇功也。

阳维外关穴主治歌

肢节肿疼与膝冷，四肢不遂合头风，背胯内外筋骨痛，头项眉棱病不宁，

手足热麻夜盗汗，破伤跟肿目睛红，伤寒自汗烘烘热，惟有外关针极灵。

【注】

●四肢骨肿痛，两膝痹冷，手足不遂，偏正头风，脊背、腰胯、筋骨、头项、眉棱疼痛，手足发热麻木，夜间盗汗，及破伤游风，脚跟肿痛，两眼赤红，伤寒阳明自汗，蒸热烘烘，皆宜刺外关穴。其病立已。

督脉后溪穴主治歌

手足拘挛战掉眩，中风不语并癫痫，头疼眼肿涟涟泪，背腰腿膝痛绵绵，
项强伤寒病不解，牙齿腮肿喉病难，手足麻木破伤风，盗汗后溪穴先砭。

【注】

●手足拘挛者，屈伸难也。

●战掉者，手足颤摇不能握也。

●眩者，晕也。

●中风卒然昏仆，不能语言，癫痫不省人事，瘛疭抽掣，头痛及暴发火眼，热泪常流，行痹，腿、腿、背、腰周节身疼痛，项强，伤寒，感冒，汗不出，不能解，上下牙齿、腮、龈、咽、喉肿疼，手足麻木不仁，破伤受风，寝汗等证，先砭后溪穴，开通脉道，无不愈矣。

阳跷申脉穴主治歌

腰背脊强足踝风，恶风自汗或头痛，手足麻挛臂间冷，雷头赤目眉棱痛，
吹乳耳聋鼻衄血，癫痫肢节苦烦疼，遍身肿满汗淋漓，申脉先针有奇功。

【注】

●腰背脊强，不能俯仰也。

●足内踝红肿，名绕踝风也。

●足外踝红肿，名穿踝风也。

●恶风自汗与雷头风痛，暴发火眼，眉棱骨痛，手足麻木拘挛，臂冷，及妇人吹乳，乳房红肿（未产者名内吹，已产者名外吹也），耳聋鼻出血，癫痫抽搐，肢节烦疼，遍身肿满，头汗淋漓等证，此皆风热痰饮，流注攻冲为病，并宜先针申脉，立时有功。

任脉列缺穴主治歌

痔疮肛肿泄痢缠，吐红溺血嗽咳痰，牙疼喉肿小便涩，心胸腹疼噎咽难，
产后发强不能语，腰痛血疾脐腹寒，死胎不下上攻膈，列缺一刺病乃痊。

【注】

●内痔肛肿，泄痢赤白，咳痰唾血、溺血，及牙龈咽喉肿痛，小便赤涩艰难，心胸腹痛，噎咽

不快，产后败血，上干心气，身发强直，不能言语；或瘀滞至腰痛，脐腹间寒，子死腹中，胎衣不下，上攻膈塞，并刺列缺，其证必瘥。

阴跷照海穴主治歌

喉闭淋涩与胸肿，膀胱气痛并肠鸣，食黄酒积脐腹痛，呕泻胃翻及乳痈，
便燥难产血昏迷，积块肠风下便红，膈中不快梅核气，格主照海针有灵。

【注】

● 上焦火盛，咽喉闭塞不通，下焦热结，膀胱气痛，小便淋涩，胸中肿痛；或食积酒积，内蓄伤脾，发黄；或脐腹痛；或呕泻，胃翻吐食，乳痈，大便燥结，及妇人生产艰难，瘀血块痛，昏迷，肠风下血不已；或膈中之气，快快不快，如梅核气格塞咽喉之间，咳之不出，咽之不下等疾，急刺照海穴，则诸证自散。

四总穴歌《针灸聚英》

肚腹三里留，腰背委中求，头项寻列缺，面口合谷收。
胁肋支沟取，心胸内关谋，两臂曲池妙，两足肩井搜。

回阳九针歌《针灸聚英》

哑门劳宫三阴交，涌泉太溪中脘接，环跳三里合谷并，此是回阳九针穴。

马丹阳天星十二穴治杂病歌《针灸大成》

三里内庭穴，曲池合谷接。委中承山配，太冲昆仑穴。
环跳与阳陵，通里并列缺。合担用法担，合截用法截。
三百六十穴，不出十二诀。治病如神灵，浑如汤泼雪。
北斗降真机，金锁教开彻。至人可传授，匪人莫浪说。

其一：三里膝眼下，三寸两筋间。能通心腹胀，善治胃中寒，肠鸣并泄泻，腿肿膝胻酸，伤寒羸瘦损，气蛊及诸般。年过三旬后，针灸眼便宽。取穴当审的，八分三壮安。

其二：内庭次指外，本属足阳明。能治四肢厥，喜静恶闻声，瘾疹咽喉痛，数欠及牙疼，疟疾不能食，针着便惺惺。针三分，灸三壮。

其三：曲池拱手取，屈肘骨边求。善治肘中痛，偏风手不收，挽弓开不得，筋缓莫梳头，喉闭促欲死，发热更无休，遍身风癣癞，针着实时瘳（针五分，灸三壮）。

其四：合谷在虎口，两指歧骨间。头疼并面肿，疟病热还寒，齿龋鼻出血，口噤不开言。针入五分深，令人即便安（灸三壮）。

其五：委中曲腘里，横纹脉中央。腰痛不能举，沉沉引脊梁，酸疼筋莫展，风痹复无常，膝

头难伸屈，针入即安康（针五分，禁灸）。

其六：承山名鱼腹，腨肠分肉间。善治腰疼痛，痔疾大便难，脚气并膝肿，辗转战疼酸，霍乱及转筋，穴中刺便安（针七分，灸五壮）。

其七：太冲足大趾，节后二寸中。动脉知生死，能医惊痫风，咽喉并心胀，两足不能行，七疝偏坠肿，眼目似云朦，亦能疗腰痛，针下有神功（针三分，灸三壮）。

其八：昆仑足外踝，跟骨上边寻。转筋腰尻痛，暴喘满冲心，举步行不得，一动即呻吟，若欲求安乐，须于此穴针（针五分，灸三壮）。

其九：环跳在髀枢，侧卧屈足取。折腰莫能顾，冷风并湿痹，腿胯连腨痛，转侧重欷歔。若人针灸后，顷刻病消除（针二寸，灸五壮）。

其十：阳陵居膝下，外臁一寸中。膝肿并麻木，冷痹及偏风，举足不能起，坐卧似衰翁，针入六分止，神功妙不同（灸三壮）。

其十一：通里腕侧后，去腕一寸中。欲言声不出，懊恼及怔忡，实则四肢重，头腮面颊红，虚则不能食，暴喑面无容，毫针微微刺，方信有神功（针三分，灸三壮）。

其十二：列缺腕侧上，次指手交叉。善疗偏头患，遍身风痹麻，痰涎频壅上，口噤不开牙，若能明补泻，应手即如拿（针三分，灸五壮）。

孙真人针十三鬼穴歌《针灸大成》

百邪颠狂所为病，针有十三穴须认，凡针之体先鬼宫，次针鬼信无不应，
一一从头逐一求，男从左起女从右。一针人中鬼宫停，左边下针右出针；
第二手大指甲下，名鬼信刺三分深；三针足大趾甲下，名曰鬼垒入二分；
四针掌上大陵穴，入针五分为鬼心；五针申脉为鬼路，火针三分七锃锃；
第六却寻大椎上，入发一寸名鬼枕；七刺耳垂下八分，名曰鬼床针要温；
八针承浆名鬼市，从左出右君须记；九针劳宫为鬼窟；十针上星名鬼堂；
十一阴下缝三壮，女玉门头为鬼藏；十二曲池名鬼腿，火针仍要七锃锃；
十三舌头当舌中，此穴须名是鬼封。手足两边相对刺，若逢孤穴只单通，
此是先师真妙诀，狂猖恶鬼走无踪。

参考文献

[1]梁繁荣. 新世纪全国高等医药院校中西医结合专业规划教材:针灸推拿学[M]. 北京:中国中医药出版社,2009.

[2]高树中,杨俊.针灸治疗学－全国中医药行业高等教育"十二五"规划教材》[M]. 北京:中国中医药出版社,2012.

[3]杜元灏.针灸治疗学[M].北京:人民卫生出版社,2012.

[4]石学敏. 普通高等教育"十一五"国家级规划教材·全国高等学校中医药对外教育规划教材:针灸学[M].北京:高等教育出版社, 2007.

[5]石学敏.新世纪全国高等中医药院校规划教材:针灸学[M].北京:中国中医药出版社,2002.

[6]孙广仁 .新世纪全国高等中医药院校规划教材:中医基础理论[M].北京:中国中医药出版社,2008.

[7]王国才.新世纪全国高等中医药院校规划教材:推拿手法学[M].2 版.北京:中国中医药出版社,2004.

[8]朱文峰.新世纪全国高等中医药院校规划教材:中医诊断学[M].北京:中国中医药出版社,2008.

[9]严振国.新世纪全国高等中医药院校规划教材:正常人体解剖学[M].北京:中国中医药出版社,2004.

[10]GB/T 12346－2006,腧穴名称与定位[S].北京:中国标准出版社,2006.

[11]GB/T 13734－2008,耳穴名称和定位[S].北京:中国标准出版社,2008.

[12]GB/T 21709.1－2008,针灸技术操作规范 第1部分:艾灸[S].北京:中国标准出版社,2008.

[13]GB/T 21709.2－2008,针灸技术操作规范 第2部分:头针[S].北京:中国标准出版社,2008.

[14]GB/T 21709.3－2008,针灸技术操作规范 第3部分:耳针[S].北京:中国标准出版社,2008.

[15]GB/T 21709.4－2008,针灸技术操作规范 第4部分:三棱针[S].北京:中国标准出版社,2008.

[16]GB/T 21709.5－2008,针灸技术操作规范 第5部分:拔罐[S].北京:中国标准出版社,2008.

[17]GB/T 21709.6－2008,针灸技术操作规范 第6部分:穴位注射[S].北京:中国标准出版社,2008.

[18]GB/T21709.7－2008,针灸技术操作规范 第7部分:皮肤针[S].北京:中国标准出版社,2008.

[19]GB/T 21709.19－2009,针灸技术操作规范 第19·部分:腕踝针[S].北京:中国标准出版社,2009.

[20]GB/T 21709.20－2009,针灸技术操作规范 第20部分:毫针基本刺法[S].北京:中国标准出版社,2009.

[21]GB/T 23237－2009,腧穴人体测量方法[S].北京:中国标准出版社,2009.